受験生の皆さんへ

　過去の問題に取り組む目的は、(1)出題傾向(2)出題方式(3)難易度(4)合格点を知り、これからの受験勉強に役立てることにあります。出題傾向などがつかめれば目的は達成したことになりますが、それを一歩深く進めるのが、受験対策の極意です。

　せっかく志望校の出題と取り組むのですから、本番に即した受験対策の場に活用すべきです。どうするのか。

　第一は、実際の入試と同じ制限時間を設定して問題に取り組むこと。試験時間が六十分なら六十分以内で挑戦し、時間配分を感覚的に身に付ける訓練です。

　二番目は、きっちりとした正答チェック。正解出来なかった問題は、正解できるまで、徹底的に攻略する心構えが必要です。間違えた場合は、単なるケアレスミスなのか、知識不足が原因のミスなのか、考え方が根本的に間違えていたためのミスなのか、きちんと確認して、必ず正解が書けるようにしておく。

　正答が手元にある過去問題にチャレンジしながら、正解できなかった問題をほったらかしにする受験生もいます。そのような受験生に限って、他の問題集をやっても、間違いを放置したまま、次の問題、次の問題と単に消化することだけに走っているのではないかと思います。過去問題であれ問題集であれ、間違えた問題は、正解できるまで必ず何度も何度も繰り返しチャレンジする。これが必勝の受験勉強法なことをお忘れなく。

入試問題検討委員会

【本書の内容】

1. 本書は過去10年間の問題と解答を収録しています。医学科の試験問題です。
2. 英語・数学・物理・化学・生物の問題と解答を収録しています。尚、大学当局より非公表の問題は掲載していません。
3. 当社の本書解説執筆陣は、現在直接受験生を教育指導している、すぐれた現場の先生方です。
4. 本書は問題と解答用紙の微細な誤りをなくすため、実物の入試問題を各大学より提供を受け、そのまま画像化して印刷しています。

　尚、本書発行にご協力いただきました先生方に、この場を借り、感謝申し上げる次第です。

聖マリアンナ医科大学

		問題	解答

平成30年度

英　語 ・・・・・・・・・・・・・・・・・・・・・・・・・・・・・・・・ 1 ・・・・・・・・ 31
数　学 ・・・・・・・・・・・・・・・・・・・・・・・・・・・・・・・・ 9 ・・・・・・・・ 34
物　理 ・・・・・・・・・・・・・・・・・・・・・・・・・・・・・・・・ 13 ・・・・・・・・ 38
化　学 ・・・・・・・・・・・・・・・・・・・・・・・・・・・・・・・・ 19 ・・・・・・・・ 41
生　物 ・・・・・・・・・・・・・・・・・・・・・・・・・・・・・・・・ 23 ・・・・・・・・ 45
解答用紙 ・・・・・・・・・・・・・・・・・・・・・・・・・・・・・・・・ 47

平成29年度

英　語 ・・・・・・・・・・・・・・・・・・・・・・・・・・・・・・・・ 1 ・・・・・・・・ 28
数　学 ・・・・・・・・・・・・・・・・・・・・・・・・・・・・・・・・ 7 ・・・・・・・・ 31
物　理 ・・・・・・・・・・・・・・・・・・・・・・・・・・・・・・・・ 12 ・・・・・・・・ 34
化　学 ・・・・・・・・・・・・・・・・・・・・・・・・・・・・・・・・ 17 ・・・・・・・・ 37
生　物 ・・・・・・・・・・・・・・・・・・・・・・・・・・・・・・・・ 21 ・・・・・・・・ 39
解答用紙 ・・・・・・・・・・・・・・・・・・・・・・・・・・・・・・・・ 42

平成28年度

英　語 ・・・・・・・・・・・・・・・・・・・・・・・・・・・・・・・・ 1 ・・・・・・・・ 29
数　学 ・・・・・・・・・・・・・・・・・・・・・・・・・・・・・・・・ 8 ・・・・・・・・ 33
物　理 ・・・・・・・・・・・・・・・・・・・・・・・・・・・・・・・・ 12 ・・・・・・・・ 36
化　学 ・・・・・・・・・・・・・・・・・・・・・・・・・・・・・・・・ 18 ・・・・・・・・ 39
生　物 ・・・・・・・・・・・・・・・・・・・・・・・・・・・・・・・・ 22 ・・・・・・・・ 42

平成27年度

英　語 ・・・・・・・・・・・・・・・・・・・・・・・・・・・・・・・・ 1 ・・・・・・・・ 26
数　学 ・・・・・・・・・・・・・・・・・・・・・・・・・・・・・・・・ 8 ・・・・・・・・ 29
物　理 ・・・・・・・・・・・・・・・・・・・・・・・・・・・・・・・・ 10 ・・・・・・・・ 32
化　学 ・・・・・・・・・・・・・・・・・・・・・・・・・・・・・・・・ 15 ・・・・・・・・ 35
生　物 ・・・・・・・・・・・・・・・・・・・・・・・・・・・・・・・・ 20 ・・・・・・・・ 37

平成26年度

英　語 ・・・・・・・・・・・・・・・・・・・・・・・・・・・・・・・・ 1 ・・・・・・・・ 27
数　学 ・・・・・・・・・・・・・・・・・・・・・・・・・・・・・・・・ 9 ・・・・・・・・ 31
物　理 ・・・・・・・・・・・・・・・・・・・・・・・・・・・・・・・・ 11 ・・・・・・・・ 34
化　学 ・・・・・・・・・・・・・・・・・・・・・・・・・・・・・・・・ 17 ・・・・・・・・ 36
生　物 ・・・・・・・・・・・・・・・・・・・・・・・・・・・・・・・・ 21 ・・・・・・・・ 38

目 次

		問題	解答
平成25年度	英　語 ………………………………………………	1 ………	23
	数　学 ………………………………………………	8 ………	26
	物　理 ………………………………………………	10 ………	28
	化　学 ………………………………………………	14 ………	30
	生　物 ………………………………………………	18 ………	33
平成24年度	英　語 ………………………………………………	1 ………	22
	数　学 ………………………………………………	7 ………	25
	物　理 ………………………………………………	9 ………	28
	化　学 ………………………………………………	13 ………	30
	生　物 ………………………………………………	17 ………	32
平成23年度	英　語 ………………………………………………	1 ………	21
	数　学 ………………………………………………	6 ………	24
	物　理 ………………………………………………	8 ………	26
	化　学 ………………………………………………	12 ………	29
	生　物 ………………………………………………	16 ………	30
平成22年度	英　語 ………………………………………………	1 ………	23
	数　学 ………………………………………………	7 ………	26
	物　理 ………………………………………………	9 ………	28
	化　学 ………………………………………………	12 ………	30
	生　物 ………………………………………………	16 ………	31
平成21年度	英　語 ………………………………………………	1 ………	24
	数　学 ………………………………………………	6 ………	27
	物　理 ………………………………………………	9 ………	29
	化　学 ………………………………………………	13 ………	31
	生　物 ………………………………………………	18 ………	33

平成30年度

平成30年度

問 題 と 解 答

英　語

問題

30年度

1 英文を読み、問題に答えなさい。

In 1994, an earthquake knocked out power in Los Angeles, California. In the days that followed, concerned residents reported a giant cloud of silvery light stretching across the night sky. Some worried that the mysterious sight was somehow related to the earthquake. These people had lived in the large, brightly lit city their entire lives and many of them had rarely seen stars. They certainly had never seen this night-sky cloud of light before. It was the Milky Way—our galaxy.

When artificial light spills into areas where it's not wanted, it's called light pollution. <u>It prevents two-thirds of U.S. residents and half of those in Europe from viewing the Milky Way,</u> and it increases every year as cities continue to grow. That doesn't mean electric lights are bad. They have allowed people to work and play beyond sundown for roughly a century. Lights along roadways can make driving safer. In many ways, lighting up the night has been a good thing. However, there can be drawbacks and they go beyond our ability to enjoy the night sky.

In our increasingly electrified world, light pollution can be tough to avoid. It comes in the following three forms. With 1)<u>direct glare</u>, light travels directly from the source of light into someone's eyes and tends to distract us from other things that we might be trying to see. It's a problem for nighttime drivers faced with oncoming headlights or bright, flashy signs. It can also affect pedestrians. Although many of them think security and streetlights make them safer, direct glare from many of these can actually make it harder to spot a suspicious individual who doesn't want to be seen and might be hiding in the shadows.

Sky glow is indirect. It occurs when light is emitted directly into the atmosphere, accidently or purposefully, where it is scattered by dust and gas molecules, creating a dome-like orange glow that covers the night sky. The glow reduces the contrast between the stars and the galaxies in the sky, making celestial objects difficult to see even with a telescope. The effect can be so great that the sky glow from some city centers can be seen from 250 kilometers away. Furthermore, since light domes affect the polarization pattern of moonlight, they disturb the sense of direction of (2) which use moonlight or the stars as celestial compass cues to determine which way to go.

Light trespass means light emitted by lighting equipment which shines beyond the boundaries of a building or area of land on which the equipment is placed. An example of light trespass is when light spilling from a security light, streetlight, or floodlight* enters a window and illuminates an indoor area. Light trespass is the most common source of citizen complaints because it is somewhat subjective and difficult to define when, where, and how much light is unwanted. Therefore, when a problem related to light trespass occurs in a residential area, there is always an emotional or personality component involved. 3)One man's light pollution is another man's feeling of security.

Research is now revealing that light pollution can alter the behavior of plants, animals and people. Almost all living things experience daily cycles, which repeat about every 24 hours, and this is called the circadian rhythm. When the (4) of a day-night cycle gets longer, the responses of plants and animals may change. For example, for many trees, the number of hours of darkness determines when they grow leaves in the spring, when they flower and when they later go 5)dormant in the fall. Plants that are sensitive to light-dark cycles and that live near streetlights or other all-night lights may not go dormant naturally. Instead, they grow all year long. That can make these plants less likely to handle stressful conditions well, such as drought or leaf predation by insects and fungi.

Animals, too, are affected by lights at night, and this is not just because their body clocks have been altered. For instance, bats' hunting behaviors are troubled. Although a few species reap benefits of lights at night (they may enjoy a feast of insects attracted to streetlights), many of them avoid lighted areas. In 2014, 6)Daniel Lewanzik, a behavioral ecologist who studies bats and light pollution, and his team traveled to Costa Rica to investigate the effects of night lighting on bat dining.

Initially, the researchers caught bats for one set of tests and put them in a flight cage.** Inside the cage, there were two smaller compartments. One was well lit by a street lamp and the other was naturally dark. Inside both compartments the bats were offered their favorite fruits to harvest: pepper plants, nightshade and figs. Between 6:30 p.m. and 2:00 a.m., the researchers counted how often the bats entered each compartment. The results revealed that the bats flew into the dark compartment twice as often as the compartment lit by a street lamp. The bats also harvested fruits almost twice as often in the dark compartment.

In a second experiment, to see if bats behaved the same way in the wild, the team recorded them searching for food in a rainforest. They located some pepper plants growing deep in the wild and others were growing at a site illuminated at night by streetlights, and measured the percentage of ripe fruit which bats harvested from both locations.

Bats ate all of the ripe fruit from plants in unlit areas within three hours of sunset. They visited lighted areas only after the other fruit was gone. What's more, they didn't eat all of it, as they had in unlit areas. They only ate 78 percent of the fruit on lighted plants, and this behavior was specific to electric lights. The natural light of a full moon did not prevent their pepper dining.

These findings suggested that light pollution could have adverse consequences for forest regeneration in the tropics. Since few other animals than bats disperse seeds into open habitats, bat-mediated seed dispersal is necessary for the rapid succession of deforested land in tropical habitats.

注)
* floodlight: a very powerful lamp that is used outside to light public buildings, sports grounds, and other places at night.
** flight cage: a huge cage where birds can fly freely

〔1〕 下線部 1)に関して、以下を答えなさい。
a) どのようなものか、説明しなさい。
b) 歩行者にどのような影響を与えるか、説明しなさい。

〔2〕空欄（2）に入る最も適切なものを選択肢から選び、記号で答えなさい。
(a) overnighters　　　(b) overnight trains　　　(c) night animals
(d) nightly satellites　(e) nighttime construction workers

〔3〕著者が、下線部 3)を述べた根拠を説明しなさい。

〔4〕空欄（4）に入る最も適切なものを選択肢から選び、記号で答えなさい。
(a) lighted portion　　(b) natural course　　(c) normal rhythm
(d) shining light　　　(e) regular pattern

〔5〕下線部 5)の定義を選択肢から選び、記号で答えなさい。
(a) physically harmed resulting in losing function, value, and usefulness
(b) alive but in a resting, inactive condition with suspended growth and reduced metabolism
(c) a condition in an organism's life cycle when growth, development, and physical activity are permanently stopped
(d) a state causing no symptoms but not cured and liable to recur

〔6〕下線部 6)が 2014 年にコスタリカで行った 2 つの研究に関して、以下の問題に答えなさい。
a) 2 つの研究に共通する実験方法を挙げなさい。
b) 2 つ目の研究結果を、100 字以内で説明しなさい。

〔7〕二重下線部は light pollution のどのタイプが原因か、英語 2 語で答えなさい。

2 英文を読み、問題に答えなさい。

Edward Jenner (1749-1823) is an English surgeon and the (1) of the vaccination for smallpox. Jenner was born when the patterns of British medical practice and education were gradually changing. Slowly the division between the Oxford- or Cambridge-trained physicians and the less educated pharmacists or surgeons, who acquired their medical knowledge through internships, was becoming less clear. In addition, hospital work was becoming much more important.

Jenner was a country youth and was brought up by an older brother after his father died when he was five years old. Jenner acquired a love of nature that remained with him all his life. He attended grammar school and began training with a nearby surgeon at the age of 13. In the following eight years, he acquired a 2)solid knowledge of medical and surgical practice. On completing his training at the age of 21, he went to London and became the pupil of John Hunter, who was on the staff of St. George's Hospital and was one of the most outstanding surgeons in London. The strong friendship that grew between the two men lasted until Hunter's death in 1793. From Hunter, Jenner received this advice, 3)"Why think—why not try the experiment?"

In addition to his training and experience in medicine, Jenner made progress in clinical surgery. After studying in London from 1770 to 1773, he settled in rural England, outside of London, and began to practice medicine. He was capable, skillful, and popular. Besides practicing medicine, he joined two medical groups for the advancement of medical knowledge and wrote occasional medical papers.

Smallpox was widespread in the 18th century, and periodic strong outbreaks resulted in a very high death rate. The disease, a leading cause of death at the time, affected every social class, and 4)deformation of appearance was not uncommon in patients who recovered. The only means of fighting smallpox was a very basic form of vaccination called variolation—infecting a healthy person, on purpose, with the "matter" taken from a patient sick with a mild attack of the disease.

As part of his practice, Jenner performed variolation on his patients. In the rural setting, he learned that dairymaids and other individuals who contracted cowpox, a relatively harmless disease that could be caught from cattle, would not later contract smallpox. He also observed that he could not successfully inject such persons with smallpox. Noting this connection, Jenner concluded that cowpox not only protected against smallpox but could also be 5)passed on from one person to another as a protective mechanism.

　　In May 1796, Jenner met a young dairymaid, Sarah Nelms, who had fresh cowpox lesions, or sores. Using material from her lesions, Jenner gave an injection to a child named James Phipps. The child developed a mild fever and lost his appetite, but after ten days he was healthy again. In July, Jenner gave another injection to the boy, this time with smallpox "matter." No disease developed and Jenner concluded that protection was complete. Jenner continued to inject children with cowpox with similar results. He named this procedure "*variolae vaccinae*," which today has been shortened to "vaccination."

　　The reaction to his invention was not immediately positive. However, vaccination rapidly proved its value, and the procedure quickly spread to America, the rest of Europe and then around the world. Unfortunately, there were many complications. Vaccination seemed simple, but quite often the procedure that Jenner had recommended was not followed. In addition, deliberate or unconscious innovations often damaged the effectiveness. Pure cowpox vaccine was not always easy to obtain, nor was it easy to preserve or transmit. Furthermore, the biological factors that produce immunity were not yet understood. Much information had to be gathered and a great many mistakes made before a fully effective procedure was developed.

　　(8), the death rate from smallpox fell sharply. Jenner received worldwide recognition and many honors. Instead of making himself rich through his discovery, he actually devoted so much time to the cause of vaccination that his private practice and personal affairs suffered severely.

〔1〕　Which choice fits gap (1) the best?
　(a) composer　　　(b) producer　　　(c) explorer　　　(d) discoverer

〔2〕　What does the underlined word 2) mean based on the context?
　(a) not liquid or fluid　　(b) strongly diversified　　(c) substantial　　(d) continuous

〔3〕　What can we infer from the underlined part 3)?
　(a) Hunter wanted to know why Jenner was more interested in thinking than doing.
　(b) Unlike Jenner, John Hunter felt doctors should avoid experimenting.
　(c) Instead of simply theorizing, Hunter encouraged Jenner to conduct experiments.
　(d) Hunter was trying to get Jenner to participate in his experiment.

〔4〕　From the underlined part 4), what can we understand?
　(a) Smallpox survivors often had terrible scarring.
　(b) There were no lasting effects caused by the disease.
　(c) Birth deformities were a consequence of smallpox.
　(d) Deformation was an uncommon side effect of smallpox.

〔5〕 Which choice can replace the underlined word 5)?
  (a) transmitted   (b) contracted   (c) injected   (d) protected

〔6〕 Which event comes third?
  (a) An injection of smallpox material was given to James Phipps.
  (b) James Phipps was injected with material from a dairymaid's sores.
  (c) James Phipps experienced loss of appetite and a low fever.
  (d) James Phipps recovered.

〔7〕 Why did vaccination spread so quickly?
  (a) It was an easy thing to do.
  (b) People understood its efficacy.
  (c) Jenner advertised it in journals.
  (d) It was Jenner who invented it.

〔8〕 Which choice fits in gap (8) the best?
  (a) In addition   (b) Of course   (c) Nonetheless   (d) Unfortunately

〔9〕 Read the following statements and identify 2 true statements.

  (a) People who had had cowpox sometimes caught smallpox.

  (b) Jenner's vaccination brought him both wealth and honor.

  (c) Accessibility to pure cowpox vaccine and its preservation and transplantation were
     sometimes challenging.

  (d) Jenner belonged to the group of physicians who were academically trained at
     universities.

  (e) During the 18th century, smallpox was one of the world's most lethal diseases which
     affected humanity regardless of social hierarchy.

  (f) Although "variolae vaccinae" was a simple mechanism, the procedure was
     difficult to follow.

3 次の〔1〕～〔10〕の空欄に入る最も適当なものを選択肢から選び、記号で答えなさい。

〔1〕 The population of Japan is (   ) small; it is the eleventh largest in the world.
  (a) after all   (b) at any rate   (c) by no means
  (d) in fact   (e) on the contrary

〔2〕 The team is determined to win the pennant race (   ).
  (a) afterwards   (b) all set   (c) at all costs
  (d) by and large   (e) by any chance

〔3〕 No one told me about the concert, but (   ) I'm too busy to go.
  (a) by the way   (b) in any case   (c) in practice
  (d) further   (e) though

〔4〕 Although her friend helped her (   ), there was still too much to do.
  (a) certain way   (b) for a certainty   (c) on her own
  (d) to some extent   (e) with a chance

〔5〕 John has a lot of CDs, so let's make him (   ) music for the party.
  (a) by the action of   (b) for want of   (c) in charge of
  (d) on behalf of   (e) to the point of

〔6〕 You can go to the party on Saturday (   ) you book a taxi home.
  (a) as long as   (b) except   (c) even though
  (d) in case   (e) nevertheless

〔7〕 Our school trip wasn't as pleasant as we thought it would be, (   ) the bus broke down on the way.
  (a) given that   (b) if only   (c) provided
  (d) so much that   (e) whereas

〔8〕 Because of his sickness, the scores of his final examinations didn't add (   ) the total that his parents expected.
  (a) at last   (b) in the end   (c) on the contrary
  (d) to the utmost   (e) up to

〔9〕 The restaurant is known for its big dinner menu, and you can choose, (   ), Japanese, Chinese, and Italian.
  (a) among other things   (b) as the choices   (c) from all accounts
  (d) something other   (e) with all

〔10〕 (   ) exhausted after a long and hard day at work, she practiced playing the piano for three hours.
  (a) In spite of   (b) Despite   (c) For all that
  (d) Much   (e) Though

4 次の〔1〕～〔5〕の空欄に入る最も適当なものを選択肢から選び、記号で答えなさい。

〔1〕 I can't understand this sentence because you ( ) the verb.
　　(a) left behind　　(b) left on　　(c) left out　　(d) left up to

〔2〕 My friend was angry at me, but I knew he would ( ) soon.
　　(a) get it away　　(b) get it out　　(c) get it out of　　(d) get over it

〔3〕 I ( ) my friend's offer of a ride to the station because I wanted to walk.
　　(a) turned down　　(b) turned out　　(c) turned to　　(d) turned up

〔4〕 How many people do you expect to ( ) for the concert?
　　(a) show around　　(b) show off　　(c) show through　　(d) show up

〔5〕 "Teacher, can you help us? We have ( ) the problems several times, but we still don't understand them."
　　(a) gone out　　(b) gone over　　(c) gone up　　(d) gone with

5 次の〔1〕～〔5〕の下線部の語句が示す意味を選択肢から選び、記号で答えなさい。

〔1〕 The researchers have three explanations that can account for their results.
〔2〕 My grandmother told me to make the most of each day so I wouldn't have any regrets.
〔3〕 He received the necessary information to carry out his job.
〔4〕 We can work off our stress from exams by playing basketball.
〔5〕 It was snowing so heavily that the drivers could barely make out the road.

　　(a) accomplish　　(b) activate　　(c) affect　　(d) decline　　(e) distinguish
　　(f) eliminate　　(g) explain　　(h) resemble　　(i) undergo　　(j) utilize

数　学

問題　　30年度

[1] 以下の ア 〜 ウ にあてはまる適切な数または式を解答用紙の所定の欄に記入せよ．

(1) a を1でない正の実数とする．このとき
$$\log_2 a + \log_8 a^2 + \log_{a^6} 32 + \log_a \sqrt{a} + \log_{\sqrt{a}} a = 0$$
を満たす a の値で最大のものは ア である．

(2) e を自然対数の底とする．曲線 $y = 1 + e^x$ と y 軸および2直線 $x = 1$, $y = 1$ で囲まれた部分を，x 軸の周りに1回転させてできる立体の体積は イ である．

(3) 生徒50人に行ったテストの得点を $x_1, x_2, \cdots, x_{50}$ とする．得点の平均は42，分散は36であった．このとき，$z_i = \dfrac{1}{6} x_i - 7 (i = 1, 2, \cdots, 50)$ とおくと，$z_1, z_2, \cdots, z_{50}$ の分散は ウ である．

2

(1) a_2, a_3, a_4 の中に 1 が含まれず，かつ $a_5 = 1$ となる確率は $\dfrac{1}{8}$ である．

(2) $a_5 = 1$ となる確率は $\dfrac{3}{8}$ である．

(3) $a_9 = 1$ となる確率は $\dfrac{9}{32}$ である．

(4) a_2 から a_9 の中に 1 が含まれる確率は $\dfrac{47}{64}$ である．

3 以下の ク ～ チ にあてはまる適切な数または式を解答用紙の所定の欄に記入せよ．

xy 平面上に 3 点
$$P_1(\cos 2t, \sin 2t),\ P_2(-\sin 2t, \cos 2t),\ P_3(\sqrt{2}\cos t, \sqrt{2}\sin t)$$
がある．ただし，$\dfrac{1}{12}\pi < t < \dfrac{17}{12}\pi$ とする．

(1) $\left|\overrightarrow{P_1P_2}\right| = \boxed{ク}$，$\overrightarrow{P_1P_2}\cdot\overrightarrow{P_1P_3} = \boxed{ケ} - \boxed{コ}\sin t - \boxed{サ}\cos t$ である．

(2) $\triangle P_1P_2P_3$ の面積を $\dfrac{1}{2}\sqrt{f(t)}$ と表すとき，
$$f(t) = \boxed{シ} + \boxed{ス}\sin t - \boxed{セ}\cos t - \boxed{ソ}\sin 2t$$
である．

(3) (2) の $f(t)$ について，$f'(t) = 0$ となる t の値は $\boxed{タ}$ である．

(4) $\triangle P_1P_2P_3$ の面積の最大値は $\boxed{チ}$ である．

4 a, b は正の整数で互いに素とする．このとき，どんな整数 n も適当な整数 x, y を用いて $n = ax + by$ という形に表されることが知られている．集合Aを

$$A = \left\{ n \; \middle| \; \begin{array}{l} n \text{は整数であって，0以上の適当な整数} x, y \text{を用いて} \\ n = ax + by \text{という形に表される．} \end{array} \right\}$$

とおく．このとき，$(a-1)(b-1)-1$ はAの要素ではないが，$(a-1)(b-1)$ 以上のどんな整数もAの要素であることを証明したい．以下の設問に対する解答を解答用紙の所定の欄に述べよ．

(1) $a=4$, $b=7$ の場合を考える．このとき，解答用紙にある0以上27以下の整数のうち，Aの要素であるすべての数を〇で囲め．

(2) n は整数とし，適当な整数 x_0 と y_0 を用いて，$n = ax_0 + by_0$ と表す．このとき，y_0 を a で割った余りを y とすると，適当な整数 x を用いて $n = ax + by$ という形に表されることを示せ．

(3) $n = (a-1)(b-1)-1$ とする．このとき，n はAの要素ではないこと，すなわち0以上のどんな整数 x, y を用いても，$n = ax + by$ という形に表すことができないことを背理法を用いて示せ．

(4) n は $(a-1)(b-1)$ 以上の整数とする．このとき，n はAの要素であること，すなわち整数 x, y を $0 \leqq y < a$ を満たすように選んで $n = ax + by$ という形に表すと，$x \geqq 0$ であることを示せ．

物 理

問題 30年度

以下の各問題の解答はすべて解答欄に記入し、必要なら単位も含めて答えなさい。有効数字は特に指示のない限り考慮しなくてよい。2, 4, 5 は特に指示のない限り解答の過程も簡潔に示しなさい。

1 以下の文章の（①）から（⑳）に適切な語句、数値または式を入れなさい。

[1] 陽子や中性子は3個のさらに小さな粒子（素粒子）から構成される。これらの素粒子を一般に（①）という。陽子や中性子は、通常「アップ」、「ダウン」と呼ばれる2種類の（①）から構成されており、アップ、ダウンはそれぞれ電気素量の2/3倍、−1/3倍の電荷をもつ。アップをu、ダウンをdと表せば、陽子と中性子はアルファベット3文字の組合せでそれぞれ（②）、（③）と表される。一方、自然界には（④）種類の基本的な力が存在し、これらを媒介する粒子をゲージ粒子という。たとえば光子は（⑤）力を媒介するゲージ粒子である。

[2] x軸の正の方向に進行する正弦波を考える。図Aは$x=0$ mでの媒質の振動のようす、図Bはある時刻での波形を表している。図A、図Bの縦軸は谷からの高さh[m]、図Aの横軸は時刻t[s]、図Bの横軸は媒質の位置x[m]である。この波の周期は（⑥）s、波長は（⑦）m、振幅は（⑧）m、速さは（⑨）m/sである。この波が、$t=0$ s以降で初めて図Bの波形になる時刻は（⑩）sである。

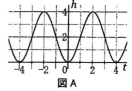
図A

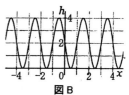
図B

[3] 等加速度運動する電車内の人は電車の加速度と逆向きに慣性力を感じる。一般に、加速度運動する座標系では、運動の第1法則である（⑪）の法則が見かけ上成り立たない。このような座標系を（⑫）と呼ぶ。また、慣性力は物体間に作用する力ではないので、（⑬）を伴わない。等速円運動も加速度運動なので、等速円運動をする物体上の人は慣性力を感じる。この慣性力を、特に（⑭）という。地上の物体には、地球の自転による（⑭）がはたらく。したがって、地上の物体が受ける重力は（⑭）と地球の各部分から物体に作用する（⑮）の合力である。

[4] 物質が外部の磁場（磁界）によって磁石の性質をもつことを（⑯）という。鉄のように磁場の向きに強く（⑯）される物質を（⑰）という。また、アルミニウムのように磁場の向きにわずかに（⑯）される物質を（⑱）、銅のように磁場と逆の向きに弱く（⑯）される物質を（⑲）という。磁場の中に小さい磁針を置き、N極が指す向きに磁針を少しずつ移動させると、1本の線が得られる。この線に沿って磁場の向きに矢印をつけたものを（⑳）という。

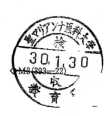

2 波の干渉に関する以下の [A]、[B] の各問に答えなさい。

[A] 光源1または光源2からの光を格子定数 $10\mu m$ の回折格子に照射して、半円筒形のスクリーンに映る干渉縞を観察する。光源1は真空中における波長が 500 nm の緑色の単色の平行光線（単色の平面波）を出し、光源2は真空中における波長が 380 nm 以上 480 nm 以下の範囲内の青色の単色の平行光線を出す。光源、回折格子、スクリーンを屈折率1の空気中に設置した。図1は回折格子とスクリーンの位置関係を表し、位置Oは円筒の中心、スクリーン上の位置 A、B、…、H は等間隔である。以下の各問に答えなさい。ただし、干渉縞の明線は非常に鋭いものとし、$\sin\theta < 0.1$ のときは近似 $\sin\theta \fallingdotseq \theta$ を用いなさい。

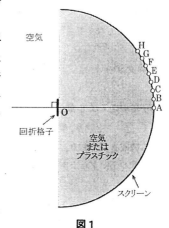
図1

回折格子とスクリーンの間（図1の灰色部分）を屈折率1の空気で満たした。

〔1〕 光源1からの光を回折格子へ線分 AO の延長線上から垂直に入射させたところ、スクリーン上の AH 間の範囲においては、明線は位置 A、F のみで観察された。位置 F で観察された明線について、隣り合うスリットを通過する光の光路差を求めなさい。また、∠AOF の角度 [rad] を求めなさい。

次に、回折格子とスクリーンの間（図1の灰色部分）を屈折率 5/3 の透明なプラスチックで満たした。

〔2〕 光源1からの光を回折格子へ線分 AO の延長線上から垂直に入射させたところ、スクリーン上の AH 間の範囲においては、位置 A、D、G のみで明線が観察された。位置 D、G で観察された明線について、隣り合うスリットを通過する光の光路差をそれぞれ求めなさい。

〔3〕 光源2からの光を回折格子へ線分 AO の延長線上から垂直に入射させる。入射光の真空中における波長を 380 nm 以上 480 nm 以下の範囲で連続的に変化させたところ、スクリーン上を移動する明線が観察された。位置 B、C、…、H の中から明線が通過する位置をすべて選び、アルファベット順で答えなさい。位置 B、C、…、H のいずれの位置においても明線が通過しない場合は「なし」と答えなさい。

〔4〕 光源1からの光を回折格子へ線分 FO の延長線上から入射させたところ、位置 A、B、…、H のうちの複数の位置に明線が観察された。これらの位置をすべて選び、アルファベット順で答えなさい。

[B] 図2は、可視光を用いたヤングの干渉実験の概略図である。S は光源、W はスクリーン、P は W に映った像であり、W に干渉縞が生じているところを表している。ただし、分かりやすいように明るい部分を黒く表示した（以下、図中の枠内の黒い部分が明るい部分を表す）。光は波でも

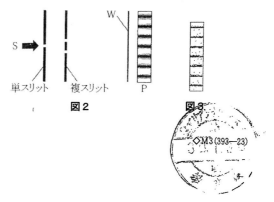
図2　図3

あり、同時に粒子（光子）でもあるので、光による干渉縞は原理的には微細な光点の集合である。このことを誇張して表すと図2の干渉縞は図3のように表すことができる。黒い点は1個の光子が当たったことを示している。ただし、図3は模式的な図であり、実際には、光点の大きさは非常に小さく、光点の数は非常に多い。一方、ド・ブロイが提唱したように粒子である電子は波の性質をもつため、Sとして光源の代わりに十分に加速した電子（加速電子）を照射できる電子線源を用いてヤングの実験をすれば、電子の波による干渉縞が観察できるはずである。実際、照射する加速電子の個数が数百個程度のヤングの実験では電子波の干渉はほとんど確認できないが、十分に多量の加速電子を照射したヤングの実験でははっきりした干渉縞が観察できる。以下の各問に答えなさい。ただし、プランク定数を 6.6×10^{-34} J・s、真空中の光速を 3.0×10^{8} m/s とする。

〔5〕 Sを電子線源とし、両スリットに専用のスリットを、またWに専用の検出器を設置して、十分に多量の加速電子を用いたヤングの実験を行った。専用の検出器は、1個の電子が衝突するとその位置に1個の光点を表示する。Wに観察されると考えられるもっとも適当な像を【選択肢】（あ）〜（く）から一つ選び、その記号を答えなさい。ただし、解答の過程は示さなくてよい。

〔6〕 Sを真空中における波長が 550 nm の可視光を出す光源とし、真空中でヤングの実験を行った。Sの出力を 5.4×10^{-13} J/s として、1秒間に照射される光子の個数を有効数字2けたで求めなさい。

〔7〕 1個の光子も検出可能なほど感度の高い検出器をWに設置して〔6〕の実験を行った。この検出器は、1個の光子が衝突するとその位置に1個の光点を表示する。実験開始から十数μ秒後にWに観察されると考えられるもっとも適当な像を【選択肢】（あ）〜（く）から一つ選び、その記号を答えなさい。ただし、解答の過程は示さなくてよい。

【選択肢】

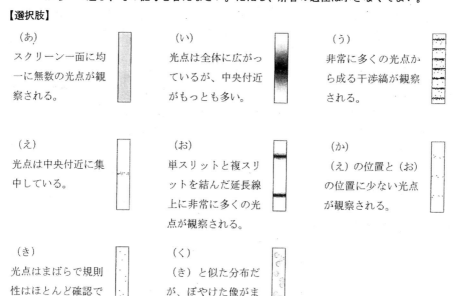

3. 箔検電器に以下の操作を行い、表1のように各操作後の箔の状態、箔検電器の金属板の電荷、箔検電器全体の電荷（箔の電荷と金属板の電荷の合計）についてまとめる。表1の各欄にふさわしい記号を表1の指示にしたがって答えなさい。

〔A〕箔検電器を帯電していない状態にして以下の操作をそれぞれ行った。

操作 A-1　負の帯電体を金属板に十分に近づけた。

操作 A-2　A-1の状態で、帯電体と金属板との間に十分に面積が広い板（帯電していない絶縁体）を図4に示すように配置した。

操作 A-3　A-1の状態で、帯電体と金属板との間に十分に面積が広い板（導体）を図4に示すように配置し、さらに板（導体）を接地した。

操作 A-4　A-1の状態で、帯電体を金属板から十分に遠ざけた後に金属板を接地して、正の帯電体を金属板に十分に近づけた。

〔B〕箔検電器を負に帯電させた状態で以下の操作をそれぞれ行った。

操作 B-1　負の帯電体を、金属板の電荷が0Cとなるまで金属板に近づけた。

操作 B-2　B-1の状態から、帯電体を金属板へさらに近づけた。

〔C〕箔検電器を負に帯電させて、正の帯電体を金属板に十分に近づけたところ、箔は開いていた。この状態から以下の操作をそれぞれ行った。

操作 C-1　帯電体の位置を保ちながら金属板を接地した。

操作 C-2　C-1の状態で接地をはずした後に、帯電体を金属板から十分に遠ざけた。

〔D〕箔検電器を帯電していない状態にして以下の操作をそれぞれ行った。

操作 D-1　図5に示すように箔検電器を導体の箱に入れて、この箱を電池の－極に、導体の棒を電池の＋極に接続して、棒を箱に近づけた。

操作 D-2　図6に示すように金属板を電池の－極に、導体の棒を電池の＋極に接続して、棒を金属板に接触させた。

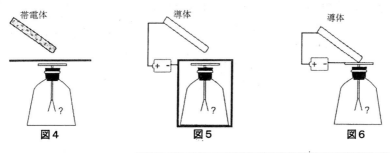

図4　　　　　図5　　　　　図6

表1

		操作								
		A-1	A-2	A-3	A-4	B-1	B-2	C-1	C-2	D-1	D-2
箔の状態	開いている場合は○ 閉じている場合は× と記入しなさい。										
金属板の電荷	正の場合は＋ 負の場合は－ ゼロの場合は0 と記入しなさい。										
箔検電器全体の電荷											

4 図7のように、高さh、幅wの密度が一様な直方体を粗い板Aの上に載せ、板Aを水平面からゆっくりと傾けたところ、直方体は板A上を滑ることなく、板Aと水平面との角度（板Aの傾斜角）がβになったときに、直方体底面の下端を軸（回転軸P）として直方体が転倒した。直方体の質量をM、重力加速度の大きさをg、直方体と板Aの間の静止摩擦係数をμとする。図7は直方体の重心を通る断面を図示している。以下の各問に答えなさい。

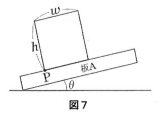

図7

〔1〕 板Aの傾斜角がθ（$<\beta$）のとき、直方体に加わる静止摩擦力の大きさを求めなさい。

〔2〕 板Aの傾斜角がθ（$<\beta$）のとき、回転軸Pのまわりの直方体の重力のモーメントをh、w、M、g、θを用いて表しなさい。ただし、反時計まわりを力のモーメントの正方向とする。

〔3〕 角度βの正接（$\tan\beta$）をhとwを用いて表しなさい。

次に図8のように、板Aと物体Bを互いに離れないように接着し、板Aの上に直方体を置いた。図8は直方体の重心を通る断面を図示している。物体Bの上部の突起に軽いばねの一端を固定し、他端に質量mの小球を取り付けた。小球を直方体の上面に載せると、小球が直方体上面の端点Qの位置にあるとき、ばねは自然の長さになった。ばねの両端、点Q、直方体の重心は図8の平面内にあるものとし、直方体上面は滑らかで小球との間に摩擦はないものとする。図9のように、板Aを水平面からゆっくりと傾けたところ、直方体は板Aの傾斜角がβになっても板Aに対して静止したままであった。さらに板Aを傾けたところ、直方体は板A上を滑ることなく傾斜角がφ（$>\beta$）になったときに回転軸Pのまわりに回転し、底面が板Aから離れた。ただし、このとき小球は直方体上面から離れず、力のつり合いの位置を保ちつつ動くものとする。図9は直方体の重心を通る断面を図示している。

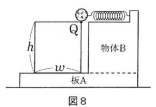

図8

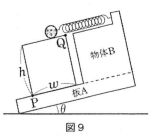

図9

〔4〕 板Aの傾斜角がθ（$<\varphi$）のとき、直方体が板Aから受ける最大摩擦力の大きさを求めなさい。

〔5〕 板Aの傾斜角がφになったときの、ばねの自然の長さからの伸びを求めなさい。

5 滑らかに動くピストンがついたシリンダーの中に単原子分子理想気体（以下、「気体」とよぶ）が封入されている。初期状態として、ピストンは固定され、気体はある決まった温度の状態にある。シリンダーとピストンの熱容量は無視できるものとして、以下の各問に答えなさい。ただし、以下で「温度」は絶対温度を意味し、「物体」はその熱容量が定積変化における気体の熱容量の 2 倍に等しい性質をもつものとする。

〔1〕 気体の比熱比を答えなさい。ただし、比熱比は定圧モル比熱を定積モル比熱で割った値である。

〔2〕 初期状態に対し、初期状態における気体の温度の2倍に等しい温度をもつ物体をシリンダーに接触させ、物体と気体との間のみに熱が伝わるようにした。十分に時間が経過した後、気体と物体の温度が等しくなった。このときの温度は、初期状態における気体の温度の何倍であるかを求めなさい。

〔3〕 気体が外部との熱のやりとりを行わないようにし、初期状態からピストンを押して気体の体積を初期状態の1/8に圧縮した。十分に時間が経過した後、気体の温度は初期状態での温度の何倍になったかを求めなさい。ただし、この変化では、気体の圧力、体積、比熱比の間に「(圧力)×(体積)^(比熱比) ＝ (一定)」の関係があるものとする。

〔4〕 〔3〕の変化の後、初期状態における気体の温度と等しい温度をもつ物体をシリンダーに接触させ、物体と気体との間のみに熱が伝わるようにし、かつ気体の圧力を一定に保つようにピストンを動かした。十分に時間が経過した後、気体と物体の温度が等しくなった。このときの温度は、初期状態における気体の温度の何倍であるかを求めなさい。

〔5〕 〔4〕の変化により、気体の体積は初期状態における気体の体積の何倍になったかを求めなさい。

〔6〕 〔4〕の変化の後、ピストンを固定し、物体と気体との間に熱が伝わるようにした状態のまま、物体を一定時間冷却した。冷却を止めてから十分に時間が経過した後、気体と物体の温度がともに初期状態における気体の温度に等しくなった。このときの気体の圧力は初期状態における気体の圧力の何倍であるかを求めなさい。

以 上

化　学

問題　　　　　　　　　　30年度

[注意] 必要があれば、次の値を用い、また、半反応式を参考にせよ。

原子量：H＝1.00　　C＝12.0　　O＝16.0　　F＝19.0　　S＝32.1　　Ca＝40.1　　Fe＝55.9

理想気体のモル体積：22.4 L/mol（標準状態）

チオ硫酸イオンの半反応式：$2S_2O_3{}^{2-} \rightarrow S_4O_6{}^{2-} + 2e^-$

1　次の問いに答えよ。

〔1〕誤りを含む文章を、次の【選択肢】からすべて選び、記号で記せ。

ただし、いずれも該当しない場合は（ヘ）とせよ。

【選択肢】（ア）石油や岩石は混合物である。

（イ）生石灰やギ酸は化合物である。

（ウ）黒鉛やダイヤモンドは電気を通す。

（エ）エタンとキシレンは同じ元素からなる。

（オ）酸素分子とオゾンは同数の陽子をもつ。

（カ）塩化水素の分子には非共有電子対が存在する。

（キ）ヨウ素は2原子分子からなる分子結晶を生じる。

（ク）イオン化エネルギーが小さい原子ほど陽イオンになりやすい。

（ケ）アルカリ金属元素の電気陰性度はハロゲン元素のそれより小さい。

〔2〕次の（ア）～（オ）の物質量を比較し、大きい順に並べよ。

（ア）鉄 28 g　　　　　　　（イ）水 28 g　　　　　　　（ウ）酸素 5.6 L（標準状態）

（エ）メタン 24 L（標準状態）が完全燃焼したときに生成する水

（オ）エタノール 1 mol が完全燃焼したときに生成する二酸化炭素

〔3〕ある地域の水の成分を調べたところ、水素原子として安定な同位体 ^1H と ^2H のみが検出された。これら
をそれぞれ H および D と書き表すものとして、水に含まれる HDO の存在比が 2.40×10^{-2} ％であるとき、
D_2O の存在比〔％〕を有効数字3桁で求めよ。

〔4〕フッ化カルシウム CaF_2 が、わずかだけ溶けて得られる飽和水溶液（25℃）の濃度を 0.016 g/L とする。

次の水溶液(25℃) A〜D から 2 種類を選んで 100 mL ずつ混合するとき、沈殿を生じる組み合わせはどれか。

A：1.0×10^{-3} mol/L 水酸化カルシウム溶液　　　　　　C：1.0×10^{-3} mol/L フッ化水素酸

B：4.0×10^{-4} mol/L 水酸化カルシウム溶液　　　　　　D：4.0×10^{-4} mol/L フッ化水素酸

次の【選択肢】からすべて選び、記号で記せ。ただし、いずれも該当しない場合は（ヘ）とせよ。

【選択肢】　（ア）AとC　　　　（イ）AとD　　　　（ウ）BとC　　　　（エ）BとD

〔5〕過酸化水素水 10.0 mL をコニカルビーカーにとり、希硫酸 5.00 mL を加えて酸性にした。これに 5.00% のヨウ化カリウム水溶液 10.0 mL を加えてゆっくりと振り混ぜ、過酸化水素を全て(a)反応させた。得られた褐色の溶液（室温）にビュレットを用いて 5.00×10^{-2} mol/L チオ硫酸ナトリウム水溶液を(b)滴下した。溶液の褐色が薄くなったところで、デンプン水溶液を指示薬として加えると、溶液は青紫色になった。さらに滴下を続けると、合わせて 14.2 mL 滴下したところで溶液の青紫色が消えた。

1）下線部(a)を化学反応式で記せ。

2）下線部(b)により生じる変化をイオン反応式で記せ。

3）実験に用いた過酸化水素水のモル濃度〔mol/L〕を有効数字 3 桁で求めよ。

2　p-ジビニルベンゼンと（　❶　）を 1：4 の物質量比で共重合させ、立体網目構造をもつ高分子（図 1）1.00 g を合成した。これを濃硫酸と反応させ、ベンゼン環の p-（パラ）位をスルホン化してイオン交換樹脂を得た。次の問いに答えよ。

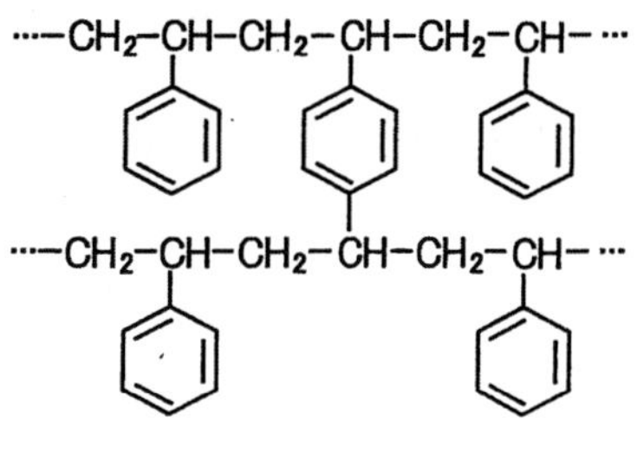

〔1〕（　❶　）にあてはまる名称を記し、その構造式を、すべての元素記号と価標を省略せずに描け。

図 1

〔2〕合成樹脂に含まれる個々の高分子の分子量にはばらつきがある。このような樹脂の典型的な分子量分布を示すグラフを描け。ただし、平均分子量は 2.0×10^5 とせよ。

〔3〕得られたイオン交換樹脂を水で充分に洗った後、1.00 mol/L 水酸化ナトリウム水溶液で中和滴定したところ、中和点までに 3.00 mL を要した。この樹脂のスルホン化度〔%〕を有効数字 3 桁で求めよ。

聖マリアンナ医科大学 30年度 (21)

〔4〕問〔3〕とは別に、得られたイオン交換樹脂の一部をカラム（筒型の容器）に詰め、緩衝液 (pH=2.5) を通して充分に洗った。表に示す 6 種類のアミノ酸を含む混合水溶液 (pH=2.5) を通した後、操作1〜4を順に行ったところ、操作2〜4では異なる種類のアミノ酸が溶出した。次の問いに答えよ。

操作1：緩衝液 (pH=2.5) を通したところ、
樹脂からアミノ酸は溶出しなかった。

操作2：緩衝液 (pH=5.5) を通したところ、
樹脂から2種類のアミノ酸が溶出した。

操作3：緩衝液 (pH=7.0) を通したところ、
樹脂から3種類のアミノ酸が溶出した。

操作4：緩衝液 (pH=11.0) を通したところ、
樹脂から1種類のアミノ酸が溶出した。

表　アミノ酸混合水溶液 (pH=2.5) の成分

名称	構造式	等電点
①グリシン	HOOC-CH-H NH₂	6.0
②セリン	HOOC-CH-CH₂-OH NH₂	5.7
③システイン	HOOC-CH-CH₂-SH NH₂	A
④リシン	HOOC-CH-CH₂-CH₂-CH₂-CH₂ NH₂ NH₂	B
⑤チロシン	HOOC-CH-CH₂-〈 〉-OH NH₂	C
⑥グルタミン酸	HOOC-CH-CH₂-CH₂-COOH NH₂	D

1）中性の水溶液に溶解すると pH が大きくなるアミノ酸を 表から1つ選び、番号で記せ。

2）ヒトの必須アミノ酸を 表からすべて選び、番号で記せ。ただし、いずれも該当しない場合は⑳とせよ。

3）不斉炭素原子をもたないアミノ酸を 表から1つ選び、これが緩衝液 (pH=2.5) に溶解して生じるイオンのうち、最も物質量の多いものの構造を、表にならって描け。

4）アミノ酸の「等電点」とは何か、1行で記せ。

5）操作2で得られた溶出液に水酸化ナトリウム水溶液を加えて熱し、酢酸で中和後に酢酸鉛（Ⅱ）水溶液を加えると黒色沈殿が生じた。沈殿を生じたアミノ酸を表から1つ選んで、番号で記し、黒色沈殿の化学式を記せ。

6）操作3で得られた溶出液に濃硝酸を加えて熱すると黄色に呈色した。呈色したアミノ酸を表から1つ選んで、番号で記し、反応名を記せ。

7）表に示すA〜Cに当てはまる等電点を、次の【選択肢】からそれぞれ選び、記号で記せ。

【選択肢】　（ア）2.2　　（イ）3.2　　（ウ）5.1　　（エ）5.7　　（オ）9.7　　（カ）11.6

8）操作2〜4で、緩衝液の pH を大きくしていくと特定のアミノ酸が溶出する理由を1行で説明せよ。

3　ヒトでの糖類の消化と吸収の概要を図2に示す。次の問いに答えよ。

[1] 図中の糖類を多糖類、二糖類、単糖類のいずれかに分類するとき、多糖類をすべて選び、番号で記せ。

[2] 室温において、胃液（pH＝2.0）の水素イオン濃度は、血液（pH＝7.4）の水素イオン濃度の何倍か、有効数字2桁で答えよ。ただし、pH＝7.4のとき、水素イオン濃度は 4.0×10^{-8} mol/L とせよ。

[3] アミラーゼの反応速度と pH との関係をグラフに描きなさい。唾液（中性）中のアミラーゼは胃液中でも触媒として働くか。理由を示して1行で答えよ。

[4] ヒトはセルロースを消化できない。この理由を、分子の結合様式に言及して2行で説明せよ。

[5] アミラーゼはデンプンを加水分解するが、ラクトースを分解できない。このような酵素の性質を漢字5文字で記せ。

[6] 以下の条件に該当する図中の分子をすべて選び、番号で記せ。ただし、いずれも該当しない場合は⑳とせよ。

1) フェーリング液を加えて加熱すると呈色する。

2) 酸を加えて加水分解すると、種類の異なる単糖を生じる。

3) 室温で、水酸化ナトリウム水溶液を加えて塩基性にした後、薄い硫酸銅（Ⅱ）水溶液を少量加えると呈色する。

4) ヨウ素溶液を加えて加熱すると呈色する。

[7] 肝臓にエネルギー源として貯蔵される多糖類Aはグルコースの重合体である。次の問いに答えよ。

1) 多糖類Aの名称と分子式を記せ。

2) 肝臓10gから多糖類Aをすべて抽出し、これを完全に加水分解したところ0.50gのグルコースを得た。肝臓10gに含まれる多糖類Aの質量〔g〕を有効数字2桁で求めよ。

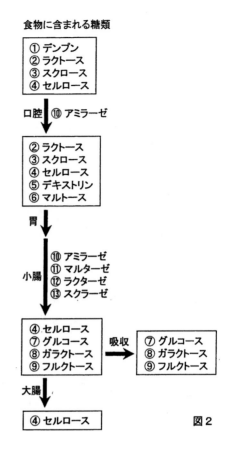

図2

生物

問題

1 次の文章を読んで問に答えなさい。

　細胞には細胞骨格とよばれる繊維状構造が張り巡らされている。真核生物の細胞骨格は微小管、（ ① ）、アクチンフィラメントに分けられ、このうち微小管は、α-チューブリンとβ-チューブリンという球状のタンパク質が多数重合してできた中空の管である。微小管は安定な構造ではなく、間期から分裂期にかけてはその配向が大きく変化する。また間期でも、チューブリンの重合・脱重合（微小管の伸長・短縮）は常に起こっており、細胞には重合したチューブリン（微小管）に加えて、重合していないチューブリンも存在している。

　DNA を構成する４つの塩基の配列の一部は、タンパク質の一次構造を決定する遺伝情報としての働きをもつ。真核生物におけるタンパク質合成においては、まず核内で DNA の２本鎖の一方を鋳型に転写が起こり、mRNA の前駆体が合成される。この mRNA 前駆体はスプライシング等の過程を経て mRNA となる。完成した mRNA は（ ② ）を通って核外へ移動し、mRNA の塩基配列に従って翻訳が行われる。翻訳においては、1 本の mRNA に対して複数のリボソームが結合した複合体が形成され（これをポリソームまたはポリリボソームという）、1 本の mRNA からは複数個のタンパク質分子が合成される。

　真核生物の遺伝子発現は、転写から翻訳に至る様々な段階で制御され得ることが知られている。発現制御の主な段階は転写であるが、転写後にも様々な作用が及ぼされる場合がある。例えばチューブリンの場合は、チューブリンタンパク質の量に依存した発現調節が行われていると報告されている。すなわち、未重合のチューブリンが細胞内に増加してくると、チューブリン mRNA が分解され、チューブリンが過剰に合成されないような調節がなされるという。

〔1〕文章中の空欄（ ① ）および（ ② ）に入る適切な語を答えなさい。
〔2〕微小管は、間期においては細胞小器官の移動や物質輸送の「レール」としての役割をもっている。この原動力になっているのはモータータンパク質と総称されるタンパク質である。微小管上を移動するモータータンパク質の名称を答えなさい。
〔3〕動物の細胞において、分裂期の中期に微小管は細胞内にどのように配置されているか、模式的に図示しなさい。ただし、微小管を実線で、中心体を・（黒丸）で示すこととし、それ以外の細胞小器官等の構造を描く必要はない。さらに、微小管によってつくられる構造の名称を図に書き込みなさい。なお、解答欄の楕円（だえん）は細胞膜を示す。
〔4〕タンパク質の一次構造とは何か、1 行で説明しなさい。

〔5〕ある研究グループがチューブリンの発現調節機構を知るために行った実験のうち、β-チューブリンに関するものを以下に示す。それを読み、1）～5）の問に答えなさい。

[実験1] ある動物から得られた細胞（以下、単に細胞とする）を培養しているシャーレにコルヒチンという物質を添加し、6時間経過した後にコルヒチンを培地から除いた。この間、何回かβ-チューブリンmRNAおよびアクチンmRNAの量を調べたところ、図1のような結果が得られた。ただし、コルヒチンはチューブリンの重合を阻害し、微小管の形成を妨げることが知られている。

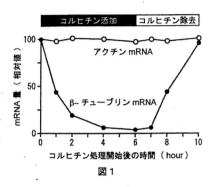

図1

[実験2] リボソームが細胞内でどのような状態にあるかを調べるために、細胞を4℃の等張液中で破砕し、これを4℃、800gの条件で遠心して上清を得た（図2）。さらに、この上清を別の遠心管にあるショ糖溶液の上に静かにのせ、遠心を行った（図2）。この遠心により、溶液中の物質を大きさや密度によって分けることができる。遠心後、遠心管から溶液を少しずつ抜き取りながら、ある特定の波長の光を溶液に当てて吸光度を測定した。ここで吸光度とは、サンプル溶液に光を当てた際に透過光の強度が入射光に比べてどの程度弱まったかを示したもので、吸光度が大きいほど溶液中にその波長の光を吸収する物質が多いことを示している。図3Aは、遠心管の上から底にかけての位置と、その位置にあった溶液の吸光度の関係を示しており、図中のa～dで示した吸光度の大きい部分は、aから順にリボソームの小サブユニット、大サブユニット、リボソーム（大小サブユニットの複合体）、ポリソームであった。

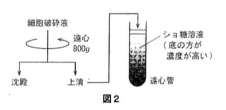

図2

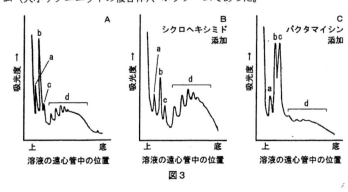

図3

[実験3] 細胞を培養しているシャーレに、翻訳阻害剤であるシクロヘキシミドまたはパクタマイシンを添加した。その後、**実験2**と同様の操作を行い、吸光度を測定した。その結果をそれぞれ**図3B**および**C**に示す。なお、**図3B**および**C**のa～dは、**図3A**のa～dにそれぞれ相当する。

[実験4] 細胞を培養しているシャーレに、シクロヘキシミドまたはパクタマイシンを添加した。その後、これらの細胞をコルヒチン存在下、非存在下で4時間培養し、細胞内のβ-チューブリンmRNAおよびアクチンmRNAの量を比較したところ、**図4**のような結果が得られた。図中の－と＋はそれぞれコルヒチン非存在下、および存在下で培養した細胞を示す。

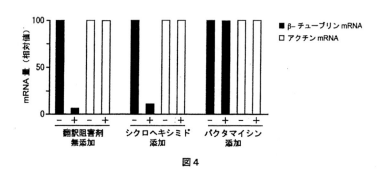

図4

[実験5] β-チューブリン遺伝子の開始コドンに続く2つのコドンを構成する塩基のいずれかを変異させたDNAを細胞に導入した。図5に示した塩基配列は、それらから転写されるβ-チューブリンmRNAの最初の3つのコドンを抜き出して示している。DNAを導入した細胞をコルヒチン存在下で4時間培養し、変異型mRNAの量を調べた。図5の↘はコルヒチンの添加によってmRNA量が減少したことを、→は減少しなかったことを表している。

野生型　5'-AUGAGGGAA-3'　↘
変異1　　　AUGUGGGAA　　→
変異2　　　AUGCGGGAA　　↘
変異3　　　AUGAGGGA　　 →
変異4　　　AUGAGAGAA　　↘
変異5　　　AUGGGGAAA　　→
変異6　　　AUGCGGGAG　　↘

図5

1) **実験1**において、なぜβ-チューブリンmRNA以外についても調べているのか、1行で説明しなさい。

2) **実験2**において、最初に800gの条件で遠心したときに沈殿するのは何か、答えなさい。

3) **実験2**および**3**の結果から、パクタマイシンがどのように翻訳を阻害していると考えられるか、1行で説明しなさい。

4) **実験1～4**の結果から、分解されるβ-チューブリンmRNAは細胞内でどのような状態にあると考えられるか、1行で述べなさい。

5) 実験5の結果から、β-チューブリン mRNA の分解に際し、細胞は何を認識して mRNA の分解を進めていると考えられるか、表1に示した mRNA の遺伝暗号表を参照し、判断した理由とともに3行以内で説明しなさい。

表1

		コドンの2番目の塩基				
		U	C	A	G	
コドンの1番目の塩基	U	フェニルアラニン	セリン	チロシン	システイン	U/C
		ロイシン		終止コドン	終止コドン	A
					トリプトファン	G
	C	ロイシン	プロリン	ヒスチジン	アルギニン	U/C
				グルタミン		A/G
	A	イソロイシン	トレオニン	アスパラギン	セリン	U/C
		メチオニン*		リシン	アルギニン	A/G
	G	バリン	アラニン	アスパラギン酸	グリシン	U/C
				グルタミン酸		A/G

*開始コドン

2 次の文章を読んで問に答えなさい。

　循環系は、全身に血液を循環させることにより、身体各部の細胞に栄養分や酸素を送り届け、老廃物の回収を行っている。脊椎動物の循環系では、血液は血管内のみを流れるため、（　①　）血管系とよばれる。これに対して、頭足類を除く軟体動物や節足動物などでは、血液は末梢で血管の外に送り出され、組織をめぐった後に心臓に戻ってゆくため、（　②　）血管系とよばれる。心臓は収縮と拡張を繰り返して血液を循環させているが、その力を生み出しているのは心筋細胞という筋細胞の一種である。心筋細胞は、特殊な細胞接着装置（細胞と細胞をつなぎ合わせるタンパク質分子）を使ってイオンなどを細胞間でやりとりすることにより、同調的に収縮している。ヒトの心臓では、(a)右心房に存在する洞房結節とよばれる特殊な心筋細胞の集団が、自動的かつ規則的に興奮し、周囲の心筋細胞や房室結節を興奮させている。房室結節からはプルキンエ繊維とよばれる構造にいたる特殊な経路によって興奮が心室へと伝えられている（図6）。この刺激伝導系は他からの影響がなくても自動的にはたらくが、(b)実際には身体の活動状態や精神状態により心臓の

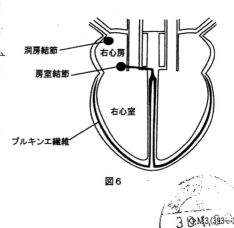

図6

拍動リズムは変化し、全身に送り出される血液の時間あたりの量が変動する。また、個別の組織や臓器においても、血管の太さや血管壁内外の圧力の差が変わることなどによって血流の量は変動する。

〔1〕文章中の空欄（ ① ）および（ ② ）に入る適切な語を答えなさい。

〔2〕下線部（a）の刺激伝導系の中で、房室結節の細胞は興奮の伝導が遅いことが知られている。このことは心臓の機能にどのような意義があるか、1行で簡潔に述べなさい。

〔3〕下線部（b）について。心臓の拍動は自律神経系の支配を受ける。拍動を促進する神経と抑制する神経、およびそれらから最終的に心臓に放出される伝達物質の名称を答えなさい。

〔4〕図7Aは、安静時における左心室の容積変化と内圧変化の関係を模式的に示したものである。心臓には血液の逆流を防ぐ弁があり（図7B）、図7Aの各過程（図中矢印）では大動脈弁（半月弁のひとつ）と僧帽弁（房室弁のひとつ）は状況に応じて

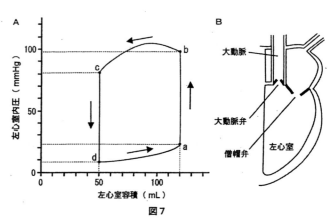
図7

開閉している。各過程におけるそれぞれの弁の開閉状態を、開いている場合には「開」、閉じている場合には「閉」と、漢字1文字で答えなさい。さらに、左心室から大動脈へ血液が送られているのはどの過程か、「e → f」のような形式で答えなさい。ただし、弁の開閉は必ず図中a、b、c、dで起きるものとする。

〔5〕安静時の心拍数を70回/分として、この心臓が1時間に全身に送り出す血液の量を、mL単位で求めなさい。

〔6〕図7Aに示した左心室容積と内圧の関係は、大動脈の血圧が高まった場合にどのように変化すると考えられるか、次頁の図8の中から適切なものを選びなさい。ただし、心臓自体の構造や心筋の収縮力は変わっていないこととし、また静脈から心臓へ戻る血液による圧力変化の効果も無視できるとする。図は元の状態を破線で、変化後の状態を実線で表している。

〔7〕心臓自体は心房や心室内の血液を利用できず、冠動脈という心筋を養う動脈によって必要な血液が供給されている。全身の臓器とは異なり、冠動脈の血流量は、左心室から大動脈に血液が送られる時期にはかえって減少する。その理由としてどのようなことが考えられるか、2行以内で簡潔に述べなさい。

〔8〕実際には設問〔6〕のような条件が続くと、心室の心筋細胞の太さが増す。組織内の血管の張り巡らされ方が変化しないとすると、このような変化は心筋細胞にどのような悪影響をもたらすと考えられるか、2行以内で簡潔に述べなさい。

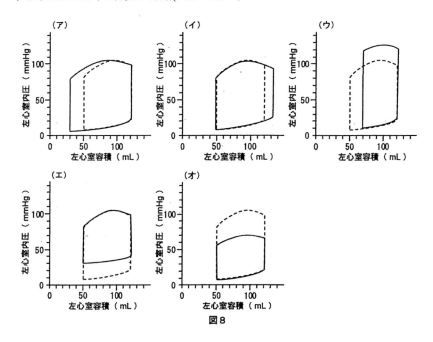

図8

3 次の文章を読んで問に答えなさい。

　動物は、環境に応答して多様な行動をとる。水中のゾウリムシが(a)負の重力走性を示すのもその一つであるが、これは生まれながらに備わった(b)生得的行動に分類される。動物がある刺激を受けて常に特定の行動を起こす場合、その刺激を（　①　）という。

　生得的行動とは別に、生後に獲得する行動パターンを(c)学習という。学習の機序については、アメフラシのえら引き込め反射における反射の抑制および亢進でよく調べられている。アメフラシのえら引き込め反射は、水管を触るとえらを引っ込めるという反射で、これには水管に分布する感覚ニューロン（水管感覚ニューロン）と、えらを操作する筋の支配神経（えら運動ニューロン）が関与している（図9）。アメフラシの水管を繰り返し触ると、えらを引っ込める頻度が減り、やがてえらを動かさなくなるように行動が変化する。これを（　②　）という。その後放置するとえら引き込め反射はやがて回復するが、刺激を与えることによって反射が回復することも確認されている。（　②　）を起こしているアメフラシの尾部に刺激を加えると、（　②　）がキャンセルされ、えら引き込め反射が回復する。これを（　③　）という。(d)尾部への刺激を強くすると、通常は反射が起きない程度の弱い水管刺激でもえら引き込め反射が発生するようになる。これを（　④　）という。

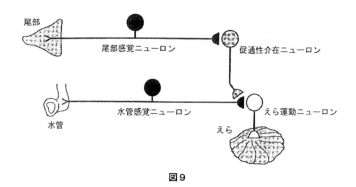

図9

[1] 文章中の空欄（ ① ）〜（ ④ ）に入る適切な語を答えなさい。

[2] 下線部 (a) は、具体的にどのような行動特性のことか。2行以内で説明しなさい。

[3] 下線部 (b) について、以下の短文（ア）〜（コ）から生得的行動に属するものをすべて選び、50音順に記号で答えなさい。ただし、該当するものがない場合は、「なし」と記入しなさい。

　　（ア）ヒトが「梅干し」という言葉を聞いて唾液を出す。
　　（イ）カイコガの雄が雌のフェロモンに誘導されて追う。
　　（ウ）アリが外敵に遭遇したときに警報フェロモンを出す。
　　（エ）ミツバチが8の字ダンスで仲間に餌のありかを伝える。
　　（オ）ハイイロガンのヒナが最初に見た動くガチョウを親と認識する。
　　（カ）チンパンジーが吊るされたバナナに対して長い棒で叩き落とす。
　　（キ）ネズミがレバーを押すと餌の出る装置を繰り返し操作して餌を得る。
　　（ク）繁殖期のイトヨの雄が、腹部が赤い個体に対して攻撃行動を起こす。
　　（ケ）ホシムクドリが渡りの時期に太陽光を見て北西の方角に頭を向ける。
　　（コ）外壁につけた目印を手掛かりに、ネズミが濁った水面下に隠れた足場に最短距離でたどり着く。

[4] 下線部 (c) に関して、古典的条件付けに関する以下の実験で、条件刺激と無条件刺激はどれか、文中から抜き出して答えなさい。

「イヌに肉片を見せると唾液の分泌を起こす。ロシアの研究者パブロフは、イヌに肉片を見せる直前にいつもベルを鳴らすようにした。イヌはやがてベルの音だけでも唾液の分泌を起こすようになった。」

〔5〕下線部（d）について、アメフラシの水管感覚ニューロンに起こる現象を示した以下の流れを読み、下の問1）～3）に答えなさい。

促通性介在ニューロン（図9）から放出されたセロトニンが、水管感覚ニューロンの軸索末端にある受容体に結合 →（ あ ）→（ い ）→ 活動電位持続時間の延長 →（ う ）→ 神経伝達物質放出量が増加

上記の流れの結果、えら運動ニューロンの（ え ）が増大し、同ニューロンの（ お ）が発生しやすくなる。

1）空欄（ あ ）～（ う ）に当てはまる現象を以下の（ア）～（シ）から選び、記号で答えなさい。

   （ア）脱分極を促進　　　　　（イ）脱分極を抑制
   （ウ）再分極を促進　　　　　（エ）再分極を抑制
   （オ）Ca^{2+}の流出量が増加　（カ）Ca^{2+}の流出量が減少
   （キ）Ca^{2+}の流入量が増加　（ク）Ca^{2+}の流入量が減少
   （ケ）K^+チャネルの活性化　（コ）K^+チャネルの不活性化
   （サ）Na^+チャネルの活性化　（シ）Na^+チャネルの不活性化

2）空欄（え）および（お）に入る用語を以下の（ス）～（タ）から選び、記号で答えなさい。

   （ス）静止膜電位　　　　　　（セ）活動電位
   （ソ）興奮性シナプス後電位　（タ）抑制性シナプス後電位

3）シナプス後ニューロンに興奮が発生するためには、その電位変化が閾値に達する必要があるが、通常はシナプス前ニューロンからの単一の伝達では閾値に達しない。本例のアメフラシの反射亢進は、シナプス後ニューロンに興奮を生じさせるパターンの1つと考えられる。この他に、シナプス後ニューロンの電位変化が閾値に達するパターンとして、シナプスにおける空間的加重と時間的加重が知られている。空間的加重と時間的加重について、両者の違いを明確にして2行以内で説明しなさい。

以　上

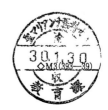

英　語

解答　30年度

1

〔解答〕

[1] a) 光源から人の目へと直接飛び込み、見ようとしている他の物から我々の目を逸らそうとするまぶしさ。

b)（見られたくない、あるいは、物陰に隠れているかもしれない）不審者の発見が困難になる。

[2] (c)

[3] 光がいつ、どこで、どの程度必要でないかは若干主観的で定義するのが難しいから。

[4] (a)

[5] (b)

[6] a) 暗所と照明で照らされた場所で、コウモリの食事量の違いを比較した。

b) コウモリは熱帯雨林奥地の暗所で育った果実を日没後3時間以内に完食した後、街路灯で照らされた場所で育った果実に向かったが完食はしなかった。この行動は電光に特有で、満月の自然光は果実の完食を妨げなかった。（100字）

[7] Sky glow〔sky glow〕

〔出題者が求めたポイント〕

空所補充問題などは、全訳の該当箇所参照。

[1] a) 1)直前の With は「〜に関しては」という意味であり、同文自体が 1) の説明文となっている。
travel「移動する」、distract A from B「A を B から逸らす」

b) 2文後に pedestrians「歩行者」とあり、その次の文（同段落最終文）が具体的な説明。
suspicious individual「疑わしい人、不審者」

[3] 2文前が「根拠」としては最適。

[5] dormant ≒ (b) resting, inactive

[6] a) 1つめの研究は第8段落、2つめの研究は第9〜10段落。lit「照明で照らされた」⇔ unlit「照明で照らされていない」(= dark)の対比が必須。

b) 第9〜10段落を要約する。
第9段落第2文は問題文自体が不自然
(others were growing at ... の were は不要)。
pepper (plants)の正確な訳は不要（「胡椒」は誤訳）。「78％しか食べない」では趣旨が伝わりづらいので、解答例では「完食していない」と置き換えた。

[7] 第4段落第3文に星や天体に関する記述がある。

〔全訳〕

[1] 1994 年、カリフォルニア州ロサンゼルスで地震による停電があった。以後しばらく、銀色の巨大な閃光が夜空を横切っている、と不安に駆られた住民たちが報告していた。この謎の景色が地震と何らかの関わりがあるのでは、と不安になる人もいた。こういった人たちは明るく照らされた巨大都市で生涯ずっと暮らしていて、その多くは星をめったに見たことがなく、この夜空の閃光を見たことはきっと一度もなかったのだろう。それは天の川銀河だったのだ。

[2] 人工光が望まれていない場所へ漏れることを「光害」と呼ぶ。この結果、アメリカ人の3分の2、ヨーロッパ人の半数が天の川を見られなくなり、都市が成長し続けるにつれて、この比率は毎年増えている。だからといって、電灯が悪いというわけではない。電灯のおかげで、我々人類はおよそ1世紀の間、日没後も働いたり遊んだりできている。車道沿いの照明によって、車の運転の安全性も増している。多くの点で夜間照明は良いことだった。しかし、欠点もいくつかあり、その結果、我々は夜空を楽しめなくなっている。

[3] 電化が進んだ現代社会において、光害を回避するのは困難である。光害には以下の3つの形態がある。
1)直接グレアまぶしさの場合、光は光源から人の目へと直接飛び込み、見ようとしている他の物から我々の目を逸らしがちである。これは、対向車のヘッドライトやまぶしく輝くネオンサインと向かい合う夜間ドライバーにとっては問題であり、歩行者にも影響を及ぼし得る。警備や街路灯で安全性が増すと考える人が多いが、これらの多くからの直接グレアによって、見られたくない、あるいは、物陰に隠れているかもしれない不審者の発見が実際にはさらに難しくなる場合がある。

[4] 空の放つ光は間接的であり、光が大気中に（偶然にせよ意図的にせよ）直接放たれた時に発生する。大気中では、光が粉塵や気体分子で拡散され、円盤状のオレンジ色の輝きを作り、夜空を覆っている。その結果、空の星と星雲のコントラストが少なくなり、望遠鏡を使っても天体が見づらくなる。この効果があまりにも大きくなると、都心部から空への照り返しが250キロ離れたところからも見える。さらに、円盤状の光は、月光の偏光パターンに影響するので、(2)(c)夜行動物の方向感覚を乱している。夜行生物は月光や星などの天体を方角の手掛かりとして使い、行き先を決定しているのだ。

[5] 光侵入とは、照明器具による発光であり、照明器具が設置されている建物や土地の境界線を越えて光る現象である。光侵入の一例としては、安全照明や街路灯、投光照明から漏れた光が窓から侵入し、屋内を明るくする。光侵入は市民による苦情の最多原因である。なぜならば、光がいつ、どこで、どの程度必要でないかは若干主観的で定義しづらいからだ。それゆえ、光侵入関連の問題が住宅地で起こると、感情的・個人的要素が常に伴う。3)ある人にとっての光害が、別の人にとっては安心感なのだ。

[6] 研究が現在明らかにしているように、光害によって、動植物や人間の生態が変わる場合がある。ほぼ全ての生物に一日のサイクルがあり、これは約24時間ごとに繰り返されるので、日周期と呼ばれる。日夜のサイ

クルの(4) (a)明るい部分 が長くなると、動植物の反応が変化する可能性がある。例えば、多くの木の場合、光が及ばない時間の長さが、春の発芽時期、開花時期、その後の秋の 5)休眠時期を決定する。明暗サイクルに敏感で、街路灯やその他の常夜灯の近くで生息している植物は、自然には休眠しない可能性がある。その代わりに、一年中ずっと伸び、その結果、日照りや昆虫・菌類による葉の捕食などのストレスの多い状況にうまく対処できなくなる可能性がある。

[7] 動物もまた、夜間照明による影響を受けており、これは単に動物の体内時計が変更されているというだけではない。例えば、コウモリの狩猟行動に問題が生じている。夜間照明の利益に与っている種も少しはいるが(街路灯に引き寄せられた昆虫という御馳走にありつけることもある)、多くの種は明るい場所を避けている。2014年、6)Daniel Lewanzik(行動生態学者：専門分野はコウモリ、光害)のチームがコスタリカへ行き、夜間照明がコウモリの食事に与える影響を調査した。

[8] 当初、彼らはあるテストのためにコウモリをつかまえ、中で飛べるくらい大きなカゴの中に入れた。カゴの中には、2つの小部屋があり、片方は街灯で煌々と照らされ、もう片方は自然に暗いままにしておいた。どちらの小部屋の中でも、コウモリは大好物の果実を食事に与えられた。ピーマンやナス、イチジクである。午後6時半〜午前2時の間、研究者たちはコウモリがそれぞれの小部屋に入る頻度を計測した。その結果わかったが、コウモリは暗い小部屋に入る頻度が、街灯で照らされた小部屋の2倍だった。さらに、コウモリは暗室で2倍近くの果実を食べていた。

[9] 第2の実験では、コウモリが野生でも同じ行動をしているか確かめるために、コウモリが熱帯雨林の中で食べ物を探すところを記録した。チームは野生の奥深くで育っているピーマンを見つけ(夜間に街路灯で照らされている場所で育っているピーマンもあった)、コウモリが両方の場所で食べている完熟果実の比率を測定した。

[10] 暗い場所の植物についた完熟果実は、日没後3時間以内にコウモリがすべて平らげ、それがすべてなくなってからコウモリは明るい場所に向かった。さらに、暗い場所とは違って、果実全部を食べなかった。明るい場所の植物の果実は 78％ しか食べておらず、この行動は電光に特有のものだった。満月の自然光は、コウモリがピーマンを食べるのを妨げなかったからだ。

[11] こうした調査結果から示されているように、光害は熱帯地方の森林再生に悪影響を及ぼし得る。種子を開けた生息地に拡散する動物はコウモリの他にほとんどいないので、コウモリを媒介とした種子の飛散が、熱帯地域で森林の失われた土地の急速な回復に必要である。

2

〔解答〕

[1] (d)　[2] (c)　[3] (c)　[4] (a)　[5] (a)

[6] (d)　[7] (b)　[8] (c)　[9] (c), (e)

〔出題者が求めたポイント〕

空所補充問題などは、全訳の該当箇所参照。

[3] 下線部直前は receive A from B「A を B から受け取る」の語順変更。

　(c) theorizing「理論化」

　encourage A to do「A に〜するように促す」

[4] scarring「傷、瘢痕化」

[6] すべて第6段落。

　(a) 第4文　　　(b) 第1〜2文

　(c) 第3文前半　(d) 第3文後半

[7] 第7段落第2文 proved its value「その価値を証明し」≒ (b) efficacy「効能」

[9] (a) 第5段落に矛盾。

　(b) 最終段落最終文に矛盾。

　(c) 第7段落第6文に一致。

　(d) 第2段落第3〜5文に矛盾。

　(e) 第4段落第1〜2文に一致。lethal「致死的な」

　(f) the procedure was difficult to follow「治療法を守るのが難しかった」は第7段落第4文とズレている。

〔全訳〕

[1] エドワード＝ジェンナー (1749 〜 1823 年)はイギリスの外科医であり、天然痘予防接種の (1) (d)発見者 である。ジェンナーが生まれた時、イギリスの医療や医学教育は変わりつつあった。オックスフォード大学やケンブリッジ大学で教育を受けた医師と、実務研修を通じて医学知識を習得した教育水準の低い医師や薬剤師の違いが、徐々にではあるが、鮮明さを失いつつあった。それに加えて、病院業務の重要性がはるかに上昇していた。

[2] ジェンナーは田舎育ちの若者で、5歳のときに父親を亡くしてからは兄の手で育てられた。ジェンナーは自然を愛するようになり、これは終生続いた。彼はグラマースクールに通い、13歳で近所の外科医の下で修業を始め、その後の8年間で、内科・外科診療に関する 2)確固とした知識を獲得した。21歳で修業を終えると同時に、ロンドンへ行き、ジョン＝ハンターの弟子となった(ハンターは当時、St. George 病院職員であり、ロンドンで最も高名な外科医の一人だった)。2人の間に育った強い友情は 1793 年のハンターの死まで続いた。ハンターからジェンナーはこんな助言を受けていた。3)「なぜ考えるのだ？　なぜ実験してみないのだ？」

[3] ジェンナーは内科での教育・経験に加えて、臨床外科の分野でも進歩を遂げた。1770 〜 73 年にロンドンで研究した後、ジェンナーはロンドン郊外のイギリスの田園地帯に腰を据え、開業医となった。彼は有能で腕前が良く、人気もあった。開業医に加えて、医学知識の振興を目的とする医療グループ2つに加入し、医

学論文も時々執筆した。

[4] 天然痘は 18 世紀に蔓延し、定期的な大規模発生による死亡率は極めて高かった。天然痘は当時の死亡原因のトップの１つであり、あらゆる社会階層に影響を与え、4)治った患者でも外見が変形することは珍しくなかった。天然痘と闘う唯一の手段は、人痘接種と呼ばれる非常に基本的な形の予防接種だった。これは、弱めの天然痘にかかった患者から採取した「物質」を、健康な人に故意に感染させるものである。

[5] 業務の一環として、ジェンナーは自分の患者に人痘接種を行った。彼が田園地域で気づいたところでは、牛痘(家畜の牛から感染する比較的害のない疾病)にかかった酪農場で働く女性などは、その後、天然痘にかからないのだった。さらに、彼が気づいたところでは、そういった人たちには天然痘をうまく感染させられないのだった。この関係性に気づき、ジェンナーは結論を出した。牛痘は天然痘に効くだけでなく、防衛機構として人から人へ 5)移すこともできる。

[6] 1796 年５月、ジェンナーは酪農場で働く若い女性サラ＝ネルムスに会った。彼女には、牛痘にかかって間もない病斑があった。その病斑から採れた物質を使って、ジェンナーはジェイムズ＝フィップスという子供に注射をした。フィップスは微熱が出て食欲をなくしたが、10 日後には再び健康体になった。７月にジェンナーは彼に別の注射をした。今回は天然痘の「物質」である。(その結果、)何の病気も発症しなかったので、ジェンナーは治療が完了したと結論づけ、さらに、子供たちに牛痘を注射して、同様の結果を得た。彼はこの治療法を "variolae vaccinae" と名づけ、これが今日では短縮されて "vaccination"(「予防接種／ワクチン接種」)となっている。

[7] 彼の発明に対する反応は、即座に前向きだったわけではなかったが、予防接種は急速にその価値を証明し、この治療法はアメリカ、イギリス以外のヨーロッパ、さらに全世界へと急速に広がっていった。不幸にして、合併症も多かった。予防接種は単純に見えるが、ジェンナーが推奨した治療法が守られないことがかなり多かった。さらに、意図的にせよ無意識にせよ手を加えることで、治療法の効果が損なわれることも多かった。純正の牛痘ワクチンは常に簡単に手に入るとは限らず、保存や注射も簡単ではなかった。しかも、免疫を生み出す生物学的な因子はまだ理解されていなかった。完全に効果的な治療法が開発されるまでには、多くの情報を収集し、膨大な量の誤りを犯すしかなかった。

[8] (8) (c)それにもかかわらず、天然痘の死亡率は激減し、ジェンナーは世界的に認められ、多くの名誉に与った。(しかし、)彼は自分の発見を通じて金持ちにはならずに、実際には、非常に多くの時間を予防接種という大義のために費やしていたので、彼自身の医療業務や私生活はひどく損なわれていった。

3
〔解答〕
[1] (c)　[2] (c)　[3] (b)　[4] (d)　[5] (c)
[6] (a)　[7] (a)　[8] (e)　[9] (a)　[10] (e)
〔出題者が求めたポイント〕
[1] 世界で 11 番目の人口なのだから、少なくは「全くない」。
[2] ペナントレースに「あらゆる犠牲を払って〔＝絶対に〕」勝つ。
[3] 「いずれにせよ」多忙すぎて行けない。
[4] 「ある程度は」手伝ってくれたが
[5] 彼に音楽を「担当」させよう。
[6] 家までのタクシーを予約してくれる「ならば」
[7] バスが途中でエンストした「ことを考えると」
[8] add up to ～「合計～になる」
[9] 「とりわけ」和食、中華、イタリアンの中から選べます
[10] Though (she was) exhausted ... の省略形

4
〔解答〕
[1] (c)　[2] (d)　[3] (a)　[4] (d)　[5] (b)
〔出題者が求めたポイント〕
[1] 動詞を「省略した」
[2] get over the anger「怒りを克服する〔≒怒りを忘れる〕」の意味
[3] 友人の申し出を「断った」
[4] show up for ～「～に出席する」
[5] 問題を何回も「見返した」

5
〔解答〕
[1] (g)　[2] (j)　[3] (a)　[4] (f)　[5] (e)
〔出題者が求めたポイント〕
[1] 説明する
[2] 利用する
[3] 達成〔遂行〕する
[4] work off stress「ストレスを発散する」
[5] 識別する

数　学

解　答　30年度

1

〔解答〕

(1) ア $\dfrac{\sqrt{2}}{2}$　(2) イ $\dfrac{\pi}{2}(e^2+4e-5)$　(3) ウ 1

〔出題者が求めたポイント〕

(1) 対数関数(方程式)

底を2にそろえてから，$\log_2 a$ を x などと置換して解く。

(2) 積分(回転体の体積)

回転軸(x軸)との間に長方形のすき間があるので，これによる円柱の体積を除く。

(3) データの分析(変数変換)

変量 x に対して新たな変量 u を $u=ax+b$ と定めると，

u の平均値＝x の平均値×$a+b$

u の分散＝x の分散×a^2

u の標準偏差＝x の標準偏差×$|a|$

を覚えておくとよい。

〔解答のプロセス〕

(1) $\log_2 a + \log_8 a^2 + \log_{a^6} 32 + \log_a \sqrt{a} + \log_{\sqrt{a}} a = 0$ ……①

$\log_2 a = x$ とおくと

$\log_8 a^2 = \dfrac{\log_2 a^2}{\log_2 8} = \dfrac{2\log_2 a}{\log_2 2^3} = \dfrac{2}{3}x$

$\log_{a^6} 32 = \dfrac{\log_2 32}{\log_2 a^6} = \dfrac{\log_2 2^5}{6\log_2 a} = \dfrac{5}{6x}$

$\log_a \sqrt{a} = \dfrac{\log_2 \sqrt{a}}{\log_2 a} = \dfrac{\log_2 a^{\frac{1}{2}}}{\log_2 a} = \dfrac{1}{2}$

$\log_{\sqrt{a}} a = \dfrac{\log_2 a}{\log_2 \sqrt{a}} = \dfrac{\log_2 a}{\log_2 a^{\frac{1}{2}}} = \dfrac{1}{\frac{1}{2}} = 2$ であるので，

①は

$x + \dfrac{2}{3}x + \dfrac{5}{6x} + \dfrac{1}{2} + 2 = 0$ となる。

両辺に $6x$ をかけて整理すると

$10x^2 + 5 + 15x = 0$

$2x^2 + 3x + 1 = 0$

$\dfrac{1}{2} \times \dfrac{1}{1}$　$(x+1)(2x+1) = 0$

∴ $x = -1, -\dfrac{1}{2}$

よって $x = -1$ のとき　$\log_2 a = -1$

だから，$a = 2^{-1} = \dfrac{1}{2}$

$x = -\dfrac{1}{2}$ のとき　$\log_2 a = -\dfrac{1}{2}$

だから，$a = 2^{-\frac{1}{2}} = \dfrac{1}{\sqrt{2}} = \dfrac{\sqrt{2}}{2}$

a の値で最大のものは　$a = \dfrac{\sqrt{2}}{2}$

(2)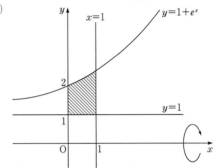

求めるものは，上図の斜線部分を x 軸の周りに1回転させてできる回転体の体積で，これは

㋐曲線 $y=1+e^x$，x軸，y軸および直線 $x=1$ で囲まれた部分による回転体の体積から ㋑底面の半径1，高さ1の円柱の体積を除いたものである。

㋐は $\displaystyle\int_0^1 \pi(1+e^x)^2 dx$

$= \pi \displaystyle\int_0^1 (e^{2x} + 2e^x + 1) dx$

$= \pi \left[\dfrac{1}{2}e^{2x} + 2e^x + x \right]_0^1$

$= \pi \left\{ \dfrac{1}{2}e^2 + 2e + 1 - \left(\dfrac{1}{2}e^0 + 2e^0 \right) \right\}$

$= \pi \left(\dfrac{1}{2}e^2 + 2e - \dfrac{3}{2} \right)$

㋑は $\pi \cdot 1^2 \times 1 = \pi$

よって求める体積は，$V = \pi \left(\dfrac{1}{2}e^2 + 2e - \dfrac{3}{2} \right) - \pi$

$= \dfrac{\pi}{2}(e^2 + 4e - 5)$

(3) 変量 x に対して，変量 z を $z = \dfrac{1}{6}x - 7$ と定めるので，z の分散は x の分散の $\left(\dfrac{1}{6}\right)^2$ だから

$36 \times \left(\dfrac{1}{6}\right)^2 = \boxed{1}$

2

〔解答〕

(1) エ $\dfrac{1}{8}$　(2) オ $\dfrac{3}{8}$　(3) カ $\dfrac{9}{32}$　(4) キ $\dfrac{47}{64}$

〔出題者が求めたポイント〕

確率(反復試行)，複素数平面(回転)

複素数平面上の単位円周上を，点Pが点1から $\dfrac{\pi}{4}$，ま

たは $-\dfrac{\pi}{4}$ だけ回転して動くときの確率を求める問題と考える。

(4)では，途中点1にくるケースを重複して数えないように注意する。余事象を利用するとよい。なお，はじめ点1にいるという条件は，$a_0=1$ ではなく，$a_1=1$ であるので混乱しないこと。

〔解答のプロセス〕

複素数平面上の点Pを考える。与えられた条件 $a_1=1$ によりはじめ点Pは点1にある。

$\dfrac{1+i}{\sqrt{2}}=\cos\dfrac{\pi}{4}+i\sin\dfrac{\pi}{4}$，

$\dfrac{1-i}{\sqrt{2}}=\cos\left(-\dfrac{\pi}{4}\right)+i\sin\left(-\dfrac{\pi}{4}\right)$

であるので，

確率 $\dfrac{1}{2}$ で点Pを原点の周りに反時計回りに $\dfrac{\pi}{4}$ 回す

　　　　　　　　　　　　　　　　…(I)

確率 $\dfrac{1}{2}$ で点Pを原点の周りに時計回りに $\dfrac{\pi}{4}$ 回す …(II)

と考える。

(I)の移動を L，(II)の移動を R とすると，L または R の移動により点Pを表す複素数が決まり，これが a_2，a_3，a_4，… の値である。

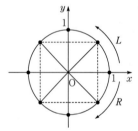

(1) a_2，a_3，a_4 の中に1が含まれず，かつ $a_5=1$ となる確率
　⇔ 4回移動したとき，4回目にはじめて点Pが点1にもどる確率
　であるから，$LLRR$ か $RRLL$ と移動する場合なので，
　求める確率は，$\left(\dfrac{1}{2}\right)^2\left(\dfrac{1}{2}\right)^2\times 2=\boxed{\dfrac{1}{8}}$

(2) $a_5=1$ となる確率
　⇔ 4回移動したとき，4回目に点Pが点1にもどる確率
　であるから，L 2回 R 2回の移動をする場合なので，
　求める確率は，$\left(\dfrac{1}{2}\right)^2\left(\dfrac{1}{2}\right)^2{}_4C_2=\boxed{\dfrac{3}{8}}$

(3) $a_9=1$ となる確率
　⇔ 8回移動したとき，8回目に点Pが点1にもどる確率
　であるから，
　　㋐ L 4回，R 4回の移動をする
　　㋑ L 8回の移動をする

　　㋒ R 8回の移動をする
　の3つの場合がある。
　よって求める確率は
　$\left(\dfrac{1}{2}\right)^4\left(\dfrac{1}{2}\right)^4{}_8C_4+\left(\dfrac{1}{2}\right)^8+\left(\dfrac{1}{2}\right)^8$
　$=\dfrac{1}{2^8}\times(70+1+1)=\boxed{\dfrac{9}{32}}$

(4) 点Pが点1にくることがあるのは，偶数回移動を行ったときであるから，a_2 から a_9 の中で値が1となりうるのは，a_3，a_5，a_7，a_9 である。

まず，いずれも1とはならない。つまり何回かの移動後，点Pが点1にこない確率を求める。

奇数回の移動後，点1にくることはない。次の図は，偶数回の移動後，1以外の点に点Pがくる場合の確率を表にしたものである。連続2回の移動後，移動前の点にもどる確率は $\dfrac{1}{2}$，別の点にうつる確率はLが連続2回，またはRが連続2回なので，それぞれ $\dfrac{1}{4}$ である。

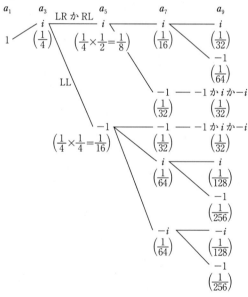

したがって，

$a_3=i$ のとき，$a_2 \sim a_9$ の中に1がない確率は

$\dfrac{1}{32}\times 3+\dfrac{1}{64}+\dfrac{1}{128}\times 2+\dfrac{1}{256}\times 2=\dfrac{17}{128}$

$a_3=-i$ のときも同様に $\dfrac{17}{128}$ であるから，

$a_2 \sim a_9$ の中に1がない確率は

$\dfrac{17}{128}+\dfrac{17}{128}=\dfrac{17}{64}$

よって，$a_2 \sim a_9$ の中に1が含まれる確率は，

$1-\dfrac{17}{64}=\boxed{\dfrac{47}{64}}$

3

〔解答〕

(1)
ク	ケ	コ	サ
$\sqrt{2}$	1	$\sqrt{2}$	$\sqrt{2}$

(2)
シ	ス	セ	ソ
3	$2\sqrt{2}$	$2\sqrt{2}$	2

(3) タ　$\dfrac{3}{4}\pi$

(4) チ　$\dfrac{3}{2}$

〔出題者が求めたポイント〕

平面ベクトル，微分（円周上の動点が作る三角形の面積の最大値）

(1) 成分によるベクトルの絶対値と内積の計算で易しい。

(2) △ABC の面積は，$S=\dfrac{1}{2}\sqrt{|\vec{AB}|^2|\vec{AC}|^2-(\vec{AB}\cdot\vec{AC})^2}$ で求めることができる。

(3) 微分をして，三角関数の方程式を解く。

(4) (3)を利用して $f(t)$ の最大値を求める。計算が少し面倒であるが内容は単純なので，ミスをしないこと。

〔解答のプロセス〕

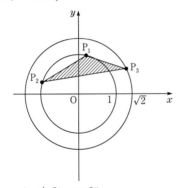

(1) $\vec{P_1P_2}=\begin{pmatrix}-\sin 2t-\cos 2t\\ \cos 2t-\sin 2t\end{pmatrix}$

$\vec{P_1P_3}=\begin{pmatrix}\sqrt{2}\cos t-\cos 2t\\ \sqrt{2}\sin t-\sin 2t\end{pmatrix}$ であるから，

$|\vec{P_1P_2}|=\sqrt{(-\sin 2t-\cos 2t)^2+(\cos 2t-\sin 2t)^2}$
$\quad=\sqrt{\sin^2 2t+2\sin 2t\cos 2t+\cos^2 2t}$
$\qquad\overline{+\cos^2 2t-2\cos 2t\sin 2t+\sin^2 2t}$
$\quad=\boxed{\sqrt{2}}$

$\vec{P_1P_2}\cdot\vec{P_1P_3}=(-\sin 2t-\cos 2t)(\sqrt{2}\cos t-\cos 2t)$
$\qquad\qquad+(\cos 2t-\sin 2t)(\sqrt{2}\sin t-\sin 2t)$
$\quad=-\sqrt{2}\sin 2t\cos t+\sin 2t\cos 2t$
$\quad\quad-\sqrt{2}\cos t\cos 2t+\cos^2 2t+\sqrt{2}\sin t\cos 2t$
$\quad\quad-\sin 2t\cos 2t-\sqrt{2}\sin t\sin 2t+\sin^2 2t$
$\quad=1+\sqrt{2}(\sin t\cos 2t-\cos t\sin 2t)$
$\quad\quad-\sqrt{2}(\cos 2t\cos t+\sin 2t\sin t)$
$\quad=1+\sqrt{2}\sin(t-2t)-\sqrt{2}\cos(2t-t)$
$\quad=1+\sqrt{2}\sin(-t)-\sqrt{2}\cos t$
$\quad=\boxed{1-\sqrt{2}\sin t-\sqrt{2}\cos t}$

(2) $\triangle P_1P_2P_3=\dfrac{1}{2}\sqrt{|\vec{P_1P_2}|^2|\vec{P_1P_3}|^2-(\vec{P_1P_2}\cdot\vec{P_1P_3})^2}$ で

あるから，
$f(t)=|\vec{P_1P_2}|^2|\vec{P_1P_3}|^2-(\vec{P_1P_2}\cdot\vec{P_1P_3})^2$ である。

ここで (1)より
$|\vec{P_1P_2}|=\sqrt{2}$，$\vec{P_1P_2}\cdot\vec{P_1P_3}=1-\sqrt{2}\sin t-\sqrt{2}\cos t$

また，
$|\vec{P_1P_3}|=\sqrt{(\sqrt{2}\cos t-\cos 2t)^2+(\sqrt{2}\sin t-\sin 2t)^2}$
$\quad=\sqrt{2\cos^2 t-2\sqrt{2}\cos t\cos 2t+\cos^2 2t}$
$\qquad\overline{+2\sin^2 t-2\sqrt{2}\sin t\sin 2t+\sin^2 2t}$
$\quad=\sqrt{3-2\sqrt{2}(\cos t\cos 2t+\sin t\sin 2t)}$
$\quad=\sqrt{3-2\sqrt{2}\cos(t-2t)}$
$\quad=\sqrt{3-2\sqrt{2}\cos t}$ であるから

$f(t)=(\sqrt{2})^2(\sqrt{3-2\sqrt{2}\cos t})^2$
$\qquad\qquad-(1-\sqrt{2}\sin t-\sqrt{2}\cos t)^2$
$\quad=2(3-2\sqrt{2}\cos t)-(1+2\sin^2 t+2\cos^2 t$
$\qquad\qquad-2\sqrt{2}\sin t+4\sin t\cos t-2\sqrt{2}\cos t)$
$\quad=6-4\sqrt{2}\cos t-(3-2\sqrt{2}\sin t+4\sin t\cos t$
$\qquad\qquad\qquad\qquad-2\sqrt{2}\cos t)$
$\quad=3+2\sqrt{2}\sin t-2\sqrt{2}\cos t-4\sin t\cos t$
$\quad=\boxed{3+2\sqrt{2}\sin t-2\sqrt{2}\cos t-2\sin 2t}$

(3) $f'(t)=2\sqrt{2}\cos t+2\sqrt{2}\sin t-4\cos 2t$
$\quad=2\sqrt{2}(\cos t+\sin t)-4(\cos^2 t-\sin^2 t)$
$\quad=2\sqrt{2}(\cos t+\sin t)$
$\qquad\qquad-4(\cos t+\sin t)(\cos t-\sin t)$
$\quad=2(\cos t+\sin t)\{\sqrt{2}-2(\cos t-\sin t)\}$

$f'(t)=0$ となるのは　$\cos t+\sin t=0$ ……①
または $\sqrt{2}-2(\cos t-\sin t)=0$ ……②

①のとき　$\cos t=-\sin t$
$\quad\therefore\ \tan t=-1$

$\dfrac{1}{12}\pi<t<\dfrac{7}{12}\pi$ より $t=\dfrac{3}{4}\pi$

②のとき　$\cos t-\sin t=\dfrac{\sqrt{2}}{2}$

$\sqrt{2}\cos\left(t+\dfrac{\pi}{4}\right)=\dfrac{\sqrt{2}}{2}$

$\cos\left(t+\dfrac{\pi}{4}\right)=\dfrac{1}{2}$ ……②′

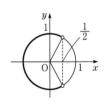

$\dfrac{\pi}{3}<t+\dfrac{\pi}{4}<\dfrac{5}{3}\pi$ であるので②′をみたす t はない。

したがって，$t=\boxed{\dfrac{3}{4}\pi}$

(4) (3)より $f(t)$ の増減は次の通り

t	$\dfrac{1}{12}\pi$	$\cdots$	$\dfrac{3}{4}\pi$	$\cdots$	$\dfrac{17}{12}\pi$
$f'(t)$		+	0	−	
$f(t)$		↗	極大	↘	

よって，$f(t)$ は　$t=\dfrac{3}{4}\pi$ のとき最大値

$f\left(\dfrac{3}{4}\pi\right)=3+2\sqrt{2}\sin\dfrac{3}{4}\pi-2\sqrt{2}\cos\dfrac{3}{4}\pi-2\sin\dfrac{3}{2}\pi$
$\quad=3+2\sqrt{2}\times\dfrac{1}{\sqrt{2}}-2\sqrt{2}\cdot\left(-\dfrac{1}{\sqrt{2}}\right)-2\cdot(-1)$
$\quad=3+2+2+2=9$　をとるので

$\triangle P_1P_2P_3$ の最大値は $\dfrac{1}{2}\sqrt{f\left(\dfrac{3}{4}\pi\right)}=\dfrac{1}{2}\cdot\sqrt{9}=\dfrac{3}{2}$

4

〔解答〕

(1) 0, 4, 7, 8, 11, 12, 14, 15, 16, 18, 19, 20, 21, 22, 23, 24, 25, 26, 27

(2), (3), (4)は解答のプロセス参照

〔出題者が求めたポイント〕

整数(1次不定方程式)

a と b が互いに素な整数のとき，$ax+by=1$ をみたす整数は必ず存在するという事実から

任意の整数 c に対して，$ax+by=c$ をみたす整数 x, y が存在する。

ここで，x, y を自然数に限ることにすると，

「c が $c>ab$ の自然数とするとき $ax+by=c$ をみたす自然数 x, y が存在する」

であることが知られている。

本問は，x, y が0以上の整数となる場合を考える問題で，(4)で

「c が(本問では n)が $c\geqq(a-1)(b-1)$ の整数とするとき，$ax+by=c$ をみたす0以上の整数 x, y が存在する」

を示すものである。

(1), (2)は容易であるが，限られた時間では

(3), (4)は難しいと思われる。

〔解答のプロセス〕

(1) $a=4$, $b=7$ のとき，集合 A の要素 n は，

$n=4x+7y(x$, y は0以上の整数)という形である。

$0\leqq n\leqq27$ のとき，

$x=0$ とすると $y=0$, 1, 2, 3 で
　　　$n=0$, 7, 14, 21

$x=1$ とすると $y=0$, 1, 2, 3 で
　　　$n=4$, 11, 18, 25

$x=2$ とすると $y=0$, 1, 2 で
　　　$n=8$, 15, 22

$x=3$ とすると $y=0$, 1, 2 で
　　　$n=12$, 19, 26

$x=4$ とすると $y=0$, 1 で
　　　$n=16$, 23

$x=5$ とすると $y=0$, 1 で
　　　$n=20$, 27

$x=6$ とすると $y=0$ で
　　　$n=24$

以上より○で囲む数字は19個あり，

| 0, 4, 7, 8, 11, 12, 14, 15, 16, |
| 18, 19, 20, 21, 22, 23, 24, 25, 26, 27 |

(2) y_0 を a で割った余りを y とするとき, 商を q とすれば
$y_0=aq+y$ ……①と表せる。

したがって，n が適当な整数 x_0, y_0 を用いて

$n=ax_0+by_0$ と表されるとき

①を代入して $n=ax_0+b(aq+y)$ となるので

$n=a(x_0+bq)+by$　とかける。

このとき，$x_0+bq=x$ となる x を用いて

n は $ax+by$ という形に表される。

よって，題意は示された。

(3) $n=(a-1)(b-1)-1$　とするとき，

0以上の適当な整数 x, y を用いて

$n=ax+by$ の形に表すことができるとすると，この x, y に対して

$(a-1)(b-1)-1=ax+by$　……②

とかけることになる。

②を変形すると

$a(b-1-x)=b(y+1)$　となる。

a, b は互いに素な正の整数なので，

$y+1$ は a の倍数であり，$y\geqq0$ より　$y+1\geqq a$
　　　　　　　　　　　　　　　　　　　　……③

である。

一方，②を変形すると

$a(x+1)=b(a-1-y)$ ともなるが，

$a>0$, $b>0$, $x+1>0$ により，$a-1-y>0$ である。

よって，$a>y+1$　……④

③, ④は矛盾する。

したがって，$n=(a-1)(b-1)-1$ とするとき，

背理法により，0以上のどんな整数 x, y を用いても $n=ax+by$ という形に表すことはできないことが示された。

(4) どんな整数 n に対しても

適当な整数 x, y を用いて $n=ax+by$ と表せるので，

*n が $(a-1)(b-1)$ 以上の整数のとき，適当な整数 x_0, y_0 を用いて $n=ax_0+by_0$ と表わせたとする。

いま，y_0 を a で割った余りを y とすると

$0\leqq y<a-1$　……⑤　であり，(2)により適当な x を用いて $n=ax+by$ という形に表すことができる。

⑤の両辺を $b(>0)$ 倍にして ax を加えると

$ax\leqq ax+by<b(a-1)+ax$ となるので

$ax\leqq n<ab-b+ax$ である。

この右2項と*により

$(a-1)(b-1)\leqq n<ab-b+ax$ であるから

$ab-a-b+1<ab-b+ax$ より

$-a+1<ax$

$\therefore\quad -1+\dfrac{1}{a}<x$

したがって，$x>\dfrac{1}{a}-1>-1$ なので，

整数 x は $x\geqq0$ であるから題意は示された。

物　理

解答　　30年度

1
〔解答〕
〔1〕① クォーク　② uud　③ udd　④ 4
　　⑤ 電磁気
〔2〕⑥ 4　⑦ 2　⑧ 2　⑨ 0.5　⑩ 1
〔3〕⑪ 慣性　⑫ 非慣性系　⑬ 反作用の力
　　⑭ 遠心力　⑮ 万有引力
〔4〕⑯ 磁化　⑰ 強磁性体　⑱ 常磁性体
　　⑲ 反磁性体　⑳ 磁力線

〔出題者が求めたポイント〕
素粒子，波の基本，慣性力，磁化

〔解答のプロセス〕
〔1〕 素粒子に関する問題。自然界には，重力，電磁気力，強い力，弱い力の4種類の基本的な力が存在する。
〔2〕 ⑥，⑦，⑧　図A，Bから読み取る。
　⑨　波の速さvは，周期Tと波長λより
$$v = \frac{\lambda}{T} = \frac{2}{4} = 0.5 \,[\text{m/s}] \quad \cdots (答)$$
　⑩　図Aより，$t=0\,[\text{s}]$において原点では波の谷となっている。一方，図Bでは正の領域で原点に最も近い谷は$x=0.5\,[\text{m}]$の位置にあるから，図Bの波形になる時刻$t_0\,[\text{s}]$は
$$t_0 = \frac{0.5}{v} = 1 \,[\text{s}] \quad \cdots (答)$$
〔3〕 慣性力に関する問題。
〔4〕 磁化に関する問題。磁場中におかれた物体が磁気を帯びることを磁化という。磁化の様子は物質によって異なり，強磁性体，常磁性体，反磁性体に分類される。

2
〔解答〕
[A]〔1〕光路差：500 nm，角度：∠AOF = 0.05 [rad]
　　〔2〕位置D…500 [nm]，位置G…1 [μm]
　　〔3〕F，H
　　〔4〕A，D，G
[B]〔5〕（う）　〔6〕1.5×10^6 [個/s]　〔7〕（き）

〔出題者が求めたポイント〕
回折格子，ヤングの干渉実験，電子波

〔解答のプロセス〕
[A]〔1〕 格子定数d，波長λを用いて角度θの方向に明線が観察される条件は
$$d\sin\theta = m\lambda \quad (m\text{は整数}) \quad \cdots\cdots①$$
位置Fは$m=1$の明線だから，隣り合うスリットを通過する光の光路差ΔLは波長$\lambda_1 = 500$ nmに等しい。よって
$$\Delta L = \lambda_1 = 500 \,[\text{nm}] \quad \cdots (答)$$
このとき，①より

$$\sin\theta = \frac{\lambda_1}{d} = \frac{5.0 \times 10^{-7}}{1.0 \times 10^{-5}} = 0.05$$
よって，近似を用いて
$$\angle \text{AOF} \fallingdotseq \sin\theta = 0.05 \,[\text{rad}] \quad \cdots (答)$$
〔2〕 プラスチックの屈折率をnとおくと，光学的距離に換算した角度θ'方向の経路の差$nd\sin\theta'$が波長の整数倍となる位置で明線が観察される。位置Dが$m=1$，位置Gが$m=2$の明線だから，それぞれの光路差ΔL_1，ΔL_2は
位置D…$\Delta L_1 = \lambda = 500 \,[\text{nm}]$
位置G…$\Delta L_2 = 2\lambda = 1000 \,[\text{nm}] = 1 \,[\mu\text{m}]$　$\cdots (答)$
〔3〕 明線の条件$nd\sin\theta' = m\lambda$より
$$\lambda = \frac{nd\sin\theta'}{m}$$
ここで，$3.8 \times 10^{-7}\,[\text{m}] \leqq \lambda \leqq 4.8 \times 10^{-7}\,[\text{m}]$の範囲で波長を変化させるとき
$$3.8 \times 10^{-7}\,[\text{m}] \leqq \frac{nd\sin\theta'}{m} \leqq 4.8 \times 10^{-7}\,[\text{m}]$$
$n = \dfrac{5}{3}$，$d = 1 \times 10^{-5}\,[\text{m}]$を代入し，さらに近似を用いて整理すると
$$0.0228m \leqq \theta' \leqq 0.0288m$$
したがって，$m=1$の明線が通過する角度の範囲は
$$0.0228 \leqq \theta' \leqq 0.0288$$
$m=2$の明線が通過する角度の範囲は
$$0.0456 \leqq \theta' \leqq 0.0576$$
$m=3$の明線が通過する角度の範囲は
$$0.0684 \leqq \theta' \leqq 0.0864$$
ここで，位置A～Hが等間隔で，∠AOF = 0.05 [rad]であるから，それぞれの位置は角度0.01 [rad]の間隔で並んでいる。よって，$m=2$の明線が位置Fを，$m=3$の明線が位置Hを通過する。
〔4〕 線分FOの延長線上から光を入射させるとき，入射角は$\theta = 0.05$ [rad]である。これに対し，プラスチック側の角度がθ'のときの光路差$\Delta L'$は
$$\Delta L' = nd\sin\theta' - d\sin\theta$$
明線となる条件は$\Delta L' = m\lambda_1$より
$$nd\sin\theta' - d\sin\theta = m\lambda_1$$
$$\sin\theta' = \frac{\sin\theta}{n} + m\frac{\lambda_1}{nd}$$
$$\therefore \quad \theta' \fallingdotseq \sin\theta' = 0.03 + m \times 0.03$$
したがって，光路差0の明線が位置Dに観察され，また，光路差λ_1の明線が位置A，Gに観察される。
[B]〔5〕 十分多量の加速電子を用いたときは，光と同様の干渉縞ができる。よって，（う）。　$\cdots (答)$
〔6〕 Sからは1秒間に$P = 5.4 \times 10^{-13}$ [J]のエネルギーが出てくる。一方，光子1個のエネルギーE [J]は
$$E = \frac{hc}{\lambda}$$

であるから，1秒間に照射される光子の数 N は

$$N = \frac{P}{E} = \frac{P\lambda}{hc} = \frac{5.4 \times 10^{-13} \times 5.5 \times 10^{-7}}{6.6 \times 10^{-34} \times 3.0 \times 10^{8}}$$

$$= 1.5 \times 10^{6} \,[\text{個/s}] \quad \cdots \text{(答)}$$

〔7〕 実験開始から $10\mu s$ の間に検出器に衝突する光子の数は 15 個程度であるから，光点はまばらではっきりした干渉は確認できない。よって，(き)。
　　　　　　　　　　　　　　　　　　　 $\cdots$（答）

❸
〔解答〕

	操作			
	A-1	A-2	A-3	A-4
箔の状態	○	○	×	×
金属板の電荷	+	+	0	−
箔検電器全体の電荷	0	0	0	−

操作					
B-1	B-2	C-1	C-2	D-1	D-2
○	○	×	○	×	×
0	+	−	−	−	−
−	−	−	−	0	0

〔出題者が求めたポイント〕

箔検電器

〔解答のプロセス〕

〔A〕 A-1…金属板に正電荷，箔に負電荷が移動し箔は開く。

　　A-2…絶縁体表面に正負の電荷が誘導されるので A-1 と同じ状態になる

　　A-3…導体を接地すると正電荷が導体に流入し，金属板の電荷は 0 となり箔は閉じる。

　　A-4…金属板を接地して正電荷を近づけると，負電荷が金属板に流入し，箔は閉じる。

〔B〕 B-1…負電荷が箔に移動し箔は開いている。

　　B-2…さらに負電荷が箔に移動し金属板の電荷が正になる。

〔C〕 C-1…接地すると外から負電荷が流入し箔は閉じる。

　　C-2…箔検電器全体に負電荷が均等に分布するので箔は開く。

〔D〕 D-1…箱の内部では外部の影響を受けない（静電遮蔽）。

　　D-2…導体棒と金属板に電流が流れる。

❹
〔解答〕

〔1〕$Mg\sin\theta$ 　〔2〕$\dfrac{Mg}{2}(h\sin\theta - w\cos\theta)$

〔3〕$\dfrac{w}{h}$ 　〔4〕$\mu(M+m)g\cos\theta$

〔5〕$\left(1 + \dfrac{M}{2m}\right)w - \dfrac{Mh}{2m}\tan\varphi$

〔出題者が求めたポイント〕

摩擦力，力のモーメントのつり合い

〔解答のプロセス〕

〔1〕 静止摩擦力の大きさを f とすると，斜面方向の力のつり合いより

$$Mg\sin\theta - f = 0$$

$$\therefore \quad f = Mg\sin\theta \quad \cdots \text{(答)}$$

〔2〕 点 P のまわりの重力のモーメントを N_g とすると

$$N_g = Mg\sin\theta \cdot \frac{h}{2} - Mg\cos\theta \cdot \frac{w}{2}$$

$$= \frac{Mg}{2}(h\sin\theta - w\cos\theta) \quad \cdots \text{(答)}$$

〔3〕 直方体が転倒する直前には，垂直抗力が点 P に作用するから，点 P のまわりの力のモーメントのつり合いの式は

$$Mg\sin\beta \cdot \frac{h}{2} - Mg\cos\beta \cdot \frac{w}{2} = 0$$

$$\therefore \quad \tan\beta = \frac{w}{h} \quad \cdots \text{(答)}$$

〔4〕 小球が直方体に及ぼす力の大きさは，小球が受ける垂直抗力の大きさ N に等しい。ここで，小球の斜面に垂直方向の力のつり合いより

$$N = mg\cos\theta$$

よって，直方体が板 A から受ける垂直抗力の大きさを R とすると，直方体の斜面に垂直方向の力のつり合いより

$$R - Mg\cos\theta - mg\cos\theta = 0$$

$$\therefore \quad R = (M+m)g\cos\theta$$

したがって，最大摩擦力の大きさ $f_{\max}$ は

$$f_{\max} = \mu R = \mu(M+m)g\cos\theta \quad \cdots \text{(答)}$$

〔5〕 板 A の傾斜角 φ のときのばねの伸びを x とすると，直方体の上面の点 Q から x の距離のところに $N = mg\cos\varphi$ の力が作用している。このとき，転倒する瞬間の点 P のまわりの力のモーメントのつり合いより

$$Mg\sin\varphi \cdot \frac{h}{2} - Mg\cos\varphi \cdot \frac{w}{2}$$

$$- mg\cos\varphi \cdot (w - x) = 0$$

$$\therefore \quad x = \left(1 + \frac{M}{2m}\right)w - \frac{Mh}{2m}\tan\varphi \quad \cdots \text{(答)}$$

❺
〔解答〕

〔1〕$\dfrac{5}{3}$ 　〔2〕$\dfrac{5}{3}$ 倍 　〔3〕4 倍

〔4〕$\dfrac{26}{11}$ 倍 　〔5〕$\dfrac{13}{176}$ 倍 　〔6〕$\dfrac{176}{13}$ 倍

〔出題者が求めたポイント〕

熱量保存の法則，気体の状態変化

〔解答のプロセス〕

〔1〕 気体定数を R とすると，単原子分子では，定積モ

ル比熱が $\dfrac{3}{2}R$, 定圧モル比熱が $\dfrac{5}{2}R$ とかけるから, 比熱比 γ は

$$\gamma = \frac{5}{3} \quad \cdots (答)$$

〔2〕 定積変化における気体の熱容量を C とおくと, 物体の熱容量は $2C$ と表される。初期状態の気体の温度を T_0 とすると, 物体の温度は $2T_0$ であるから, 十分に時間が経過した後の気体と物体の温度を T_1 として, 熱量保存の法則より

$$2C(2T_0 - T_1) = C(T_1 - T_0)$$

$$\therefore \quad T_1 = \frac{5}{3}T_0 \quad \cdots (答)$$

〔3〕 気体の圧力 P と体積 V の間に $PV^\gamma = $ 一定の関係があるとき, 温度 T と V について $TV^{\gamma-1} = $ 一定の関係が成り立つ。よって, 初期状態における気体の体積を V_0, 変化後の気体の温度を T_2 とすると

$$T_0 V_0^{\gamma-1} = T_2 \left(\frac{1}{8}V_0 \right)^{\gamma-1}$$

$$\therefore \quad T_2 = 8^{\frac{2}{3}}T_0 = 4T_0 \quad \cdots (答)$$

〔4〕 圧力一定のとき, 気体の熱容量は $\gamma C = \dfrac{5}{3}C$ とかける。十分に時間が経過した後の気体と物体の温度を T_3 とすると, 熱量保存の法則より

$$2C(T_3 - T_0) = \frac{5}{3}C(4T_0 - T_3)$$

$$\therefore \quad T_3 = \frac{26}{11}T_0 \quad \cdots (答)$$

〔5〕 圧力一定であるから, 〔4〕の変化後の気体の体積を V_1 とすると, シャルルの法則より

$$\frac{\dfrac{1}{8}V_0}{4T_0} = \frac{V_1}{T_3}$$

$$\therefore \quad V_1 = \frac{T_3}{32T_0}V_0 = \frac{13}{176}V_0 \quad \cdots (答)$$

〔6〕 初期状態における気体の圧力を P_0 とおく。体積 V_1 でピストンを固定して, 温度が T_0 に戻ったときの圧力を P_1 とすると, ボイル・シャルルの法則より

$$\frac{P_0 V_0}{T_0} = \frac{P_1 V_1}{T_0}$$

$$\therefore \quad P_1 = \frac{V_0}{V_1}P_0 = \frac{176}{13}P_0 \quad \cdots (答)$$

化　学

解答

30年度

1

〔解答〕

[1]　（ウ），（オ）

[2]　（エ）＞（オ）＞（イ）＞（ア）＞（ウ）

[3]　1.44×10^{-6} ％

[4]　（ア）（ウ）

[5]

1) $H_2O_2 + 2KI + H_2SO_4 \longrightarrow I_2 + 2H_2O + K_2SO_4$

2) $I_2 + 2S_2O_3^{2-} \longrightarrow 2I^- + S_4O_6^{2-}$

3) 3.55×10^{-2} mol/L

〔出題者が求めたポイント〕

モル計算，同位体，溶解度，ヨウ素滴定

〔解答のプロセス〕

[1]

　誤りはウ，オである。ウ：黒鉛は電気伝導性をもつがダイヤモンドには電気伝導性がない。オ：酸素分子とオゾンの陽子はそれぞれ，16 個，24 個である。

[2]

（ア）

$$鉄の物資量 = \frac{28}{55.9} \fallingdotseq 0.5 \text{ mol}$$

（イ）

$$水の物資量 = \frac{28}{18.0} \fallingdotseq 1.6 \text{ mol}$$

（ウ）

$$酸素の物資量 = \frac{5.6}{22.4} = 0.25 \text{ mol}$$

（エ）

$$CH_4 + 2O_2 \longrightarrow CO_2 + 2H_2O$$

反応式の係数より，物質量の比 $CH_4 : H_2O = 1 : 2$ で反応するので，生成した H_2O の物質量は

$$\frac{24}{22.4} \times 2 \fallingdotseq 2.14 \text{ mol}$$

（オ）

$$2C_2H_5OH + 7O_2 \longrightarrow 4CO_2 + 6H_2O$$

反応式の係数より，物質量の比 $C_2H_5OH : CO_2 = 1 : 2$ で反応するので，生成した CO_2 の物質量は $1 \times 2 = 2$ mol

よって，物質量は（エ）＞（オ）＞（イ）＞（ア）＞（ウ）の順に大きくなる。

[3]

　D の存在比を x（％）とすると，H の存在比は $100 - x$（％）で表される。

HDO の存在比が 2.40×10^{-2} ％なので，

$$\frac{100 - x}{100} \times \frac{x}{100} \times 2 \times 100 = 2.40 \times 10^{-2}$$

（なお，H と D の順列を考えると 2 通りある。）

$$(100 - x)x = 1.20$$

$100 \gg x$ と考えると $100 - x \fallingdotseq 100$ となり

$$x = 1.20 \times 10^{-2}（\%）$$

よって，D_2O の存在比は

$$\frac{1.20 \times 10^{-2}}{100} \times \frac{1.20 \times 10^{-2}}{100} \times 100 = 1.44 \times 10^{-6} \%$$

[4]

$$Ca(OH)_2 + 2HF \longrightarrow CaF_2 + 2H_2O$$

$CaF_2 \longrightarrow Ca^{2+} + 2F$ と電離する。

溶解している CaF_2 のモル濃度は 0.016 g/L $\div 78.1$

$\fallingdotseq 2.04 \times 10^{-4}$[mol/L]

したがって，$[Ca^{2+}] = 2.04 \times 10^{-4}$[mol/L]

$[F^-] = 2 \times 2.04 \times 10^{-4}$[mol/L]

溶解度積 $K_{SP} = [Ca^{2+}][F^-]^2$

　　　　　　 $= 3.39 \times 10^{-11}$[(mol/L)^3]　……①

イオン濃度の積が溶解度積①を超えた時，沈殿が生じる。（各溶液は等量混合物なので濃度は各物質とも 1/2 となる）

∴　（ア）A と C

$= [Ca^{2+}][F^-]^2$

$= (5.0 \times 10^{-4}) \times \{(5.0 \times 10^{-4})\}^2$

$= 1.25 \times 10^{-10}$

同様に，（イ）A と D

$= (5.0 \times 10^{-4}) \times \{(2.0 \times 10^{-4})\}^2$

$= 2.0 \times 10^{-11}$

（ウ）B と C

$= (2.0 \times 10^{-4}) \times \{(5.0 \times 10^{-4})\}^2$

$= 5.0 \times 10^{-11}$

（エ）B と D

$= (2.0 \times 10^{-4}) \times \{(2.0 \times 10^{-4})\}^2$

$= 8.0 \times 10^{-12}$

∴　①を超えるのは，（ア）（ウ）

[5]

1)

　　酸化剤：$H_2O_2 + 2H^+ + 2e^- \longrightarrow 2H_2O$　……(i)

　　還元剤：$2I^- \longrightarrow I_2 + 2e^-$　……(ii)

　(i)式＋(ii)式から，e^- を消すと

　　$2I^- + H_2O_2 + 2H^+ \longrightarrow I_2 + 2H_2O$

　問題文より，両辺に $2K^+$，SO_4^{2-} を加えて，整理すると

　　$H_2O_2 + 2KI + H_2SO_4 \longrightarrow I_2 + 2H_2O + K_2SO_4$

　　　　　　　　　　　　　　　　　　　　　……(iii)

2)

　　酸化剤：$I_2 + 2e^- \longrightarrow 2I^-$　……(iv)

　　還元剤：$2S_2O_3^{2-} \longrightarrow S_4O_6^{2-} + 2e^-$　……(v)

　(iv)式＋(v)式から，e^- を消すと

　　$I_2 + 2S_2O_3^{2-} \longrightarrow 2I^- + S_4O_6^{2-}$　……(vi)

3)

　(vi)式の両辺に $4Na^+$ を加えると，次のようになる。

　　$I_2 + 2Na_2S_2O_3 \longrightarrow 2NaI + Na_2S_4O_6$　……(vii)

　(iii)式と(vii)式より，$H_2O_2 : Na_2S_2O_3 = 1 : 1$ の物質量比で反応するため，

求める濃度を $x\,(\mathrm{mol/L})$ とおくと，
$$x \times \frac{10.0}{1000} \times 2 = 5.00 \times 10^{-2} \times \frac{14.2}{1000}$$
$$x = 3.55 \times 10^{-2}\,\mathrm{mol/L}$$

2

〔解答〕

[1]　名称：スチレン　　構造式：

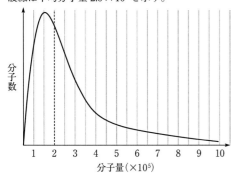

[2]
破線は平均分子量 2.0×10^5 を示す。

[3]　41.0（％）

[4]
1) ④
2) ④
3)
HOOC-CH-H
　　　　|
　　　　NH_3^+

4) アミノ酸の持つ電荷の合計が 0 になるときの pH
5) ③　化学式…PbS
6) ⑤　反応名…キサントプロテイン反応
7) A…(ウ)　B…(オ)　C…(エ)
8) 等電点では全体の電荷が 0 となって，樹脂から離れていくため。

〔出題者が求めたポイント〕

イオン交換樹脂，アミノ酸

〔解答のプロセス〕

[1]　スチレンと少量の p-ジビニルベンゼンを共重合させると，2 本のポリスチレン鎖が p-ジビニルベンゼンによって架橋され，立体網目構造の高分子ができる。これを濃硫酸でスルホン化すると陽イオン交換樹脂が得られる。

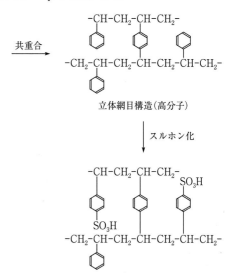

[2]　様々な分子量を持つ高分子化合物が存在し，分子の集団である高分子化合物の分子量は平均分子量で表される。

[3]
スチレン C_8H_8（分子量 104）と p-ジビニルベンゼン $C_{10}H_{10}$（分子量 130）を共重合させて，次のように考える。

$$\left[\begin{array}{c}\mathrm{C=CH}\\|\\\end{array}\right]_{4n}\left[\begin{array}{c}\mathrm{C=CH}\\|\\\mathrm{HC-CH_2}\end{array}\right]_{n}$$

ポリマー 1.00 g の物質量は
$$\frac{1.00}{104 \times 4n + 130 \times n}\,(\mathrm{mol})$$

となり，スルホン化により結合したスルホ基の物質量は
$$\frac{1.00}{104 \times 4n + 130 \times n} \times 4n \fallingdotseq 7.326 \times 10^{-3}\,(\mathrm{mol})$$

また，イオン交換樹脂 $R\mathrm{-SO_3^-H^+}$ を水で洗うと，溶媒中のイオンとイオン交換作用を示し，H^+ が放出する。交換された H^+ の物質量は，NaOH との中和より
$$1.00 \times \frac{3.00}{1000} = 3.00 \times 10^{-3}\,(\mathrm{mol})$$

よって，求めるスルホン化度（％）は
$$\frac{3.00 \times 10^{-3}}{7.326 \times 10^{-3}} \times 100 = 40.95 \fallingdotseq 41.0(\%)$$

[4]
1)
水溶液中のアミノ酸は，陽イオン，陰イオン，および 1 分子中に正負の電荷をあわせもつ双生イオンと

して存在する。これらのイオンの割合は水溶液のpHによって変化し，全体として電荷が0になるときのpHを，そのアミノ酸の等電点という。等電点よりpHが小さい水溶液では，分子全体としてはOH⁻を放出しpHが大きくなる。つまり，中性(pH7)より大きい等電点もつ塩基性アミノ酸の④リシンが該当する。

2)
必須アミノ酸は栄養を保つ上で，食事から取り入れる必要があるアミノ酸，すなわち体内で作りにくいアミノ酸をいう。必須アミノ酸は次の10種である。(1)フェニルアラニン(2)ロイシン(3)バリン(4)ヒスチジン(5)メチオニン(6)イソロイシン(7)リシン(8)トレオニン(9)トリプトファン(10)アルギニン(なお，ヒトの場合は9種，乳幼児ではアルギニンが加わり10種)よって，④リシンが該当する。

3)
不斉炭素原子をもたないアミノ酸はグリシンである。また，グリシン(等電点6.0)を緩衝液(pH2.5)に溶かすとH⁺が結合して陽イオンになる。
グリシンの水溶液中での電離平衡は，次式で表される。
H₃N⁺-CH₂-COOH ⇌ H₂N⁺-CH₂-COO⁻
　陽イオン　　　　　　　双生イオン
　　　　　　　　　　⇌ H₂N-CH₂-COO⁻
　　　　　　　　　　　　陰イオン

4) 1)の解説を参照。

5)
硫黄Sを含むアミノ酸の水溶液に，水酸化ナトリウム水溶液を加えて熱し，酢酸で中和後，酢酸鉛(Ⅱ)水溶液を加えるとPbSの黒色の沈殿を生じる。(硫黄反応)
よって，硫黄Sを含む③システインが該当する。

6)
アミノ酸(ベンゼン環をもつ)の水溶液に濃硝酸を加えて加熱するとニトロ化され黄色の沈殿が生じ，冷却後，アンモニア水を加えて塩基性にすると橙黄色に変化する。(キサントプロテイン反応)よって，ベンゼン環をもつ⑤チロシンが該当する。

7)
実験の流れとしては，等電点の小さいアミノ酸から溶出していく。
操作2：pH2.5からpH5.5に上げると，2種類のアミノ酸のうち，初めに酸性側に等電点をもつ⑥グルタミン酸が溶出し，もう一つのアミノ酸は5)の結果から，③システインが溶出する。よって，選択肢から③システインの等電点は5.1である。
操作3：pH5.5からpH7.0に上げると，3種類のアミノ酸のうち，表から①グリシン(等電点6.0)，②セリン(等電点5.7)が溶出し，残り一つのアミノ酸は6)の結果から，⑤チロシンが溶出する。よって，選択肢から⑤チロ

シンの等電点は5.7である。
操作4：最後に，pH7.0からpH11.0に上げると，塩基性側に等電点をもつ④リシンが溶出する。よって，選択肢から④リシンの等電点は9.7である。
以上より，A…(ウ)5.1，B…(オ)9.7，C…(エ)5.7

8)
等電点では全体の電荷が0になるため，イオン交換樹脂に吸着することができなくなる。

3
〔解答〕
[1]　①，④，⑤
[2]　2.5×10^5 倍
[3]
破線は最適pHを示す。

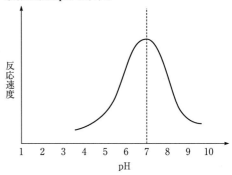

[4]
セルロースはデンプンに比べ分子間で水素結合がしやすく強く結びつき，分子量も圧倒的に大きいため。
[5]　基質特異性
[6]
1)②，⑥，⑦，⑧，⑨
2)②，③
3)⑩，⑪，⑫，⑬
4)①，⑤
[7]
1)名称　グリコーゲン
　分子式　$(C_6H_{10}O_5)_n$
2)0.45 g

〔出題者が求めたポイント〕
糖類
〔解答のプロセス〕
[1]
多糖類は①デンプン，④セルロース，⑤デキストリンである。
[2]
胃のpH=2.0，[H⁺]=1.0×10^{-2} (mol/L)，また，血液のpH=7.4，[H⁺]=$1.0 \times 10^{-7.4}$=4.0×10^{-8} (mol/L)なので，
$$\frac{1.0 \times 10^{-2}}{4.0 \times 10^{-8}} = 2.5 \times 10^5 \text{倍}$$

[3]

　酵素には，それぞれ最適 pH があり，その条件にあう
と反応が促進される。

　(例)ペプシン pH＝2，アミラーゼ pH＝7 など

　胃の$[H^+]$ (mol/L)は，血液の$[H^+]$ (mol/L)の

$$\frac{1.0 \times 10^{-2}}{4.0 \times 10^{-8}} = 2.5 \times 10^5 \text{ 倍である。}$$

　なお，二糖類は②③⑥単糖類は⑦⑧⑨である。

[5]

　基質特異性は酵素が特定の基質だけに作用する性質で
ある。デンプンはアミラーゼの基質であり，ラクトー
スはラクターゼの基質である。

[6]

　1)　フェーリング液を還元できる糖を選ぶ。単糖類は
　　すべて還元性を示す。二糖類は還元性を示すものが
　　多いが，スクロースは還元性を示さない。多糖類は
　　分子量にかかわらず還元末端が1個しかなく，還元
　　性を示さないと考えてよい。

　2)

　　二糖類，多糖類に塩酸を加えるとすべて単糖類に加
　　水分解される。ただし，種類の異なる単糖を生じる
　　のは，ラクトースとスクロースで，それぞれグルコー
　　スとガラクトース，グルコースとフルクトースを生
　　じる。

　3)

　　酵素はおもにタンパク質からできているので，ビウ
　　レット反応陽性である。

　4)

　　デンプンのらせん構造の中へ I_2 分子が入り込むこ
　　とで呈色する。らせん構造を持たないセルロースで
　　は呈色は起こらない。また，デキストリンは分子の
　　大きさによるが一般的に呈色する。

[7]

　1)

　　グリコーゲンは多糖類の1つで，動物体内でαグ
　　ルコースから合成し，肝臓などに蓄えられている。
　　分子式は$(C_6H_{10}O_5)_n$である。

　2)

　　$(C_6H_{10}O_5)_n + nH_2O \longrightarrow nC_6H_{12}O_6$ より，求める多
　　糖類 A(分子量 $162n$)の質量は

$$\frac{0.50}{180} \times \frac{1}{n} \times 162n = 0.45 \text{ g}$$

生 物

解 答　30年度

1　細胞，転写・翻訳，タンパク質
〔解答〕
〔1〕① 中間径フィラメント　② 核膜孔
〔2〕ダイニン，キネシン
〔3〕右図

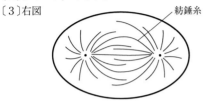
紡錘糸

〔4〕ポリペプチドを構成するアミノ酸の配列順序
〔5〕1)「β-チューブリン mRNA の量的変化と比較するため
2)核
3)mRNA とリボソームの結合を阻害する
4)リボソームが付着している
5)翻訳中のポリペプチドが，メチオニン・アルギニン・グルタミン酸で始まる mRNA を認識して分解する。

〔出題者が求めたポイント〕
細胞骨格，モータータンパク質，微小管，タンパク質の構造に関する基礎知識に加え，コルヒチン処理に基づく実験から理由を推察させるなど論理的思考力を必要とする設問。
〔1〕細胞骨格には，チューブリンの重合した微小管，アクチンの重合したアクチンフィラメント，微小管とアクチンフィラメントの中間の太さの中間径フィラメントがある。中間径フィラメントは成分により5種類に分けられる。
〔2〕微小管には伸長方向があり，伸長方向に移動するモータータンパク質がキネシン，逆方向に移動するモータータンパク質がダイニンである。
〔5〕コルヒチンによりチューブリンの重合を阻害されると，微小管が形成されず，細胞質中のチューブリン濃度が高まる。チューブリン濃度が高まると，βチューブリン mRNA を特異的に分解する RNA 分解酵素により βチューブリン mRNA が分解される。
1)コルヒチン処理によって βチューブリン mRNA は減少するが，アクチン mRNA など βチューブリン mRNA 以外の mRNA では減少しないことから，コルヒチン処理が転写全般を阻害したり，mRNA 全般を分解させる作用を持たないことがわかる。
3)高校生物の範囲を超えた知識となるが，バクタマイシンは mRNA の開始コドンと tRNA-メチオニン複合体との結合を阻害する。翻訳は，まず tRNA-メチオニン複合体とリボソームの小サブユニットが mRNA に結合し，翻訳開始位置となる開始コドンである塩基配列 AUG を探索して，そこに到達すると大サブユニットが結合して，完成したリボソームとして翻訳を継続する。mRNA の AUG に tRNA-メチオニン複合体が結合できなければ，リボソームが完成しないので，解答では mRNA とリボソームの結合を阻害すると表現した。この内容を，バクタマイシンを投与したCの結果では，dのポリソームが減少している一方で，cのリボソーム（大小サブユニットの複合体）が増加していることから推察することが求められている。
4)mRNA に複数のリボソームが付着した状態をポリソームとよぶので，別解として「ポリソーム状態にある」でも良い。
5)コルヒチン添加により mRNA 量が減少したものと，しなかったもののアミノ酸配列を比較する。減少するものの配列はすべて，メチオニン，アルギニン，グルタミン酸の順で，野生型と共通である。

2　心臓
〔解答〕
〔1〕① 閉鎖　② 開放
〔2〕心房と心室の収縮に時間差を持たせる
〔3〕拍動を促進する神経：交感神経
　　神経伝達物質：ノルアドレナリン
　　拍動を抑制する神経：副交感神経
　　神経伝達物質：アセチルコリン
〔4〕
過 程	僧帽弁	大動脈弁
a→b	閉	閉
b→c	閉	開
c→d	閉	閉
d→a	開	閉

左心室から大動脈へ血液が送られている過程：b→c
〔5〕294000 mL　〔6〕ウ
〔7〕冠動脈の血流量は収縮時には心筋収縮により血管が圧迫されて抵抗が増すため減少するが，弛緩時には大動脈の圧力により増加する。
〔8〕肥大した心筋への血流量が不足し，酸素や栄養分が十分に行き渡らなくなる。

〔出題者が求めたポイント〕
心臓の総合問題といえる。なかでも心室内圧と心室容積の関係のグラフを中心としている。
〔4〕弁が開いているときに心室内容積が変化する。容積が増えるときは僧帽弁が開き，減るときは大動脈弁が開く。左心室から大動脈へ血液が送られるときに大動脈弁が開いている。
〔5〕1回の拍動で送り出される血液量は図7Aより 70 mL，1分間の拍動数は70回なので，1時間に拍出される血液量は，「70 mL×70回×60分＝294000 mL」
〔6〕大動脈の血圧が高まると，大動脈弁を開くのに必要な左心室内圧も高まる。図で左心室内圧の上限が高まっているのは（ウ）のみである。
〔8〕心筋細胞は数を増やすことができないため，心筋細

胞の太さが増して左心室壁が厚くなり左心室肥大を起こす。冠動脈の血流量を増やせない場合，心筋に必要な血流量が得られず，虚血性心疾患の発症につながる。

3 動物の行動，興奮の伝導伝達

〔解答〕

〔1〕① かぎ刺激 ② 慣れ ③ 脱慣れ ④ 鋭敏化

〔2〕重力方向と反対側へと移動する。ゾウリムシの場合は，水中から水面へと向かって移動をする。

〔3〕(イ)(ウ)(エ)(ク)(ケ)

〔4〕条件刺激：ベルの音 無条件刺激：肉片

〔5〕1)あ)コ い)エ う)キ 2)え)ソ お)セ

　3)複数のシナプスからの刺激による膜電位の上昇を空間的加重，単一のニューロンからの繰り返し刺激による膜電位の上昇を時間的加重という。

〔**出題者が求めたポイント**〕

生得的行動を中心に，とくにアメフラシのニューロンにおける鋭敏化のしくみについては介在ニューロンの働きにまで踏み込んだ出題である。

〔4〕パブロフは無条件反射（生得的行動）を引き起こす刺激を無条件刺激，条件反射（習得的行動）を引き起こす刺激を条件刺激と呼んだ。ある特定の刺激で生得的行動を引き起こすよう学習させることを条件づけという。

〔5〕興奮がシナプス前ニューロンの神経終末に伝導すると Ca^{2+} チャネルが開き，Ca^{2+} が流入する。シナプス前ニューロン神経終末の Ca^{2+} 濃度が上昇するとシナプス小胞がシナプス前膜と融合して神経伝達物質が放出される。促通性介在ニューロンとは，シナプスでの伝達を促進する作用を持つ介在ニューロンをいう。促通性介在ニューロンからセロトニンが放出されると水管感覚ニューロン終末で受容され，cAMP を介して K^+ チャネルが不活化される。神経終末が Na^+ を放出して脱分極したときに K^+ チャネルが不活化していると再分極（元の静止電位の戻ること）が抑制されるため，Ca^{2+} チャネルの開いている時間が延長される。その結果，神経伝達物質の分泌量が増加して，シナプス後電位が増大し，シナプス後ニューロンは活動電位を発生しやすくなる。

聖マリアンナ医科大学　30 年度　(47)

平成３０年度　入学試験解答用紙

英　語　受験番号　　　　　氏　名

1

〔1〕a)

b)

〔2〕

〔3〕

〔4〕　　　〔5〕

〔6〕a)

b)

〔7〕

小　計

30.1.30

この解答用紙は 153％に拡大すると、ほぼ実物大になります。

平成３０年度　入学試験解答用紙

英　語　　受験番号　　　　　氏　名

2

1	2	3	4	5	6	7	8	9

3

1	2	3	4	5

6	7	8	9	10

4

1	2	3	4	5

5

1	2	3	4	5

評価点

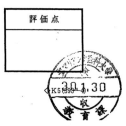

この解答用紙は153％に拡大すると、ほぼ実物大になります。

平成３０年度　入学試験解答用紙

数　学　受験番号　　　　　氏　名

1
(1) ア　　(2) イ　　(3) ウ

2
(1) エ　　(2) オ　　(3) カ　　(4) キ

3
(1) ク　　ケ　　コ　　サ
(2) シ　　ス　　セ　　ソ
(3) タ　　(4) チ

4
(1)
```
0  4  8 12 16 20 24
1  5  9 13 17 21 25
2  6 10 14 18 22 26
3  7 11 15 19 23 27
```

この解答用紙は153％に拡大すると、ほぼ実物大になります。

聖マリアンナ医科大学　30 年度　（50）

平成３０年度　入学試験解答用紙

数　学　｜受験番号｜　　　｜氏　名｜

4 （(1)の解答欄は１枚目の解答用紙にあります）

この点線より上には記入しないこと

(2)

(3)

(4)

この点線より下には記入しないこと

評　価　点

この解答用紙は 153％ に拡大すると、ほぼ実物大になります。

聖マリアンナ医科大学　30 年度　(51)

平成３０年度　入学試験解答用紙

物　理　受験番号 ☐ 氏　名 ☐

1

[1] ① ② ③ ④ ⑤

[2] ⑥ ⑦ ⑧ ⑨ ⑩

[3] ⑪ ⑫ ⑬ ⑭ ⑮

[4] ⑯ ⑰ ⑱ ⑲ ⑳　　　小　計

2　[A]

[1]

光路差 ＿＿＿＿＿＿ , ∠AOF ＿＿＿＿＿

[3]

[2]

D ＿＿＿＿＿＿ , G ＿＿＿＿＿

[4]

[B] [5]

[6]

[7]

小　計

30.1.30

この解答用紙は 153％に拡大すると、ほぼ実物大になります。

聖マリアンナ医科大学 30 年度 (52)

平成３０年度 入学試験解答用紙

物 理　　受験番号　　　　　　氏　名

3

表 1

		操　作									
		A-1	A-2	A-3	A-4	B-1	B-2	C-1	C-2	D-1	D-2
箔の状態	開いている場合は〇 閉じている場合は× と記入しなさい。										
金属板の電荷	正の場合は＋ 負の場合は－ ゼロの場合は 0 と記入しなさい。										
箔検電器全体 の電荷											

小　計

4

〔1〕

〔2〕

〔3〕

〔4〕

〔5〕

小　計

この解答用紙は153％に拡大すると、ほぼ実物大になります。

聖マリアンナ医科大学 30年度 (53)

平成３０年度　入学試験解答用紙

物　理　｜受験番号｜　　　｜氏　名｜

5 〔1〕

〔2〕

〔3〕

〔4〕

〔5〕

〔6〕

小　計

計算に使用して下さい。

評　価　点

30.1.30

◇K7(393—8)

この解答用紙は153％に拡大すると、ほぼ実物大になります。

聖マリアンナ医科大学 30年度 （54）

平成３０年度　入学試験解答用紙

化　学

受験番号		氏　名	

1　〔1〕および〔4〕は五十音順で記せ。

〔1〕										
〔2〕										
〔3〕			%							
〔4〕										
〔5〕	1)									
	2)									
	3)			mol／L						

小計1

2　〔4〕の2）は番号順で記せ。

〔1〕	名称		〔2〕	分子の数
	構造式			

分子量（×10⁵）　0　　2.0

〔3〕		%

〔4〕	1)	
	2)	
	3)	
	4)	
	5)	番号　　　　化学式
	6)	番号　　　　反応名
	7)	A　　　B　　　C
	8)	

小計2

この解答用紙は153％に拡大すると、ほぼ実物大になります。

平成３０年度　入学試験解答用紙

化　学

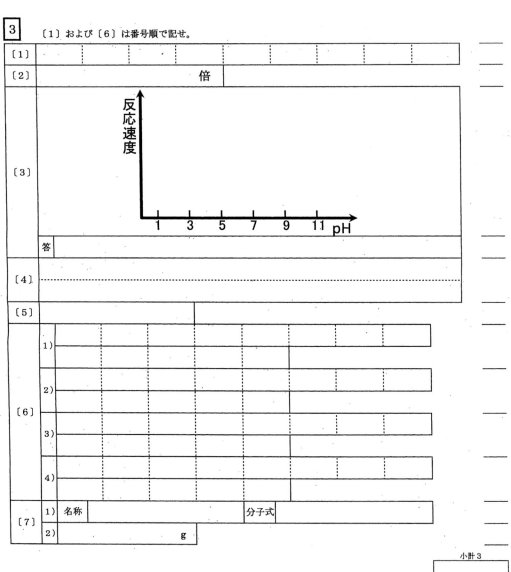

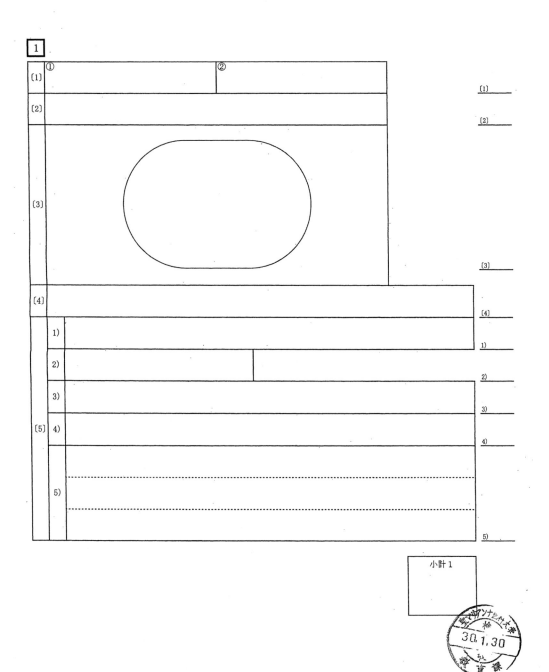

聖マリアンナ医科大学　30年度　(57)

平成３０年度　入学試験解答用紙

生　物　受験番号　　　　　氏　名

2

[1] ①　　　　　　②　　　　　　　　　　　　　　　　　　　　[1]

[2]　　　　　　　　　　　　　　　　　　　　　　　　　　　　[2]

[3] 促進する神経　　　　　　　その伝達物質

抑制する神経　　　　　　　その伝達物質　　　　　　　　　[3]

[4] a→b　大動脈弁　　僧帽弁　　b→c　大動脈弁　　僧帽弁

c→d　大動脈弁　　僧帽弁　　d→a　大動脈弁　　僧帽弁　　血液が送られ
ている過程　　　　　　　　　　　　　　　　　　　　　　　　　　[4]

[5]　　　　　　　　mL　　　　　　　　　　　　　　　　　　[5]

[6]　　　　　　　　　　　　　　　　　　　　　　　　　　　[6]

[7]　　　　　　　　　　　　　　　　　　　　　　　　　　　[7]

[8]　　　　　　　　　　　　　　　　　　　　　　　　　　　[8]

小計２

30.1.30

この解答用紙は153％に拡大すると、ほぼ実物大になります。

聖マリアンナ医科大学　30 年度　（58）

平成３０年度　入学試験解答用紙

生　物　受験番号　　　　　氏　名

3

| 〔1〕 | ① | ② |
| | ③ | ④ |

〔1〕

〔2〕

〔2〕

〔3〕

〔3〕

〔4〕　条件刺激　　　　　　　無条件刺激

〔4〕

| 〔5〕 | 1) | (あ) | (い) | (う) |
| | 2) | (え) | (お) | |

1)

2)

空間的加重

3)　時間的加重

小計３

評価点

30.1.30

この解答用紙は 153％に拡大すると、ほぼ実物大になります。

平成29年度

平成29年度

問　題　と　解　答

英　語

問題　29年度

1　次の [英文 A] 及び [英文 B]は、"uncanny valley effect (不気味の谷効果)" に関する研究の変遷について述べています。英文を読み、問題に答えなさい。

[英文 A]

At about 20cm tall, RoboHon is a walking, talking voice-controlled robot that can play games, dance, project visuals onto a wall—it even has a facial recognition function that allows it to get a feel for the mood you are in. With a physical appearance that is loosely modeled after humans, this Japanese-made robot stands upright with two legs, two arms, wide-open eyes, and a friendly facial expression. Its childlike voice and jolly character instantly make you want to give it a big hug and be best friends forever. As more robots like RoboHon come into our everyday lives—as teachers, co-workers, aides for the sick and elderly, and even as companions—it is crucially important that they make humans feel comfortable interacting with them.

Hundreds of studies exploring ways to promote 1)smooth human-robot interaction have been carried out in recent years. In general, scientists and robotics engineers agree that machines with a lifeless appearance are much less attractive than ones with a recognizable likeness, which implies familiar behavior. As robots begin to appear more humanlike, people tend to respond to them more positively. These humanoid robots engage us better, since they can communicate in natural and familiar ways through social cues—like facial expressions, body postures, eye gaze shifts, and gestures.

However, a popular idea known as "the uncanny valley" suggests that there's a problem in designing robots with 2)that approach. The uncanny valley is a characteristic decline in emotional response that happens when we encounter an object that is almost, but not quite, human. It was first hypothesized in 1970 by Japanese roboticist Masahiro Mori who noticed that as robots became more human-like, people would find them to be more acceptable and appealing than their mechanical counterparts. But this only held true up to a point. When they were close to, but not quite, human, people developed a sense of unease and discomfort. Then, when human-likeness increased beyond this point, and they became very close to human, the emotional response returned to being positive. It is this distinctive decline in the relationship between human-likeness and emotional response that is called the uncanny valley.

Anything with a highly human-like appearance can be subject to the uncanny valley effect, but not all near-human robots are weird, and the perception of weirdness varies from person to person. So what evidence exists for the effect and what properties of near-humans might make us feel so uncomfortable?

Scientific investigation into the uncanny valley didn't really start until about the early 2000s, which is roughly when researchers developed the ability to design highly realistic humanoid robots. One of the earliest studies proposed that negative reactions to humanlike robots are more related to good or bad (あ), and can occur at any level of realism. In other words, both highly realistic and unrealistic humanoid robots can cause unpleasant feelings with certain physical features—like bad skin, sickly eyes, significant asymmetry, and an untidy appearance. On the other hand, clear skin, symmetry, and a neat appearance accompanied by oversize eyes, smaller-than-usual noses, or very large smiles can still be seen as highly (A) despite being (B), if the proper balance is achieved. The study did find an uncanny valley effect when participants looked at a series of images from unrealistic to very realistic humanoid robots, but that effect disappeared when the same images were made more attractive. 3)The researchers concluded that although the uncanny valley may exist, the phenomenon could be overcome with careful design. A number of subsequent studies have both supported and conflicted with these results, and researchers have even debated whether the uncanny valley exists at all.

〔1〕 下線部 1) の反対の意味を表す語を選択肢から選び、記号で答えなさい。

(a) rough   (b) uneven   (c) stubborn   (d) awkward   (e) embarrassing

〔2〕 下線部 2) はどのようなものか、説明しなさい。

〔3〕 森政弘博士の "the uncanny valley effect" に関する仮説はどのようなものか、150字以内で説明しなさい。

〔4〕 空欄 (あ)に入る最も適切な語を選択肢から選び、記号で答えなさい。
(a) design   (b) pattern   (c) research   (d) skill   (e) system

〔5〕 空欄(A) 及び (B) に入る語の組み合わせを選択肢から選び、記号で答えなさい。

(a)(A) appealing   (B) truthful   (b)(A) attractive   (B) unrealistic
(c)(A) repulsive   (B) idealistic   (d)(A) uncomfortable   (B) representable

〔6〕 下線部 3) は、この研究のどのような結果から導かれたか、説明しなさい。

[英文 B]

　　Despite the history of inconsistent research, a recent study provides compelling evidence to support the uncanny valley claim. What makes it different than earlier work is that 1)a research team of biostatisticians at the University of California may have avoided some problems that could have obscured results in prior studies.

　　In order to test whether the uncanny valley effect occurs with real-life robots, as the first step, the researchers used 80 pictures of robots that have actually been built, rather than using computer-generated blends of human and robot faces, which often have unnatural distortions that cause strange features. These robot faces ranged from the cartoonish and metallic to the thoroughly realistic. They asked 66 workers from online marketplaces to rate the faces on a scale from 1 to 100, based on how mechanical and how human they looked. They, then, asked the workers to consider an important question: how enjoyable would it be to interact with that face every day?

　　The researchers found that the robots' perceived friendliness closely matched the predicted uncanny valley curve. As the faces gradually shifted from totally mechanical to more lifelike, their likeability scores went up, then fell, then climbed back up again.

　　For the next step, participants were asked to play an economic investment game with the robots to determine how much they trusted them. This is important because social trustworthiness is a big part of our willingness to interact with one another. The subjects were given up to $100 and were told to decide how much money to give to each robot in the hopes that they would receive a return on that investment.

　　The results again showed a strong uncanny valley effect. The amount of money wagered by participants first increased before drastically dropping, only to increase again when robots began to look identical to humans.

〔1〕下線部 1) が行った第一段階の研究に関して、空欄 (ア) ～ (エ) を埋めなさい。

被験者	オンラインマーケットプレイスで働く 66 人
実験目的	（ ア ）
実験に使用したもの	（ イ ）
実験手順 1	（ ウ ）
実験手順 2	（ エ ）
結果	研究者チームの予測通り

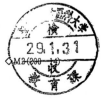

〔2〕下線部1）が行った第二段階の研究に関して、内容に合っているものを選択肢から1つ選び、記号で答えなさい。

(a) Participants were asked to give money to the robots that seemed friendliest.

(b) The same uncanny valley effect was found when participants rated the robots' trustworthiness as when they rated the robots' friendliness.

(c) How trustworthy someone seems is the most important factor in determining whom we will interact with.

(d) This study showed the connection between social cues and communication in terms of the uncanny valley effect.

(e) Participants were told how much money to put on each robot.

| 2 | 以下は、受験生と面接官の間の面接内容です。空欄 (1) 〜 (8) に入る最も適切なものを選択肢から選び、記号で答えなさい。
(選択肢はそれぞれ、1回のみ 使用できる。) |

Interviewer: Okay. You're Sakura Miyake, right?

Sakura: Right.

Interviewer: Okay. Let's begin, shall we? (1   )

Sakura: I'm Sakura Miyake. I'm 19 years old. I graduated from high school last year, and have been studying at home and *Yobi-ko* for medical school entrance examinations. I'm originally from Hokkaido, but I live in Tokyo now. Since my grandfather is a surgeon, I have been dreaming of becoming a doctor, hopefully a surgeon, too. My future goal is to practice medicine in poor areas overseas.

Interviewer: Good. Okay. Now, I'm going to ask you one specific question. You have to answer it clearly and concisely. After that, I'm going to ask some questions about your answer. You have to explain your answer with reasons. (2   )

Sakura: I think so.

Interviewer: Some people think that those living 50 years ago were more fortunate than we are now. (3   )

Sakura: My answer is definitely no. I don't think that people living 50 years ago felt more fortunate than we do. The reason I feel fortunate now is ... because we have computers and the Internet. We can communicate with friends online very easily whenever we want to. Also, we have smartphones now. My mother told me how inconvenient those days were when there were no cellphones or smartphones available. We don't have to meet our friends to talk—it's amazing!! (4   ) My high school English teacher used to say that we are so lucky to have electronic dictionaries. We don't have to carry heavy paper dictionaries like my teacher did. Then ... ah, we also have air conditioners, so we can study comfortably even during the extremely hot season.

Interviewer: Thank you, Sakura. (5   ) Your opinion is focused on technology. Okay, then, why do you think it is amazing to talk with people without actually meeting them? Some people may prefer face-to-face communication more. (6   )

Sakura: Well, personally, I think so. I like to talk with my friends face-to-face. My point is that compared to the situation 50 years ago, we have more options and it's wonderful. I think face-to-face communication is important. It's nice for people to be able to do both, though.

Interviewer: I understand. Do you have any other ideas about what we have now that people in the old days didn't have?

Sakura: (7   ) There are more social and economic options in the modern world than 50 years ago. For example, these days, more and more women can work. I have read somewhere that our government promotes employment of disabled people, and this gives them opportunities to be independent in society. I think the social status of those people—women, poor people, disabled people, and others—is equal to everyone else now. Until recently, I think those people were treated unfairly and disregarded.

Interviewer: Okay, but I think there are still many situations where those people strongly feel inequality and are overwhelmed in today's society. (8   )

Sakura: Compared to society 50 years ago, more and more people help and support those people. I believe that people today can accept differences in individuals. So, in the near future, everyone's situation will improve and we will all live together peacefully in our society.

Interviewer: Okay, our time is up. Thank you.

Sakura: Thank you very much.

選択肢

あ. And there are many more reasons.
い. Certainly, there are many human rights organizations in the world.
う. Don't you think so?
え. Do you agree with this statement?
お. Do you have anything to say about that?
か. Do you mean that?
き. Have you got that?
く. It's our development of communication.
け. I understand your point.
こ. I want to tell you about my high school principal.
さ. Let's start with little bit about yourself.
し. Tell me things about your high school.
す. Yes, we have equality of opportunity now.

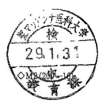

3 次の〔1〕～〔5〕には誤りが1箇所ある。誤りの箇所を記号で答えなさい。

〔1〕 (a)As opposed to (b)expectations, the teacher was (c)pleasing with our performance (d)at the competition.

〔2〕 Our motto (a)comes from a famous quote of Albert Einstein: "Everything should be kept as (b)simply as possible, but not (c)simpler." However, we also believe it is important to avoid (d)oversimplification.

〔3〕 If I (a)shall die unpredictably, please (b)donate my organs for research or to (c)someone who is in need (d)of a transplant.

〔4〕 (a)Currently, waiting time is more than 30 minutes. Please enter (b)to the consultation room (c)when your reception number on the electric bulletin board is enlarged and (d)blinks.

〔5〕 (a)With help from my friend, I am sure they (b)will have no difficulty (c)to finish the project (d)by the deadline.

4 次の〔1〕～〔5〕の空欄に入る最も適当なものを選択肢から選び、記号で答えなさい。

〔1〕 An ear infection (　　) bacteria enters the space behind the eardrum.
  (a) seems that　　　(b) occurs when　　　(c) happens as　　　(d) is if

〔2〕 The pain medication will (　　) after eight hours. You can take it up to three times a day, but no more.
  (a) wear off　　　(b) turn down　　　(c) leave out　　　(d) die over

〔3〕 Stay away from me—I think I'm (　　) a cold.
  (a) getting close to　　　　　　(b) falling into
  (c) breaking out with　　　　　(d) coming down with

〔4〕 As I (　　), a delivery person rang the doorbell with a package for me.
  (a) to feed my cat　　　　　　(b) am feeding my cat
  (c) had fed my cat　　　　　　(d) was feeding my cat

〔5〕 All of the copy machines in our office are out of order and (　　).
  (a) need to be repairing　　　　(b) repairing is required of them
  (c) need to be repaired　　　　(d) require that they are repaired

数　学

問題　29年度

1　以下の ア ～ オ に当てはまる適切な数を所定の欄に記入しなさい．

(1) $\displaystyle\lim_{n\to\infty}\frac{1+n+n^2+n^3}{1^2+2^2+\cdots\cdots+(n-1)^2+n^2}$ の値を求めると ア である．

(2) 複素数平面上に原点 O と点 $A_0\left(\cos\left(-\dfrac{2\pi}{9}\right)+i\sin\left(-\dfrac{2\pi}{9}\right)\right)$ がある．点 A_0 を原点のまわりに $\dfrac{13}{18}n\pi\,(n=1,2,3,\ldots\ldots)$ 回転した点を A_n とする．A_{37} を表す複素数は イ である．ただし，i は虚数単位とする．

(3) xy 平面上に 2 つの曲線 $C_1:y=\dfrac{5}{3}x^2+2x-27$ と $C_2:y=-\dfrac{4}{3}x^2-4x+18$ がある．曲線 C_1 と C_2 で囲まれた部分の面積は ウ である．

(4) 半径 1 の球に内接する円錐の体積の最大値は エ である．

(5) 1 から 9 までの数字が書かれたカードが，それぞれ 4 枚ずつある．同時に 4 枚のカードを引くとき，その数の和が 11 以下の素数になる組み合わせは オ 通りである．ただし、同じ数字のカード 4 枚は色分けされており区別できるものとする．

2. 次の文章の カ に当てはまる適切な式と キ ～ サ に当てはまる適切な数を所定の欄に記入しなさい．また，設問(2)の解答を所定の欄に記入しなさい．

(1) 正 n 角形の一つの内角の大きさを n を用いた式で表すと カ ×180° となる．各面が正 n 角形の正多面体において，一つの頂点に集まる面の数を m とする．このとき，カ ×180°× m <360° となる．これより
$$(n-2)(m-2) < \boxed{キ} \quad \cdots\cdots ①$$
となる．

(2) (1) の式 ① を満たす自然数の組 (n, m) をすべて求めよ．

(3) サッカーボールのような凸多面体があり，その各頂点には1枚の正五角形と2枚の正六角形が集まっている．この凸多面体の面のうち正五角形は a 枚，正六角形は b 枚である．この多面体の頂点の数 v，辺の数 e を b を用いて表すと
$$v = \boxed{ク} \, b$$
$$e = \boxed{ケ} \, b$$
となる．また，頂点の数 v は a を用いて
$$v = \boxed{コ} \, a$$
とも表される．以上より $b = \boxed{サ}$ となる．

3 ある物質の大気中の濃度の年平均値（単位：ppb）を都市部 20 地点と郊外 25 地点で調査した．この物質の全 45 地点の濃度を下図のヒストグラムで表した．この物質の濃度の平均は 27.00，分散は 47.00 であった．

以下の設問 (1) 〜 (4) の解答を所定の欄に記入しなさい．

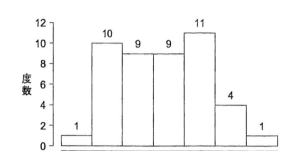

(1) このデータの箱ひげ図として最も適切なものを次の a 〜 e のうちから一つ選べ．

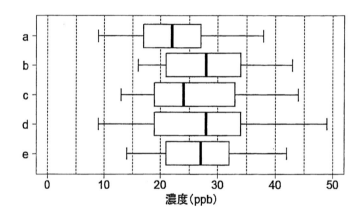

(2) この物質の郊外 25 地点の濃度の平均は 24.60，分散は 40.00 であった．この物質の都市部 20 地点の濃度の平均と分散を小数第 2 位まで求めよ．必要であれば小数第 3 位を四捨五入せよ．

(3) この物質の濃度とある疾患の罹患率(注)との相関係数は全 45 地点で 0.50，都市部 20 地点で 0.48 であった．濃度と罹患率の散布図として最も適切なものを次の a ～ e のうちから一つ選べ．ただし，白丸は郊外，黒丸は都市部を表すものとする．

(注) 罹患率：1年間に，ある疾患にかかる人数を表す指標．

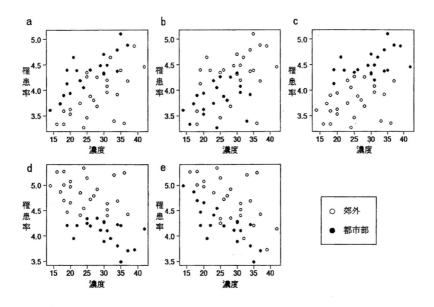

(4) (3)の結果をもとに，この物質の濃度とある疾患の罹患率について考察することにした．以下の A ～ E の考察のうち適切なものを<u>すべて選べ</u>．また，適切なものがないときは解答欄に X のみを記入せよ．

A. 全 45 地点での相関係数は，都市部 20 地点の相関係数よりも大きい．これは，全 45 地点の罹患率が都市部の罹患率より高い傾向であることを意味している．

B. 濃度と罹患率の相関係数は 0.50 で，正の相関関係があると考えられる．これは濃度が低い地点よりも高い地点で罹患率が高い傾向であることを意味している．

C. 濃度が一番高い地点は都市部である．

D. 濃度と罹患率の相関係数は都市部で 0.48，都市部と郊外をあわせると 0.50 であることから，郊外での相関係数が 0.50 より大きいことがわかる．

E. 罹患率が 4.0 を超えている地点の個数は都市部が郊外よりも多い．

4. 実数全体で定義された関数 $f(x)$ のとる値は実数で，次の3条件（ⅰ），（ⅱ），（ⅲ）を満たすと仮定する．

(ⅰ) どんな実数 a,b についても $f(a+b)=f(a)+f(b)$ である．
(ⅱ) どんな実数 a,b についても $f(ab)=f(a)f(b)$ である．
(ⅲ) $f(1)\neq 0$ である．

このとき，以下の命題の証明を解答用紙の所定の箇所に述べなさい．

(1) $f(0)=0$ である．

(2) $f(1)=1$ である．

(3) どんな正の整数 n についても $f(n)=n$ である．

(4) どんな正の有理数 q についても $f(q)=q$ である．

(5) どんな正の実数 t についても $f(t)>0$ である．

以　上

物　理

問題　29年度

以下の各問題の解答はすべて解答欄に記入し、必要なら単位も含めて答えなさい。$\boxed{2}$～$\boxed{5}$は特に指示のない限り解答の過程も簡潔に示しなさい。

$\boxed{1}$　以下の文章の（　①　）から（　⑳　）に適切な語句、数値または式を入れなさい。

〔1〕　真空中でも液体として存在する密度 d [kg/m³] の液体を考える。この液体の中に質量 m [kg]、一辺の長さが L [m] の立方体を入れ、立方体の上面が液面より h [m] の深さになるまで水平に沈めたときに立方体が受ける浮力と立方体の上面が受ける圧力を測定する実験を、地球上と月面上でおこなう。地球上での重力加速度の大きさを g [m/s²]、液面での大気圧を P [Pa] とするとき、測定される浮力と全圧力はそれぞれ（　①　）[N] と（　②　）[Pa] である。この全圧力のうち、液体のみから受ける圧力は（　③　）[Pa] である。また、月面上はほぼ真空で重力の大きさは地球上のおよそ 6 分の 1 であることが知られている。月面上では、立方体の上面が受ける全圧力は（　④　）[Pa] になる。一方で、無重力とみなせる宇宙ステーション内部で、立方体を入れた液体に P_0 [Pa] の圧力を加えて密閉したとき、立方体が受ける浮力は（　⑤　）[N] である。

〔2〕　波の進む方向を x 軸の正の方向として位置 x [m]、時刻 t [s] での変位 y [m] が

$y = \dfrac{3}{10} \sin\{10\pi(t - \dfrac{x}{2})\}$ で表される波を考える。この波の、山の変位と谷の変位との差、周期、波長の物理量はそれぞれ（　⑥　）、（　⑦　）、（　⑧　）である。また、$x = \dfrac{3}{2}$ m では $x = 0$ m に比べ、位相が（　⑨　）だけ遅れる。ただし、位相の遅れは 0～2π の範囲とする。このような式で表すことができる進行波を（　⑩　）波という。

〔3〕　水素原子の線スペクトルの各波長 λ は $\dfrac{1}{\lambda} = R\left(\dfrac{1}{m^2} - \dfrac{1}{n^2}\right)$ で与えられる。ここで定数 R を（　⑪　）定数といい、m は正の整数であり、n は（　⑫　）以上の整数である。このうち m の値が（　⑬　）の輝線群はおもに可視光の波長領域にあり、（　⑭　）系列と呼ばれる。一方、太陽光や白熱電球から出る光は連続スペクトルである。このうち、太陽光の連続スペクトル中にみられる吸収スペクトル（暗い線、または暗線）を特に（　⑮　）線という。

〔4〕　体積 V [m³]、温度 T [K]、圧力 P [Pa] の理想気体 1 mol の状態方程式は、ボルツマン定数を k [J/K]、アボガドロ数を N [/mol] として（　⑯　）と書ける。理想気体に 100 J の熱量を与えて定積変化させた場合、内部エネルギーの増加は（　⑰　）J である。理想気体に 100 J の熱量を与えて等温変化させた場合、内部エネルギーの増加は（　⑱　）J である。理想気体に 100 J の熱量を与えて定圧変化させた場合、内部エネルギーの増加が 60 J であったとすると、気体が外部からされた仕事は（　⑲　）J である。理想気体を断熱変化させた場合、内部エネルギーの増加が 100 J であったとすると、気体が外部からされた仕事は（　⑳　）J である。

[2] 図1のように、一端を壁に固定したばね定数 k の軽いばねを滑らかな水平面上に置き、他端に質量 M の薄い板を取り付ける。ばねが自然の長さにある状態で質量 m の小球を板に隣接させ静止させる。このときの小球の位置を $x=0$ とし、ばねが伸びる方向を正方向として x 軸を導入する。小球を手で押すことでばねを長さ D だけ縮め、小球から静かに手を放すと、板と小球は運動を開始した。以下の各問に答えなさい。ただし、〔1〕は解答の過程を示す必要はない。

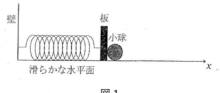

図1

〔1〕 小球と板が運動を開始してからしばらくは、2つの物体は互いに接した状態で運動した。このとき、小球が板から受ける垂直抗力の大きさを N、小球と板の加速度を a ($a>0$) とする。小球の位置が x ($x<0$) であるときの小球の運動方程式と板の運動方程式を、それぞれ N を含む形で書きなさい。

〔2〕 小球が $x=0$ に到達したときの小球の速さを求めなさい。

〔3〕 小球が運動を開始してから、$x=0$ に到達するまでの時間を求めなさい。

〔4〕 板と小球が離れた後の板の位置 x を時刻 t の関数として表しなさい。ただし、小球が板から離れた時刻を $t=0$ とする。

〔5〕 ばねが最初にもっとも伸びた瞬間の小球の位置 x を求めなさい。

3 　真空中に2枚の極板A、Bからなる平行板コンデンサーがある。極板Bを接地し、極板AにQ [C]（$Q > 0$）の電気量を与えた。AB間の距離をd [m]、極板の面積をともにS [m^2]、真空中のクーロンの法則の比例定数をk [N・m^2/C^2]とする。以下の各問に答えなさい。ただし、〔5〕は解答の過程を示す必要はない。

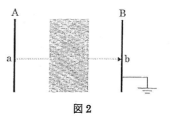

図2

〔1〕 極板間の電気力線の本数を求めなさい。ただし、電場に垂直な1 m^{2}の面を貫く電気力線の本数は、その場所の電場の強さ[N/C]に等しいとする。

〔2〕 極板間の電場の大きさを求めなさい。ただし、極板間の電場は一様であるとする。

〔3〕 極板間の電圧を求めなさい。

〔4〕 極板Aが極板Bから受ける力の大きさを求めなさい。

〔5〕 図2に示すように極板間に帯電していない一様な物体を挿入した。以下の1）、2）の場合について、図中のab間における電位および電場の大きさの変化を示すのにもっとも適当なグラフを【選択肢】（ア）～（タ）から選び、その記号をそれぞれ答えなさい。ただし、グラフの横軸はab間の位置とし、aを原点としてaからbへ向かう方向を正の向きとする。また、縦軸は電位もしくは電場の大きさとする。

1）不導体を挿入した場合。
2）導体を挿入した場合。

【選択肢】

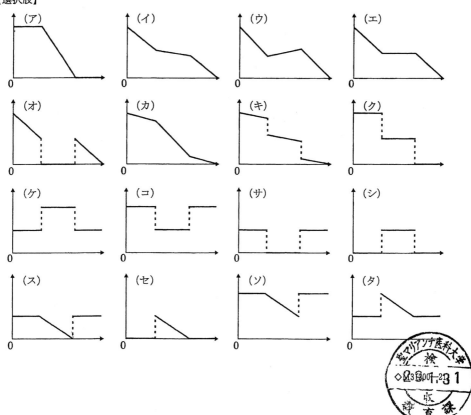

4 X線管によるX線の発生を考える。X線管の陰極に生じた速さ 0 m/sの熱電子が V [V] の電圧により加速され、陽極（ターゲット）に衝突することによってX線が発生する。ここで陽極の原子の定常状態は基底状態と2つの励起状態からなるとする。図3は発生したX線の強さを、横軸に波長をとって示したものである。このうち波長 λ_1 [m]、λ_2 [m]における2つの鋭いピークはいずれも、陽極の原子内で、電子が定常状態間の移動により基底状態に移ったことによって生じたものである。電子の電荷を $-e$ [C]、質量を m [kg]、真空中の光速度を c [m/s]、プランク定数を h [J·s] として、以下の各問に答えなさい。ただし、〔5〕、〔7〕は解答の過程を示す必要はない。

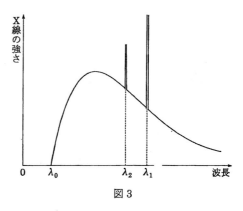

図3

〔1〕 陽極に衝突する直前の電子の速さを求めなさい。

〔2〕 〔1〕の速さにおける、電子の波長を求めなさい。

〔3〕 陰極から陽極へ向かう電子によってつくられる電流が I [A] のとき、陽極に衝突する電子の数は毎秒何個かを求めなさい。

〔4〕 発生するX線の最短波長 λ_0 [m] を求めなさい。

〔5〕 波長 λ_1、λ_2 における2つのピークで特徴づけられるX線を一般に何と呼ぶかを答えなさい。

〔6〕 陽極の原子における、基底状態（量子数1）とそのすぐ上の励起状態（量子数2）とのエネルギー準位の差を求めなさい。

〔7〕 X線の発生にともなって、陽極の温度が上昇した。陽極の温度上昇と関係するX線はどのような波長 λ [m] をもつか。以下の【選択肢】(a)〜(f)から該当するものをすべて選び、解答欄中の適切な記号を丸で囲みなさい。

【選択肢】 (a) $\lambda = \lambda_0$ (b) $\lambda_0 < \lambda < \lambda_2$ (c) $\lambda = \lambda_2$ (d) $\lambda_2 < \lambda < \lambda_1$ (e) $\lambda = \lambda_1$ (f) $\lambda_1 < \lambda$

〔8〕 X線管の電圧を V から下げてゆくと、ある電圧のときに陽極の原子の基底状態にある電子を電離させることができなくなった。このときに発生するX線の最短波長を求めなさい。ただし、励起状態（量子数2）のエネルギー準位を E [J]（$E < 0$）とし、静止した自由電子のエネルギーを 0 J とする。

[5] 容積が自由に変化する容器の中に水、氷、鉄球を入れて熱の移動を観察する実験をおこなった。用いる容器は外部との熱の出入りがないものとし、容器の熱容量は無視できるものとする。また、水、氷、鉄球の比熱は温度によらず一定であるとし、すべて1気圧下での現象とする。以下の各問に答えなさい。

[1] 容器に20℃の水150 gと80℃の水100 gを入れて密閉し、しばらく放置して熱平衡の状態にした。このときの温度をセルシウス温度で求めなさい。

[2] 容器に20℃の水150 gと225℃の鉄球を入れて密閉し、しばらく放置して熱平衡の状態にした。このときの温度は25℃であった。鉄球の熱容量はこの水全体の熱容量の何倍かを求めなさい。

[3] 容器に−20℃の氷100 gを入れて密閉し、容器の内部に熱量を一定の割合 W [W]で与え続けたら、図4のように温度が変化した。水の比熱、氷の比熱、および氷の融解熱を W を用いて表しなさい。ただし、比熱の単位は[J/(g・K)]、融解熱の単位は[J/g]を用いなさい。

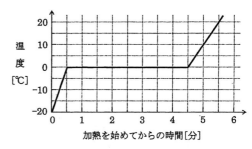

図4

[4] 容器に t [℃]の水100 gと−30℃の氷20 gを入れて密閉し、しばらく放置して熱平衡の状態にした。このときの水の質量も100 gであった。t を求めなさい。

[5] 容器に25℃の水100 gと−30℃の氷20 gを入れて密閉し、しばらく放置して熱平衡の状態にした。このときの温度をセルシウス温度で求めなさい。

以　上

化　学

問題　29年度

[注意] 必要があれば、次の値を用い、金属のイオン化列を参考にせよ。

原子量： H＝1.0　　C＝12.0　　O＝16.0　　Na＝23.0　　Cl＝35.5　　Fe＝55.9　　Ni＝58.7
　　　　Cu＝63.6　　Ag＝108　　Ba＝137　　Pt＝195

$\log_{10}2 = 0.30$　　　$\log_{10}3 = 0.48$

ファラデー定数： 9.65×10^4 C/mol

水（25℃）のイオン積： 1.0×10^{-14} (mol/L)^2

金属のイオン化列： Ba＞Na＞Mg＞Fe＞Ni＞(H$_2$)＞Cu＞Ag＞Pt

1 2.0×10^{-3} mol/L の水酸化バリウム水溶液 200 mL に空気を通じたところ、空気中の二酸化炭素が吸収されて①白沈が生じた。

[1] 下線部①について、次の問いに答えよ。

1） この変化を反応式で記せ。ただし、空気中の他の成分の影響はないものとする。

2） バリウムの硫酸塩は胃の X 線造影剤として用いられるが、下線部①で生じた化合物はこの用途には適さない。その理由を、バリウムイオンは有毒であることを考慮して2行以内で説明せよ。

[2] 白沈が生じた水酸化バリウム水溶液を充分静置した後、②上澄み 100 mL を別の容器に移し替え、これを中和するのに 1.0×10^{-3} mol/L の塩酸 20 mL を要した。次の問いに答えよ。

1） 下線部②の水酸化バリウム濃度 [mol/L] を有効数字2桁で求めよ。

2） 下線部②の25℃における pH を小数第1位まで求めよ。ただし、水酸化バリウムは水溶液中で完全に電離しているものとする。

[3] 水酸化バリウムと反応して白沈を生じた二酸化炭素の物質量 [mol] を有効数字2桁で求めよ。

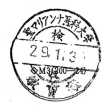

2 金属イオンの分離と確認を記した次の文章を読み、下記の問いに答えよ。

ただし、計算結果は有効数字2桁で答えよ。

3種類の金属イオン Ag^+, Cu^{2+}, Fe^{3+} を含む水溶液に希塩酸を加えたところ、白色の沈殿Aが生成した。ろ過により沈殿とろ液aに分離し、ろ液aに硫化水素を充分に通じたところ、黒色の沈殿Bが生成した。ろ過により沈殿から分離したろ液bを充分に煮沸して硫化水素を除いた後、常温まで冷却して水酸化ナトリウム水溶液を充分量加えたところ、緑白色の沈殿Cが生成した。これに空気を充分に通じたところ、沈殿はすべて赤褐色の沈殿Dへと変化した。

〔1〕沈殿A、B、Cを、それぞれ組成式で記せ。

〔2〕沈殿Aに①光を照射すると、次第に黒くなった。充分に光を当てたのち、②これに濃硝酸を加えると、気泡を発生しながら完全に溶解した。この溶液にアンモニアを加えると褐色沈殿が生じ、さらに③アンモニアを加えると沈殿は再び溶解し、無色の溶液となった。④この溶液にグルコース溶液を加えて加熱したところ、金属が析出した。

1）下線部①に見られる沈殿Aの性質の名称を記せ。

2）下線部②で発生した気体の名称と、その捕集法を記せ。

3）下線部③の変化を反応式で記せ。

4）下線部④の反応の一般的名称と、析出した金属の名称を記せ。

5）下線部④の反応を起こすグルコースの官能基を電子式で記せ。

〔3〕沈殿Bをニッケル粉、白金粉と共に⑤1000℃以上の温度で空気を吹き込みながら強熱して、沈殿Bに含まれる金属・ニッケル・白金の3種を含む金属塊を得た。この金属塊を陽極、純銅を陰極として硫酸酸性硫酸銅（Ⅱ）水溶液中で⑥10Aの直流電流を1時間通じたところ陰極に金属が析出し、陽極は一部溶解して陽極泥が堆積した。ただし、陰極での気体の発生はなかったものとする。

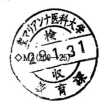

1）下線部⑤の操作により、沈殿Bに含まれる金属に生じる変化の一般的な名称を【選択肢】から
すべて選び、記号で答えよ。ただし、いずれも該当しない場合は（ヘ）とせよ。

【選択肢】　（ア）加硫　　（イ）還元　　（ウ）けん化　　（エ）ニトロ化　　（オ）スルホン化

　　　　　（カ）脱硫　　（キ）潮解　　（ク）水酸化　　（ケ）ジアゾ化　　（コ）ハロゲン化

2）下線部⑥で流れた電気量〔C〕を求めよ。

3）下線部⑥で陰極に析出した金属の質量〔g〕を求めよ。

4）陽極泥として堆積した金属は、陽極に含まれる3種類の金属のうちのどれか。
また、その金属が堆積した理由を1行で説明せよ。

5）電解質の水溶液や融解液に電気エネルギーを与えて酸化還元反応を起こすことを何というか。

〔4〕ろ過によりろ液から分離した沈殿Dをコニカルビーカーに移し、過剰量の塩酸を加えて完全に溶解した後、この溶液を濃縮し、溶媒を全て蒸発させることで塩酸を除いて結晶を得た。この結晶に水を加えて完全に溶解し、黄褐色の溶液Eを得た。

1）溶液Eを加えると呈色するのはどれか。【選択肢】から3つ選び、記号で答えよ。

【選択肢】　（ア）アニリン　　　　　（イ）アセチルサリチル酸　　（ウ）o-クレゾール

　　　　　（エ）安息香酸　　　　　（オ）サリチル酸メチル　　　（カ）ニトロベンゼン

　　　　　（キ）1-ナフトール　　　（ク）ベンジルアルコール

2）溶液Eを炭酸水素ナトリウムで中和後、指示薬として少量のクロム酸カリウム水溶液を加え、沈殿滴定を行った。ビュレットを用いて0.20 mol/Lの硝酸銀水溶液を滴下すると白色沈殿が生じ、3.6 mL滴下したところで赤褐色沈殿が生成し始めた。この操作で沈殿Dは生じないものとして、溶液Eに含まれていた金属イオンの物質量〔mol〕を求めよ。

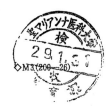

3 α-グルコースの構造式を図1に示す。

糖やそれに関連する化合物について、以下の問いに答えよ。

ただし、計算結果は有効数字2桁で答えよ。

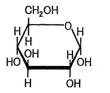
図1

〔1〕α-グルコースが呈色するのはどれか。【選択肢】からすべて選び、記号で答えよ。

ただし、いずれも該当しない場合は（ヘ）とせよ。

【選択肢】　（ア）炎色反応　　　（イ）ニンヒドリン反応　　（ウ）ビウレット反応

　　　　　（エ）カップリング　　（オ）ヨードホルム反応　　（カ）ヨウ素デンプン反応

　　　　　（キ）キサントプロテイン反応

〔2〕α-グルコースを5.5 g溶かした水溶液100 gがある。この水溶液と同温で同じ浸透圧を示す塩化ナトリウムの水溶液200 gを作製したい。必要な塩化ナトリウムの質量〔g〕を求めよ。ただし、水溶液中の塩化ナトリウムの電離度は0.80とする。

〔3〕マルトースはマルターゼで加水分解するとグルコース2分子を生じる。

1）図1にならってマルトースの構造式を描け。

2）マルトースに見られる、2個の単糖類分子から水1分子が取れて縮合した結合の名称を記せ。

3）マルトース171 gを完全に加水分解した後、アルコール発酵させるとエタノールは理論上何g得られるか。

〔4〕エタノールと濃硫酸の混合物を加熱すると、温度により異なった主生成物ができる。

1）約130℃で生じる主生成物のうち、炭素原子を含む分子の構造式を全ての価標を省略せずに描け。

2）約170℃で生じる主生成物のうち、炭素原子を含む分子の構造式を全ての価標を省略せずに描け。

3）約130℃で起こる反応と約170℃で起こる反応の一般的な名称をそれぞれ【選択肢】からすべて選び、記号で答えよ。ただし、いずれも該当しない場合は（ヘ）とせよ。

【選択肢】　（ア）加水分解　　（イ）縮合反応　　（ウ）脱水反応　　（エ）中和反応

　　　　　（オ）脱離反応　　（カ）置換反応　　（キ）付加反応

〔5〕α-グルコースが縮合重合した高分子化合物について、次の問いに答えよ。

1）アミロースのらせん構造を保持する分子内に働く結合の名称を記せ。

2）グリコーゲンとアミロペクチンの分子構造および分子量の違いを1行で記せ。

生　物

問題　29年度

1　次の文章を読んで下の質問に答えなさい。

　細胞は細胞周期を繰り返すことにより増殖する。細胞が分裂する時期は分裂期（M期）と呼ばれ、それ以外の時期は（　①　）期と呼ばれる。（　①　）期はさらに G1 期、S 期、G2 期に分けられる。

　S 期に入った真核細胞の核内では、元からある DNA の塩基間をつなぐ（　②　）結合が解離され、両方の一本鎖の塩基に対して相補的な塩基をもつヌクレオチドが（　③　）の触媒作用によってつながれていく。その結果、元の DNA と同じ塩基配列をもった DNA が２つできることになる。

　M 期が始まると、複製が終わった DNA は高度に凝縮して染色体を形成する。やがて核膜が崩壊すると、染色体のセントロメアという部位にある動原体に２つの中心体から伸長してきた紡錘糸が付着する。全ての動原体に紡錘糸が付着すると、各染色体の染色分体が一斉に分離され、それぞれ両極へ移動を始める。一方、動物においては細胞質分裂が起こる位置に収縮環と呼ばれる構造が形成される。収縮環はアクチンフィラメントとモータータンパク質である（　④　）から成るリング状の構造で、この構造が収縮することにより細胞質分裂が起こる。

　正常な細胞増殖のためには、DNA は正確に複製され、かつ均等に分配されなければならない。細胞はそのため、DNA が正しく複製されたか、DNA に損傷がないか、全ての動原体に紡錘糸が正しく結合したかを監視している。この細胞周期の進行におけるチェック機構を細胞周期チェックポイントと呼ぶ。具体的には、G1 期から S 期に移行する時点（G1/S チェックポイント）、S 期の間（S 期チェックポイント）、G2 期から M 期に移行する時点（G2/M チェックポイント）では、DNA 損傷や DNA 複製を監視しており、また M 期の中期（M 期チェックポイント）には、全ての動原体に紡錘糸が結合したかどうかを監視している。もし、それぞれのチェックポイントにおいて何らかの不具合があれば、細胞はその時点で細胞周期の進行を停止させ、DNA の異常を修復したりするなどして、正常な細胞増殖が行われるようにしている。

〔１〕文章中の空欄（　①　）～（　④　）に入る適切な語を答えなさい。
〔２〕DNA における相補的な塩基の組み合わせを答えなさい。略号を使わずに解答すること。
〔３〕ある研究グループは、細胞周期の進行が細胞内に存在するある因子によって制御されていると考えた。その仮説のもと、ヒト由来の培養細胞を用いて行われた一連の実験のうち、S 期の進行に関するものを以下に示す。

[実験1] G1 期の細胞と S 期の細胞を用意し、G1 期の細胞１個ずつを融合したとき（G1-G1）、G1 期の細胞と S 期の細胞１個ずつを融合したとき（G1-S）、および G1 期の細胞を単独で培養したとき（G1）

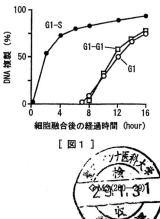

[図１]

の、G1期の細胞由来の核のうち DNA 複製を行っているものの割合を調べたところ、図1のような結果が得られた。

[実験2] G1期の細胞と S 期の細胞を融合する際に、異なる数の組み合わせで融合させた。このとき、G1期の細胞由来の核のうち DNA 複製を行っているものの割合を調べると、図2のような結果が得られた。ただし、図中の G1-2S は G1期の細胞1個と S 期の細胞2個を、2G1-S は G1期の細胞2個と S 期の細胞1個を、3G1 は G1期の細胞3個をそれぞれ融合させたことを示す。

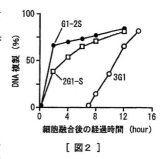

[図2]

[実験3] G1期の細胞と G2期の細胞を用意し、G1期の細胞1個ずつを融合したとき（G1-G1）、G1期の細胞と G2期の細胞1個ずつを融合したとき（G1-G2）、および G1期の細胞を単独で培養したときの、G1期の細胞由来の核のうち DNA 複製を行っているものの割合を調べると、図3のような結果が得られた。

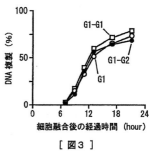

[図3]

[実験4] S 期の細胞と G2期の細胞を用意し、S 期の細胞と G2期の細胞1個ずつを融合し、G2期の細胞由来の核における DNA 複製を調べたが、DNA 複製は起こっていなかった。

1）**実験1および2**から、S 期の細胞がどのような作用を持つと考えられるか、2行以内で説明しなさい。

2）**実験1および3**の比較から、1）で答えた作用にみられる特徴を1行で説明しなさい。

3）**実験4**から、細胞周期の進行に重要な「決まり」のあることが推測できる。それはどのようなことか、1行で説明しなさい。

〔4〕紡錘糸の実体は微小管と呼ばれる細胞骨格である。

1）微小管はあるタンパク質が重合してできている。そのタンパク質の名称を答えなさい。

2）微小管伸長の起点となる中心体は中心小体（中心粒）2個から成るが、中心小体はどのような構造をしているか、1行で説明しなさい。

〔5〕植物細胞における細胞質分裂はどのように進むのか、1行で説明しなさい。

〔6〕細胞骨格に影響を及ぼす化学物質が幾つか知られており、このうちノコダゾールは微小管を脱重合させ、一方サイトカラシンはアクチンフィラメントを脱重合させることが分かっている。

1）盛んに増殖をしている哺乳類培養細胞にノコダゾールを与えたところ、細胞周期が停止した。細胞周期はどの時点で停止したと考えられるか、理由とともに1行で答えなさい。

2）盛んに増殖をしている哺乳類培養細胞にサイトカラシンを与えて培養を続けると、ある特徴を持った細胞が出現した。どのような特徴を持った細胞が出現したと考えられ

由とともに2行以内で説明しなさい。

〔7〕仮にM期チェックポイントが働かないとすると、細胞分裂の結果生じる娘細胞にどのような影響がみられると考えられるか、1行で説明しなさい。

2 次の文章を読んで下の質問に答えなさい。

　細胞において(a)（　①　）イオンは細胞外で多く（細胞内で少なく）、また（　②　）イオンは細胞外で少なく（細胞内で多く）保たれている。ニューロン（神経細胞）において、何も刺激や他のニューロンからの入力がなくても、（　②　）イオンは特定のチャネルを通って絶えず細胞の外側へ向かって流出している。この結果、細胞の外側へ向けた正の電流が生み出され、細胞内は細胞外よりも電位が低く保たれる。これを（　③　）電位と呼ぶ。(b)ニューロンの興奮は、（　①　）イオンが流入して活動電位が発生することにより起こる。興奮は軸索を伝わり、軸索の終末から神経伝達物質の放出を促す。放出された神経伝達物質は（　④　）とよばれる狭い空間を拡散して次のニューロンや筋細胞などの細胞膜上の（　⑤　）に結合して効果をあらわす。

　手や脚の骨格筋は、急激に引き伸ばされると収縮して元に戻ろうとする。よく知られる例に膝蓋腱反射がある。腰掛けた被験者の膝のやや下をハンマーで軽くたたくと、大腿四頭筋（関節を伸ばす伸筋の一種）が瞬間的に引き伸ばされる。図4に示すように、筋肉中には筋紡錘と呼ばれる構造がある。筋紡錘には感覚ニューロンが巻きついていて、筋紡錘が引き伸ばされると活動電位が発生し興奮が脊髄に伝わる。この感覚ニューロンは脊髄中の大腿四頭筋を支配する運動ニューロンを興奮させ、これにより大腿四頭筋が収縮して膝が伸ばされる。これは2種類のニューロンで起こる最も単純な反射の例であるが、(c)実際には膝蓋腱反射の際には、膝を曲げる筋肉（大腿二頭筋などの屈筋）の収縮の抑制が同時に起こっている。

　ヒトのふくらはぎにはヒラメ筋と呼ばれる筋肉が存在し、ヒラメ筋が収縮すると足首の関節を引き伸ばしてつま先立つような動きが起きる。図5(A)に示すように、ヒラメ筋を支配する運動ニューロンの軸索とヒラメ筋の筋紡錘からの感覚ニューロンの繊維は脛骨神経に含まれ、脊髄とつながっている。脛骨神経は膝の裏側の浅い部分を走

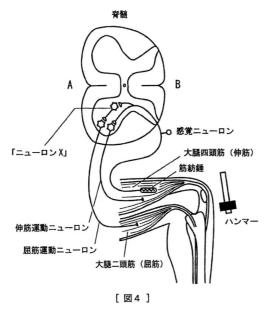

[図4]

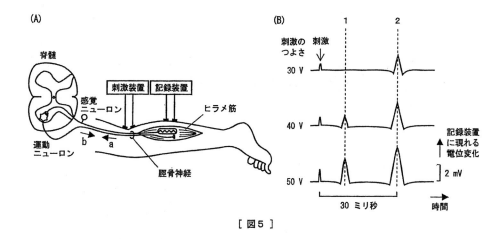

[図5]

っており、皮膚の上から電気刺激を与えることができる（感覚ニューロンと運動ニューロンが同時に刺激される）。筋繊維も興奮性細胞で、運動ニューロンからの刺激に応じて活動電位を発生する。筋繊維の多数集まった骨格筋で発生する電位変化は記録装置を用いて筋電図として皮膚の上から記録することができる。そこで図5(A)に示すように、刺激装置を膝の裏側に当てて脛骨神経を短時間・単発の電気刺激で徐々に強く刺激し、ヒラメ筋の反応を記録装置により筋電図として取得した（図5(B)）。はじめ弱い刺激（30 V）では、刺激から30ミリ秒後に筋電図中の2の位置にヒラメ筋の反応があらわれた（図5(B)）。次いで刺激を強く（40 V〜50 V）していくと、筋電図中の2の位置よりも早く、1の位置に反応があらわれるようになった（図5(B)）。(d)<u>さらに刺激を強くしていくと、一方の反応は減少し、やがて消失した（図には示していない）</u>。ただし、筋電図中1と2の反応はヒラメ筋が直接電気刺激されたために生じたものではない。また、ヒラメ筋の筋紡錘からの感覚ニューロンとヒラメ筋を支配する運動ニューロン（それぞれ脛骨神経に複数本含まれる）はそれぞれ1種類ずつで、興奮の伝導速度はそれぞれ一定しており、またこの系ではこれら以外のニューロンの関与はないものとする。

〔1〕文章中の空欄（ ① ）〜（ ⑤ ）に入る適切な語を答えなさい。

〔2〕下線部（a）のようなイオンの濃度勾配を、エネルギーを消費して生みだす分子の名称を答えなさい。

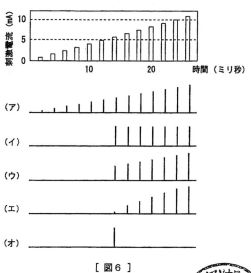

[図6]

〔3〕下線部(b)の性質について考える。ニューロンに微小な電極を刺し入れて、1個のニューロンの膜電位を測定する。このニューロンに図6の上段に示すような徐々に強くなるパルス状の刺激電流を与えると、膜電位はどのように反応すると考えられるか、図6の(ア)〜(オ)から選びなさい。また、そのように判断した理由を2行以内で述べなさい。ただし、(ア)〜(オ)では横軸の時間は刺激の図に一致し、縦軸は膜電位の相対的な大きさを示す。また、このニューロンの活動電位発生の閾値は5mA付近とする。

〔4〕運動ニューロンの終末から骨格筋に対して放出される神経伝達物質の名称を答えなさい。

〔5〕図4の脊髄の断面において背側はどちらか、AまたはBで答えなさい。

〔6〕以下の文章は、図4を用いて下線部(c)のメカニズムを説明するものである。文章中(ア)〜(ウ)それぞれで正しい語句を1つ選び、文を完成させなさい。

　　　　大腿四頭筋の筋紡錘からの感覚ニューロンの軸索は脊髄内で枝分かれし、一方は大腿四頭筋を支配する運動ニューロンに、一方は図4中「ニューロンX」で示した、(ア　興奮性、抑制性)の(イ　感覚、運動、介在)ニューロンに結合している。枝分かれした軸索の終末からは同じ神経伝達物質が放出される。感覚ニューロンからの入力で大腿四頭筋を支配する運動ニューロンは興奮し大腿四頭筋を収縮させるが、「ニューロンX」は屈筋を支配する運動ニューロンの膜電位を(ウ　脱分極させる、過分極させる、変化させない)ため、屈筋の収縮は抑制される。

〔7〕図5の結果で、筋電図中1と2の位置の反応はどのようにして生成されたと考えられるか、3行以内で説明しなさい。

〔8〕図5で、感覚ニューロンと運動ニューロンのどちらの閾値が低いか、答えなさい。

〔9〕下線部(d)について、さらに刺激を強めてゆくと、図5(B)の筋電図中1と2の反応のうち一方は減少し、消失する。これは運動ニューロンの軸索上で、刺激部位から細胞体へ向かう興奮(図5(A)矢印a)と、感覚ニューロンからの入力で生じる興奮(矢印b)がぶつかり合って消失するためであると考えられる。消えた反応は位置1か2のいずれか、解答しなさい。また、なぜ逆向きに伝わる興奮が衝突すると消失するか、軸索の興奮の特徴をふまえて1行で説明しなさい。

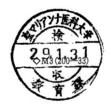

3 次の文章を読んで下の質問に答えなさい。

　多くの地表は植物で覆われており、ある地域に見られる植物の全体像を植生という。植生はその多くを占める優占種によって特徴づけられる。植生を種にとらわれずに外観で区別し、森林・草原・荒原のように分類したものを（ ① ）という。環境が近い場所では、似たような（ ① ）をもつ植生が成立する。それぞれの気候帯において、植生などとともに動物や微生物などを含めた（ ② ）（＝生物群系）が成立する。生物群系は生産者である植物を中心に研究されている。

　植生は長い年月の間に次第に変化していく。これを遷移という。遷移が進行していくと、やがてそれ以上は植生が全体として大きな変化を示さない状態に達する。これを（ ③ ）という。（ ③ ）に至った後でも、倒木・山火事などにより（ ④ ）が生じ、そこに新たな植物が侵入し成長することでモザイク状の植生になることがある。

〔1〕文章中の空欄（ ① ）～（ ④ ）に入る適切な語を答えなさい。なお、（ ② ）と（ ④ ）はカタカナで答えなさい。

〔2〕世界の代表的な生物群系を図7に示す。
　1）図の縦軸と横軸は何を示しているか。前者は漢字4字で、後者は漢字5字で答えなさい。さらに、それぞれの単位を答えなさい。
　2）硬葉樹林（図7の点線）は、図7の縦軸および横軸の2条件で分類すると照葉樹林・夏緑樹林などと図中では重なって示される。しかし実際には縦軸横軸の条件以外に相違点があるため、異なった生物群系である硬葉樹林が形成される。硬葉樹林を形成する条件を説明しなさい。

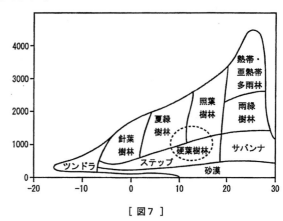

［図7］

　3）照葉樹林、夏緑樹林で優占する樹種を、以下の選択肢（ア）～（キ）からそれぞれ1つずつ選び、記号で答えなさい。

　　（ア）アカシア　　（イ）ガジュマル　　（ウ）タブノキ　　（エ）チーク
　　（オ）トドマツ　　（カ）ブナ　　（キ）ヘゴ

〔3〕ある森林の物質収支を表1に示す。

表1．北アメリカのブナ・マツ林における物質収支（g／(m²・年)）

総生産量	呼吸量	純生産量	被食・枯死量	成長量
（あ）	1,450	1,200	700	（い）

1) 空欄（あ）、（い）に入る数値をそれぞれ答えなさい。
2) 一般に生産者のエネルギー効率は0.1〜5%と言われている。上記ブナ・マツ林のデータにおいて、エネルギー効率を1%とした場合、森林に注ぐ太陽光エネルギーはいくらになるか。求めるに際して単位をJ／(m²・年)とし、有効数字3桁で示しなさい。ただし、生産される有機物1gは18,700Jに相当するとして計算しなさい。

〔4〕遷移には幾つかのタイプが知られている。
1) 一次遷移と二次遷移の違いを2行以内で説明しなさい。
2) 乾性遷移と湿性遷移の違いを2行以内で説明しなさい。

〔5〕生態系に関する以下の短文（i）〜（vi）から正しいものを選び、記号で答えなさい。ただし、正しいものがない場合は「なし」と記入しなさい。

（i）遷移の過程では陰樹の後に陽樹が侵入する。
（ii）先駆植物は重力散布型の種子をもつ植物が多い。
（iii）生物体の現存量総量は海洋域よりも陸域の方が多い。
（iv）緯度の変化に応じた日本の生物群系の分布を垂直分布という。
（v）森林の生物群系を比較すると一般に高緯度地域ほど純生産量が大きい。
（vi）自然災害の台風やヒトによる森林伐採などの適度な攪乱は種の多様性を維持する。

以　上

英　語

解答

29年度

1

〔解答〕

[英文A]

[1] (d)

[2] 表情、体の位置、目線の動かし方、身振りなど人間との類似点が目につくようなロボットの設計法

[3] ロボットがより人間らしくなると、人々はそういったロボットを受け入れやすくなるが、これはある1点までしか当てはまらない。ロボットが人間には近いが、完全には人間でない場合、人々は不安感、不快感を感じる。人間らしさがこの地点を越えて増え、ロボットが人間に非常に近くなると、情緒反応は再びプラスになる。(147字)

[4] (a)

[5] (b)

[6] 被験者たちが本物らしくない人型ロボットから非常に本物らしい人型ロボットに至る一連の画像を見た時には不気味の谷効果が感じられたが、この効果は同じ画像がさらに魅力的になった時には消失した、という結果。

[英文B]

[1] (ア) 不気味の谷効果が人間らしいロボットで起こるのかどうかの検証。

(イ) 実際に作られたロボットの写真80枚

(ウ) それぞれのロボットがどれだけ機械的に見えるか、どれだけ人間的に見えるか、に基づいて1〜100の尺度でロボットの顔を評価してもらった。

(エ) それぞれのロボットの顔と毎日付き合うとしたら、楽しさはどれくらいかを聞いた。

[2] (b)

〔出題者が求めたポイント〕

内容説明、空所補充

空所補充問題・語彙問題は、全訳該当箇所の下線部参照。

[英文A]

[1] smooth interaction「円滑な付き合い」の反意語なので、(d)awkward interaction「ぎこちない付き合い」となるのが自然。smooth「滑らかな」⇔(a) rough「ザラザラした」が通常の反意語関係だが、ここでは文脈上合わない。

[2] a recognizable likeness, which implies familiar behavior の具体例が facial expressions, body postures, eye gaze shifts, and gestures である。

[3] 第3段落第3文〜最終文の要約

[6] 直前文の要約

[英文B]

[1] (ア) 第2段落第1文

(イ) 第2段落第1文

(ウ) 第2段落第3文

(エ) 第2段落第4文

[2] 第二段階のキーワードが trustworthiness、第一段階のキーワードが friendliness である。

(a) that seemed friendliest

(c) the most important factor

(d) the connection between social cues and communication

(e) were told がいずれも不適。

〔全訳〕

[英文A]

身長約20cmのロボホンは歩いたり話したりできる音声認知式ロボットであり、ゲームもダンスもできるし、プロジェクターで画像を壁にも映せる。さらには、表情認識機能もあって、あなたの現在の気分をつかむこともできる。人間をゆるく手本にした外見を持つこの日本製ロボットは、2本の手、2本の足、パッチリ開いた目、人懐っこい表情で直立している。その子供っぽい声と陽気なキャラクターは、あなたをたちまち、ギュッとハグして、一緒の友達になりたくさせる。ロボホンのようなロボットが、教師として、同僚として、病人や高齢者の助手として、さらには伴侶として、ますますわれわれの日常生活に入って来ているので、人間がロボットとの付き合いを快適に感じることが決定的に重要である。

人間とロボットの 1)円滑な付き合いを促進する方法を探求している研究が数百件、近年行われている。科学者とロボット工学者の一般的な合意点としては、生きているように見えないロボットは、人間との類似点が目につくロボット(おなじみの行動をする、など)よりも格段に魅力が落ちる。ロボットがより人間らしく見え始めると、人間はもっと積極的にロボットに反応する傾向にある。こうした人型ロボットに我々は共感しやすい。なぜならば、表情、体の位置、目線の動かし方、身振りなどの社会的手掛かりを通じて、自然でおなじみなやり方でコミュニケーションできるからだ。

しかし、「不気味の谷」として知られる俗説によれば、2)そうしたやり方でロボットを設計することには1つの問題がある。不気味の谷とは、我々がほぼ人間ではあるが、完全には人間でない物体に遭遇した時に生じる情緒反応の特徴的低下である。これは1970年に日本のロボット学者森政弘が初めて仮説化したものである。彼が気づいたところでは、ロボットがより人間らしくなると、人々はそういったロボットを機械的なロボットよりも受け入れやすく、魅力的に感じるものだが、これはある1点までしか当てはまらない。ロボットが人間には近いが、完全には人間でない、となると、人々は不安感、不快感を感じる。そして、人間らしさがこの地点を越えて増え、ロボットが人間に非常に近くなると、情緒反応は再びプラスになる。人間らしさと情緒反応の関係におけるこの特徴的な低下こそが、不気味の谷と呼ばれるものである。

非常に人間らしい外見を備えたどんなものでも不気味の谷効果の影響を受ける可能性があるが、人間に近いロ

ボットのすべてが不気味なわけではなく、不気味さの感じ方には個人差がある。では、不気味の谷効果に対してどんなデータが存在しているのか？ そして、人間に近いものが持つどんな特性が我々にそんなにも不快感を感じさせうるのか？

不気味の谷に関する科学的調査が始まったのは 2000 年代前半であり、これは、研究者たちが非常に本物らしい人型ロボットを設計可能になった時期と大体一致している。最初期の研究の１つによれば、人型ロボットへのマイナスの反応は、(あ)設計の上手・下手との関連性が強く、本物らしさのその段階でも生じうる。言い換えると、非常に本物らしい人型ロボット、非常に本物らしくない人型ロボットの両方が、不快感の原因になりうる。それはある種の身体的特徴、たとえば、肌の色の悪さ、病的な目、左右の顕著な非対称性、だらしない外見、などに関するものである。その反面、きれいな肌、左右対称性、整った外見、さらには、大きな目、普通よりも小さな鼻、大輪の笑顔などは、もしバランスがうまくとれていれば、(B)本物らしくないにもかかわらず、非常に(A)魅力的だと見られる可能性が依然としてある。この研究が不気味の谷効果を実際に発見したのは、被験者たちが本物らしくない人型ロボットから非常に本物らしい人型ロボットに至る一連の画像を見た時だが、この効果は同じ画像がさらに魅力的になった時には消失した。3)研究者たちの結論によれば、不気味の谷は存在しているかもしれないが、この現象は注意深く設計することで克服可能である。その後の多数の研究には、こうした結論を支持するものもあれば、対立するものもあり、研究者たちは不気味の谷がそもそも存在しているのかどうかさえも議論している。

[英文 B]

一貫性を欠く研究の歴史にもかかわらず、最近の研究は不気味の谷を支持する有力な証拠を提供している。これが初期の研究と異なるのは、1)カリフォルニア大学の生物統計学者たちの研究チームが、以前の研究で結果を曖昧にしていた可能性がある幾つかの問題を回避したかもしれないからだ。

不気味の谷効果が人間らしいロボットで起こるのかどうかを検証するために、研究者たちは第一段階として、実際に作られたロボットの写真 80 枚を用いた。従来用いていたのは、人間とロボットの顔を CG で混ぜたものだったが、これは不自然に歪んで、奇妙な特徴を生み出すことが多かったのだ。ロボットの顔は、マンガのようなものから、金属的なもの、さらには徹底的に本物らしいものまで幅広くした。オンラインマーケットプレイスで働く 66 人に、どれだけ機械的に見えるか、どれだけ人間的に見えるか、に基づいて１〜100 の尺度でロボットの顔を評価してもらい、彼らに１つの重要な質問について考えてもらった。この顔と毎日付き合うとしたら、楽しさはどれくらいですか？

研究者たちによれば、ロボットの人懐っこさの感じ方は、予測された不気味の谷曲線と厳密に一致していた。ロボットの顔が完全に機械的なものから、より人間らし

いものへと徐々に変わっていくにつれて、好ましいと感じる得点が上がり、下がり、そしてまた上がったのだ。

第二段階として、被験者たちはロボットに関する経済的投資ゲームをして、その信頼度を決定してもらうように依頼された。これが重要である理由は、社会的信用が付き合いたくなるかどうかの大部分だからである。被験者たちは最高 100 ドルをもらい、それぞれのロボットにいくらまでの金額を賭けられるか決めるように依頼された。その投資に見返りをもらえると期待した上でのことである。

結果はまたしても不気味の谷効果を強く示した。被験者たちが賭けた金額は、ロボットが人間に似始めると、最初は上がってから、大きく下がり、再び上がったのだ。

2

〔解答〕

(1) さ　(2) き　(3) え　(4) あ　(5) け
(6) う　(7) す　(8) お

〔出題者が求めたポイント〕

会話文

(1) まずは自己紹介から
(2)「理解できました？」→ そう思います
(3)「この発言に賛成ですか？」→ 絶対反対です
(4)「理由はもっとあります」→ 電子辞書、エアコン
(5)「あなたの論点はわかりました」、論点は科学技術なのですね。
(6) 面と向かって話すのが好きな人もいますが「あなたもそう思いませんか？」
　→ 個人的にはそう思います。私も友達と面と向かって話すのが好きです。
(7) equality of opportunity「機会の均等」
　→ the social status of ... is equal
(8)「これ(不平等の存続)に関して何か言いたいことはありますか？」

〔全訳〕

面接官：いいかな。あなたは三宅さくらさん、ですね。
さくら：そうです。
面接官：いいでしょう。では始めましょうか。(1)少しばかり、あなた自身の話から始めましょう。
さくら：私は三宅さくらです。19歳です。去年高校を卒業し、医大の入試のために自宅と予備校で勉強してきました。北海道出身ですが、今は東京に住んでいます。私の祖父が外科医なので、私も医者に、できれば外科医になることを夢見てきました。将来の目標は、海外の貧しい地域で診療をすることです。
面接官：よろしい。オッケー。それでは、ひとつ具体的な質問をしましょう。明瞭かつ簡潔に答えなければなりません。その後で、あなたの答えに対していくつか質問をさせてもらいます。あなたは、理由とともに回答を説明しなければなりません。(2)理解できました？
さくら：そう思います。

面接官：50年前に生きていた人は、今の我々よりもより幸運だったと思う人がいます。(3)この発言に賛成ですか？

さくら：私の回答は、明確にいいえ、です。50年前に暮らしていた人が、今の我々よりも幸運だと感じていたとは思いません。私が今幸運だと思う理由は…コンピュータとインターネットがあるからです。友人とコミュニケーションを取りたいときいつでも、ネットでとても簡単にそうすることができます。私の母は、携帯やスマホが利用できなかった当時、どれほど不便だったかを私に語ったことがあります。友だちと話をするのに、会う必要がない―素晴らしい！(4)そして理由はもっとあります。私の高校の英語の先生は、我々は電子辞書があってとても幸運だと言ったものです。先生とは違って、我々は重い紙の辞書を持ち歩く必要がない。それに…あ、我々にはエアコンもある。だから、ものすごく暑い季節でも快適に勉強することができます。

面接官：ありがとう、さくら。(5)あなたの論点は分かりました。あなたの意見は科学技術に焦点を当てていますね。オッケー、それでは、なぜ実際に会うことなく人と話をすることが素晴らしいと思うのですか？　人によっては面と向かって話すのが好きかもしれません。(6)あなたもそう思いませんか？

さくら：ええ、個人的にはそう思います。私も友達と面と向かって話すのが好きです。私が言いたいのは、50年前の状況と比べると、我々にはより多くの選択肢があり、それが素晴らしいのです。面と向かって話をするのは重要だと思います。でも、両方出来るのがすてきなのです。

面接官：分かりました。昔の人が持っていなくて、今我々が持っているものについて、何か他にも考えがありますか？

さくら：(7)はい。今我々には機会の平等があります。50年前に比べて、現代社会にはより多くの社会的、経済的選択肢があります。例えば最近では、ますます多くの女性が働くことが出来ます。我々の政府は、身体障害者の雇用を促進しており、そして、このことが彼らに社会的自立を与えていると、どこかで読んだことがあります。こうした人々―女性、貧しい人々、身体障害者、その他の人々―の社会的地位は、今や他の誰とも等しいと思います。最近まで、こうした人々は不公平に扱われたり、無視されたりしていた。

面接官：いいでしょう。しかし今日の社会においても、こうした人々が強く不平等を感じ、圧倒される多くの状況がまだ存在します。(8)これに関して、何か言いたいことはありますか？

さくら：50年前の社会に比べて、ますます多くの人々

がこうした人を助け、援助しています。人々は今日、個々人の違いを受け入れることが出来ます。だから、近い将来、全ての人々の状況は改善し、我々の社会の中で、みんな一緒に平和に暮らすでしょう。

面接官：よろしい。終了です。ありがとう。

さくら：ありがとうございます。

3
〔解答〕

[1] (c)　[2] (b)　[3] (a)　[4] (b)　[5] (c)

〔出題者が求めたポイント〕

受動態、形容詞、助動詞、語法、準動詞

[1] (c) pleasing → pleased

[2] (b) simply → simple

[3] (a) shall → should

[4] (b) to → 不要

[5] (c) to finish → finishing

4
〔解答〕

[1] (b)　[2] (a)　[3] (d)　[4] (d)　[5] (c)

〔出題者が求めたポイント〕

接続詞、熟語、時制、受動態

[1] 耳感染は、細菌が鼓膜の裏側に入った「時に生じる」

[2] pain medication「鎮痛剤」の wear off「効き目が切れる」

[3] come down with a cold「風邪を引く」

[4] 猫に餌をあげ「ていた時」、配達員が私宛の荷物を持って玄関の呼び鈴を鳴らした。

[5] need to be *done* = need *doing*「～される必要がある」

数 学

解答

29年度

1

〔解答〕

(1) ア 3　　(2) イ i　　(3) ウ 256　　(4) エ $\dfrac{32}{81}\pi$

(5) オ 1120

〔出題者が求めたポイント〕

(1) 極限値

$\sum_{k=1}^{n} k^2 = \dfrac{1}{6}n(n+1)(2n+1)$

分母，分子を n^3 で割る。

(2) 複素数

$(\cos\theta + i\sin\theta)^n = \cos n\theta + i\sin n\theta$

$(\cos\alpha + i\sin\alpha)(\cos\beta + i\sin\beta)$
$= \cos(\alpha+\beta) + i\sin(\alpha+\beta)$

$\cos(2n\pi+\theta) + i\sin(2n\pi+\theta) = \cos\theta + i\sin\theta$

(3) 積分法

C_1, C_2 を連立方程式で交点の x 座標 α, β を求める。

$C_2 - C_1$ を $x = \alpha$ から $x = \beta$ まで定積分する。

$ax^2 + bx + c = 0$ の解を α, β $(\alpha < \beta)$ とする。

$\int_{\alpha}^{\beta}(ax^2 + bx + c)dx = -\dfrac{a}{6}(\beta-\alpha)^3$

(4) 微分法

球面の1点を A, 球の中心を C とする。円錐の頂点を A とし, 底面を AC に垂直な平面（円）とし, 底面と AC との交点を H とする。CH $= x$ として, 底面の円の半径 r, AH を x で表わす。円錐の体積 V を x で微分し増減表をつくる。

$V = \dfrac{1}{3}\pi r^2 \cdot$ AH

(5) 場合の数

11 以下の素数を求め, 1〜9 で同じものを用いてもよいことで4つの数が求めた素数になるものを書き出して調べる。

〔解答のプロセス〕

(1) $\sum_{k=1}^{n} k^2 = \dfrac{1}{6}n(n+1)(2n+1)$

分数の分母, 分子を n^3 で割る。

$\lim_{n\to\infty} \dfrac{\dfrac{1}{n^3}+\dfrac{1}{n^2}+\dfrac{1}{n}+1}{\dfrac{1}{6}\cdot 1\left(1+\dfrac{1}{n}\right)\left(2+\dfrac{1}{n}\right)} = \dfrac{1}{\dfrac{2}{6}} = 3$

(2) 37 回転すると，

$\dfrac{13}{18}\cdot 37\pi = \dfrac{481}{18}\pi = \left(13\cdot 2 + \dfrac{13}{18}\right)\pi$

$\cos\dfrac{13}{18}\cdot 37\pi + i\sin\dfrac{13}{18}\cdot 37\pi = \cos\dfrac{13}{18}\pi + i\sin\dfrac{13}{18}\pi$

A_n は，

$\left\{\cos\left(-\dfrac{2}{9}\pi\right) + i\sin\left(-\dfrac{2}{9}\pi\right)\right\}\left\{\cos\dfrac{13}{18}\pi + i\sin\dfrac{13}{18}\pi\right\}$

$= \left\{\cos\left(\dfrac{13}{18}-\dfrac{2}{9}\right)\pi + i\sin\left(\dfrac{13}{18}-\dfrac{2}{9}\right)\pi\right\}$

$= \cos\dfrac{1}{2}\pi + i\sin\dfrac{1}{2}\pi = i$

(3) $\dfrac{5}{3}x^2 + 2x - 27 = -\dfrac{4}{3}x^2 - 4x + 18$

$-3x^2 - 6x + 45 = 0$, より

$-3(x+5)(x-3) = 0$

交点の x 座標は，-5, 3

$\int_{-5}^{3}(-3x^2 - 6x + 45)dx$

$= -\dfrac{-3}{6}\{3-(-5)\}^3 = \dfrac{8^3}{2} = 256$

(4) 球面の一点を A, 球の中心を C とし, AC に垂直な平面を底面とする。底面と直線 AC との交点を H, 底面の円の半径を r とし, CH $= x$, 円錐の体積を V とする。

$r^2 = 1 - x^2$

$V = \dfrac{1}{3}(1-x^2)\pi(1+x)$

$= \dfrac{\pi}{3}(-x^3 - x^2 + x + 1)$

$V' = \dfrac{\pi}{3}(-3x^2 - 2x + 1) = -\dfrac{\pi}{3}(3x-1)(x+1)$

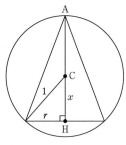

x	0		$\dfrac{1}{3}$		1
V'		$+$	0	$-$	
V		↗	最大	↘	

$x = \dfrac{1}{3}$ のとき最大となり, 最大値は，

$V = \dfrac{\pi}{3}\left(1-\dfrac{1}{9}\right)\left(1+\dfrac{1}{3}\right) = \dfrac{1}{3}\cdot\dfrac{8}{9}\cdot\dfrac{4}{3}\pi = \dfrac{32}{81}\pi$

(5) 4 以上の 11 以下の素数は, 5, 7, 11

4つの数字の和がこれになるのは, 小さい順に並べて表わすと，

数字	1	1	1	1	1	1	1	1	1	1	1	2	2	2
	1	1	1	2	1	1	1	1	2	2	2	2	2	3
	1	1	2	2	1	3	3	3	2	3	3	2	3	3
	2	4	3	2	8	3	7	6	6	5	4	5	4	3
和	5	7	7	7	11	11	11	11	11	11	11	11	11	11

の 15 通り

色の出方の組合せは，

(i) 同じ数字が3つ, 他の数字が1つのとき上の表より 6 通り。色の選び方は，

$_4C_3 \times {}_4C_1 = 16$
よって，
$6 \times 16 = 96$ 通り
(ii) 同じ数字が2つ，残り2つが異なる数字のとき上の表より8通り。色の選び方は，
$_4C_2 \times {}_4C_1 \times {}_4C_1 = 96$ 通り
よって
$8 \times 96 = 768$ 通り
(iii) すべて数字が異なるとき上の表より (1, 2, 3, 5) の1通り。色の選び方は，
$({}_4C_1)^4 = 256$ 通り。
(i)(ii)(iii)より
$96 + 768 + 256 = 1120$ 通り

2

〔解答〕

(1) カ $\dfrac{n-2}{n}$ キ 4

(2) (3, 3), (3, 4), (3, 5), (4, 3), (5, 3)

(3) ク 3   ケ $\dfrac{9}{2}$ コ 5   サ 20

〔出題者が求めたポイント〕

場合の数，図形と計量

(1) 正 n 角形の内角の和は，$(n-2) \times 180°$

(2) n, m が1か2だと，$n-2, m-2$ は $-1, 0$ だから，他方はすべての自然数で成り立つ。
$n = 3, 4, 5, \cdots$，のとき，m がいくつなら成り立つか書きだしていく。

(3) 1つの正六角形で，他の正六角形と重なる点の数と辺の数を調べる。順に n, m とする。
$v = \left\{\dfrac{n}{2} + (6-n)\right\}b$, $e = \left\{\dfrac{m}{2} + (6-m)\right\}b$

1つの正五角形で，他の正五角形と重なる頂点はないし，各頂点は必ず2つの正六角形と正五角形とが交わっている。
$ka = lb$ のとき，$a = ln, b = kn$ で n がいくつか考える。

〔解答のプロセス〕

(1) 正 n 角形の内角の和は，$(n-2) \times 180°$

正 n 角形の一つの内角の大きさは，$\dfrac{n-2}{n} \times 180°$

$\dfrac{n-2}{n} \times 180° \times m < 360°$ より

$(n-2)m < 2n$ よって $mn - 2m - 2n < 0$

従って，$(n-2)(m-2) < 4$

(2) 正 n 角形であるから，$n, m \geq 3$
よって3以上の n, m は，

$n-2$	1	1	2	1	3
$m-2$	1	2	1	3	1
積	1	2	2	3	3
n	3	3	4	3	5
m	3	4	3	5	3

(3, 3), (3, 4), (4, 3), (3, 5), (5, 3)

(3) 各頂点は，正六角形が2つと正五角形1つが接する。

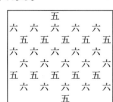

$v = \dfrac{6b}{2} = 3b$

$v = 5a$

各辺は，正六角形は3つが正六角形と接し，残り3つが正五角形と接している。

$e = \left(\dfrac{3}{2} + 3\right)b = \dfrac{9}{2}b$

$3b = 5a$ より

a は3の倍数，b は5の倍数である。

正六角形と正五角形の並びは上段から右図のようになっているので，

$b = 20$

	五
六 六 六 六 六	
五 五 五 五 五	
六 六 六 六 六	
六 六 六 六 六	
五 五 五 五 五	
六 六 六 六 六	
	五

3

〔解答〕

(1) e   (2) 平均 30.00   分散 39.55

(3) c   (4) B, C, E

〔出題者が求めたポイント〕

統計

(1) 箱ひげ図は，第1四分位数 Q_1，第2四分位数(中央値) Q_2，第3四分位数 Q_3 とすると

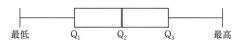

Q_1, Q_2, Q_3 の値を調べる。

(2) X の平均を $E(X)$，分散を $V(X)$ で表わすと，
$V(X) = E(X^2) - \{E(X)\}^2$
X の総合計を $S(X)$，n を地点の数で表わすと，
$S(X) = nE(X)$, $S(X^2) = nE(X^2)$

(3) 平均の位置と，相関係数が正負で判断する。相関係数が正だと右上り，負だと右下り。

(4) 表を見て判断する。

〔解答のプロセス〕

(1) 45の地点から，4等分する。
Q_1, Q_2, Q_3 を第1四分位数，第2四分位数，第3四分位数とし，濃度が低い順に1〜45と順位をつける。
表と合っている○，合ってない×とすると

	順位	濃度	a	b	c	d	e
最低	1	10〜15	×	×	○	×	○
Q_1	11, 12	20 前後	×	○	○	○	○
Q_2	23	25〜30	×	○	×	○	○
Q_3	33, 34	30〜35	○	○	○	○	○
最高	45	40〜45	×	○	○	×	○

すべて○なのは，e

(2) 各地点の濃度を x_i とし,

$$S(X) = \sum_{k=1}^{n} x_i, \quad S(X^2) = \sum_{k=1}^{n} x_i^2, \quad E(X) = \frac{S(X)}{n}$$

$$V(X) = E(X^2) - \{E(X)\}^2 \quad とする。$$

全体　$S(X) = 27 \times 45 = 1215$

$\quad\quad E(X^2) = V(X) + \{E(X)\}^2$

$\quad\quad\quad\quad\quad = 47 + 27^2 = 776$

$\quad\quad S(X^2) = 776 \times 45 = 34920$

郊外　$S(X) = 24.6 \times 25 = 615$

$\quad\quad E(X^2) = 40 + (24.6)^2 = 645.16$

$\quad\quad S(X^2) = 645.16 \times 25 = 16129$

都市　$S(X) = 1215 - 615 = 600$

$\quad\quad$平均は，$E(X) = \dfrac{600}{20} = 30$

$\quad\quad S(X^2) = 34920 - 16129 = 18791$

$\quad\quad E(X^2) = \dfrac{18791}{20} = 939.55$

$\quad\quad$分散は，$V(X) = 939.55 - 30^2 = 39.55$

(3) 平均の位置を見ると，c, d

相関係数正より右上りは，a, b, c

従って，c が最も適切である。

(4) ○なのは，B, C, E

4

〔解答〕

解答のプロセスを参照

〔出題者の求めたポイント〕

命題, 証明

(1) (i)に $a = 0$, $b = 0$ を代入する。

(2) (ii)に $a = 1$, $b = 1$ を代入する。

(3) (i)を使って，数学的帰納法により証明する。

(4) (ii)を使って，$f\left(\dfrac{1}{n}\right) = \dfrac{1}{n}$ から $f\left(\dfrac{m}{n}\right) = \dfrac{m}{n}$ を証明し

ていく。

(5) 背理法で証明する。

(i)を使って，$\alpha + \beta = q$ で q が有理数のとき，

$f(\alpha) < 0$, $f(\beta) < 0$ で $f(q) = f(\alpha) + f(\beta)$ が

右辺 > 0，左辺 < 0 の矛盾へ導く。

〔解答のプロセス〕

(1) $0 = 0 + 0$ より $f(0) = f(0) + f(0)$

両辺から $f(0)$ を引くと，$0 = f(0)$

従って，$f(0) = 0$

(2) $1 = 1 \times 1$ より $f(1) = f(1)f(1)$

両辺を $f(1)$ で割ると，$1 = f(1)$

従って，$f(1) = 1$

(3) (2)より，$f(1) = 1$

$n = k$ のとき，$f(k) = k$ が成り立つとする。

$n = k + 1$ のとき，

$f(k+1) = f(k) + f(1) = k + 1$ で成り立つ。

よって，数学的帰納法により　すべての自然数 n で

$f(n) = n$

(4) 正の有理数 q は，自然数 m, n で，$q = \dfrac{m}{n}$ と表せる。

$1 = n \times \dfrac{1}{n}$ より $f(1) = f(n)f\left(\dfrac{1}{n}\right)$

$1 = nf\left(\dfrac{1}{n}\right)$ なので，$f\left(\dfrac{1}{n}\right) = \dfrac{1}{n}$

$\dfrac{m}{n} = m \times \dfrac{1}{n}$ より $f\left(\dfrac{m}{n}\right) = f(m)f\left(\dfrac{1}{n}\right)$

よって，$f\left(\dfrac{m}{n}\right) = m \cdot \dfrac{1}{n} = \dfrac{m}{n}$

従って，$f(q) = q$

(5) 正の実数 t_0 で $f(t_0) < 0$ となるものがあるとする。

$f(t_0 + t_1) = f(t_0) + f(t_1)$ なので，

$f(t_1) < |f(t_0)|$ なるとき，$f(t_0 + t_1) < 0$

$f(t_1) < |f(t_0)|$, $f(t_2) < |f(t_0)|$, $t_0 + t_1 + t_0 + t_2 = q$

となる t_1, t_2 と有理数 q が存在する。

$t_0 + t_1 = \alpha$, $t_0 + t_2 = \beta$ とすると $\alpha + \beta = q$ で

$f(\alpha) < 0$, $f(\beta) < 0$

$f(\alpha + \beta) = f(\alpha) + f(\beta) < 0$

$f(\alpha + \beta) = f(q) = q > 0$

となり，矛盾する。

従って，仮定が間違いで，どんな実数 t についても

$f(t) > 0$ である。

物 理

解答 　　29年度

❶
〔解答〕

[1] ① dL^3g 　② $P+dhg$ 　③ dhg 　④ $\dfrac{1}{6}dhg$

　　⑤ 0

[2] ⑥ $\dfrac{3}{5}$ 　⑦ $\dfrac{1}{5}$ 　⑧ $\dfrac{2}{5}$ 　⑨ $\dfrac{3}{2}\pi$

　　⑩ 正弦波(調和波)

[3] ⑪ リュードベリ 　⑫ $m+1$ 　⑬ 2

　　⑭ バルマー 　⑮ フラウンホーファー

[4] ⑯ $PV=NkT$ 　⑰ 100 　⑱ 0 　⑲ -40

　　⑳ 100

〔出題者が求めたポイント〕

浮力と圧力，波の式，水素原子のスペクトル，気体の状態変化

〔解答のプロセス〕

[1] ① 浮力の大きさ F [N]は，立方体が押しのけた体積分の液体にかかる重力の大きさに等しいから

　　$F=dL^3g$ [N] 　…(答)

② 立方体の上面が受ける全圧力 P_1 [Pa]は，大気圧と立方体の上側にある液体の圧力の合計だから

　　$P_1=P+dhg$ [Pa] 　…(答)

③ 液体のみでは dhg [Pa] 　…(答)

④ 月面上では大気圧が0で，重力加速度は $\dfrac{1}{6}g$ であるから，立方体の上面が受ける圧力 P_2 [Pa]は

　　$P_2=dh\times\dfrac{1}{6}g=\dfrac{1}{6}dhg$ [Pa] 　…(答)

⑤ 無重力状態では立方体の各面が受ける圧力はすべて等しいから，浮力は0。 　…(答)

[2] ⑥ 山と谷の変位差は振幅 A [m]の2倍であるから

　　$2A=\dfrac{3}{5}$ [m] 　…(答)

⑦ $x=0$ の点での時間変化の式は

　　$y=\dfrac{3}{10}\sin 10\pi t$

　周期 T [s]の時間で位相が 2π ずれることから

　　$10\pi T=2\pi$ 　∴ $T=\dfrac{1}{5}$ [s] 　…(答)

⑧ $t=0$ の時刻での波形の式は

　　$y=-\dfrac{3}{10}\sin 5\pi x$

　波長 λ [m]の距離で位相が 2π ずれることから

　　$5\pi\lambda=2\pi$ 　∴ $\lambda=\dfrac{2}{5}$ [m] 　…(答)

⑨ $\dfrac{3}{2}$ [m]$=\dfrac{15}{4}\lambda=3\dfrac{3}{4}\lambda$

したがって，位相の遅れ ϕ は $\dfrac{3}{4}$ 波長に相当する角度だから

　　$\phi=2\pi\times\dfrac{3}{4}\lambda=\dfrac{3}{2}\pi$ 　…(答)

[3] 水素原子のスペクトルに関する説明文。太陽から発せられる連続スペクトル中に，太陽大気中の原子による吸収によって現れる暗線をフラウンホーファー線という。

[4] ⑯ 気体定数 R は $R=Nk$ とかけるから，状態方程式は

　　$PV=NkT$ 　…(答)

⑰ 気体に与えた熱量を Q [J]，気体が外部からなされた仕事を W [J]とするとき，気体の内部エネルギー変化 ΔU [J]は熱力学第1法則より

　　$\Delta U=Q+W$

　定積変化のとき，気体が外部からなされる仕事は0だから

　　$\Delta U=Q=100$ [J] 　…(答)

⑱ 温度が一定のとき，内部エネルギー変化は0。

　　　　　　　　　　　　…(答)

⑲ 熱力学第1法則より

　　$W=\Delta U-Q=60-100=-40$ [J] 　…(答)

⑳ 断熱変化のとき，$Q=0$ より

　　$\Delta U=W=100$ [J] 　…(答)

❷
〔解答〕

[1] 小球： $ma=N$

　　　板：$Ma=-kx-N$

[2] $D\sqrt{\dfrac{k}{M+m}}$ 　[3] $\dfrac{\pi}{2}\sqrt{\dfrac{M+m}{k}}$

[4] $y=D\sqrt{\dfrac{M}{M+m}}\sin\left(\sqrt{\dfrac{k}{M}}t\right)$

[5] $\dfrac{\pi D}{2}\sqrt{\dfrac{M}{M+m}}$

〔出題者が求めたポイント〕

ばねに繋がれた物体の運動，単振動

〔解答のプロセス〕

[1] 小球の運動方程式は

　　$ma=N$ 　…(答)

　板の運動方程式は

　　$Ma=-kx-N$ 　…(答)

[2] 求める速さを v_0 とすると，力学的エネルギー保存則より

　　$\dfrac{1}{2}kD^2=\dfrac{1}{2}(M+m)v_0^2$

　　∴ $v_0=D\sqrt{\dfrac{k}{M+m}}$ 　…(答)

〔3〕 一体となって運動しているとき，〔1〕の2式より N を消去して

$$a = -\frac{k}{M+m}x$$

よって角振動数 $\omega = \sqrt{\dfrac{k}{M+m}}$ より，周期 T は

$$T = \frac{2\pi}{\omega} = 2\pi\sqrt{\frac{M+m}{k}}$$

$x=0$ の位置に到達するのは $\dfrac{1}{4}$ 周期後だから，求める時間 t は

$$t = \frac{T}{4} = \frac{\pi}{2}\sqrt{\frac{M+m}{k}} \quad\cdots(答)$$

〔4〕 小球が板から離れるのは $N=0$ となる位置だから，$x=0$ の位置である。小球が離れた後の板の運動方程式は

$$Ma = -kx \quad \therefore \quad a = -\frac{k}{M}x$$

よって，角振動数 ω' は

$$\omega' = \sqrt{\frac{k}{M}}$$

振幅を A とすると $v_0 = A\omega'$ より

$$A = \frac{v_0}{\omega'} = D\sqrt{\frac{M}{M+m}}$$

したがって，時刻 t における板の位置座標は

$$x = A\sin\omega' t = D\sqrt{\frac{M}{M+m}}\sin\left(\sqrt{\frac{k}{M}}\,t\right) \quad\cdots(答)$$

〔5〕 板の単振動の周期 T' は

$$T' = \frac{2\pi}{\omega'} = 2\pi\sqrt{\frac{M}{k}}$$

よって，ばねが最初にもっとも伸びた瞬間の時刻 t' は

$$t' = \frac{T'}{4} = \frac{\pi}{2}\sqrt{\frac{M}{k}}$$

小球は v_0 の等速で運動するから，時刻 t' における小球の位置は

$$x = v_0 t' = D\sqrt{\frac{k}{M+m}} \times \frac{\pi}{2}\sqrt{\frac{M}{k}}$$
$$= \frac{\pi D}{2}\sqrt{\frac{M}{M+m}} \quad\cdots(答)$$

3
〔解答〕

〔1〕 $4\pi kQ$ 　〔2〕 $\dfrac{4\pi kQ}{S}$ [N/C]

〔3〕 $\dfrac{4\pi kQd}{S}$ [V] 　〔4〕 $\dfrac{2\pi kQ^2}{S}$ [N]

〔5〕1) 電位：(イ)，　電場：(コ)
　　2) 電位：(エ)，　電場：(サ)

〔出題者が求めたポイント〕
コンデンサーの極板間の電場
〔解答のプロセス〕
〔1〕 極板 A から出た電気力線がすべて極板 B に入る

から，極板間の電気力線の本数 N は

$$N = 4\pi kQ \quad\cdots(答)$$

〔2〕 N 本の電気力線が面積 S から出て行くから，$1\,\mathrm{m}^2$ 当たりの本数，すなわち電場の大きさ E [N/C] は

$$E = \frac{N}{S} = \frac{4\pi kQ}{S} \text{ [N/C]} \quad\cdots(答)$$

〔3〕 極板間の電圧 V [V] は

$$V = Ed = \frac{4\pi kQd}{S} \text{ [V]} \quad\cdots(答)$$

〔4〕 極板間隔が d のときの静電エネルギー U [J] は

$$U = \frac{1}{2}QV = \frac{2\pi kQ^2 d}{S} \text{ [J]}$$

間隔を Δd だけ広げたときの静電エネルギー U' [J] は

$$U' = \frac{2\pi kQ^2(d+\Delta d)}{S}$$

静電エネルギーの変化分 ΔU [J] は

$$\Delta U = \frac{2\pi kQ^2 \Delta d}{S}$$

これが，極板間に働く引力 F [N] に逆らって Δd だけ広げるのに外力がする仕事に等しいから

$$F\Delta d = \frac{2\pi kQ^2 \Delta d}{S}$$

$$\therefore \quad F = \frac{2\pi kQ^2}{S} \text{ [N]} \quad\cdots(答)$$

〔5〕 (1) 不導体（誘電体）中では電場は弱くなり，電位の変化が緩やかになる。
　　(2) 導体中では電場は0であり，等電位となる。

4
〔解答〕

〔1〕 $\sqrt{\dfrac{2eV}{m}}$ [m/s] 　〔2〕 $\dfrac{h}{\sqrt{2meV}}$ [m]

〔3〕 $\dfrac{I}{e}$ [個/s] 　〔4〕 $\dfrac{hc}{eV}$ [m]

〔5〕特性 X 線（固有 X 線） 　〔6〕 $\dfrac{hc}{\lambda_1}$ [J]

〔7〕(b), (d), (f) 　〔8〕 $\dfrac{hc\lambda_1}{hc-E\lambda_1}$ [m]

〔出題者が求めたポイント〕
X 線の発生
〔解答のプロセス〕
〔1〕 熱電子に電場がする仕事は eV であるから，速さを v [m/s] とすると

$$\frac{1}{2}mv^2 = eV \quad \therefore \quad v = \sqrt{\frac{2eV}{m}} \text{ [m/s]} \quad\cdots(答)$$

〔2〕 電子の運動量 p [kg·m/s] は

$$p = mv = \sqrt{2meV}$$

とかけるから，電子波の波長 λ_e [m] は

$$\lambda_e = \frac{h}{p} = \frac{h}{\sqrt{2meV}} \text{ [m]} \quad\cdots(答)$$

〔3〕 毎秒 I [C] の電気量が移動するから，電子の個数 n は

$$n = \frac{I}{e} \text{ [個/s]} \quad \cdots \text{(答)}$$

〔4〕 電子の運動エネルギーのすべてが光子のエネルギーに変換したときの波長が λ_0 であるから

$$\frac{hc}{\lambda_0} = eV \quad \therefore \quad \lambda_0 = \frac{hc}{eV} \text{ [m]} \quad \cdots \text{(答)}$$

〔5〕 特性 X 線(固有 X 線)

〔6〕 すぐ上の励起状態から基底状態に移るときの波長が λ_1 である。エネルギー差に相当する波長の X 線が出てくるからエネルギー準位の差 ΔE [J]は

$$\Delta E = \frac{hc}{\lambda_1} \text{ [J]} \quad \cdots \text{(答)}$$

〔7〕 電子の運動エネルギーは衝突によって，一部が X 線光子のエネルギーに変わり，また一部が陽極の金属の熱エネルギーに変わる。よって，エネルギー準位を上げるのに使われる λ_1，λ_2 以外の波長の X 線が温度上昇に関係する。

〔8〕 基底状態のエネルギー準位 E_1 [J]は

$$E_1 = E - \frac{hc}{\lambda_1}$$

基底状態にある電子を電離させることができなくなったときの電圧を V_0 [V]とすると

$$eV_0 = 0 - E_1 = \frac{hc}{\lambda_1} - E$$

このときに発生する X 線の最短波長を λ_m [m]とすると

$$\frac{hc}{\lambda_m} = \frac{hc}{\lambda_1} - E$$

$$\frac{hc}{\lambda_m} = \frac{hc - E\lambda_1}{\lambda_1}$$

$$\therefore \quad \lambda_m = \frac{hc\lambda_1}{hc - E\lambda_1} \text{ [m]} \quad \cdots \text{(答)}$$

5
〔解答〕

〔1〕 44℃　〔2〕 0.025 倍

〔3〕 水の比熱：$\frac{3}{100} W$ [J/g・K]

　　氷の比熱：$\frac{3}{200} W$ [J/g・K]

　　融解熱：$\frac{12}{5} W$ [J/g]

〔4〕 3℃　〔5〕 5℃

〔出題者が求めたポイント〕

熱と温度，比熱・熱容量

〔解答のプロセス〕

〔1〕 熱平衡のときの温度を t_1 [℃]とすると，水の比熱を c_w [J/g・K]として

$$150c_w(t_1 - 20) = 100c_w(80 - t_1)$$

$$\therefore \quad t_1 = 44 \text{ [℃]} \quad \cdots \text{(答)}$$

〔2〕 水および鉄球の熱容量を M [J/K]，xM [J/K]と

おくと

$$M(25 - 20) = xM(225 - 25)$$

$$\therefore \quad x = \frac{5}{200} = 0.025 \text{ [倍]} \quad \cdots \text{(答)}$$

〔3〕 水は 60 秒間で温度が 20 K 上昇したから，

$$100 \times c_w \times 20 = 60W$$

$$\therefore \quad c_w = \frac{3}{100} W \text{ [J/g・K]} \quad \cdots \text{(答)}$$

氷は 30 秒間で温度が 20 K 上昇したから，氷の比熱を c_i [J/g・K]として

$$100 \times c_i \times 20 = 30W$$

$$\therefore \quad c_i = \frac{3}{200} W \text{ [J/g・K]} \quad \cdots \text{(答)}$$

0℃ 100 g の氷がすべて水になるまでに 240 秒の時間がかかったから，融解熱 q [J/g]は

$$q = \frac{240W}{100} = \frac{12}{5} W \text{ [J/g]} \quad \cdots \text{(答)}$$

〔4〕 水と氷がともにちょうど 0℃ になった状態で平衡になったから

$$100c_w(t - 0) = 20c_i\{0 - (-30)\}$$

$$\therefore \quad 100 \times \frac{3}{100} W \times t = 20 \times \frac{3}{200} W \times 30$$

$$\therefore \quad t = 3 \text{ [℃]} \quad \cdots \text{(答)}$$

〔5〕 氷 20 g がすべて融けて t_2 [℃]になったとすると，20 g の氷が得た熱量 Q は

$$Q = 20c_i \times 30 + 20q + 20c_w t_2 = (57 + 0.6t_2)W$$

これが 100 g の水が失った熱量に等しいから

$$100 \times \frac{3}{100} W(25 - t_2) = (57 + 0.6t_2)W$$

$$\therefore \quad t_2 = 5 \text{ [℃]} \quad \cdots \text{(答)}$$

化　学

解答

29年度

1

〔解答〕

〔1〕　1) $Ba(OH)_2 + CO_2 \longrightarrow BaCO_3 + H_2O$

　　　2) 胃の中は酸性なので，炭酸バリウムは分解し，有害なバリウムイオンとなって溶ける。硫酸バリウムは水に不溶で無害である。

〔2〕　1) 1.0×10^{-4} (mol/L)

　　　2) pH：10.3

〔3〕　3.8×10^{-4} (mol)

〔出題者が求めたポイント〕

中和反応，沈澱反応に関する基礎的な問題

〔解答のプロセス〕

〔1〕　1) $Ba(OH)_2 + CO_2 \longrightarrow BaCO_3(白色沈澱) + H_2O$

　　　2) 胃の中は塩酸酸性で，炭酸塩は分解する。

　　　炭酸バリウムは分解し，CO_2を発生し，生成するBa^{2+}は水に溶ける。Ba^{2+}は有毒である。$BaSO_4$は酸性にしても溶けない。従って，無毒である。

$$BaCO_3 + 2H^+ \longrightarrow Ba^{2+}(有毒) + H_2O + CO_2$$

〔2〕　1) $Ba(OH)_2 + 2HCl \longrightarrow BaCl_2 + 2H_2O$

$Ba(OH)_2 : x$ (mol/L)　　$Ba(OH)_2$ は 2 価

$$2 \times x \times \frac{100}{1000} = 1 \times 1.0 \times 10^{-3} \times \frac{20}{1000}$$

$$x = 1.0 \times 10^{-4} \text{(mol/L)} \cdots\cdots \text{(答)}$$

　　　2) $Ba(OH)_2 \longrightarrow Ba^{2+} + 2OH^-$

$$[OH^-] = 1.0 \times 10^{-4} \times 2 = 2.0 \times 10^{-4} \text{(mol/L)}$$

$$[H^+] = (1.0 \times 10^{-14}) / (2.0 \times 10^{-4})$$

$$= (1/2)(1.0 \times 10^{-10})$$

$$pH = -\log[H^+] = 10 + \log 2 = 10.3 \cdots\cdots \text{(答)}$$

〔3〕　反応した CO_2

$$(2.0 \times 10^{-3} - 1.0 \times 10^{-4}) \times \frac{200}{1000}$$

$$= 3.8 \times 10^{-4} \text{(mol)} \cdots\cdots \text{(答)}$$

2

〔解答〕

〔1〕　A：$AgCl$　B：CuS　C：$Fe(OH)_2$

〔2〕　1) 感光性

　　　2) 二酸化窒素，下方置換

　　　3) $Ag_2O + 4NH_3 + H_2O \longrightarrow 2[Ag(NH_3)_2]^+ + 2OH^-$

　　　4) 銀鏡反応，銀

　　　5) $:\!\overset{..}{C}\!::\!\overset{..}{O}\!:$
　　　　　　$\overset{|}{H}$

〔3〕　1) (イ)

　　　2) 3.6×10^4 (C)

　　　3) 1.2×10 (g)

　　　4) 白金，イオン化傾向が銅より小さいため。

　　　5) 電気分解

〔4〕　1) (ウ)(オ)(キ)

2) 2.4×10^{-4} (mol)

〔出題者が求めたポイント〕

無機化合物に関する，イオンの分離，金属の性質，電気分解，沈殿滴定に関する問題

〔解答のプロセス〕

〔1〕　　　(Ag^+, Cu^{2+}, Fe^{3+})

　　　　　↓← HCl で白色沈澱 $AgCl$：沈澱 A

　　　　　(Cu^{2+}, Fe^{3+})

　　　　　↓← H_2S で黒色沈澱 CuS：沈澱 B

　　　　　$(Fe^{2+}) \cdots H_2S$ で Fe^{3+} が還元される

　　　　　↓← NaOH

　　　　　緑白色沈澱 C：$Fe(OH)_2$

〔2〕　1) $AgCl$ は光が当たると Ag を遊離して黒くなる。

　　　$AgCl$ の感光性：$2AgCl \longrightarrow$ 光 $\longrightarrow 2Ag(黒色) + Cl_2$

　　　2) Ag は濃硝酸に溶ける。

$$Ag + 2HNO_3 \longrightarrow AgNO_3 + H_2O + NO_2$$

　　　発生する気体 NO_2(二酸化窒素)は水に溶けるため，また空気より重いため，下方置換で捕集する。

　　　・$AgNO_3$ に少量のアンモニアを加えると，褐色の Ag_2O が沈澱する。

$$2Ag^+ + 2OH^- \longrightarrow (2AgOH) \longrightarrow Ag_2O + H_2O$$

　　　・Ag_2O は過剰のアンモニアに錯イオンを形成して溶ける。

$$Ag_2O + 4NH_3 + H_2O \longrightarrow 2[Ag(NH_3)_2]^+ + 2OH^-$$

　　　4) 5) グルコースはアルデヒド基を持ち，アンモニア性硝酸銀溶液を還元して，銀を遊離する。これを銀鏡反応という。

　　　アルデヒド基の構造は次のようであり，1 本の線に 1 対の電子対が対応する。このとき，酸素原子には 2 組の非共有電子対が存在する。

　　　(グルコースの残りの部分)-C=O
　　　　　　　　　　　　　　　　$\overset{|}{H}$

〔3〕　1) CuS, Ni, Pt を混合して加熱することにより，Cu, Ni, Pt の合金を作ることができる。この時 CuS は還元されやすいため，Cu となる(銅の精錬で粗銅をつくる反応である)。

$$CuS + O_2 \longrightarrow Cu + SO_2$$

　　　2) 電気量：$10 \times 1 \times 60 \times 60 = 3.6 \times 10^4$ (C)

　　　3) $Cu^{2+} + 2e^- \longrightarrow Cu$

　　　電子 e^- 2 mol で，Cu 1 mol(63.6 g)生成する。

$$\frac{3.6 \times 10^4}{9.65 \times 10^4} \times \frac{1}{2} \times 63.6 = 11.86$$

$$= 1.2 \times 10 \text{ (g)} \cdots\cdots \text{(答)}$$

　　　4) 白金(Pt)は銅よりイオン化傾向が小さく，溶解して陽イオンにはならない。単体のまま，陽極泥として陽極付近に沈澱する。なお，ニッケル(Ni)は溶解するが，Cu^{2+} の方が Ni^{2+} よりイオン化傾向が小さく還元されやすいため，Ni は析出しない。

　　　5) 電気分解という。

〔4〕 沈殿 C：$Fe(OH)_2$ → 空気で酸化
→ 沈殿 D：$Fe(OH)_3$
$Fe(OH)_3$ を塩酸に溶かす。
$Fe(OH)_3 + 3HCl \rightarrow FeCl_3(溶液) + 3H_2O$
HCl をすべて除き，$FeCl_3$ だけとし，水に溶かす。
溶液 E：$FeCl_3 \rightarrow Fe^{3+} + 3Cl^-$
1) 塩化鉄(Ⅲ)反応をするのは，芳香環に直接 OH が結合した構造を持つもの。
（ウ）o-クレゾール：$C_6H_4(CH_3)OH$
（オ）サリチル酸メチル：$C_6H_4(OH)COOCH_3$
（キ）1-ナフトール：ナフタレンに直接 OH が結合している。
2) $Cl^- + Ag^+ \rightarrow AgCl$
Cl^- を x (mol) とする。
$x = 0.20 \times \dfrac{3.6}{1000} = 7.2 \times 10^{-4}$ (mol)
Fe^{3+} は Cl^- の 3 分の 1 だから
$(1/3)x = 2.4 \times 10^{-4}$ (mol) ……（答）
なお，クロム酸カリウム K_2CrO_4 は滴定の終点を決める指示薬である。Ag^+ を Cl^- に加えていくとき，Cl^- がすべて反応し終ってから，Ag^+ と CrO_4^{2-} とが反応し赤褐色の沈殿 Ag_2CrO_4 が生成する。鋭敏で見やすいので，反応の終点が分かる。

3
〔解答〕
〔1〕 （ヘ）
〔2〕 2.0 (g)
〔3〕 1)

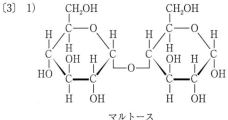

マルトース

2) グリコシド結合
3) 9.2×10 (g)
〔4〕 1) H-C-C-O-C-C-H（各Hつき）
2) $C=C$（Hつき）
3) 130℃：（ウ）　170℃：（ウ）
〔5〕 1) 水素結合
2) グリコーゲンは，アミロペクチンより枝分かれが多く，分子量も大きい。

〔出題者が求めたポイント〕
グルコース，マルトース，多糖類，浸透圧，アルコールの脱水に関する基本問題

〔解答のプロセス〕
〔1〕 α-グルコースに関する反応は選択肢にはない。
〔2〕 浸透圧はモル濃度に比例する。
浸透圧：$\Pi = CRT$　C：モル濃度
・グルコース $C_6H_{12}O_6$（分子量 180）
$\Pi(\text{グルコース}) = \dfrac{5.5}{180} \times \dfrac{1000}{100} RT$ ……①
・NaCl（式量 58.5）電離度 = 0.80
$NaCl \rightarrow Na^+ + Cl^-$
1 mol の NaCl を水に溶かすと，電離により NaCl は $(1-0.8)$ mol，Na^+ 0.8 mol，Cl^- 0.8 mol となるので，合計 1.8 mol として浸透圧を示す。
NaCl x (g) を溶かし，200 mL とする。
$\Pi(NaCl) = \dfrac{x}{58.5} \times 1.8 \times \dfrac{1000}{200} RT$ ……②
① = ② とする。
$x = 1.99 \fallingdotseq 2.0$ (g) ……（答）
〔3〕 マルトースはグルコースの①C の OH と別のグルコースの④C の OH から H_2O が取れて縮合して生成する。
$2C_6H_{12}O_6 \rightarrow C_{12}H_{22}O_{11} + H_2O$

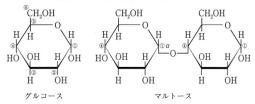

グルコース　　　　マルトース

2) グリコシド結合と言う。C-O-C の部分。
3) 加水分解：$C_{12}H_{22}O_{11} + H_2O \rightarrow 2C_6H_{12}O_6$
アルコール発酵：$C_6H_{12}O_6 \rightarrow 2C_2H_5OH + 2CO_2$
反応式から，マルトース 1 mol から，エタノール 4 mol が生成する。
マルトース $C_{12}H_{22}O_{11}$：分子量 342
エタノール C_2H_5OH：分子量 46
$\dfrac{171}{342} \times 4 \times 46 = 92 = 9.2 \times 10$ (g) ……（答）
〔4〕 1) 濃硫酸は脱水作用をする。
130℃ では，ジエチルエーテルが生成する。
$2CH_3CH_2OH \rightarrow CH_3CH_2\text{-}O\text{-}CH_2CH_3 + H_2O$
2) 170℃ では，エチレンが生成する。
$CH_3CH_2OH \rightarrow CH_2=CH_2 + H_2O$
3) 脱水反応。
〔5〕 1) 水素結合により，らせん構造が保たれている。
2) グリコーゲンもアミロペクチンも枝分かれ構造を持つが，グリコーゲンの方が枝分かれが多い。
分子量はグリコーゲン 200 万～400 万，アミロペクチン 20 万～100 万とグリコーゲンの方が大きい。

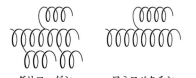

グリコーゲン　　　アミロペクチン

生　物

解答

29年度

聖マリアンナ医科大学　29年度　（39）

1

〔解答〕

〔1〕①　間　②　水素　③　DNA ポリメラーゼ
　　　④　ミオシン
〔2〕アデニンとチミン，グアニンとシトシン
〔3〕1)S 期の細胞には G1 期の細胞の核内で DNA の合成を開始させる作用があり，その作用は G1 期の細胞一つに対する S 期の細胞の数が多い程効果が大きい。
　2)S 期が終了すると，DNA の合成を開始させる作用を失う。
　3)M 期を経ないと DNA の合成は起こらない。
〔4〕1)チューブリン
　2)３本の微小管が組み合わさった三連微小管が９組環状に配列した構造。
〔5〕赤道面付近に細胞板が形成されることで，細胞質分裂が進行する。
〔6〕1)微小管からなる紡錘体が形成されず，赤道面に並んだ染色体が両極に移動できなくなり，分裂期の中期で停止した。
　2)アクチンフィラメントからなる収縮環が形成されず，細胞質分裂が行われないため，多核の細胞が出現した。
〔7〕正常な染色体数ではない娘細胞が生じる。

〔出題者が求めたポイント〕

出題分野：DNA の構造・モータータンパク質・体細胞分裂
〔1〕基本的な知識問題である。
　①体細胞分裂は，実際に細胞分裂が行われている時期である分裂期(M 期)とそれ以外の時期である間期を繰り返す。この周期を細胞周期という。間期はさらに，DNA の複製準備や細胞の成長が行われる G1 期，DNA の複製が行われている S 期，分裂の準備が行われている G2 期に分けられる。
　②DNA の複製はまず，向かい合う塩基間をつなぐ水素結合が解離され，二重らせんがほどけることから始まる。
　③鋳型となる DNA の塩基配列を元に，鋳型鎖の 3′ 側から，新たなヌクレオチドが 5′ ⟶ 3′ の方向に重合されていく。この反応は DNA ポリメラーゼの触媒作用により進行する。
　④動物細胞では赤道面の細胞膜内面に形成される収縮環の働きによって起こる。収縮環はアクチンとミオシンからなる。
〔3〕1)実験1からわかる S 期の細胞の作用は，S 期と G1 期の細胞を融合すると，G1 期の細胞の核内で DNA の複製が行われるということである。
　　また，実験2からわかる S 期の細胞の作用は，G1 期の細胞1個に対して，融合した S 期の細胞の個数が多い程，DNA の複製が早く行われるということで

ある。
　　以上のことを S 期の細胞が持つ作用として記述すればよい。
　2)実験2からわかることは，S 期が終了した後の G2 期の細胞と G1 期の細胞を融合しても，細胞内で DNA の複製が開始されないということである。従って，実験1からわかる G1 期の細胞の核内で DNA の複製を開始させるという S 期の細胞の持つ作用は，S 期の間のみの作用であることがわかる。
　3)実験4より，DNA の複製が終了し，M 期が終了していない状態である G2 期の細胞では，S 期の細胞と融合しても DNA の複製が開始されないということである。従って，細胞周期では M 期が終了していることが，DNA の複製が開始される条件の一つであると考えるのが妥当であろう。
〔4〕1)微小管はチューブリンというタンパク質が重合した繊維である。また，微小管は紡錘糸を形成する他，モータータンパク質であるダイニンやキネシンと結合し，細胞内輸送の輸送路となる。
〔5〕植物細胞の細胞板は，赤道面付近の微小管とゴルジ体由来の小胞によって形成される。細胞板にセルロース等が沈着することで，新たな細胞壁が形成される。
〔6〕1)分裂期の中期には，赤道面に並んだ染色体に微小管からなる紡錘糸が結合し，紡錘体が完成する。後期になると紡錘糸によって染色体が両極に移動する。
　　ノコダゾールによって微小管が脱重合され，紡錘体の形成が阻害される。これにより染色体は両極に移動できなくなり，細胞は分裂期中期の状態で停止すると考えられる。
　2)核分裂の終了後，動物細胞では，アクチンフィラメントからなる収縮環によって，細胞質分裂がおこり，二つの娘細胞となる。サイトカラシンによってアクチンフィラメントの脱重合が起こると，収縮環が形成されなくなることで，細胞質分裂が起こらなくなる。すなわち，核分裂のみが起こることになり，多核の細胞が出現すると考えられる。
〔7〕問題文にあるように，M 期チェックポイントでは，全ての動原体に紡錘糸が結合したかどうかを監視している。したがって，このチェックポイントが正常に機能しなくなると動原体に紡錘糸が結合していない染色体が存在するまま細胞分裂が進行してしまう可能性があるため，正常に染色体の分配が行われなくなると考えられる。

2

〔解答〕

〔1〕①　ナトリウム(Na)　②　カリウム(K)
　　　③　静止　④　シナプス間隙
　　　⑤　神経伝達物質依存性イオンチャネル

〔2〕$Na^+ - K^+$ ATP アーゼ

〔3〕イ

理由：閾値である5mA付近を超えたところで，活動電位を生じ，その後の膜電位は一定であるから。

〔4〕アセチルコリン

〔5〕B

〔6〕ア　抑制性　イ　介在　ウ　過分極させる

〔7〕1は刺激により直接運動ニューロンが興奮したことで生じた反応であり，2は感覚ニューロンに生じた興奮が脊髄を経て運動ニューロンに伝達したことで生じた反応である。

〔8〕感覚ニューロン

〔9〕2

興奮後はしばらくチャネルが不活性状態となり，刺激を受けても興奮しなくなるため。

〔出題者が求めたポイント〕

出題分野：興奮伝導・伝達の仕組み　反射

〔1〕〔2〕基本的な知識問題である。

　　静止状態の細胞では $Na^+ - K^+$ ATP アーゼ(ナトリウムポンプ)の働きによって，細胞内の Na^+ は細胞外に排出され，K^+ が細胞内に取り込まれる。このとき K^+ は濃度勾配に従って K^+ リークチャネルを通して細胞外に流出する。これにより静止電位が形成されている。域値以上の刺激が加わると，電位依存性 Na^+ チャネルが開口し，Na^+ が細胞内に流入することで膜電位は正の方向へ大きく変化する。このような膜電位の変化は，活動電位と呼ばれる。活動電位が神経終末まで伝導すると，神経終末に存在する電位依存性 Ca^{2+} チャネルが開口し，神経終末内に Ca^{2+} が流れ込み，これによって神経伝達物質を含むシナプス小胞が，シナプス前膜と融合し，エキソサイトーシスによってシナプス間隙に神経伝達物質が放出される。シナプス間隙に放出された神経伝達物質は，シナプス後膜上の神経伝達物質依存性チャネルに結合し，このチャネルを開口させることで，興奮を伝達している。

〔3〕一本のニューロンに生じる活動電位の大きさは，刺激の強さが閾値以上であればその強さに関係なく一定である。これを全か無かの法則という。

〔5〕感覚ニューロンは脊髄の背根から脊髄に入り，運動神経は腹根から出る。

〔6〕膝蓋腱反射は以下のようにして起こる。筋紡錘による刺激の受容と感覚ニューロンの興奮によって，運動ニューロンが興奮し，伸筋が収縮する。枝分かれした感覚ニューロンの興奮は，抑制性の介在ニューロンを介して屈筋につながる運動ニューロンの興奮を抑制し，屈筋の収縮が抑制される。

〔7〕問題文より，刺激装置による刺激は，感覚ニューロンと運動ニューロンが同時に刺激されるとある。つまり，刺激に対して早い反応である1は運動ニューロンの刺激によって生じたものであり，遅い反応は感覚ニューロンの刺激によって生じた反応であると考えられる。

〔8〕運動ニューロンによる1の反応は40Vで初めて現れるが，感覚ニューロンによる2の反応は30Vで現れているため，感覚ニューロンの方が閾値は低いと考えられる。

〔9〕活動電位が生じた興奮部では，静止電位に戻る過程で過分極の状態となり通常の静止電位よりも低い電位となる期間が生じる。この期間は刺激が加わっても新たな活動電位が生じることはない。このような期間を不応期という。図5aの矢印の方向に興奮部が移動することで，同時に不応期の部位も同じ方向に移動することになる。この不応期の部位によって b の矢印の方向から来る感覚ニューロン由来の興奮部の移動が妨げられることになる。したがって，消失する反応は2の反応ということになる。

❸

〔解答〕

〔1〕①　相観　②　バイオーム　③　極相　④　ギャップ

〔2〕1)縦軸：年降水量　横軸：年平均気温

2)一年間のうち，降水が十分な時期と降水が非常に少なく乾燥する時期がある。

3)照葉樹林：(ウ)　夏緑樹林：(カ)

〔3〕1)あ：2650　い：500

2)4.96×10^9

〔4〕1)一次遷移は土壌も形成されていない場所から始まる遷移であり，二次遷移は既に土壌が形成されており，土壌中に種子などが残っている場所から始まる遷移である。

2)陸上で始まる一次遷移を乾性遷移といい，湖沼などから始まり，陸上の植生へと変化する遷移を湿性遷移という。

〔5〕(iii)

〔出題者が求めたポイント〕

出題分野：植生の遷移　バイオーム

〔1〕基本的な知識問題である。

〔2〕2)硬葉樹林は雨が12月～3月に多く，夏に乾燥する地域に発達する。そのため，常緑で乾燥に強い硬い葉を持つ低木が優占する。ゲッケイジュやオリーブ，コルクガシなどが代表的な樹種である。

3)アカシアはサバンナ，ガジュマルは亜熱帯多雨林，チークは雨緑樹林，トドマツは針葉樹林，ヘゴ(木生シダ)は熱帯多雨林である。

〔3〕1)総生産量は純生産量＋呼吸量である。純生産量は被食・枯死量＋成長量である。

2)生産者のエネルギー効率

$$= \frac{総生産量}{太陽エネルギー} \times 100$$

$$1 = \frac{2650 \times 18700}{X} \times 100$$

〔5〕(i)遷移の過程では，陽樹が侵入した後に陰樹が侵入する。

(ii)先駆植物は風散型の種子をもつ植物が多い。

(iv)緯度の変化に応じた生物群系の分布は水平分布である。

(v)低緯度の生物群系ほど純生産量は大きい。

(vi)適度な攪乱は種の多様性の維持に重要であるが，ヒトによる森林伐採は適度な攪乱とは言えない。

聖マリアンナ医科大学 29 年度 （42）

平成２９年度　入学試験解答用紙

英　語　　受験番号　　　　　　氏　名

1

[英文A]

〔1〕

〔2〕

〔3〕

〔4〕　　　　　　　　　　　　〔5〕

〔6〕

[英文B]

〔1〕

（ア）

（イ）

（ウ）

（エ）

〔2〕

29.1.31

◇K5(200　　)

この解答用紙は 153％に拡大すると、ほぼ実物大になります。

平成２９年度　入学試験解答用紙

英　語　｜受験番号｜　　　｜氏　名｜　　　｜

2

1	2	3	4	5	6	7	8

3

1	2	3	4	5

4

1	2	3	4	5

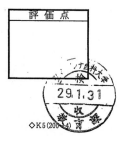

この解答用紙は153％に拡大すると、ほぼ実物大になります。

聖マリアンナ医科大学　29年度　(44)

平成２９年度　入学試験解答用紙

数　学　｜受験番号｜　　　｜氏　名｜　　　　　｜

1

(1) ア ☐
(2) イ ☐
(3) ウ ☐

(4) エ ☐
(5) オ ☐

2

(1) カ ☐　　キ ☐

(2) $(n, m) = $ ☐

(3) ク ☐　ケ ☐　コ ☐　サ ☐

3

(1) ☐
(2) 平均 ☐　分散 ☐

(3) ☐

(4) ☐

◇K4(200—1)

この解答用紙は 153％に拡大すると、ほぼ実物大になります。

聖マリアンナ医科大学 29 年度 （45）

平成２９年度　入学試験解答用紙

数　学　｜受験番号｜　　　　｜氏　名｜

4

この点線より上には記入しないこと

(1)

(2)

(3)

(4)

(5)

この点線より下には記入しないこと

評価点

29.1.31

この解答用紙は 153% に拡大すると、ほぼ実物大になります。

聖マリアンナ医科大学 29 年度 (46)

平成２９年度　入学試験解答用紙

物　理

受験番号		氏　名	

1

〔1〕 ① ② ③ ④ ⑤

〔2〕 ⑥ ⑦ ⑧ ⑨ ⑩

〔3〕 ⑪ ⑫ ⑬ ⑭ ⑮

〔4〕 ⑯ ⑰ ⑱ ⑲ ⑳

小　計

---

2 〔1〕

小球の運動方程式

_____

板の運動方程式

_____

〔2〕

〔3〕

〔4〕

$x =$

〔5〕

$x =$

小　計

◇K7(200—6)

この解答用紙は 153％に拡大すると、ほぼ実物大になります。

聖マリアンナ医科大学　29 年度　（47）

平成２９年度　入学試験解答用紙

物　理　｜受験番号｜　　　｜氏　名｜

---

3 〔1〕

〔2〕

〔3〕

〔4〕

〔5〕 1) 不導体を挿入した場合

電位＿＿＿＿＿＿，　電場＿＿＿＿＿＿

2) 導体を挿入した場合

電位＿＿＿＿＿＿，　電場＿＿＿＿＿＿

小　計

---

4 〔1〕

〔2〕

〔3〕

〔4〕

〔5〕

〔6〕

〔7〕

(a)　(b)　(c)　(d)　(e)　(f)

〔8〕

小　計

29.1.31

◇K7(200—7)

この解答用紙は 153％に拡大すると、ほぼ実物大になります。

聖マリアンナ医科大学　29 年度　（48）

平成２９年度　入学試験解答用紙

物　理　　受験番号　　　　　　　氏　名

5 〔1〕

〔2〕

〔3〕

〔4〕

〔5〕

小　計

計算に使用して下さい。

評　価　点

29.1.31

◇K7（200—8）

この解答用紙は 153％に拡大すると、ほぼ実物大になります。

聖マリアンナ医科大学　29年度　（49）

平成２９年度　入学試験解答用紙

化　学　｜受験番号｜　　　｜氏　名｜　　　　｜

1

〔1〕	1)	
	2)	

〔2〕	1)	mol/L
	2)	pH =
〔3〕		mol

小計1

2

〔3〕の1) および 〔4〕の1) は、各々五十音順で記せ

〔1〕	A		B		C	

〔2〕	1)			
	2)	気体	捕集法	
	3)			
	4)	反応	金属	
	5)			

〔3〕	1)		
	2)	C	
	3)	g	
	4)	金属	
		理由	
	5)		

〔4〕	1)	
	2)	mol

小計2

29.1.31

◇K8(200─9)

この解答用紙は 153％に拡大すると、ほぼ実物大になります。

平成２９年度　入学試験解答用紙

化　学

3　〔1〕および〔4〕の3)は、各々五十音順で記せ

〔1〕

〔2〕　　　g

〔3〕
1)
2)
3)　　　g

〔4〕
1)　　2)
3)　約130℃
　　約170℃

〔5〕
1)
2)

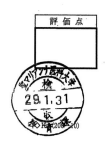

聖マリアンナ医科大学 29年度 (51)

平成２９年度　入学試験解答用紙

生物　受験番号　　　　　氏　名

[1]
[1] ① ② ③ ④
[2]
[3] 1) 2) 3)
[4] 1) 2)
[5]
[6] 1) 2)
[7]

小計1

この解答用紙は153%に拡大すると、ほぼ実物大になります。

平成２９年度　入学試験解答用紙

生　物　受験番号　　　　氏　名

[2]

[1] ①　②　③
　　④　⑤

[2]

[3] 記号：
　　理由：

[4]

[5]

[6] （ア）　（イ）　（ウ）

[7]

[8]

[9] 位置：
　　理由：

小計2

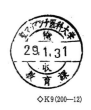

聖マリアンナ医科大学　29 年度　(53)

平成２９年度　入学試験解答用紙

生　物　｜受験番号｜　　｜氏　名｜

3

[1]
①
②
③
④

[1]

[2]
1) 縦軸：　　　（単位：　　　）　横軸：　　　（単位：　　　）

1)

2)

2)

3) 照葉樹林：　　　夏緑樹林：

3)

[3]
1) （あ）　　　（い）

2) 　　　J／(㎡・年)

[3]

[4]
1)

1)

2)

2)

[5]

[5]

小計3

評価点

29.1.31

◇K9(200—13)

この解答用紙は 153％に拡大すると、ほぼ実物大になります。

平成28年度

問題と解答

平成28年度

英　語

1 次の英文を読み、日本語で問題に答えなさい。

Ask a group of people to describe the color of a sheet of paper, a cloud, or a glass of milk, and chances are they'll all say "white." But ask the same group to describe the smell of cinnamon*, and you'll likely get a variety of answers, ranging from "spicy" to "smoky" to "sweet," and sometimes all three. When it comes to naming smells, humans struggle to find concise and common terms. That's because smells (which contribute heavily to what we commonly call taste) are notoriously hard to put into words. Indeed, scientists have long thought 1)this ability was out of our reach. But a new study by a research team of Radboud University in the Netherlands indicates that the inhabitants of a remote peninsula in Southeast Asia can depict smells as easily as the rest of us pick colors.

The study concerns the Jahai, nomadic hunter-gatherers** who live in the mountain rainforests along the border between Malaysia and Thailand. Since smell is very important to this society, 2)the Jahai have particular words for smell types. These are not based on an odor's source, such as "resembling a lemon" ("lemony"), or on some evaluation of its specific characteristic, like "smelly," but come from the sensory experience itself. According to the researchers, for example, the term "pʔus" describes the smell of small, old houses or cabbage, and "cŋəs" describes the smell of cinnamon as well as garlic, onions, coffee, chocolate, and coconuts. This suggests that the Jahai can identify basic qualities of smell, much like many people can identify the color white from milk.

3)To find out if the Jahai are better at naming smells, the research team asked native Jahai speakers and native English speakers to describe 12 different odors and colors. Each participant was simply asked, "What odor is this?" and "What color is this?" Responses were then compared on a number of measures, including length of response, type of response, and speaker agreement in names. The researchers found that Jahai speakers were equally likely to use the same words as other Jahai speakers to describe both colors and odors. Moreover, they overwhelmingly used abstract Jahai smell words to describe odor. On the other hand, English speakers usually used the same words for colors, but used enormously different words from each other for smells. They used mostly source-based descriptions ("lemony") or evaluative descriptions ("that's smelly").

The results show that Jahai are able to identify common odor characteristics, suggesting that they have a special perception ability compared with other cultures. The Jahai need this perception ability because 4)their sense of smell is crucial to their way of life. For example,

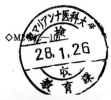

living in the rainforest, it's important to know the difference between rainforest plants—which ones are edible, and which ones are not. If it's impossible to tell the difference with the eyes, the nose will be helpful. In a similar way, having agreement on how to describe a smell that could attract a predator, like a tiger, might save their lives. It's also possible that the Jahai are built differently. The genes that code for the olfactory receptors*** in human noses exhibit a great deal of variation not only between different human populations but also between people. So it may be that [A].

"We won't be able to answer these questions until comparable studies are carried out on lots of other human cultures," says one biologist in Australia. "But this study has broken open the seal on the perfume bottle."

* cinnamon シナモン

** nomadic hunter-gatherers 遊牧の狩猟民族

*** the olfactory receptors 嗅覚受容体

〔1〕下線部1)とはどのようなものか、説明をしなさい。

〔2〕下線部2)は、どのような特徴を持つものか、説明しなさい。

〔3〕下線部3)の研究において、ジャハイ語話者 の結果を2つ挙げなさい。

〔4〕下線部4)について、どのような具体例が示されているか、120字以内で説明しなさい。

〔5〕空欄 A に入る最も適切なものを、選択肢から選び、記号で答えなさい。

    a. the Jahai community has provided its people with an enormous amount of help for their advanced ability of the olfactory receptors

    b. the Jahai speakers would not have any biological limitation on their olfactory receptors in order to name smells

    c. the Jahai people's olfactory receptors and their sense of smell are more advanced than their sense of colors

    d. the Jahai have evolved more of the olfactory receptors or a greater diversity of them than everyone else

    e. the Jahai tribe prefers living in a smell-rich environment and has scent-centric cultural practices for their olfactory receptors

2 次の英文を読み、問題に答えなさい。

Yogurt is one of the oldest produced foods in human history. [A   ], but most historians place its discovery somewhere between 9000 and 6000 B.C. Evidence suggests that by 9000 B.C. Neolithic man in Central Asia had domesticated horses, cattle, and camels, and were known to drink their milk. The discovery of yogurt is supposed to have been accidental, a happy mistake made by early man attempting to store milk in a warm climate. The fermentation process was discovered and yogurt has not only survived into modern times, but has spread throughout the world.

One theory of the discovery of yogurt is that early man stored the milk in the intestines of animals. The enzymes that were present in the intestines may have started the initial fermentation process. Early man enjoyed it and continued making it. Another thought is that early man noticed that the milk they consumed changed its form once ingested and set out to create the fermented milk intentionally. Whatever the true story behind its discovery, yogurt spread from Central Asia to the Middle East and Europe and throughout the world.

Yogurt appears in many ancient texts including ancient scripts, the Bible and historic texts. The great Mongol warrior Genghis Khan is said to have encouraged the drinking of a fermented horse milk yogurt called "kumis." Mongols of all levels of society consumed the beverage, but it was of particular importance to the warriors. The warriors would take their horses with them as they traveled the plains and always have a supply of "kumis." Genghis Khan reputedly believed that not only did the "kumis" keep his warriors healthy, but actually made them braver when facing their enemies.

Historical records show that in the 16th century a Turkish doctor saved the life of King Francis I by treating him with yogurt made from goat's milk. The king had been suffering from some type of intestinal illness that no other medicine seemed to help, but was apparently cured by yogurt. This wondrous cure brought an increased popularity of yogurt as a health food, though no one quite knew how the yogurt worked.

While yogurt continued in its popularity, both for its unique taste and claimed health benefits, it was not until the early 20th century that those health benefits were studied. A Nobel Prize-winning Russian scientist named Elie Metchnikoff studied the health benefits of fermented milk on the people of Bulgaria. He determined that the bacteria in fermented milk products like yogurt helped to reduce the amount of bad bacteria in the intestines. Although yogurt was sold as a medicine through pharmacies in Western Europe first, his research influenced many people, and thus actively popularized yogurt in those countries.

The variety of flavors and packaging were introduced throughout the 20th century, and yogurt has become a main food, reliable and well-known. Today, there are innovations that are less "spectacular" but absolutely key to one of yogurt's "missions": providing better health. In emerging markets, customizing the products to the tastes and needs of consumers will keep helping these people get the proteins and vitamins they need, [B   ]. And finally, in the field of medical nutrition, research and development still has a lot to bring to the fight against modern diseases, and particularly age-related ones. The story of yogurt is not quite over yet.

〔1〕空欄 [A] 及び [B] に入れるべき英文を以下の語を並び替え、完成させなさい。
　　尚、下線の語はすでに与えられている。語はすべて小文字で表記してある。
　　それぞれ、(4)及び(8)に入る語を答えなさい。

　　A: [yogurt / one / been / knows / has / long / around / no / how / <u>for sure</u>]
　　(1)(2)(3) <u>for sure</u> (4)(5)(6)(7)(8)(9)

　　B: [is / enjoy / allowing / good / <u>actually</u> / what / while / for / to / them / <u>them</u>]
　　(1)(2) <u>them</u> (3) <u>actually</u> (4)(5)(6)(7)(8)(9)

〔2〕以下の英文について、本文の内容に合っているものを3つ選び、番号で答えなさい。

1. Man has been consuming yogurt in some form for at least 9000 years.

2. Theories on how yogurt was discovered begin with early humans recognizing that milk changed its form under certain conditions.

3. Because "kumis" is made of camel milk, Mongol warriors could drink it even when they were traveling.

4. From the 1500s onwards, people began to note that yogurt was beneficial to health.

5. Elie Metchnikoff actively studied yogurt in order to popularize it in Western Europe.

6. The variety of flavored yogurts we enjoy today is a relatively recent innovation.

7. Now that yogurt is known and enjoyed world-wide, there are fewer possibilities for innovation.

8. According to the reading, over time yogurt spread from the East to the West.

聖マリアンナ医科大学　28 年度　（5）

3　次の会話 Situation I、Situation II を読み、問題に答えなさい。

Situation I

A: How are you feeling? Any better now?

B: Perhaps, a little bit. It's great to see you, [　　A　　].

A: Here, I've brought you some comic books.

B: Oh, thanks.

A: Well, what's it like here? (　　1　　)

B: I've been stuck with lots of needles and given different sorts of pills. Also, I had a chest

　　X-ray just after coming in. But I don't think it's so bad.

A: I see. You seem to be receiving good care. (　　2　　)

B: I did ask, but they said it was too early to say.

A: Well, I hope they won't keep you in for very long. (　　3　　)

B: Watching TV, and ….. nothing particular.

A: So then, shall I bring you a couple of your textbooks so that you can get caught up with

　　your work? (　　4　　) We were given a lot of homework today.

B: What? I can't have missed all that much. I've been here only seven hours.

　　Honestly, I don't feel like studying right now. (　　5　　)

A: O.K. (　　6　　) Is there anything else that you especially want?

B: No, thanks. I have all I need.

A: I see. I hope you'll get well soon.

B: Thanks for dropping in. Goodbye.

Situation II

C: Good morning. Did you sleep well in your own bed? Are you feeling better now?

D: Yes, but I still feel sluggish. Thank you, anyway.

C: Well, your temperature's down to normal. Could I see your throat? Open your mouth,

　　please. Hmm, all right, thank you.

D: (　　7　　)

C: Well, not too bad. Does it feel sore?

D: Yes, a little bit. How long do you think it'll be before I can go to school?

C: (　　8　　) Could you take your pajama jacket off?

D: Does it sound any better?

C: Yes, but it's still noisy. You'd better stay in bed for a little while longer.
D: But I don't feel too bad. (9   ) I want to use my smartphone.
C: Well, only if you just sit up in bed, you can use your smartphone for a short time.
D: Thank you, I promise, just for a short time.
C: (10   )
D: Ah, yes, I'm not permitted to go to school even if the fever is gone.
C: That's not enough. (11   )
D: So, I should stay in bed only today, shouldn't I?
C: I am the one who can say that you are fine. Understand? I'll see you tomorrow or the next day. Goodbye, then. You don't have to call your mother. (12   )
D: I see. Thank you, and goodbye, [B   ].

〔1〕Situation I, Situation II は異なる場所での会話である。それぞれどのような場所か、選択肢から選び、番号で答えなさい。
  1. an emergency room 2. an operatory room 3. an examination room
  4. one's room at home 5. a nurse's office 6. a hospital room

〔2〕空欄 [A], [B] に入る最も適切なものを、選択肢から選び、番号で答えなさい。
  1. Mary (a friend) 2. Mother 3. Mr. Thomas (a nurse)
  4. Doctor 5. Officer 6. Ms. Roberts (a teacher)

〔3〕空欄 (1)－(12) に入る最も適切なものを、選択肢から選び、記号で答えなさい。
 ア．Can I at least sit up?
 イ．I'll try not to forget to bring them next time.
 ウ．I can find my way out.
 エ．I told you where to go.
 オ．I might feel a bit more like it tomorrow.
 カ．Did you ask them how long you would be here?
 キ．Do you remember we have health regulations for infections like influenza?
 ク．How is it?
 ケ．How long have you spent in bed?
 コ．Before that, I would like to examine your chest.
 サ．Two days must pass after the temperature has gone down.
 シ．What else have you been doing?
 ス．What has been done to you?
 セ．What is it?
 ソ．You must be missing quite a lot by being here.

4 次の空欄に入る最も適切なものを、選択肢から選び、記号で答えなさい。

1. We arrived at the station early (   ) we could get unreserved seats.
   a. resulting   b. since   c. so that   d. with which   e. when

2. Can you (   ) me tonight to make an appointment with my doctor?
   a. recall   b. recollect   c. remember   d. remind   e. repeat

3. Flight JA104 leaves from Narita, (   ) flight JA204 leaves from Haneda.
   a. as well as   b. in addition   c. in spite   d. nevertheless   e. whereas

4. Always take a basic medicine kit on vacation (   ) you become sick.
   a. when   b. in case   c. if   d. if only   e. even if

5. The best part (   ) to another actress, Rose felt unwilling to continue in the show.
   a. having been given   b. gave   c. was giving   d. was given   e. giving

6. "The video projector doesn't seem to be working." "Try (   ) the yellow button."
   a. being pressed   b. pressed   c. press   d. to press   e. pressing

7. I know she told me her name, but I can't think (   ) it now.
   a. of   b. in   c. for   d. by   e. at

数 学

問題　　28年度

1　以下の ア ～ オ にあてはまる適切な数を所定の欄に記入しなさい．

(1)　どの位にも 0 を使わずに，でたらめに 4 桁の整数を作る．このとき，どの位の数字も異なる確率は ア である．

(2)　円に内接する正三角形の面積が $27\sqrt{3}$ のとき，この円の半径は イ である．

(3)　$\lim_{x \to -\infty} \left(4x+3+\sqrt{16x^2+9}\right) =$ ウ である．

(4)　$\dfrac{\sin 55° + \sin 175° + \sin 65° + \sin 185°}{\sin 50° + \cos 50°}$ の値を求めると， エ である．

(5)　1 辺の長さが 1 の正方形 ABCD において，辺 AB の中点を M，辺 BC を 3：1 に外分する点を N とする．線分 MN と線分 BD の交点を L とするとき，線分 AL の長さは オ である．

2 数列 $\{a_n\}$ は等差数列で，初項と公差はともに正の整数 a である．

以下の カ ～ シ にあてはまる適切な数，または式を所定の欄に記入しなさい．

(1) この数列の一般項は，$a_n =$ カ となる．ここで，$a_{k-4}a_{k-1}a_ka_{k+1}$ を a, k を用いた式で表すと キ となる．

(2) この数列が，ある番号 k ($k \geqq 5$) について $a_{k-4}a_{k-1}a_ka_{k+1} = 2016$ を満たしているとする．

　(i) 2016 を素因数分解すると ク となる．これを用いて，a, k を求めると，$(a, k) = ($ ケ , コ $)$ となる．

　(ii) この数列の連続した 3 項 a_t, a_{t+1}, a_{t+2} が
$$a_t^3 + a_{t+1}^3 = a_{t+2}^3 - 2$$
を満たすとき，a_{t+1} の値は サ である．

　(iii) この数列の連続した 11 項 $a_s, a_{s+1}, \ldots, a_{s+10}$ が
$$a_s^2 + a_{s+1}^2 + a_{s+2}^2 + a_{s+3}^2 + a_{s+4}^2 + a_{s+5}^2 = a_{s+6}^2 + a_{s+7}^2 + a_{s+8}^2 + a_{s+9}^2 + a_{s+10}^2$$
を満たすとき，a_{s+5} の値は シ である．

3. a を正の定数,e を自然対数の底として,$f(x) = \int_0^a \left| xe^x - te^t \right| dt \quad (0 \leqq x \leqq a)$ とする.

以下の ス ～ チ にあてはまる適切な数,または式を所定の欄に記入しなさい.また,(2) の設問に答えなさい.

(1) $f(0) = $ ス であり,$f(a) = $ セ である.
(2) $f(x)$ を a と x を用いた式で表せ(途中の計算式も合わせて記載せよ).
(3) $f'(x) = 0$ のとき,$x = $ ソ である.
(4) $f(x)$ の最小値は タ ,最大値は チ である.

4 p を素数とするとき，以下の命題を証明しなさい．解答は所定の箇所に記載しなさい．

(1) a, b, c を整数とするとき，$a^3 + pb^3 + p^2c^3 - p^3abc = 0$ ならば，a は p の倍数である．

(2) a, b, c を整数とするとき，$a^3 + pb^3 + p^2c^3 - p^3abc = 0$ ならば，a, b, c はどれも p の倍数である．

(3) a, b, c を整数とするとき，$a^3 + pb^3 + p^2c^3 - p^3abc = 0$ ならば，$a = b = c = 0$ である．

(4) x, y, z を有理数とするとき，$x^3 + py^3 + p^2z^3 - p^3xyz = 0$ ならば，$x = y = z = 0$ である．

物 理

問題　28年度

1. 以下の文章の（ ① ）から（ ⑳ ）に適切な数値または語句を入れなさい。

〔1〕滑らかな水平面上に静止していた質量 4 kg の質点に、時刻 $t=0$ 秒以降、北向きに 8 N の力を 3 秒間与えた。この間の加速度の大きさは（ ① ）m/s² である。この質点の $t=3$ 秒における速さは（ ② ）m/s、$t=0$ 秒からの移動距離は（ ③ ）m である。引き続き、$t=3$ 秒以降は、南向きに 24 N の力に変えて与え続けた。これにより質点が最初の静止位置に戻ったときの時刻は $t=$（ ④ ）秒、$t=0$ 秒からの総移動距離は（ ⑤ ）m である。

〔2〕導体に帯電体を近づけると、静電気力により導体内の電子が移動する。この現象を（ ⑥ ）という。導体に囲まれた中空部分は導体外部からの電場（電界）の影響を受けない。このはたらきを（ ⑦ ）という。また、不導体（絶縁体）に帯電体を近づけると、静電気力により不導体内の電子の位置がずれる。この現象を（ ⑧ ）という。（ ⑧ ）により、不導体（絶縁体）はまた（ ⑨ ）ともいわれる。物体が帯電しているかどうかを調べることができる、電源が不要で導体の（ ⑥ ）を利用した装置に（ ⑩ ）がある。

〔3〕現在使われている主なエネルギー資源のうち、石油や太陽光などの、自然界に存在しているままのエネルギーを（ ⑪ ）エネルギー、（ ⑪ ）エネルギーに手を加え、ガソリンなどの使いやすい形態にしたエネルギーを（ ⑫ ）エネルギーという。（ ⑪ ）エネルギーのうち、石油や天然ガスなどの、太古の生物の遺骸がその起源と考えられるものを（ ⑬ ）という。（ ⑬ ）が燃焼すると大量の（ ⑭ ）が生じ、地表から放出される赤外線を吸収して地球を温暖化させる。これは（ ⑮ ）効果によるものである。

〔4〕半導体には、ケイ素にアルミニウムやインジウムなど 3 個の価電子をもつ原子を少量混ぜた（ ⑯ ）半導体と、リンやアンチモンなど 5 個の価電子をもつ原子を少量混ぜた（ ⑰ ）半導体などがある。電荷の運び手であるキャリアは、（ ⑯ ）半導体では（ ⑱ ）であり、（ ⑰ ）半導体では（ ⑲ ）である。これら 2 種類の半導体を接合したダイオードに順方向の電流を流すには、（ ⑳ ）半導体側の電圧を他方よりも高くすればよい。

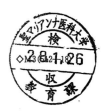

2　図1のように、薄い金属の球面があり、その中心に放射線 a、b、c を放出する放射能の強さ Q [Bq] の放射性物質の塊（線源）がある。放射線 a、b、c はそれぞれアルファ線、ベータ線、ガンマ線のいずれかの種類であることがわかっている。球面の内側は真空であり、線源は電気的に接地され、球面には電圧 V [V]（≥ 0 V）を加えることができる。電圧 V を変化させながら、球面に到達したすべての放射線を測定した。この測定では、放射線を粒子として観測することができ、電圧 $V = 0$ V のときに球面で計測された粒子1個あたりのエネルギーは、放射線 a、b、c でそれぞれ K_a [J]、K_b [J]、K_c [J] であった。電圧 V を徐々に増加させた時、球面で計測された粒子1個あたりのエネルギーはそれぞれ図2のように変化した。電圧が V_a [V] になったとき、放射線 a は球面で計測されなくなった。線源の大きさは点として扱い、電子質量を m [kg]、電気素量を e [C]、プランク定数を h [J·s]、光速を c [m/s] とする。以下の各問に答えなさい。

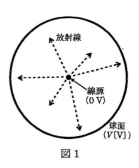
図1

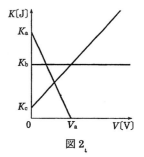
図2

〔1〕　この線源は毎分何個の原子核が崩壊（壊変）しているか求めなさい。

〔2〕　放射線 a、b、c のそれぞれの種類を選び、解答欄中のあてはまるものを丸で囲みなさい。また、それぞれの実体（正体）を答えなさい。

〔3〕　電圧 V_a を求めなさい。

〔4〕　放射線 b が球面に衝突した時、衝突位置の球面のすぐ外側でエネルギー E [J] の光子1個と運動エネルギー K_e [J] の電子1個がほぼ同時に観測された。これら3つの粒子の間でエネルギー保存の法則が成り立つものとして、衝突直前の放射線 b の波長を K_b を用いずに求めなさい。

〔5〕　放射線 c が球面に衝突した時、球面の内側で様々な波長の X 線が観測された。電圧 V を一定に保ちながら十分長い時間観測したとき、X 線の最大振動数は f [Hz] であった。衝突直前の放射線 c の最も長い波長を、K_c を用いずに求めなさい。

〔6〕　100日間で、線源の放射能の強さが1024分の1になった。この線源の半減期は何日かを求めなさい。

3 図3のように、水平面に対して傾斜角θのなめらかな斜面ABに沿って下端Aから小球を初速v_0で打ち出したところ、小球は高さhの上端Bから飛び出し、最高点Cを通過して鉛直な壁面上の点Dではね返った。その後、小球は床上の点Eに落下して再びはね返り、点Fに落下した。点Fは最高点Cの鉛直真下に位置して

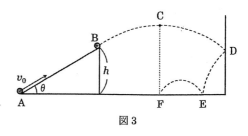

図3

いる。壁と床は共になめらかであり、小球と壁との間の反発係数（はね返り係数）は小球と床との間の反発係数に等しい。重力加速度の大きさをgとする。以下の各問に答えなさい。

〔1〕 小球が上端Bから飛び出すときの小球の速さを求めなさい。
〔2〕 床から最高点Cまでの高さを、v_0、h、g、θを用いて表しなさい。
〔3〕 小球が上端Bを飛び出してから点Eに達するまでの時間を求めなさい。
〔4〕 反発係数をeとするとき、小球が点Eではね返ってから点Fに達するまでの時間を求めなさい。
〔5〕 床から最高点Cまでの高さをHとするとき、床から点Dまでの高さは$\frac{16}{25}H$である。最高点Cから点Fまでの運動を考えることにより、反発係数eの数値を求めなさい。ただし、平方根は開かずに答えなさい。

4 図4のように、抵抗値R〔Ω〕の抵抗、電気容量C〔F〕のコンデンサー、自己インダクタンスL〔H〕のコイルを電圧V〔V〕の電源に接続した。この回路を流れる全電流I〔A〕は角周波数ω〔rad/s〕を用いて、時刻t〔s〕において$I=I_0\cos\omega t$で表される。以下の各問に答えなさい。〔2〕～〔8〕は、数値と単位を答えなさい。ただし、円周率はπを用いて表し、平方根は開かずに答えなさい。

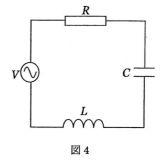

図4

《設定①》図4において、$R=100$ Ω、$C=5\,\mu$F、$L=100$ mH、$\omega=1000$ rad/s、$I_0=2$ Aとする。

〔1〕 コイル両端の電圧V_L〔V〕とコンデンサー両端の電圧V_C〔V〕との関係を示す正しい図を【選択肢】の中から選び、その記号を答えなさい。ただし、【選択肢】の図の横軸は時刻、縦軸は電圧とし、実線はV_L、破線はV_Cを示す。
〔2〕 この回路のインピーダンスの大きさを求めなさい。
〔3〕 電圧Vの最大値を求めなさい。
〔4〕 電圧Vと電流Iとの位相差を絶対値で求めなさい。
〔5〕 電圧Vと電流Iの実効値をそれぞれ求めなさい。
〔6〕 この回路の1周期についての平均の消費電力を求めなさい。

《設定②》図4において、$R = 100\,\Omega$、$C = 10\,\mu\mathrm{F}$、$L = 100\,\mathrm{mH}$、電圧 V の最大値を 100 V とする。角周波数 ω を変化させたところ、電流の振幅 I_0 が変化し、角周波数 ω_0 〔rad/s〕の時に I_0 は最大となった。

〔7〕 角周波数 ω_0 を求めなさい。

〔8〕 角周波数 ω_0 の時、この回路の1周期についての平均の消費電力を求めなさい。

【選択肢】

(ア) 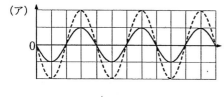　　(イ)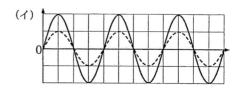

(ウ) 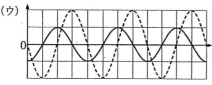　　(エ)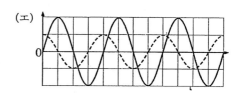

(オ) 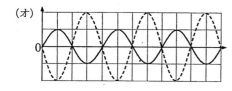　　(カ)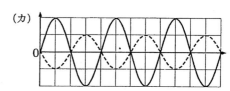

(キ) 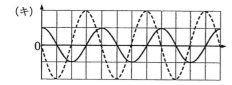　　(ク)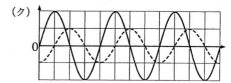

5 　1モルの理想気体を4つの過程①、②、③、④によって状態A から状態B、C、Dを経て状態Aに戻した。このとき、圧力 p 〔Pa〕、体積 V 〔m³〕、温度 T 〔K〕のうち、2つの変数の関係は図5のようになり、時計回りの変化となった。過程①と③は横軸に平行であり、過程②と④は縦軸に平行であった。図5、および【選択肢a】、【選択肢b】の黒丸または白丸は状態を表し、線は過程を表す。

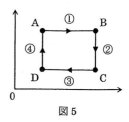

図5

《状況：甲》図5が VT 図（縦軸が体積 V、横軸が温度 T の図）であったとする。状態Dの体積、温度をそれぞれ V_1、T_1、状態Bの体積、温度をそれぞれ V_2、T_2 とする。以下の各問に答えなさい。

〔1〕 状態Bの圧力と状態Dの圧力が等しい場合、V_1、V_2、T_1、T_2 の間の関係式を求めなさい。

〔2〕 この変化に対応する pV 図（縦軸が圧力 p、横軸が体積 V の図）、および pT 図（縦軸が圧力 p、横軸が温度 T の図）を【選択肢a】の中から選び、その記号をそれぞれ答えなさい。また、選択した図中の白丸は図5の状態A、B、C、Dのどれに対応するかを選び、解答欄中の適切な記号をそれぞれ丸で囲みなさい。さらに、pV 図および pT 図の変化の方向は時計回りか反時計回りかを選び、解答欄中の適切な語句をそれぞれ丸で囲みなさい。

《状況：乙》図5が pV 図（縦軸が圧力 p、横軸が体積 V の図）であったとする。また、理想気体の断熱変化では圧力 p、体積 V の間に「$pV^\gamma = $ 一定」（ただし γ は1より大きな定数）の関係が成り立つ。以下の各問に答えなさい。

〔3〕 この変化に対応する pT 図（縦軸が圧力 p、横軸が温度 T の図）、および VT 図（縦軸が体積 V、横軸が温度 T の図）を【選択肢a】の中から選び、その記号をそれぞれ答えなさい。また、選択した図中の白丸は図5の状態A、B、C、Dのどれに対応するかを選び、解答欄中の適切な記号をそれぞれ丸で囲みなさい。さらに、pT 図および VT 図の変化の方向は時計回りか反時計回りかを選び、解答欄中の適切な語句をそれぞれ丸で囲みなさい。

〔4〕 ①〜④の過程のうちの1つを選んで断熱変化に変えた。このとき、残りの3つの過程は定圧変化または定積変化のままとした。図5をこのように変えた後の pV 図を【選択肢b】の中からすべて選び、その記号を五十音順に並べて答えなさい。

【選択肢 a】

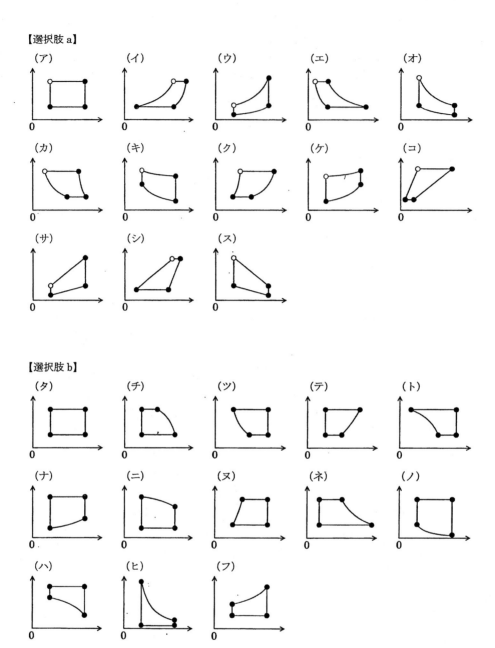

【選択肢 b】

化 学

問題　　28年度

[注意] 必要があれば、次の値を用いよ。　原子量：H = 1.0　C = 12.0　O = 16.0　Na = 23.0　Cl = 35.5
気体定数：$R = 8.3 \times 10^3$ Pa·L/(K·mol) = 8.3 J/(K·mol)　　アボガドロ定数：6.0×10^{23}/mol
$\log_{10} 2 = 0.30$　　$\log_{10} e = 0.40$

1 次の問いに答えよ。

〔1〕気体の発生を伴う酸化還元反応はどれか。[選択肢]から1つ選んで記号で答え、
　　化学反応式で表せ。

　[選択肢]　(ア) 尿素を加水分解すると刺激臭がした。
　　　　　　(イ) 塩化アンモニウムに消石灰を加えて加熱すると刺激臭がした。
　　　　　　(ウ) 濃塩酸に酸化マンガン(Ⅳ)を加えて加熱すると刺激臭がした。
　　　　　　(エ) 硫化鉄(Ⅱ)に希塩酸を加えて混合すると腐卵臭がした。
　　　　　　(オ) 炭化カルシウムに水を加えるとアルキンが発生した。
　　　　　　(カ) 過酸化水素水と硫化水素の水溶液を混合すると白濁した。

〔2〕吸熱反応はどれか。[選択肢]から1つ選んで記号で答え、反応熱を X [kJ] (X > 0) として、
　　熱化学方程式で表せ。

　[選択肢]　(ア) 濃硫酸を水で希釈した。
　　　　　　(イ) 塩化水素を水に溶かした。
　　　　　　(ウ) 塩化ナトリウムを水に溶かした。
　　　　　　(エ) 塩酸を水酸化ナトリウム水溶液で中和した。
　　　　　　(オ) 水素が燃焼して液体の水を生じた。
　　　　　　(カ) プロパンが完全燃焼した。

〔3〕蓄電池の電池式はどれか。[選択肢]から1つ選んで記号で答え、充電時の電池全体で起こる
　　変化を化学反応式で表せ。

　[選択肢]　(ア) (−) Zn | H_2SO_4 aq | Cu (+)
　　　　　　(イ) (−) Zn | KOH aq | Ag_2O (+)
　　　　　　(ウ) (−) Pb | H_2SO_4 aq | PbO_2 (+)
　　　　　　(エ) (−) Li | $LiClO_4$ aq | MnO_2 (+)
　　　　　　(オ) (−) Zn | $ZnSO_4$ aq | $CuSO_4$ aq | Cu (+)
　　　　　　(カ) (−) Zn | $ZnCl_2$ aq, NH_4Cl aq | MnO_2 (+)

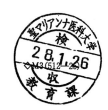

2 塩化ナトリウム NaCl について、次の問いに有効数字 2 桁で答えよ。

〔1〕NaCl 12 g を水に溶かして 200 mL の溶液を調製した。この水溶液のモル濃度を求めよ。

〔2〕NaCl の飽和水溶液を 1.0 L 調製し、大気圧 ($1.0×10^5$ Pa) の下、室温 27.3℃で放置したところ、水が蒸発し、結晶が 58 g 析出した。蒸発した水蒸気の体積を求めよ。ただし、27.3℃における NaCl の溶解度を 36 g/水 100 g とし、水蒸気は理想気体としてふるまうものとする。

〔3〕NaCl の結晶の単位格子は立方体である（図 1）。一辺を $5.6×10^{-8}$ cm として、上記〔2〕で析出した結晶の体積と密度を求めよ。

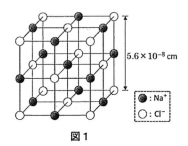

図 1

3 次の文章を読み、下記の問いに答えよ。ただし、計算結果は有効数字 2 桁で答えよ。

水溶液中の過酸化水素 H_2O_2 は、室温ではほとんど分解しないが、塩化鉄 (Ⅲ) を少量加えると、鉄 (Ⅲ) イオンが触媒として作用し、次の反応にしたがって速やかに分解する。

$$2H_2O_2 \rightarrow 2H_2O + O_2$$

この反応の速度は、単位時間あたりの H_2O_2 の減少量を測定することで求められる。反応が一定の温度、一定の体積中で起こるとき、時刻 t_1 から t_2 の間に、H_2O_2 の濃度が $[H_2O_2]_1$ から $[H_2O_2]_2$ まで減少したとする。その間の平均の分解速度 v_{avr} は、激しく反応が進む場合を除けば、$[H_2O_2]_1$ と $[H_2O_2]_2$ の平均値 $[H_2O_2]_{avr}$ と、温度に依存する速度定数 k を用いて次のように表される。

$$v_{avr} = -\frac{[H_2O_2]_2-[H_2O_2]_1}{t_2-t_1} = k[H_2O_2]_{avr}$$

〔1〕0.50 mol/L の H_2O_2 水溶液 4.0 L に塩化鉄 (Ⅲ) を少量加えたところ、5 分後には $[H_2O_2]$ が 0.30 mol/L となった。反応に伴う温度と圧力の変化、水溶液の体積変化、および酸素の水への溶解は無視できるものとして、以下の問いに答えよ。

1）H_2O_2 の平均の分解速度 v_{avr}〔mol/(L・min)〕と速度定数 k〔/min〕を求めよ。

2）反応開始から 10 分後の H_2O_2 の濃度〔mol/L〕を、反応開始から 5 分後の H_2O_2 の濃度を用いて予測せよ。

3）反応開始5分後から10分後までの5分間に発生する酸素の物質量を予測せよ。

〔2〕アレニウスは、速度定数 k が、活性化エネルギー E_a〔J/mol〕、気体定数 R〔J/(K·mol)〕、絶対温度 T〔K〕を用いて、次式で表されることを見いだした。

$$k = Ae^{-E_a/RT}$$ （A：頻度因子と呼ばれる定数、e：自然対数の底）

1）容器内の理想気体について、温度 T_1〔K〕での分子の運動エネルギーの分布を図2に示す。この分子が一定条件で分解するとき、分解速度が2倍になるように温度を上げたときの運動エネルギーの分布の概略を解答用紙の図に描き、温度上昇に伴うエネルギー分布の変化の様子を1行で説明せよ。ただし、E_a はこの分子の分解反応の活性化エネルギーとする。

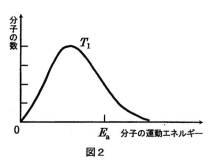
図2

2）反応温度を T_1〔K〕から10K上げると、H_2O_2 の分解速度は $e^{10E_a/X}$ 倍になった。Xを気体定数 R〔J/(K·mol)〕と T_1〔K〕を用いて表せ。

3）反応温度を T_1〔K〕から $Y/(E_a - 2.5RT_1)$〔K〕上げると、H_2O_2 の分解速度は10倍になった。Yを気体定数 R〔J/(K·mol)〕と T_1〔K〕を用いて表せ。

4）H_2O_2 の分解速度を27℃、37℃で測定し、それぞれ速度定数 1.6×10^{-3}/s、3.2×10^{-3}/s を得た。頻度因子 A〔/s〕の自然対数と活性化エネルギー E_a〔J/mol〕を求めよ。

〔3〕触媒について、以下の問いに答えよ。

1）触媒とは何か。活性化エネルギーに言及して1行で説明せよ。

2）塩化鉄(Ⅲ)の存在下、温度を変えて H_2O_2 の分解速度を測定したところ、図3に示す曲線が得られた。塩化鉄(Ⅲ)の代わりに動物の肝臓に含まれるカタラーゼを触媒として少量加え、同様の実験を最適pHにて行うとき、得られる H_2O_2 の分解速度と反応温度の関係の概略を解答用紙の図に描け。

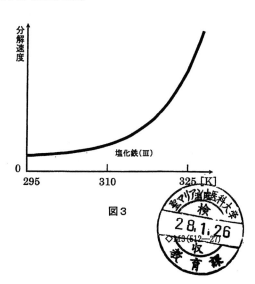
図3

4 分子Aについて、下記の問いに答えよ。ただし、計算結果は有効数字3桁で答えよ。

〔1〕分子A 91.0 mgを完全燃焼して、発生した混合気体を、吸収管1、吸収管2の順に通した。吸収管1には水 63.0 mg、吸収管2には二酸化炭素 308 mgが吸収された。ただし、発生した気体は、すべて吸収管に吸収されたものとする。

1) 吸収管1には塩化カルシウムが充填されている。この化合物の実社会での用途は何か。[選択肢]から2つ選び、記号で答えよ。

[選択肢]　(ア) 界面活性剤　　(イ) 乾燥剤　　(ウ) 解熱鎮痛剤　　(エ) 抗生物質
　　　　　(オ) 酸化防止剤　　(カ) 造影剤　　(キ) 凍結防止剤　　(ク) pH指示薬

2) 分子Aの組成式と式量を求めよ。

3) このように、成分元素の含有量を調べ、組成式を決定する方法の名称を答えよ。

〔2〕分子A 91.0 mgを100℃、100 kPaで気体にしたところ 36.2 mLの体積を占めた。生成した気体を理想気体として、分子Aの分子式と分子量を求めよ。

〔3〕分子Aは特有の芳香をもつ無色の液体である。水と混合してもほとんど溶けず、混合液は二層に分離し、分子Aは上層へ移動した。鉄粉を触媒として(a)分子Aを塩素と反応させた後、高温・高圧下で水酸化ナトリウム水溶液と反応させると、水によく溶ける塩Bが生成した。塩Bの水溶液に二酸化炭素を吹き込むと、溶液は次第に(b)白濁して分子Cが生成した。分子Cに(c)塩化鉄(Ⅲ)水溶液を加えると青紫色に呈色した。

1) 下線部(a)の反応の一般的な名称を[選択肢]からすべて選び、記号で答えよ。ただし、いずれも該当しない場合は(ヘ)とせよ。

[選択肢]　(ア) アセチル化　　(イ) 加水分解　　(ウ) アルキル化　　(エ) 乳化
　　　　　(オ) ジアゾ化　　　(カ) 錯塩形成　　(キ) スルホン化　　(ク) 置換
　　　　　(ケ) ニトロ化　　　(コ) 脱水縮合　　(サ) ハロゲン化　　(シ) 付加

2) 塩Bの水溶液に塩化ベンゼンジアゾニウムの水溶液を加えると赤橙に呈色した。塩Bの化合物名を答えよ。

3) 下線部(b)の白濁が生じた理由を、分子Cと二酸化炭素の性質の違いから1行で説明せよ。

4) 下線部(c)の呈色反応を示す有機化合物は一般に何類と呼ばれているか。

5) 分子Aの構造式を、元素記号と原子間の結合を省略せずに記せ。

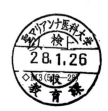

生　物

問題　28年度

1　次の文章を読んで下の質問に答えなさい。

　私達ヒトを含む真核生物の細胞は、その内部に複雑な膜系を発達させている。ミトコンドリアはそのような構造のうちの1つで、細胞が呼吸によってエネルギーをアデノシン三リン酸（ATP）として取り出す過程において中心的な役割を果たしている。

　呼吸によってグルコース（ブドウ糖）からATPを得る過程は、大きく分けて3つの段階から成る。最初の段階は、1分子のグルコースからピルビン酸2分子が生成される反応経路であり、解糖系とよばれる。この過程でグルコース1分子当たりNADHが（　①　）分子、ATPが正味で（　②　）分子生じる。

　解糖系によって生成されたピルビン酸に由来するアセチル基は、アセチルCoAという物質を経てクエン酸回路へと入り分解される。このとき、炭素原子は（　③　）として放出される。また数カ所の脱水素反応によりNADHやFADH$_2$ができる。ピルビン酸1分子がアセチルCoAを経てクエン酸回路に入り、クエン酸回路が1周する一連の過程で、NADHとFADH$_2$はそれぞれ（　④　）分子、（　⑤　）分子できる。またクエン酸回路にはグアノシン三リン酸の合成を介してATPを合成する反応段階が含まれており、これによってピルビン酸1分子当たり（　⑥　）分子のATPが産生され得る。

　電子伝達系は、ミトコンドリア内膜に存在するタンパク質や補酵素で構成され、シトクロムなど少しずつ酸化・還元のされやすさの異なる物質が含まれている。NADHやFADH$_2$から電子伝達系に受け渡された電子は、それらの物質の間を次々に移動しながら徐々にエネルギーを放出し、最後には穏和な条件でO$_2$の還元に用いられてH$_2$Oを生じる（図1）。この電子移動に伴ってH$^+$が一定方向に輸送されるので、ミトコンドリア内膜を挟んでH$^+$の濃度勾配が形成される。電子伝達系によって輸送されたH$^+$は、濃度勾配に従ってATP合成酵素を通る。このH$^+$の移動のエネルギーを利用して、ATP合成酵素はATPを合成している。この過程でグルコース1分子当たりに換算して最大で34分子のATPが合成されるとされている。このようなATPを合成する反応は酸化的リン酸化とよばれる。

　ミトコンドリアには、核とは別にDNAが存在していて、独自の転写・翻訳系がある。ミトコンドリアDNA（mtDNA）は16,569塩基対の長さで環状構造をしており、1つの細胞に数百から数千個と多数含まれる。mtDNA上には37個の遺伝子があり、ミトコンドリア内で用いられるrRNA、tRNA、

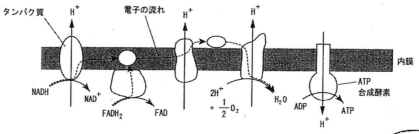

図1

電子伝達系およびATP合成酵素を構成するタンパク質サブユニットの一部をコードしている。そのため、mtDNAに起こる変異はヒトの疾患の原因となり得る。mtDNA上の遺伝子は、核にあるDNA上の遺伝子とは異なる様式で子孫に伝わる。すなわち受精の際、精子に由来するミトコンドリアは次世代に引き継がれず、卵のミトコンドリアだけが子に伝わる。また一般にmtDNAの変異によって起こる疾患の患者の細胞では、野生型と変異型のmtDNAが混在していて、変異型mtDNAの割合によって発症の有無や症状の重さに違いがみられる。

〔1〕真核生物のように細胞内に複雑な膜系をもたない生物群が存在する。どのような生物群がそれに相当するか、分類学上のドメインの名称を答えなさい。

〔2〕ミトコンドリアの断面を模式的に示し、マトリックス、およびクリステがどの部位かを指し示しなさい。

〔3〕文中の空欄（ ① ）～（ ⑥ ）に最も適切な数字や語を入れなさい。

〔4〕（ⅰ）解糖系と、（ⅱ）クエン酸回路は細胞のどこで起こる反応か、それぞれ答えなさい。

〔5〕酸素濃度が低い条件で培養していた酵母に酸素を与えたところ、グルコースの消費量が大幅に下がった。その理由を述べなさい。

〔6〕体重55 kgの男性がマラソンを2時間半で完走した。この男性がマラソン中、1分間に体重1 kg当たり平均して80 mLの酸素を吸収し、そのうちの80％がATPの産生に用いられたとすると、マラソン中にATPは最大限見積もって何kg産生されたか、小数第1位までの値で答えなさい。ただし、ATPはグルコースの分解のみによって得られたこととする。ここで、1モルの酸素は22.4 Lの体積を占め、ATPの分子量は507とする。

〔7〕電子伝達系の働きによって、どのようなH^+の濃度勾配が形成されるのか、内膜を挟んでどちら側でH^+の濃度が低いのかが分かるように説明しなさい。

〔8〕ジニトロフェノールという薬品は、ミトコンドリア内膜のH^+の透過性を高める作用がある。この薬品はミトコンドリアのATP産生にどのような影響を与えるか、理由と共に述べなさい。

〔9〕様々な物質を含む試料に光を当て、試料を透過してきた光をプリズムで分光すると、ある波長の部分に影が生じることがある。これは、試料に含まれるある物質がある条件下で特定の波長の光を吸収するためである。20世紀初頭、ある研究者は、電子伝達系を構成するシトクロムが酸素濃度が低い条件で波長550、565、600 nm付近の光を吸収することを見出した。すなわち、酵母の懸濁液（以後、試料とする）に光を当て、試料を透過してきた光をプリズムで分光すると、これらの波長の部分が影として観察できた（図2）。これら3つの影はそれぞれ別々のシトクロムに由来することが分かったので、その研究者は波長の長い順にA、B、Cと名付けた。さらに以下の実験1～3を行ったところ、図3に示すような結果が得られた。

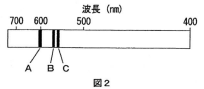

図2

実験1：試料に酸素を与えた。
実験2：試料にシアン化カリウムという薬品存在下で酸素を与えた。
実験3：試料にウレタンという薬品を加えたうえで酸素を与えた。

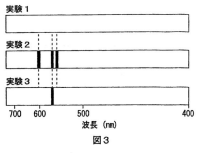

図3

1）影として観察されるA、B、Cは、酸化、還元のいずれの状態にあるか、答えなさい。
2）シアン化カリウムは電子伝達系にどのような影響を与えるか、説明しなさい。
3）電子は電子伝達系を構成するA、B、Cのどれに最初に受け渡されるか、答えなさい。

〔10〕真核生物において、ミトコンドリアと同様にDNAをもち、独自に転写・翻訳系を有する細胞小器官を答えなさい。

〔11〕mtDNAはミトコンドリアのどの部位に存在するか。

〔12〕mtDNA上の遺伝子に変異がみられる人では、細胞内に含まれる変異型mtDNAの割合が少なくても、中枢神経系、筋肉の障害の原因となることが多い。その理由を述べなさい。

〔13〕mtDNA上の遺伝子の変異を原因とした疾患の遺伝様式を示すと考えられるのはどれか。最も適切な家系図を図4の（ア）〜（エ）から選びなさい。ただし、□は男性を、○は女性を表し、罹患者は■、●のように塗り潰されている。

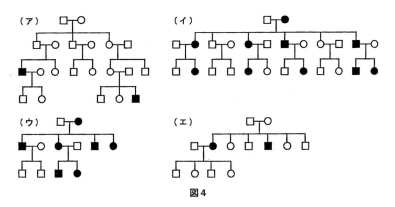

図4

2 次の文章を読んで下の質問に答えなさい。

腎臓は血漿から不要な物質を取り除いて排出することで体内環境の維持に貢献している。血液中のグルコースは、腎臓の機能上の構成単位である腎単位（ネフロン）のうち、（ ① ）とよばれる構造の中で、毛細血管が特殊な構造をとった（ ② ）からボーマン嚢に濾し出されるが、それに続く尿細管（細尿管、腎細管）においてほとんど全てが再吸収される（図5）。グルコースは細胞膜を直接透過しないので、再吸収にはグルコース輸送体（グルコース担体）とよばれる膜タンパク質によるグルコース輸送が必要となる。グルコース輸送体には様々な種類があり、臓器や細胞によって特異的な発現が認められる。尿細管についてみていくことにする。図5の(a)は尿細管のうちで（ ① ）に近い、太くて強く屈曲する部位であり、(b)は(a)に続く、（ ① ）から少し離れた太くて真っ直ぐな部位である。それぞれの部位の尿細管壁を構成する上皮細胞を図6にそれぞれ模式的に示す。尿細管の上皮細胞どうしは密着結合等の細胞間接着装置により相互に密接して尿細管壁を形成している。密着結合は更に、上皮細胞の細胞膜を管腔側（ここでは原尿側）と血管側に区分し、これらの領域間で膜タンパク質が混じり合わないようにしている。

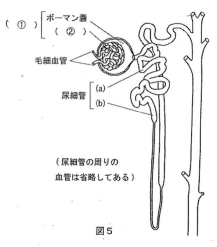

図5

(a)の領域の上皮細胞にはSGLT2とよばれるグルコース輸送体が原尿に触れる面に存在している。SGLT2は1個のNa$^+$と1個のグルコース分子を同時に細胞内に取り込む。細胞内に取り込まれたグルコースは、GLUT2という血管側に存在する別のグルコース輸送体により、濃度勾配に従い血管側に運び出される。(b)の領域では原尿側にSGLT1という、(a)の部位の上皮細胞とは別のグルコース輸送体が存在していて、2個のNa$^+$と1個のグルコース分子を原尿から細胞内に取り込んでいる。(b)の部位にある上皮細胞に入ったグルコースは、血管側にあるGLUT1とGLUT2の2種類のグルコース輸送体により、濃度勾配に従い血管側に運び出される。いずれの領域においても、細胞内に流入したNa$^+$はナトリウムポンプにより細胞外に輸送され（図6では省略されている）、細胞内のNa$^+$濃度は低い状態に維持されている。

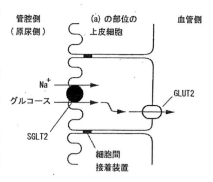

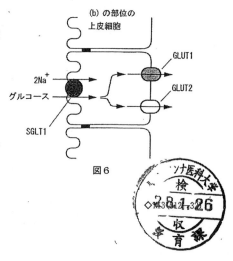

図6

何らかの原因で血液中のグルコース濃度が尿細管の上皮細胞におけるグルコースの輸送能力を越えると、尿中にグルコースが排出される。図7は成人における血中グルコース濃度と、グルコースの原尿への移動量（濾過量）および尿への移動量の関係を一部単純化して示したものである。健康な人であれば、食事によって炭水化物等が摂取されても血中グルコース濃度は尿中にグルコースが移動するほど上昇することはない。これはあるホルモンの作用によるものである。血中グルコース濃度が高まると、高いグルコース濃度が直接

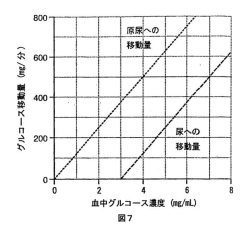

図7

（ ③ ）の（ ④ ）にある（ ⑤ ）に作用して（ ⑥ ）の分泌を促すほか、視床下部で検出されて、自律神経のうちの（ ⑦ ）神経を通じて（ ⑤ ）からの（ ⑥ ）の分泌が促されるためである。この（ ⑥ ）は、肝臓や筋肉におけるグルコースのグリコーゲンへの変換や、脂肪組織や筋肉におけるグルコースの取り込みと分解、脂肪への転換を促進する。その結果、血中グルコース濃度は低下する。

[1] 文中の空欄（ ① ）〜（ ⑦ ）に最も適切な語を入れなさい。ただし、（ ③ ）は臓器、（ ④ ）は（ ③ ）の臓器に特有な構造、（ ⑤ ）は細胞である。

[2] 血中グルコース濃度を上昇させる作用を示すホルモンを3つ挙げなさい。

[3] 原尿中の水は大部分が再吸収されるが、その再吸収はホルモン分泌を通じて調節されている。水の再吸収を促すホルモンの名称と、そのホルモンが作用する腎臓中の部位の名称を答えなさい。

[4] 原尿中の Na^+ の再吸収は、ホルモンによる調節を受けている。腎臓における Na^+ の再吸収を促すホルモンと、そのホルモンを分泌する内分泌腺の名称を答えなさい。

[5] SGLT1 と SGLT2 は、グルコースと Na^+ を同時に輸送する。その理由として最も適切なものを以下の（あ）〜（お）から選びなさい。

　　（あ）塩分と糖分がバランス良く吸収される方が、細胞や身体にとって好ましいため。
　　（い）Na^+ とグルコースの電荷が打ち消し合って、細胞内の電荷のバランスを保てるため。
　　（う）グルコースの輸送は Na^+ の細胞膜を介した濃度勾配を利用しているため。
　　（え）塩類の再吸収にグルコースの濃度勾配を利用しているため。
　　（お）グルコースのみを先に再吸収してしまうと、尿細管の下流の方の細胞が栄養面で不利になり、Na^+ の再吸収に支障がでるため。

[6] SGLT1 と SGLT2 とでは、グルコースに対する親和性が大きく異なっていることが分かっている。図5に示した (a), (b) の部位で原尿中のグルコースのほとんど全てが再吸収される

踏まえると、SGLT1とSGLT2のどちらがグルコースに対してより高い親和性を有するのが合理的と考えられるか、答えなさい。更に、そのように判断した根拠を50字以内で述べなさい。

〔7〕図7の結果が得られた成人の腎臓における1分間当たりのグルコースの再吸収量の上限値を算出しなさい。また、グルコースの再吸収量の、血中グルコース濃度に応じた変化を、解答用紙の図中に実線で書き入れなさい。一部、図中の破線と重なってもよい。

3 次の文章を読んで下の質問に答えなさい。

動物の発生についての研究では、これまでに多くの動物が用いられてきた。その代表的な動物として（①）動物門に属するウニや、ヒトと同じ脊椎動物亜門に属する両生綱のカエルやイモリなどがある。それぞれの動物の卵と精子を準備し受精させると、多くの動物で共通の現象として卵割が始まる。胚は卵割により細胞数を増し、桑実胚を経て胞胚へと発生が進行する。

カエルの胞胚では、その腔所（胞胚腔）は動物極側に片寄って形成される。カエルでは胞胚期を過ぎると、（②）の陥入が起こり、それに伴い三つの胚葉が区別されるようになる。この時期を（②）胚期という。三つの胚葉はさらに分化し、外胚葉からは表皮以外に神経管が形成され、中胚葉は脊索・体節・腎節・側板に分化する。神経管を形成するこの時期の胚を（③）胚という。

〔1〕文中の空欄（①）～（③）に最も適切な語を入れなさい。
〔2〕動物の発生に関する以下の短文（ⅰ）～（ⅷ）から正しいものを全て選び記号で答えなさい。
　　　　　（ⅰ）ウニの卵は等黄卵である。
　　　　　（ⅱ）ウニは旧口動物である。
　　　　　（ⅲ）ウニ胚はプルテウス幼生を経てプリズム幼生となる。
　　　　　（ⅳ）カエル受精卵では精子進入点に灰色三日月環ができる。
　　　　　（ⅴ）カエル胚で原口背唇部は主に神経管になる。
　　　　　（ⅵ）カエル胚の原口はのちに卵黄栓で塞がれる。
　　　　　（ⅶ）クシクラゲの卵は調節卵である。
　　　　　（ⅷ）フォークトはイモリ胚の移植実験で形成体を発見した。
〔3〕動物極とは何か。10字以内で説明しなさい。
〔4〕ウニの16細胞期胚を観察したところ、体積の異なる3種類の割球が認められた。
　　　1）最も大きい割球の位置、数はどれか。以下の（ア）～（キ）から選び、記号で答えなさい。
　　　　　（ア）動物極の4割球　　　　　　　　（イ）植物極の4割球
　　　　　（ウ）動物半球の赤道面に接する4割球　（エ）植物半球の赤道面に接する4割球
　　　　　（オ）動物半球の8割球　　　　　　　（カ）植物半球の8割球
　　　　　（キ）赤道面を挟んで、動物半球と植物半球の両者にまたがる8割球

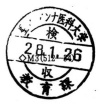

2）3種の割球のおおよその大きさを測定した。最も小さい割球の直径を1としたとき、中サイズの割球は直径1.5であった。このとき最も大きい割球の直径を、小サイズの割球の直径を1とした場合の相対値で答えなさい。ただし、小数第1位までの値で答えなさい。

〔5〕図8に示すように、胞胚を破線部で切断してA域とB域に分け、いくつかの方法で培養して、その後の組織の分化を観察した。

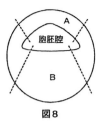

図8

1）(1)A域とB域それぞれを単独で培養、あるいは (2)A域とB域を接着して培養した際に、A域とB域はそれぞれ何に分化するか。以下の（あ）～（か）から適切なものを選び、記号で答えなさい。選択肢は複数回用いてもよい。

（あ）内胚葉　　　　（い）中胚葉
（う）外胚葉　　　　（え）中胚葉と外胚葉
（お）中胚葉と内胚葉　（か）内胚葉と外胚葉

2）図8のB域の一部を切り出し、A域と接着させて培養したところ、脊索が誘導された。このときB域のどの部分を用いたと考えられるか。精子進入点の位置を矢印で示した解答欄の図で、B域の該当部位を塗りつぶしなさい。

〔6〕中胚葉から分化する脊索、体節、腎節、側板は最終的にどの組織になるか。以下の（Ⅰ）～（Ⅻ）から選び、それぞれの解答欄に記号を記入しなさい。それぞれの解答欄に入る選択肢の数は指定しないが、合計して5つとする。解答欄に入る選択肢が無い場合は「なし」と記入しなさい。

（Ⅰ）角膜　　　（Ⅱ）気管上皮　　（Ⅲ）血球　　　（Ⅳ）骨格筋
（Ⅴ）心臓　　　（Ⅵ）腎臓　　　　（Ⅶ）水晶体　　（Ⅷ）脊髄
（Ⅸ）脊椎骨　　（Ⅹ）腸管上皮　　（Ⅺ）腹側面表皮　（Ⅻ）網膜

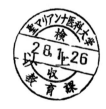

英　語

解答

28年度

1

〔解答〕

〔1〕においに名前をつける能力

〔2〕たとえば「レモンに似ている」といったようなにおいの源に依っているのではなく、「くさい」とかいうような特異な性質の評価に依っているのでもなく、知覚経験そのものからきているという特徴を持つ。

〔3〕ジャハイ語話者たちは色を描写するときでもにおいを描写するときでも、他のジャハイ語話者と等しく同じ言葉を使う傾向にあった。しかも、彼らはにおいを描写するのに抽象的なジャハイ語のにおいの単語を使うことが圧倒的に多かった。

〔4〕熱帯雨林では植物の間の違い—どれが食べられてどれが食べられないか—を知ることは重要で、目による識別が不可能ならば鼻が助けになる。また、トラのような捕食者を引き寄せるかもしれないにおいの描写の仕方が一致していることは、命を助けることになる。(119字)

〔5〕　d

[解法のヒント]

〔5〕の選択肢の意味

　a. ジャハイのコミュニティーは、嗅覚受容体の能力を高めるための数々の助けを人々に提供してきた

　b. ジャハイ語話者はにおいを名づけるために、嗅覚受容体に対してなんら生物学的限界を持っていない

　c. ジャハイの人々の嗅覚受容体と嗅覚は、色覚よりも発達している

　d. ジャハイ族は嗅覚受容体の量と多様性を他のだれよりも進化させてきた

　e. ジャハイ族は小さく豊かな環境に住むことを好み、嗅覚受容体のためのにおい中心の文化的訓練をしている

〔全訳〕

　ある集団の人々に1枚の紙の色、雲の色、1杯のミルクの色を描写するよう求めると、おそらく彼らはみんな「白」と答えるだろう。しかし、その同じ集団にシナモンの香りを尋ねてみると、おそらくは「香ばしい」から「燻したような」とか「甘い」とか、時にはこの3つ全部とか、バラエティーに富んだ答えが返ってくるだろう。においを名づけることにかけては、人間は簡潔で共通の用語を見つけるのに苦労する。その訳は、(私たちが通常味と読んでいるものに大きく貢献している)においというものは、周知のごとく、言葉にするのが難しいからである。実際、科学者たちは、(1)この能力は私たちの射程外だとずっと考えてきた。しかし、オランダのラドバウド大学の研究チームによる新しい研究は、東南アジアの辺境の半島に住む人々は、においを、他の者たちが色を表現するのと同じくらい容易に言い表すことができるとしている。

　研究はマレーシアとタイの国境沿いの熱帯雨林に住むジャハイという遊牧の狩猟民族に関するものである。その社会にとってにおいはとても重要なので、(2)ジャハイ族はにおいの種類に対して特別な言葉を持っている。これらの言葉は、たとえば「レモンに似ている」(「レモン臭」)といったようなにおいの源に依っているのではなく、「くさい」とかいうような特異な性質の評価に依っているのでもなく、知覚経験そのものからきている。

　研究者によれば、たとえば「p?us」という単語は小さく古い家あるいはキャベツのにおいを表現し「cŋəs」は、ガーリック、玉ねぎ、コーヒー、チョコレート、ココナッツと同じく、シナモンの香りも言い表す。この研究は多くの人々が白をミルクと結びつけることができるのと同様に、ジャハイ族はにおいの基本的性質を特定することができるのだということを示している。

　(3)ジャハイ族がにおいを名づけるのに長けているのかどうかを調べるため、研究チームはネイティブのジャハイ語話者たちとネイティブの英語話者たちに、12の異なるにおいと色を描写するように言った。それぞれの被験者は単純に「これは何のにおいですか?」そして「これは何の色ですか?」と質問された。答えは返答の長さ、返答のタイプ、話者同士の名づけ方の一致など、さまざまな尺度で比較された。研究者たちは、ジャハイ語話者たちは色を描写するときでもにおいを描写するときでも、他のジャハイ話者と等しく同じ言葉を使う傾向にあることを発見した。しかも、彼らはにおいを描写するのに抽象的なジャハイ語のにおいの単語を使うことが圧倒的に多かった。一方で英語話者はふつう色には同じ言葉を使うが、においにはそれぞれ非常に異なる単語を使った。彼らはたいがい、においの源をベースにした表現(「レモンのような」)や評価的な表現(「くさい」)を使った。

　この結果は、ジャハイが共通のにおいの特性を把握することができるのを示し、彼らが他の文化と比較して特別な認識力を持っていることを示唆している。(4)ジャハイの生活様式にとって嗅覚は決定的に重要であることから、ジャハイにはこのような認識力が必要なのである。たとえば、熱帯雨林に住んでいると、熱帯植物の間の違い—どれが食べられてどれが食べられないか—を知ることは重要である。目で違いを見分けるのが不可能ならば、鼻が助けになるだろう。また同じ理由で、トラのような捕食者を引き寄せるかもしれないにおいの描写の仕方が一致していることは、彼らの命を助けることになるかもしれない。ジャハイ人の体の作りが違っていることもまたあり得る。人間の鼻にある嗅覚受容体をつくる遺伝子は、ことなる人間集団間だけでなく個々の人間の間でもさまざまである。よって、[A]のかも知れない。

　「他の多くの人間の文化で同様の研究がなされて初めて、私たちはこれらの疑問に答えることができるだろう。」

とオーストラリアのある生物学者は言う。「しかし、この研究は香水ビンの封印を切ったのだ。」

2

〔解答〕

〔1〕A：(1) no　　(2) one　　(3) knows　　(4) how
　　　　(5) long　(6) yogurt　(7) has　　(8) been
　　　　(9) around
　　　B：(1) while　　(2) allowing　　(3) to
　　　　(4) enjoy　(5) what　(6) is　(7) good
　　　　(8) for　　(9) them

〔2〕2,　4,　6

［解法のヒント〕

〔1〕完成した英文の意味

A：「ヨーグルトがどれくらい昔から存在しているのか正確に知っている人はだれもいない。」

B：「体に良いものが本当においしく食べられるようになると同時に」

〔2〕選択肢の意味（下線部が本文と合っていないところ）

1．人類は何らかの形で少なくと9000年間ヨーグルトを食べ続けてきた。(第1段落参照)

2．ヨーグルトがどのよう発見されたかについての説は、ミルクがある状況の下で性質が変わることを知った初期の人類から始まる。(第2段落)

3．「クミス」はらくだのミルクから作られるので、モンゴルの戦士たちは移動中でも飲むことができた。(第3段落)

4．1500年代からずっと、人々はヨーグルトが健康に良いことに注目するようになった。(第4段落)

5．エリ・メチニコフは西ヨーロッパにヨーグルトを広めるために精力的にヨーグルトを研究した。(第5段落)

6．私たちが食べているさまざまな味のついたヨーグルトは、比較的最近の開発である。(第6段落)

7．今ヨーグルトは世界中で知られて食べられているので、改善の可能性は少なくなりつつある。(第6段落)

8．英文によると、時を経てヨーグルトは東洋から西洋に広まった。(記述なし)

〔全訳〕

1．ヨーグルトは人類の歴史の中で最も古い生産物のひとつである。[A]ヨーグルトがどれくらい昔から存在しているのか正確に知っている人はだれもいないが、ほとんどの歴史家はヨーグルトの発見を、BC9000年から6000年の間のどこかに位置づけている。証拠の示すところでは、BC9000年にはすでに中央アジアの新石器時代人は馬や牛やラクダを家畜化していて、そのミルクを飲むことが知られていた。ヨーグルトの発見は偶然のもので、暖かい気候の中でミルクを貯蔵しようとした初期の人類によってなされた幸運な失敗だったと想像される。発酵過程が発見され、ヨーグルトは現代まで生き残ったばかりでなく世界中に広がったのだ。

2．ヨーグルト発見の1つの説は、初期の人類が動物の腸にミルクを貯蔵したというものだ。腸内に住んでいる酵素が最初の発酵作用を始めたのかもしれない。初期の人類はそれを気に入り、作り続けた。もう1つの説は、初期の人類は飲んだミルクが消化されると形を変えることに気がつき、発酵ミルクを意図的に作り始めたというものだ。発見にまつわる本当の話がどうであれ、ヨーグルトは中央アジアから中東やヨーロッパ、そして世界中に広がった。

3．ヨーグルトは、古文書、聖書、歴史書など多くの古代の文書に現れる。偉大なモンゴルの戦士チンギス・ハンは、クミスと呼ばれる発酵した馬乳のヨーグルトを飲むことを奨励したと言われている。全ての階層のモンゴル人がこの飲料を飲んだが、戦士にとっては特別に重要だった。戦士たちは平原を旅する時一緒に馬を連れて行くので、常に「クミス」の供給がある。評判によれば、チンギス・ハンは「クミス」は戦士たちを健康にしてくれるだけでなく、敵に立ち向かう時に実際彼らを勇敢にしてくれると信じていたと言われている。

4．歴史の記録は、16世紀にあるトルコ人の医者が、ヤギのミルクで作られたヨーグルトで治療することによってフランシス一世の命を救ったと教えている。王は、他のどの薬も助けられなかったあるタイプの腸の病気にかかっていたのだが、ヨーグルトによって治ったのは明らかだった。ヨーグルトがどのような働きをするのかは誰もよくは知らなかったのだが、この驚くべき治療効果によって、健康食品としてのヨーグルトの評判は高まった。

5．ヨーグルトはその独特の味と健康に良いとされた点で人気を保ち続けたが、このような健康上の恩恵が研究されたのはやっと20世紀初頭になってからであった。エリ・メチニコフという名のノーベル賞受賞のロシアの科学者が、ブルガリアの人々に対する発酵ミルクの健康上の恩恵を研究した。ヨーグルトのような発酵した乳製品は腸内の悪い細菌を減らすのに役立つと彼は結論づけた。西ヨーロッパではヨーグルトは薬局を通じて薬として売られていたが、彼の研究は多くの人々に影響を与え、そうして西ヨーロッパの国々にヨーグルトを広める強力な後押しをした。

6．20世紀を通じてさまざまな味と形態が取り入れられ、ヨーグルトは信頼の置けるよく知られた主要食物になった。今日、「華々しさ」は少ないがヨーグルトの「使命」にとって絶対に重要な改革がなされている。それはもっと健康に良いものにすることである。新興の市場において、この製品を消費者の嗜好とニーズに合わせていけば、[B]体に良いものが本当においしく食べられるようになると同時に、必要なタンパク質やビタミンを摂ることができるようになるだろう。そして最後に言えば、医療的栄養学の分野において、研究や発展が現代病、特に高齢者関連の病気に対する闘いにもたらすものはまだ多くある。ヨーグルトの物語はまだすっかり終わったわけではない。

❸

〔解答〕

〔1〕Situation Ⅰ— 6　　　Situation Ⅱ— 4
〔2〕[A] 1　　[B] 4
〔3〕(1) ス　(2) カ　(3) シ　(4) ソ　(5) オ　(6) イ
　　(7) ク　(8) コ　(9) ア　(10) キ　(11) サ　(12) ウ
[選択肢の意味]
〔1〕1. 緊急治療室　　2. 手術室　　3. 検査室
　　　4. 自宅の部屋　　5. 看護師のオフィス　6. 病室
〔2〕1. メアリ(友人)　　2. お母さん
　　　3. トーマスさん(看護師)
　　　4. 先生(医師)　　　5. オフィサー(警官)
　　　6. ロバーツさん(先生)
〔3〕
ア　少なくとも起き上がっていいですか？
イ　次に来るときにそれらを持ってくるのを忘れないようにしよう。
ウ　出口はわかります。
エ　どこに行けばいいか教えましたよ。
オ　明日は少しそんな気になるかもしれないけど。
カ　どれくらいここにいることになるか彼らに尋ねましたか？
キ　インフルエンザのような伝染病には健康管理規則があるのを覚えてますか。
ク　どんな具合ですか。
ケ　どれくらい寝ているのですか？
コ　その前に胸を診察しましょう。
サ　熱が下がってから2日経たなければなりません。
シ　他にどんなことをしているの？
ス　どんな治療をされたのですか？
セ　それは何ですか？
ソ　ここにいることで抜け落ちていることがたくさんあるはず。

〔全訳〕

場面Ⅰ
A：具合はどう？　少しは良くなった？
B：たぶん、少しはね。会えてうれしいわ、[A]。
A：ほら、漫画をいくつか持ってきたわ。
B：ま、ありがとう。
A：ねえ、ここにいるってどんな感じ？　（　1　）
B：針をたくさん刺されていろんな種類の薬を飲まされるの。それに来てすぐに、胸のX線を撮った。でも、そんなに悪くはないわ。
A：わかった。いい治療を受けているようね。（　2　）
B：尋ねたけど、言うのはまだ早すぎると言われた。
A：そう、そんなに長くいさせられないといいけど。（　3　）
B：テレビを見たり…　何も特別には。
A：それじゃ、授業に遅れないように教科書を2、3冊持って来ようか？（　4　）今日は宿題がたくさん出たのよ。
B：え？　そんなにたくさん逃しているはずないわ。こ

こにいたのはたった7時間だもの。正直言うと、今勉強する気にならないわ。（　5　）
A：わかった。（　6　）他に特に欲しいものある？
B：いいえ、大丈夫。必要なものは何でもあるわ。
A：わかった。すぐに良くなるようにね。
B：寄ってくれてありがとう。バイバイ。

場面Ⅱ
C：おはよう。自分のベッドでよく眠れましたか？　もう具合は良くなりましたか？
D：はい、だけど、まだだるい感じがあります。でも、ありがとうございます。
C：熱は平熱に下がっています。喉を見せていただけますか？　口を開けてください。うーん、いいですよ、ありがとう。
D：（　7　）
C：そうですね、そんなに悪くありません。痛いですか？
D：はい、少し。あとどれくらいで学校に行けるようになると思いますか？
C：（　8　）パジャマの上を脱いでいただけますか？
D：音は良くなっていますか？
C：はい、でもまだ雑音があります。もう少し寝ていた方がいいですね。
D：でも、気分はそんなに悪くありません。（　9　）スマートフォンを使いたいのですが。
C：ベッドで起き上がるだけなら、少しの間スマートフォンを使っていいですよ。
D：ありがとう、約束します、少しだけです。
C：（　10　）
D：あ、はい。熱が下がっても学校に行く許可は出ないということですね。
C：それだけで十分ではないのです。（　11　）
D：だから今日だけ寝ていなければならないのでしょう？
C：治ったと言えるのは私です。わかりますか？　明日か明後日診てみます。ではこれで。お母さんを呼ばなくていいですよ。（　12　）
D：わかりました。ありがとう。そして、さようなら、[B]

❹

〔解答〕

1. c　2. d　3. e　4. b　5. a　6. d　7. a
[英文の意味と解法のヒント]
1. 私たちは自由席をとれるように早く駅に着いた。
　「〜できるように」so that (S) can
2. 病院の予約を取ることを今晩思い出させてくれますか。
　〜(人) to do の形をとるのは remind　((人)に〜することを思い出させる)
3. JA104便は成田発ですが、JA204便は羽田発です。
　「一方で」whereas

4. 休暇には病気になったときに備えて基本的な薬一式
   をいつも持って行きなさい。
   　「～に備えて」in case
5. 一番いい役が別の女優にあてられたので、ローズは
   ショーを続ける気をなくした。
   完了形で受動態の分詞構文
6. 「そのビデオプロジェクターは動いていないようだ。」
   「黄色いボタンを押してみて。」
   「～してみる、試みる」は try to do
7. 彼女が名前を教えてくれたのはわかっているが、今
   それを思い出せない。

聖マリアンナ医科大学 28年度 (33)

数 学

解答　28年度

❶

〔解答〕

ア. $\dfrac{112}{243}$　イ. 6　ウ. 3　エ. $\dfrac{\sqrt{6}}{2}$　オ. $\dfrac{\sqrt{34}}{8}$

〔出題者が求めたポイント〕

(1) 確率

全体は，各桁が $1 \sim 9$ のいずれか。該当の場合は，$1 \sim 9$ から4つとって並べる（${}_9\mathrm{P}_4$）。

(2) 三角比

一辺が a の正三角形の面積は，$\dfrac{1}{2}\,a^2\sin 60°$

外接円の半径を r とすると，（余弦定理より）
$a^2 = r^2 + r^2 - 2r^2\cos 120°$

(3) 関数の極限

$x = -t$　とする。$t \longrightarrow \infty$

分母，分子に $\sqrt{16t^2 + 9} + (4t - 3)$ をかける。

結果の分母，分子を t で割る。

$t \longrightarrow \infty,\ \dfrac{m}{t^2} \longrightarrow 0,\ \dfrac{n}{t} \longrightarrow 0$ （$m,\ n$ は定数）

(4) 三角関数

$\sin \mathrm{A} + \sin \mathrm{B} = 2\sin \dfrac{\mathrm{A}+\mathrm{B}}{2}\cos \dfrac{\mathrm{A}-\mathrm{B}}{2}$

$\sqrt{a^2+b^2} = r,\ \sin \alpha = \dfrac{b}{r},\ \cos \alpha = \dfrac{a}{r}$ のとき，

$a\sin \theta + b\cos \theta = r\sin (\theta + \alpha)$

$\sin (180° - \theta) = \sin \theta,\ \sin (180° + \theta) = -\sin \theta$

$\sin (90° - \theta) = \cos \theta$

(5) 平面ベクトル

$\overrightarrow{\mathrm{AM}},\ \overrightarrow{\mathrm{AN}}$ を $\overrightarrow{\mathrm{AB}},\ \overrightarrow{\mathrm{AD}}$ で表す。（$\mathrm{AB} \perp \mathrm{AD}$）

$\overrightarrow{\mathrm{ML}} = t\overrightarrow{\mathrm{MN}},\ \overrightarrow{\mathrm{BL}} = s\overrightarrow{\mathrm{BD}}$ の両方から，$\overrightarrow{\mathrm{AL}}$ を $\overrightarrow{\mathrm{AB}},\ \overrightarrow{\mathrm{AD}}$ で表し，未定係数法より $t,\ s$ を求めて，$\overrightarrow{\mathrm{AL}} = a\overrightarrow{\mathrm{AB}} + b\overrightarrow{\mathrm{AD}}$ とする。

$|\overrightarrow{\mathrm{AL}}|^2 = |a\overrightarrow{\mathrm{AB}} + b\overrightarrow{\mathrm{AD}}|^2 = a^2|\overrightarrow{\mathrm{AB}}|^2 + b^2|\overrightarrow{\mathrm{AD}}|^2 = a^2 + b^2$

〔解答のプロセス〕

(1) 全体の場合は，9^4，該当の場合は，${}_9\mathrm{P}_4$

確率は，$\dfrac{9 \cdot 8 \cdot 7 \cdot 6}{9 \cdot 9 \cdot 9 \cdot 9} = \dfrac{112}{243}$

(2) 一辺が a の正三角形とすると面積は，

$\dfrac{1}{2}\dfrac{\sqrt{3}}{2}a^2 = 27\sqrt{3}$　より　$a^2 = 108$

円の半径を r とすると，弦の長さが a の中心角は，$120°$ である。

$a^2 = r^2 + r^2 - 2r^2\cos 120°$　∴　$a^2 = 3r^2$

$3r^2 = 108$　より　$r^2 = 36$　∴　$r = 6$

(3) $x = -t$ とする。$t \longrightarrow \infty$

$\displaystyle \lim_{x \to -\infty}(4x + 3 + \sqrt{16x^2+9}) = \lim_{t \to \infty}(-4t + 3 + \sqrt{16t^2+9})$

$\displaystyle = \lim_{t \to \infty}\frac{\{\sqrt{16t^2+9} - (4t-3)\}\{\sqrt{16t^2+9} + (4t-3)\}}{\sqrt{16t^2+9} + 4t - 3}$

$\displaystyle = \lim_{t \to \infty}\frac{24t}{\sqrt{16t^2+9} + 4t - 3}$

$\displaystyle = \lim_{t \to \infty}\frac{24}{\sqrt{16 + \dfrac{9}{t^2}} + 4 - \dfrac{3}{t}} = \frac{24}{4+4} = 3$

(4) $\sin 175° + \sin 185° = \sin 5° - \sin 5° = 0$

$\sin 65° + \sin 55° = 2\sin \dfrac{65° + 55°}{2}\cos \dfrac{65° - 55°}{2}$

$\qquad = 2\sin 60°\cos 5° = \sqrt{3}\cos 5°$

$\sin 50° + \cos 50° = \sqrt{2}\left(\dfrac{1}{\sqrt{2}}\sin 50° + \dfrac{1}{\sqrt{2}}\cos 50°\right)$

$\qquad = \sqrt{2}\sin (50° + 45°) = \sqrt{2}\sin 95°$

$\qquad = \sqrt{2}\sin 85° = \sqrt{2}\cos 5°$

よって，$\dfrac{\sqrt{3}\cos 5° + 0}{\sqrt{2}\cos 5°} = \dfrac{\sqrt{3}}{\sqrt{2}} = \dfrac{\sqrt{6}}{2}$

(5) $\overrightarrow{\mathrm{AM}} = \dfrac{1}{2}\overrightarrow{\mathrm{AB}},\ \overrightarrow{\mathrm{AN}} = \overrightarrow{\mathrm{AB}} + \dfrac{3}{2}\overrightarrow{\mathrm{AD}}$

$\overrightarrow{\mathrm{ML}} = t\overrightarrow{\mathrm{MN}}$ とする。

$\overrightarrow{\mathrm{AL}} - \overrightarrow{\mathrm{AM}} = t(\overrightarrow{\mathrm{AN}} - \overrightarrow{\mathrm{AM}})$

$\overrightarrow{\mathrm{AL}} = (1-t)\overrightarrow{\mathrm{AM}} + t\overrightarrow{\mathrm{AN}}$　より

$\overrightarrow{\mathrm{AL}} = \left(\dfrac{1}{2} + \dfrac{1}{2}t\right)\overrightarrow{\mathrm{AB}} + \dfrac{3}{2}t\overrightarrow{\mathrm{AD}}$

$\overrightarrow{\mathrm{BL}} = s\overrightarrow{\mathrm{BD}}$ とする。

$\overrightarrow{\mathrm{AL}} - \overrightarrow{\mathrm{AB}} = s(\overrightarrow{\mathrm{AD}} - \overrightarrow{\mathrm{AB}})$

$\overrightarrow{\mathrm{AL}} = (1-s)\overrightarrow{\mathrm{AB}} + s\overrightarrow{\mathrm{AD}}$

$\overrightarrow{\mathrm{AB}} \not\parallel \overrightarrow{\mathrm{AD}}$ より　$\dfrac{1}{2} + \dfrac{1}{2}t = 1 - s,\ \dfrac{3}{2}t = s$

2式より　$t = \dfrac{1}{4},\ s = \dfrac{3}{8}$

$\overrightarrow{\mathrm{AL}} = \dfrac{5}{8}\overrightarrow{\mathrm{AB}} + \dfrac{3}{8}\overrightarrow{\mathrm{AD}}$

$|\overrightarrow{\mathrm{AL}}|^2 = \dfrac{1}{8^2}|5\overrightarrow{\mathrm{AB}} + 3\overrightarrow{\mathrm{AD}}|^2 = \dfrac{5^2 + 3^2}{8^2} = \dfrac{34}{8^2}$

従って，$\mathrm{AL} = \dfrac{\sqrt{34}}{8}$

❷

〔解答〕

カ. na　キ. $(k-4)(k-1)k(k+1)a^4$

ク. $2^5 \cdot 3^2 \cdot 7$　ケ. 1　コ. 8　サ. 6　シ. 60

〔出題者が求めたポイント〕　数列，高次方程式

(1) 初項が a，公差が d の等差数列の一般項 a_n は，

$a_n = a + d(n-1)$

(2) (i) 2016 を素因数（2, 3, …）で割っていく。

$k = 5,\ 6,\ \cdots\cdots$ として考える。

(ii) 3次方程式を解く。　$i \geqq 5$ に注意。

(iii) 2次方程式を解く。　$s \geqq 5$ に注意。

〔解答のプロセス〕

(1) $a_n = a + a(n-1) = na$

$a_{k-4}a_{k-1}a_ka_{k+1} = (k-4)(k-1)k(k+1)a^4$

(2)(i) $2016 = 2^5 \times 3^2 \times 7$

$k-4$	$k-1$	k	$k+1$	
1	4	5	6	a^4 は分数で不適
2	5	6	7	a^4 は分数で不適
3	6	7	8	$a^4 = 2$ で不適
4	7	8	9	$a^4 = 1$ より $a = 1$(適)

従って,$(a,\ k) = (1,\ 8)$

よって,$a_n = n$

(ii) $t^3 + (t+1)^3 = (t+2)^3 - 2$

$2t^3 + 3t^2 + 3t + 1 = t^3 + 6t^2 + 12t + 6$

$t^3 - 3t^2 - 9t - 5 = 0$

$(t-5)(t+1)^2 = 0$　$t \geqq 5$ より,$t = 5$

$a_{t+1} = t+1 = 6$

(iii) $s^2 + (s+1)^2 + (s+2)^2 + (s+3)^2 + (s+4)^2 + (s+5)^2$

$\quad = 6s^2 + 30s + 55$

$(s+6)^2 + (s+7)^2 + (s+8)^2 + (s+9)^2 + (s+10)^2$

$\quad = 5s^2 + 80s + 330$

よって,$6s^2 + 30s + 55 = 5s^2 + 80s + 330$

$s^2 - 50s - 275 = 0$　より　$(s-55)(s+5) = 0$

$s \geqq 5$ より　$s = 55$　∴ $a_{s+5} = 55 + 5 = 60$

3

〔解答〕

ス. $ae^a - e^a + 1$　　セ. $a^2e^a - ae^a + e^a - 1$

(2) 途中の式は解法のプロセス参照

$f(x) = 2x^2e^x - (2+a)xe^x + 2e^x + ae^a - e^a - 1$

ソ. $\dfrac{1}{2}a$　　タ. $(a-1)e^a + \left(-a+2\right)e^{\frac{a}{2}} - 1$

チ. $a^2e^a - ae^a + e^a - 1$

〔出題者が求めたポイント〕　微分法,積分法

(1) x に 0,a を代入して,計算する。

(2) $|f(x)| = \begin{cases} f(x) & [f(x) \geqq 0] \\ -f(x) & [f(x) < 0] \end{cases}$

$\displaystyle\int te^t dt = te^t - \int e^t dt = te^t - e^t + C$

（部分積分）

(3) $f(x)$ を微分する。$f'(x) = 0$ を解く。

(4) 増減表を作る。

$g(a) = f(a) - f(0)$ とし,$g'(a) > 0$,$g(0) = 0$ を示し,$g(a) > 0$ を導き最大値を求める。

〔解答のプロセス〕

(1) $f(0) = \displaystyle\int_0^a te^t dt = \Big[te^t - e^t\Big]_0^a$

$\quad = ae^a - e^a + 1$

$f(a) = \displaystyle\int_0^a (ae^a - te^t)dt = \Big[ae^at - te^t + e^t\Big]_0^a$

$\quad = a^2e^a - ae^a + e^a - 1$

(2) $f(x) = \displaystyle\int_0^x (xe^x - te^t)dt + \int_x^a (te^t - xe^x)dt$

$\quad = \Big[xe^xt - te^t + e^t\Big]_0^x + \Big[te^t - e^t - xe^xt\Big]_x^a$

$\quad = x^2e^x - xe^x + e^x - 1 + ae^a - e^a - axe^x$

$\qquad\qquad\qquad\qquad - (xe^x - e^x - x^2e^x)$

$\quad = 2x^2e^x - (2+a)xe^x + 2e^x + ae^a - e^a - 1$

(3) $f'(x) = 2x^2e^x - (a-2)xe^x - ae^x$

$\qquad\quad = (x+1)(2x-a)e^x$

$\quad 0 \leqq x \leqq a$　より　$x = \dfrac{1}{2}a$

(4)

x	0		$\dfrac{1}{2}a$		a
$f'(x)$		$-$	0	$+$	
$f(x)$		↘		↗	

最小値は,$f\left(\dfrac{1}{2}a\right)$

$f\left(\dfrac{1}{2}a\right) = \dfrac{1}{2}a^2e^{\frac{a}{2}} - \left(a + \dfrac{1}{2}a^2\right)e^{\frac{a}{2}} + 2e^{\frac{a}{2}}$

$\qquad\qquad\qquad\qquad\qquad\qquad + ae^a - e^a - 1$

$\quad = (a-1)e^a + \left(-a+2\right)e^{\frac{a}{2}} - 1$

$g(a) = f(a) - f(0) = (a^2 - 2a + 2)e^a - 2$ とする。

$g(0) = 2 - 2 = 0$

$\dfrac{dg(a)}{da} = (2a-2)e^a + (a^2 - 2a + 2)e^a = a^2e^a > 0$

従って,$a^2e^a - ae^a + e^a - 1 > ae^a - e^a + 1$

最大値は,$a^2e^a - ae^a + e^a - 1$

4

〔解答〕

解答のプロセス参照

〔出題者が求めたポイント〕　論理,証明

(1) a の入っている項を左辺に,入ってない項を右辺に分けて,それぞれ因数分解する。

$xy = pz$ となるとき,x が p の倍数又は y が p の倍数である。

(2) $a = mp$ として,(1)より b が p の倍数を示し,$a = mp$,$b = kp$ として,(1)より c が p の倍数を示す。

(3) $a = m_1p$,$b = k_1p$,$c = l_1p$ として,m_1,k_1,l_1 が p の倍数となることを示す。

$m_n = pm_{n-1}$,$k_n = pk_{n-1}$,$l_n = pl_{n-1}$ とする。

a,b,c は整数だから,$a = p^ns$,$b = p^nt$,$c = p^nu$ とすると,s,t,u のいずれかが p より小さい数となる n が存在する。

(1),(2)より,$s^3 + pt^3 + p^2u^3 - p^3stu$ は p の倍数でなくなる。

(4) x,y,z は有理数なので,分数で表せる。

$n \neq 0$,$m \neq 0$,$l \neq 0$ として,

$x = \dfrac{i}{n}$,$y = \dfrac{j}{m}$,$z = \dfrac{k}{l}$ を代入する。

$a = iml$,$b = jln$,$c = knm$ とすると,(3)が使える。

〔解答のプロセス〕

(1) $(p^3bc - a^2)a = p(b^3 + pc^3)$

よって,$p^3bc - a^2$ 又は a が p の倍数。

$p^3bc - a^2$ が p の倍数のとき,pq とする。

$p^3bc - a^2 = pq$　より　$a^2 = p(p^2bc - q)$ となり，a は p
の倍数となる。

従って，どちらでも a は p の倍数になるので，a は p
の倍数である。

(2)　a は p の倍数だから，$a = pm$ とおく。

$p^3m^3 + pb^3 + p^2c^3 - p^4mbc = 0$

$b^3 + pc^3 + p^2m^3 - p^3mbc = 0$

よって，(1)より，b は p の倍数である。

b は p の倍数から，$a = pm$，$b = pk$ とおく。

$p^3m^3 + p^4k^3 + p^2c^3 - p^5mkc = 0$

$c^3 + pm^3 + p^2k^3 - p^3mkc = 0$

よって，(1)より，c は p の倍数である。

従って，a，b，c はどれも p の倍数である。

(3)　$a = pm_1$，$b = pk_1$，$c = pl_1$ とすると，

$p^3(m_1^3 + pk_1^3 + p^2l_1^3 - p^3m_1k_1l_1) = 0$

$m_1^3 + pk_1^3 + p^2l_1^3 - p^3m_1k_1l_1 = 0$ とすると，

m_1，k_1，l_1 は p の倍数となる。

$m_n = pm_{n-1}$，$k_n = pk_{n-1}$，$l_n = pl_{n-1}$ とすると，

$a = p^nm_n$，$b = p^nk_n$，$c = p^nl_n$

a，b，c は整数だから p で何回も割ると，p より小さ
くなる。

n で，m_n，k_n，l_n のいずれかが p より小さい値がで
てくるとすると，

$m_n^3 + pk_n^3 + p^2l_n - p^3m_nk_nl_n \neq 0$ である。

よって，$p = 0$

従って，$a = 0$，$b = 0$，$c = 0$

(4)　x，y，z は有理数なので，分数で表せる。

$n \neq 0$，$m \neq 0$，$l \neq 0$ として，

i，j，k，n，m，l が整数として，

$x = \dfrac{i}{n}$，$y = \dfrac{j}{m}$，$z = \dfrac{k}{l}$ と表せるとする。

$\left(\dfrac{i}{n}\right)^3 + p\left(\dfrac{j}{m}\right)^3 + p^2\left(\dfrac{k}{l}\right)^3 - p^3\left(\dfrac{i}{n}\right)\left(\dfrac{j}{m}\right)\left(\dfrac{k}{l}\right) = 0$

$(iml)^3 + p(jln)^3 + p^2(knm)^3 - p^3(iml)(jln)(knm) = 0$

iml，jln，knm は整数だから，(3)より

$iml = 0$，$jln = 0$，$knm = 0$

$n \neq 0$，$m \neq 0$，$l \neq 0$ なので，$i = j = k = 0$

従って，$x = 0$，$y = 0$，$z = 0$

物　理

解答

28年度

1

〔解答〕

〔1〕① 2　② 6　③ 9　④ 6　⑤ 24

〔2〕⑥ 静電誘導　⑦ 静電遮蔽　⑧ 誘電分極
　　⑨ 誘電体　⑩ 箔検電器

〔3〕⑪ 一次　⑫ 二次　⑬ 化石燃料
　　⑭ 二酸化炭素　⑮ 温室

〔4〕⑯ p型　⑰ n型　⑱ ホール　⑲ 電子
　　⑳ p型

〔出題者が求めたポイント〕

等加速度運動，静電誘導・誘電分極，エネルギー，半導体

〔解答のプロセス〕

〔1〕① 時刻 $t=0$ での質点の位置を原点として北向きに x 軸をとる。$t=3$〔s〕までの加速度を a_1〔m/s²〕とおくと，$m=4$〔kg〕，$F_1=8$〔N〕として運動方程式は

$$ma_1 = F_1$$

$$\therefore\ a_1 = \frac{F_1}{m} = \frac{8}{4} = 2\ \text{[m/s}^2\text{]}\quad \cdots\text{(答)}$$

② $t=3$〔s〕における速さ v_1〔m/s〕は

$$v_1 = a_1 t = 2 \times 3 = 6\ \text{[m/s]}\quad \cdots\text{(答)}$$

③移動距離 x_1〔m〕は

$$x_1 = \frac{1}{2}a_1 t^2 = \frac{1}{2} \times 2 \times 3^2 = 9\ \text{[m]}\quad \cdots\text{(答)}$$

④ $t=3$〔s〕以降における加速度 a_2〔m/s²〕は，$F_2 = -24$〔N〕として運動方程式から

$$a_2 = \frac{F_2}{m} = \frac{-24}{4} = -6\ \text{[m/s}^2\text{]}$$

時刻 t〔s〕における位置座標は

$$x = x_1 + v_1(t-3) + \frac{1}{2}a_2(t-3)^2$$
$$= 9 + 6(t-3) - 3(t-3)^2$$

$x=0$ となるとき

$$9 + 6(t-3) - 3(t-3)^2 = 0$$

これを解いて　$t = 2,\ 6$

　$t > 3$ より　$t = 6$〔s〕　$\cdots$（答）

⑤ $t=3$〔s〕以降で速度 v〔m/s〕が 0 となる時刻を t_1〔s〕とすると

$$v = v_1 + a_2(t_1 - 3) = 6 - 6(t_1 - 3) = 0$$

　$\therefore\ t_1 = 4$〔s〕

このときの位置座標 x_2〔m〕は

$$x_2 = 9 + 6(4-3) - 3(4-3)^2 = 12\ \text{[m]}$$

よって，再び原点に戻るまでに移動する総距離 L〔m〕は

$$L = 2x_2 = 24\ \text{[m]}\quad \cdots\text{(答)}$$

〔2〕静電誘導と静電遮蔽，誘電分極に関する説明文。

〔3〕エネルギー資源に関する説明文。

〔4〕半導体，ダイオードに関する説明文。

2

〔解答〕

〔1〕$60Q$〔個／分〕

〔2〕a．アルファ線，ヘリウム原子核
　　b．ガンマ線，電磁波
　　c．ベータ線，電子

〔3〕$\dfrac{K_a}{2e}$〔V〕　〔4〕$\dfrac{hc}{E+K_e}$〔m〕

〔5〕$\sqrt{\dfrac{h}{2mf}}$〔m〕　〔6〕10 日

〔出題者が求めたポイント〕

放射線，放射性崩壊

〔解答のプロセス〕

〔1〕1Bq は原子核が 1 秒間に 1 個の割合で崩壊する放射能の強さを表す。よって，60秒間に崩壊する原子核の数 N は

$$N = 60Q\quad \cdots\text{(答)}$$

〔2〕アルファ線はヘリウムの原子核で正電荷，ベータ線は電子で負電荷を持つ。したがって，線源より球面側の電位が高いとき，電場によってアルファ線は減速され，ベータ線は加速される。またガンマ線は電荷を持たないので電場によってエネルギーは変わらない。

〔3〕アルファ線は $+2e$ の電荷を持つから，電圧が V_a のとき球面に達するまでに電場からされる仕事は $-2eV_a$ となる。よって，仕事とエネルギーの関係より

$$K_a - 2eV_a = 0\quad \therefore\quad V_a = \frac{K_a}{2e}\ \text{[V]}\quad \cdots\text{(答)}$$

〔4〕エネルギー保存則の式は

$$K_b = E + K_c$$

一方，ガンマ線の波長を λ_b〔m〕とすると $K_b = \dfrac{hc}{\lambda_b}$ より

$$\frac{hc}{\lambda_b} = E + K_e\quad \therefore\quad \lambda_b = \frac{hc}{E+K_e}\ \text{[m]}\quad \cdots\text{(答)}$$

〔5〕衝突した電子の運動エネルギーがすべて X 線のエネルギーに変換したときの振動数が f であるから，衝突直前の電子の運動量を p〔kg·m/s〕とおくと

$$hf = \frac{p^2}{2m}\quad \therefore\quad p = \sqrt{2mhf}$$

よって，電子波の波長 λ_c〔m〕は

$$\lambda_c = \frac{h}{p} = \frac{h}{\sqrt{2mhf}} = \sqrt{\frac{h}{2mf}}\ \text{[m]}\quad \cdots\text{(答)}$$

〔6〕半減期を T〔日〕とすると，t〔日〕後の放射能の強さ Q' と $t=0$ における放射能 Q の比は

$$\frac{Q'}{Q} = \left(\frac{1}{2}\right)^{\frac{t}{T}}$$

よって

$$\left(\frac{1}{2}\right)^{\frac{100}{T}} = \frac{1}{1024} = \left(\frac{1}{2}\right)^{10}$$

聖マリアンナ医科大学　28年度　（37）

$$\therefore \quad \frac{100}{T}=10 \quad \therefore \quad T=10\,[\text{日}] \quad \cdots(\text{答})$$

3

〔解答〕

〔1〕$\sqrt{v_0{}^2-2gh}$　〔2〕$\dfrac{v_0{}^2\sin^2\theta}{2g}+h\cos^2\theta$

〔3〕$\dfrac{\sqrt{v_0{}^2-2gh}\sin\theta+\sqrt{v_0{}^2\sin^2\theta+2gh\cos^2\theta}}{g}$

〔4〕$\dfrac{2e\sqrt{v_0{}^2\sin^2\theta+2gh\cos^2\theta}}{g}$　〔5〕$\dfrac{-1+\sqrt{31}}{10}$

〔出題者が求めたポイント〕

斜方投射，壁と床に衝突する物体の運動

〔解答のプロセス〕

〔1〕点Bでの小球の速さを v_1 とすると，力学的エネルギー保存則より

$$\frac{1}{2}\,mv_0{}^2=\frac{1}{2}\,mv_1{}^2+mgh$$

$$\therefore \quad v_1=\sqrt{v_0{}^2-2gh} \quad \cdots(\text{答})$$

〔2〕点Cに達するまでの時間を t_{BC} とおくと，点Cでの速度の鉛直成分が0であることから

$$v_1\sin\theta-gt_{\text{BC}}=0 \quad \therefore \quad t_{\text{BC}}=\frac{v_1\sin\theta}{g}$$

したがって，点Cの高さ H は

$$
\begin{aligned}
H&=h+v_1\sin\theta\cdot t_{\text{BC}}-\frac{1}{2}\,gt_{\text{BC}}{}^2\\
&=h+\frac{v_1{}^2\sin^2\theta}{2g}\\
&=h+\frac{(v_0{}^2-2gh)\sin^2\theta}{2g}\\
&=\frac{v_0{}^2\sin^2\theta}{2g}+h\cos^2\theta \quad \cdots(\text{答})
\end{aligned}
$$

〔3〕点Dで壁に衝突してはね返るとき速度の鉛直成分は不変だから，点Cから点Eに達するまでの時間を t_{CE} とおくと，鉛直方向について

$$H=\frac{1}{2}\,gt_{\text{CE}}{}^2 \quad \therefore \quad t_{\text{CE}}=\sqrt{\frac{2H}{g}}$$

よって，点Bから点Eに達するまでの時間 t_{BE} は

$$
\begin{aligned}
t_{\text{BE}}&=t_{\text{BC}}+t_{\text{CE}}\\
&=\frac{v_1\sin\theta}{g}+\frac{1}{g}\sqrt{v_0{}^2\sin^2\theta+2gh\cos^2\theta}\\
&=\frac{\sqrt{v_0{}^2-2gh}\sin\theta+\sqrt{v_0{}^2\sin^2\theta+2gh\cos^2\theta}}{g}
\end{aligned}
$$

$$\cdots(\text{答})$$

〔4〕点Eに達する直前の速度の鉛直成分の大きさ v_2 は

$$v_2=gt_{\text{CE}}=\sqrt{v_0{}^2\sin^2\theta+2gh\cos^2\theta}$$

衝突直後の速度の鉛直成分の大きさは e 倍になるから，点Eから点Fに達するまでの時間を t_{EF} とすると，点Eではね返った後の高さの式より

$$ev_2t_{\text{EF}}-\frac{1}{2}\,gt_{\text{EF}}{}^2=0$$

$$\therefore \quad t_{\text{EF}}=\frac{2ev_2}{g}=\frac{2e\sqrt{v_0{}^2\sin^2\theta+2gh\cos^2\theta}}{g}$$

$$\cdots(\text{答})$$

〔5〕点Cと点Dの高さの差は $\dfrac{9}{25}H$ だから，点Cから点Dに達するまでの時間を t_{CD} とおくと，鉛直方向について

$$\frac{9}{25}H=\frac{1}{2}\,gt_{\text{CD}}{}^2 \quad \therefore \quad t_{\text{CD}}=\frac{3}{5}\sqrt{\frac{2H}{g}}=\frac{3}{5}t_{\text{CE}}$$

したがって，点Dから点Eに達するまでの時間 t_{DE} は

$$t_{\text{DE}}=t_{\text{CE}}-t_{\text{CD}}=\frac{2}{5}t_{\text{CE}}$$

また，$\dfrac{v_2}{g}=t_{\text{CE}}$ より $t_{\text{EF}}=\dfrac{2ev_2}{g}=2et_{\text{CE}}$

ここで，水平方向にはCD間は速さ $v_1\cos\theta$，点Dではね返った後は速さ $ev_1\cos\theta$ の等速で運動する。CD間とDF間の水平距離が等しいことから

$$v_1\cos\theta\cdot t_{\text{CD}}=ev_1\cos\theta(t_{\text{DE}}+t_{\text{EF}})$$

$$\frac{3}{5}t_{\text{CE}}=e\left(\frac{2}{5}t_{\text{CE}}+2et_{\text{CE}}\right)$$

$$10e^2+2e-3=0 \quad \therefore \quad e=\frac{-1\pm\sqrt{31}}{10}$$

$$e>0 \text{ より} \quad e=\frac{-1+\sqrt{31}}{10} \quad \cdots(\text{答})$$

4

〔解答〕

〔1〕（オ）　〔2〕$100\sqrt{2}\,[\Omega]$　〔3〕$200\sqrt{2}\,[V]$

〔4〕$\dfrac{\pi}{4}$　〔5〕$200\,[V]$，$\sqrt{2}\,[A]$　〔6〕$200\sqrt{2}\,[W]$

〔7〕$1000\,[\text{rad/s}]$　〔8〕$50\,[W]$

〔出題者が求めたポイント〕

交流回路

〔解答のプロセス〕

〔1〕電流 $I=I_0\cos\omega t$ に対して

$$V_{\text{L}}=\omega LI_0\cos\left(\omega t+\frac{\pi}{2}\right)=-\omega LI_0\sin\omega t$$

$$V_{\text{C}}=\frac{1}{\omega C}I_0\cos\left(\omega t-\frac{\pi}{2}\right)=\frac{1}{\omega C}I_0\sin\omega t$$

また，V_{L}，V_{C} の最大値 $V_{0\text{L}}$，$V_{0\text{C}}$ はそれぞれ

$$V_{0\text{L}}=\omega LI_0=1000\times0.1\times2=200\,[V]$$

$$V_{0\text{C}}=\frac{1}{\omega C}I_0=\frac{2}{1000\times5\times10^{-6}}=400\,[V]$$

したがって，V_{C} が V_{L} に対し逆位相で最大値が2倍であることから，グラフは（オ）。

〔2〕抵抗両端の電圧 $V_{\text{R}}\,[V]$ は $V_{\text{R}}=RI_0\cos\omega t$ とかけるから，電源電圧 V は

$$
\begin{aligned}
V&=V_{\text{R}}+V_{\text{L}}+V_{\text{C}}\\
&=RI_0\cos\omega t+\left(\frac{1}{\omega C}-\omega L\right)I_0\sin\omega t\\
&=\sqrt{R^2+\left(\frac{1}{\omega C}-\omega L\right)^2}\,I_0\cos(\omega t+\alpha)
\end{aligned}
$$

ここで，αは電流に対する電圧の位相である。

したがって，回路のインピーダンス$Z\,[\Omega]$は
$$Z=\sqrt{R^2+\left(\dfrac{1}{\omega C}-\omega L\right)^2}$$
$$=\sqrt{100^2+(200-100)^2}=100\sqrt{2}\ [\Omega]\quad\cdots(答)$$

〔3〕 電圧の最大値は$V_0\,[V]$は
$$V_0=ZI_0=200\sqrt{2}\ [V]\quad\cdots(答)$$

〔4〕 〔2〕のVの式で
$$\cos\alpha=\dfrac{R}{Z}=\dfrac{1}{\sqrt{2}}\ ,\ \sin\alpha=-\dfrac{\dfrac{1}{\omega C}-\omega L}{Z}=-\dfrac{1}{\sqrt{2}}$$
$$\therefore\quad \alpha=-\dfrac{\pi}{4}$$

したがって，位相差の絶対値は$|\alpha|=\dfrac{\pi}{4}$　$\cdots(答)$

〔5〕電圧，電流の実効値を$V_e\,[V]$，$I_e\,[A]$とおくと
$$V_e=\dfrac{V_0}{\sqrt{2}}=200\ [V]\ ,\ I_e=\dfrac{I_0}{\sqrt{2}}=\sqrt{2}\ [A]\cdots(答)$$

〔6〕 平均電力$\overline{P}\,[W]$は
$$\overline{P}=V_eI_e=200\sqrt{2}\ [W]\quad\cdots(答)$$

〔7〕 I_0が最大となるのは，インピーダンスZが最小のときである。このとき$\dfrac{1}{\omega C}-\omega L=0$より
$$\omega_0=\dfrac{1}{\sqrt{LC}}=\dfrac{1}{\sqrt{0.1\times10\times10^{-6}}}=1000\ [rad/s]$$
$$\cdots(答)$$

〔8〕 角周波数がω_0のとき
$$Z=R=100\ [\Omega]$$

よって，電圧の実効値が$V_e=\dfrac{100}{\sqrt{2}}=50\sqrt{2}\ [V]$のとき，電流の実効値は
$$I_e=\dfrac{V_e}{Z}=\dfrac{1}{\sqrt{2}}\ [A]$$
したがって，平均電力$\overline{P}$は
$$\overline{P}=V_eI_e=50\ [W]\quad\cdots(答)$$

5

〔解答〕

〔1〕 $\dfrac{V_1}{T_1}=\dfrac{V_2}{T_2}$

〔2〕pV図…記号：(オ)，白丸の状態：C，
　　　　　方向：反時計回り
　pT図…記号(サ)，白丸の状態：D，
　　　　　方向：反時計回り

〔3〕pT図…記号：(コ)，白丸の状態：A，
　　　　　方向：時計回り
　VT図…記号：(コ)，白丸の状態：C，
　　　　　方向：反時計回り

〔4〕(ツ)(ネ)(ノ)(ヒ)

〔**出題者が求めたポイント**〕

気体の状態変化

〔解答のプロセス〕

〔1〕 シャルルの法則より
$$\dfrac{V_1}{T_1}=\dfrac{V_2}{T_2}\quad\cdots(答)$$

〔2〕 pV図では等温過程のとき$pV=$一定の曲線上を変化する。pT図では定積過程のとき原点を通る直線上を変化する。

〔3〕 pT図では定積過程のとき原点を通る直線上を変化する。VT図では定圧過程のとき原点を通る直線上を変化する。

〔4〕 断熱変化に変えた過程のみ，$pV^r=$一定の曲線のグラフに変わる。

①を変えたとき…(ヒ)
②を変えたとき…(ネ)
③を変えたとき…(ノ)
④を変えたとき…(ツ)

化　学

解答

28年度

1

〔解答〕

〔1〕（ウ）　$4HCl + MnO_2 \longrightarrow MnCl_2 + 2H_2O + Cl_2$

〔2〕（ウ）　$NaCl(固) + aq = NaCl_{aq} - XkJ$

〔3〕（ウ）　$2PbSO_4 + 2H_2O \longrightarrow Pb + PbO_2 + 2H_2SO_4$

〔出題者が求めたポイント〕

無機化合物に関する総合的な基本問題

〔解答のプロセス〕

〔1〕　酸化数が変化するものが酸化還元反応。

（ア）加水分解は酸化還元反応ではない。

$(NH_2)_2CO + H_2O \longrightarrow CO_2 + 2NH_3$

（イ）酸化還元反応ではない。

$2NH_4Cl + Ca(OH)_2 \longrightarrow CaCl_2 + 2H_2O + 2NH_3$

（ウ）（答）Mn の酸化数 $+4$ から $+2$ に変化。

Cl の酸化数 -1 から 0 に変化。

（エ）酸化還元反応ではない。

$FeS + 2HCl \longrightarrow FeCl_2 + H_2S$

（オ）酸化還元反応ではない。

$CaC_2 + 2H_2O \longrightarrow Ca(OH)_2 + C_2H_2$

C_2H_2：アセチレンはアルキンの一種

（カ）酸化還元反応ではあるが，気体は発生しない。

$H_2O_2 + H_2S \longrightarrow S（白濁）+ 2H_2O$

酸化数の変化。S（-2 から 0）　O（-1 から -2）

〔2〕　（ア）発熱する。

（イ）発熱する。

（ウ）（答）吸熱する。一般に塩を水に溶かすと吸熱する。

aq は水。$NaCl_{aq}$ は NaCl 水溶液。

NaCl の固体を $NaCl_{(s)}$ とも書く。

（エ）中和は発熱反応。

$HCl + NaOH \longrightarrow NaCl + H_2O + 57\,kJ$

（オ）燃焼は発熱反応。

$2H_2 + O_2 \longrightarrow 2H_2O + 発熱$

（カ）燃焼は発熱反応。

$C_3H_8 + 5O_2 \longrightarrow 3CO_2 + 4H_2O + 発熱$

〔3〕　（ア）ボルタ電池

（イ）酸化銀電池

（ウ）（答）鉛蓄電池での放電では次の変化となる。充電は逆の変化。

負極（$-$）：$Pb + SO_4^{2-} \longrightarrow PbSO_4 + 2e^-$

正極（$+$）：$PbO_2 + SO_4^{2-} + 4H^+ + 2e^-$

$\longrightarrow PbSO_4 + 2H_2O$

（エ）リチウム電池

（オ）ダニエル電池

（カ）マンガン乾電池

2

〔解答〕

〔1〕 $1.0\,(mol/L)$

〔2〕 $2.2 \times 10^2\,(L)$

〔3〕 体積：$2.6 \times 10\,(cm^3)$　密度：$2.2\,(g/cm^3)$

〔出題者が求めたポイント〕

モル濃度，結晶構造，気体の状態方程式に関する基本的な問題

〔解答のプロセス〕

〔1〕　NaCl の式量：58.5

$\dfrac{12}{58.5} \times \dfrac{1000}{200} = 1.03 = 1.0\,(mol/L)$……答

〔2〕　$58g$ の NaCl を溶かす水を $x(g)$ とする。

$58/x = 36/100$　　$x = 161\,(g)$

H_2O の分子量は 18

$(1.0 \times 10^5) \times V$

$= \left(\dfrac{161}{18}\right) \times (8.3 \times 10^3) \times (273 + 27.3)$

$V = 223 = 2.2 \times 10^2\,(L)$……答

〔3〕　辺にある Na^+ は 12 個だが，それぞれ 4 個の単位格子に共有されているので，図の単位格子内に属する Na^+ はその $\dfrac{1}{4}$ である。単位格子の中央に 1 個の Na^+ があるので，この単位格子にある Na^+ は，$12 \times \dfrac{1}{4} + 1 = 4$（個）。

Na^+ と Cl^- は同数のはずなので，Cl^- も 4（個）。結局，この単位格子には NaCl が 4 個含まれる。

NaCl $58\,g$ は $\dfrac{58}{58.5}$（mol）で，体積を $y(cm^3)$ とすると，次式が成り立つ。

$(5.6 \times 10^{-8})^3 : y = 4 : \dfrac{58}{58.5} \times 6.0 \times 10^{23}$

$y = 26.1 = 26\,(cm^3)$……答

密度は

$\dfrac{58}{26.1} = 2.22 = 2.2\,(g/cm^3)$……答

注．有効数字 2 桁を厳密に記述すると，〔解答〕のようになるが，問題文は $1.2 \times 10\,g$ とせずに $12\,g$ などとあるので，2 桁は 26 というようにそのまま記述してもよい。

3

〔解答〕

〔1〕 1)　平均の分解速度：$4.0 \times 10^{-2}\,[mol/(L \cdot min)]$

速度定数：$1.0 \times 10^{-1}\,(/min)$

2)　$1.8 \times 10^{-1}\,(mol/L)$

3)　$2.4 \times 10^{-1}\,(mol)$

〔2〕 1) 図

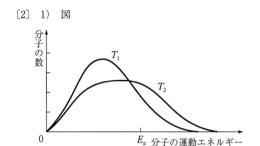

E_a を超える分子の数が 2 倍になる。

2) $X = RT_1(T_1 + 10)$
3) $Y = 2.5RT_1^2$
4) 頻度因子の自然対数：1.6×10（回）
   活性化エネルギー：5.8×10^4(J)

〔3〕 1) 活性化エネルギーを減少させ，反応速度を速める。

2) 図

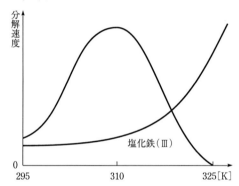

〔出題者が求めたポイント〕

反応速度，活性化エネルギーに関する問題

〔解答のプロセス〕

〔1〕 1) $\dfrac{0.50 - 0.30}{5} = k \times \dfrac{0.50 + 0.30}{2}$

平均分解速度：$\dfrac{0.50 - 0.30}{5} = 0.040$〔mol/(L·min)〕

反応速度定数：$k = 0.10$(/min)

2) 反応開始から 5 分後には，始めの濃度の 60% になる。10 分後は，5 分後の濃度の 60% になる。
   $0.30 \times 0.6 = 0.18$(mol/L)……答

3) 全体は 4 L なので，減少した H_2O_2 は，
   $(0.30 - 0.18) \times 4 = 0.48$(mol)

反応式から，発生した O_2 はその $\dfrac{1}{2}$ となる。

0.24(mol)……答

〔2〕 1) 活性化エネルギーより大きいエネルギーを持つ分子の総数（グラフの面積）が 2 倍になるようにグラフを描く。ただし，グラフ T_2 とグラフ T_1 の間の面積（エネルギーが増加した分子の総数）とグラフ T_1 とグラフ T_2（エネルギーが減少した分子の総数）は同じである。

2) アレニウスの式を両辺の自然対数をとり，書き換える。

$\ln k = \ln A - \dfrac{Ea}{RT}$

T_1 における速度定数を k_1，T_2 における速度定数を k_2 とする。

$\ln\left(\dfrac{k_2}{k_1}\right) = \ln k_2 - \ln k_1 = -\dfrac{Ea}{R}\left(\dfrac{1}{T_2} - \dfrac{1}{T_1}\right)$

$= -\dfrac{Ea}{R}\left(\dfrac{T_1 - T_2}{T_1 T_2}\right)$ ……①

いま，$T_2 = T_1 + 10$ とすると

$\ln\left(\dfrac{k_2}{k_1}\right) = \dfrac{Ea}{R}\left(\dfrac{10}{T_1(T_1 + 10)}\right)$ ……②

一方，温度を 10K 上げたとき $e^{10Ea/x}$ 倍になったので，自然対数をとると，

$\ln\left(\dfrac{k_2}{k_1}\right) = \dfrac{10Ea}{X}$ ……③

②と③を比較して

$X = RT_1(T_1 + 10)$ ……④……答

3) ①式に 10K の代わりに温度 $Y/(E_a - 2.5RT_1)$ を代入し，$\ln(k_2/k_1) = \ln 10 = (\log 10)/(\log e) = 2.5$ などとし，式を整理する。

$\ln(k_2/k_1) = -\left(\dfrac{E_a}{RT_2} - \dfrac{E_a}{RT_1}\right) = \dfrac{E_a(T_2 - T_1)}{RT_1 T_2}$

代入すると，

$2.5 = \dfrac{E_a Y/(E_a - 2.5RT_1)}{RT_1[T_1 + Y/(E_a - 2.5RT_1)]}$

$2.5RT_1^2 + 2.5RT_1 Y/(E_a - 2.5RT_1)$
$= E_a Y/(E_a - 2.5RT_1)$
$2.5RT_1^2(E_a - 2.5RT_1) + 2.5RT_1 Y = E_a Y$
$(2.5RT_1 - E_a)Y = (2.5RT_1 - E_a)2.5RT_1^2$
$Y = 2.5RT_1^2$ ……答

4) $e^x = \exp(x)$ と表す。

式 3) を利用する。温度が 10K 上昇すると，反応速度（速度定数）は 2 倍になる。

$\exp(10E_a/X) = 2$

両辺の自然対数をとる。

$\dfrac{10E_a}{RT_1(T_1 + 10)} = \ln 2$

$R = 8.3 \quad T_1 = 300$

$\ln 2 = \dfrac{\log 2}{\log e} = 2.5 \log 2 = 0.75$

を代入して計算する。

$E_a = 57900 = 5.8 \times 10^4$(J)……答

一方アレニウスの式から

$\ln k = \ln A - E_a/(RT)$
$k = 1.6 \times 10^{-3} \quad R = 8.3 \quad T = 300$

を代入する。$\ln x = \dfrac{\log x}{\log e} = 2.5 \log x$ 等を利用。

$\ln A = 16.3 = 1.6 \times 10$（回）……答

（別解）

$\ln k_1 = \ln A - \dfrac{E_a}{RT_1}$ ……④

$$\ln k_2 = \ln A - \frac{E_a}{RT_2} \quad \cdots\cdots ⑤$$

④，⑤式に数値を入れる。

また，$\ln x = \dfrac{\log x}{\log e} = 2.5\log x$　などを利用する。

$$\ln k_1 = 2.5\log k_1 = 2.5\log(1.6 \times 10^{-3})$$
$$= \ln A - \frac{E_a}{R300} \quad \cdots\cdots ⑥$$
$$\ln k_2 = 2.5\log k_2 = 2.5\log(3.2 \times 10^{-3})$$
$$= \ln A - \frac{E_a}{R310} \quad \cdots\cdots ⑦$$

$R = 8.3$(J/mol)を代入し，⑥，⑦を連立させる。

$$E_a = 57900 = 5.8 \times 10^4 \text{(J)}$$
$$\ln A = 16.2 = 1.6 \times 10 (/\text{回}) \cdots\cdots答$$

〔3〕 1)　化学反応はエネルギーの山を越えなければならない。この山を活性化エネルギーという。活性化エネルギーが大きいと反応は遅い。この活性化エネルギーを小さくする作用を持つものを，触媒という。

2)　カタラーゼは温度が低すぎても，高すぎても働かない。最適の温度は37℃（310K）である。

4

〔解答〕

〔1〕 1)　(イ)　(キ)

2)　組成式：CH　式量：13.0

3)　元素分析

〔2〕分子式：C_6H_6　分子量：77.8
注．分子量は実験値とした。原子量からは78.0

〔3〕 1)　(ク)　(サ)

2)　ナトリウムフェノキシド

3)　フェノールは二酸化炭素より弱い酸で，ナトリウムフェノキシドは二酸化炭素により分解されて，水に溶けにくくなる。

4)　フェノール類

5)　図

〔出題者が求めたポイント〕

芳香族化合物に関する基礎的な問題

〔解答のプロセス〕

〔1〕 1)　塩化カルシウムは，乾燥剤や路面の凍結防止剤に使われる。

2)　$C : 308 \times \dfrac{12}{44} = 84$(mg)

$H : 63.0 \times \dfrac{2}{18} = 7.0$(mg)

始めの試料が91 mgで，CとHの合計は91 mgなので，分子Aには他の元素は含まれない。

$$C : H = \frac{84}{12} : \frac{7}{1} = 1 : 1$$

組成式：CH　　式量：13.0

3)　解答のとおり

〔2〕 分子量をMとする。

$$(100 \times 10^3)(36.2 \times 10^{-3})$$
$$= [(91.0 \times 10^{-3})/M](8.3 \times 10^3)(100+273)$$
$$M = 77.8$$

〔3〕 1)　ベンゼン環のHを他の元素で置き換える反応を置換という。また，塩素はハロゲンの一つなので，ハロゲン化とも言われる。

$$C_6H_6 \longrightarrow (置換，ハロゲン化) \longrightarrow C_6H_5Cl$$

2)　ナトリウムフェノキシドは塩化ベンゼンジアゾニウムとカップリング反応して，p－ヒドロキシアゾベンゼン(赤褐色沈澱)を生成する。(アゾ染料)

$$C_6H_5ONa + C_6H_5N_2^+Cl^-$$
$$\longrightarrow HO-C_6H_4-N=N-C_6H_5 + NaCl$$

3)　フェノール性ヒドロキシ基－OHはCO_2より弱い酸である。塩はCO_2によって分解される。塩は水溶性だが，フェノール性OHは水に不溶である。

$$-O^-Na^+（水に溶ける）$$
$$\longrightarrow CO_2 \longrightarrow -OH（水に不溶）$$

4)　フェノール類と言われる。

5)　図は解答。CとHの12個の原子は同一平面。

生　物

解答　　　28年度

1

〔解答〕

〔1〕細菌(バクテリア)古細菌(アーキア)

〔2〕

マトリックス
クリステ

〔3〕① 2　② 2　③ CO_2　④ 4　⑤ 1
　　⑥ 1

〔4〕(i)細胞質基質　(ii)ミトコンドリア

〔5〕酸素を与えた事で呼吸により消費されるグルコース
　　の割合が高まり，グルコース1分子あたりから効率よ
　　く ATP を合成できるようになったため。

〔6〕75.2

〔7〕内膜の外側で H^+ 濃度が高く，内側で低くなる。

〔8〕内膜の H^+ の透過性が高まることで，H^+ が ATP
　　合成酵素を通らなくなり，ATP が生産されなくなる。

〔9〕1) 還元
　　2) 酸素分子に電子を渡す事ができなくなる。
　　3) B

〔10〕葉緑体

〔11〕マトリックス

〔12〕中枢神経系や筋肉といった特に ATP が必要な組織
　　に十分な ATP 供給ができなくなるため。

〔13〕ウ

〔出題者が求めたポイント〕

出題分野：呼吸

〔1〕細胞内に複雑な膜系を持たない生物群とは，原核生
物のことである。原核生物は rRNA の塩基配列の解
析によって，細菌(バクテリア)ドメインと古細菌(アー
キア)ドメインに分けられることが明らかになった。

〔2〕ミトコンドリアは二重膜で覆われた細胞小器官であ
る。内膜に包まれた部分をマトリックスといい，クエ
ン酸回路が行われる。また，内膜は所々内側に突出し
ており，この部分をクリステという。

〔3〕
　①②解糖系では，ATP を2分子消費してグルコース
　　1分子からフルクトースビスリン酸1分子を合成す
　　る。その後，4分子の ADP から4分子の ATP を
　　再合成し，同時に2分子の NAD^+ を還元し2分子
　　の NADH が生じ，2分子のピルビン酸に分解する。
　　つまり ATP は差し引き2分子生じ，NADH は2
　　分子生じることになる。なお，NAD^+ は脱水素酵
　　素の補酵素であり，脱水素酵素と協働して基質から
　　H^+ を除去することで，自身は還元され，基質を酸
　　化する。
　④⑤以下グルコース1分子に由来するものとして考え
　　る。ピルビン酸はミトコンドリア内で，脱炭酸され

アセチル CoA となって，クエン酸回路へと入る。
その際に NADH が2分子生じる。さらに，クエン
酸回路において，NADH はクエン酸から α ケトグ
ルタル酸を生じる際に2分子，α ケトグルタル酸か
らコハク酸を生じる際に2分子，リンゴ酸からオキ
サロ酢酸が生じる際に2分子の合計6分子できる。
また，$FADH_2$ はコハク酸からフマル酸が生じる際
に2分子できる。これをピルビン酸1分子について
考えるので，結局 NADH は4分子，$FADH_2$ は1
分子生成することになる。

　⑥クエン酸回路では，グルコース1分子につき2分子
　　の ATP が再合成される。よって，ピルビン酸1分
　　子あたりでは1分子の ATP が生じることになる。
　　また，解糖系やクエン酸回路で生じる ATP は，リ
　　ン酸化酵素によって ADP にリン酸を転移すること
　　で合成される。このような ATP 合成の仕組みを基
　　質レベルのリン酸化という。

〔4〕解糖系は細胞質基質で起こり，クエン酸回路から先
　　の反応はミトコンドリア内で起こる。

〔5〕酵母菌は低酸素条件下ではアルコール発酵を行い，
　　グルコース1分子から2分子の ATP を合成する。ま
　　た，十分に酸素がある条件下では，好気呼吸を行い，
　　グルコース1分子から38分子の ATP を合成する。

〔6〕以下の手順で考える。
　　この男性が2時間半のマラソンで吸収した酸素の量：
　　0.08 (L/kg・分)×55(kg)×150 (分)＝660(L)
　　ATP の産生に用いられた酸素の量：
　　660 (L)×0.8＝528 (L)
　　ATP の産生に用いられた酸素の物質量：

$$528(L)\div 22.4(L)=\frac{528}{22.4}\ (mol)$$

　　ATP の産生に用いられる酸素の物質量と産生される
　　ATP の物質量の比：6：38
　　2時間半のマラソンで産生された ATP の物質量を X
　　とすると，

$$6:38=\frac{528}{22.4}:X$$

$$6X=38\times\frac{528}{22.4}$$

$$X=\frac{38\times 528}{22.4\times 6}\ となる。$$

　　ATP の分子量は504より，産生された ATP の質量(kg)
　　は

$$\frac{38\times 528}{22.4\times 6}\times 504\times\frac{1}{1000}\fallingdotseq 75.2(kg)\ となる。(小数第2$$
　　位以下切り捨て)

〔7〕電子伝達系において，各過程で生じた H^+ は，ミト
　　コンドリアの内膜と外膜の間(膜間腔)に蓄積される。
　　それにより内膜を挟んで濃度勾配ができる。

〔8〕膜間腔に蓄積された H^+ は濃度勾配に従って，内膜

に埋まっているATP合成酵素を通過する。この時に生じるエネルギーを用いてATPが合成される。内膜のH⁺透過性が高まると，H⁺がATP合成酵素を通ることなく浸透してしまうため，ATPが合成されなくなる。

〔9〕
1) 電子伝達系では，解糖系やクエン酸回路で生じたNADHや，FADH₂から複数の電子伝達体に段階的に電子が受け渡され，最終的に酸素分子に電子が受け渡される。酸素が不十分な条件下では，電子の最終受け取り手である酸素分子が不足しているため，電子伝達が滞り，電子伝達系が停止してしまう。この時電子伝達体は，電子を次の電子伝達体に渡せない状態となり，還元状態で停止してしまっていることになる。シトクロムとは，電子伝達体として機能するタンパク質のひとつである。従って，酸素濃度が低い条件下で影として観察されるシトクロムは還元状態である。

2) 実験2より，酸素存在下であるにもかかわらず，全てのシトクロムで還元状態の結果が得られている。このことより，シアン化カリウムの影響によって最終受け取り手である酸素分子に，電子を渡さない状態になっていると考えられる。

3) 実験3より，酸素存在下であるにもかかわらず，Bのみ還元状態の結果が得られている。このことから，A・Cには電子が伝達されていない状態であり，Bには電子が伝達されているが，次の電子伝達体に渡すことができていない状態であると考えられる。つまり，最初に電子を受け取るシトクロムはBであると考えられる。

〔10〕〔11〕ミトコンドリアや葉緑体は独自の環状DNAを持っており，これらの細胞小器官がかつては独立した生物であった根拠とされている。

〔12〕問題文にもあるように，mtDNAは好気呼吸でのATP産生に重要なタンパク質をコードしている。そのため，mtDNAに変異があると，好気呼吸によるATP産生が十分にできなくなってしまう。脳や骨格筋といった組織は他の組織に比べ多くのATPを必要とする。そのため，mtDNA変異の影響が大きい。

〔13〕精子のミトコンドリアは子に伝わることがなく，卵のミトコンドリアのみ子に伝わる。すなわちmtDNAの変異は母系遺伝となるため，ウが最も適切である。

2

〔解答〕
〔1〕①腎小体(マルピーギ小体)　②糸球体　③すい臓　④ランゲルハンス島　⑤B細胞　⑥インスリン　⑦副交感
〔2〕アドレナリン・グルカゴン・糖質コルチコイド
〔3〕ホルモン：バソプレシン　部位：集合管
〔4〕ホルモン：鉱質コルチコイド　内分泌腺：副腎皮質
〔5〕(う)
〔6〕SGLT 1
　　理由：SGLT 2で取り込みきれなかった相対的に低濃度のグルコースを完全に取り込む必要があるため。(45字)
〔7〕380

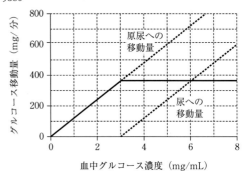

〔出題者が求めたポイント〕
出題分野：腎臓の働き
〔1〕
　①② 糸球体とボーマンのうを合わせた構造を腎小体(マルピーギ小体)といい，腎小体と細尿管(腎細管)を合わせた構造を腎単位という。
　③④⑤⑥⑦ 高血糖時は，すい臓のランゲルハンス島のB細胞からインスリンが分泌され，インスリンの作用によって，グルコースの細胞への取込促進や，グルコースのグリコーゲンへの変換が促進されることで血糖量下げる。インスリンの分泌は，血糖量増加が直接B細胞によって感知されることでB細胞からのインスリン分泌を促す経路と，間脳視床下部によって感知され，副交感神経を通じてB細胞にインスリンの分泌を促す経路がある。
〔2〕アドレナリンは副腎髄質から分泌され，グルカゴンはすい臓のランゲルハンス島A細胞から分泌される。両者共に肝臓・骨格筋でのグリコーゲン分解を促進させる。糖質コルチコイドは副腎皮質から分泌され，タンパク質からグルコース合成を促進させる。アドレナリン・グルカゴンは早く作用するが，糖質コルチコイドは作用するのに時間がかかる。
〔3〕バソプレシンは脳下垂体後葉から分泌され，腎臓の集合管での水分再吸収を促進させる。
〔4〕鉱質コルチコイドは副腎皮質から分泌され，Na⁺の再吸収を促進させる。
〔5〕尿細管でのグルコースの再吸収のように，濃度勾配に逆らって物質が移動する現象を能動輸送という。能動輸送の仕組みは，ATPのエネルギーを消費して物質を輸送するものと，別の物質の濃度勾配をエネルギーとして物質を輸送するものがある。前者はナトリウムポンプのようなポンプによる能動輸送が該当し，後者は尿細管でのグルコース再吸収や，小腸上皮細胞でのグルコースの輸送が該当する。後者の能動輸送を二次性能動輸送という。
〔6〕問題より，SGLT 2は腎小体に近い部位に分布し，SGLT 1はSGLT 2が分布している部位より下流に

分布していることがわかる。腎小体でろ過された原尿はまずSGLT 2が分布している部位を通過し，グルコースの再吸収を受ける。その後SGLT 2によって再吸収しきれなかった残りのグルコースがSGLT 1によって完全に再吸収されることになる。したがって，相対的に低濃度のグルコースを完全に再吸収する必要のあるSGLT 1の方が，グルコースとの高い親和性を有する方が合理的である。

〔7〕グラフより，原尿へのグルコースの移動量が380 (mg/分)までは，グルコースの尿への移動が見られない。すなわち，380(mg/分)までは，原尿中のグルコースは全て再吸収されていることになる。したがって，1分間あたりのグルコース再吸収量の上限値は380 mgである。また，グルコースの再吸収量のグラフは，血中グルコース濃度が3(mg/mL)，すなわち，原尿へのグルコース移動量が380(mg/分)までは，原尿への移動量と同量になるように推移するグラフとなる。しかし，血中グルコース濃度が3(mg/mL)以上では，再吸収量の上限値である380(mg/分)の値で一定のグラフとなる。

3

〔解答〕
〔1〕①キョク皮 ②原腸 ③神経
〔2〕(i)
〔3〕極体が放出された側 （9字）
〔4〕1)(エ) 2)1.7
〔5〕1)(1) A域：(う) B域：(あ)
　　　(2) A域：(え) B域：(あ)
2)

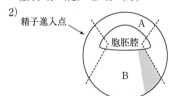

〔6〕脊索：なし 体節：(Ⅳ)(Ⅸ)
　　腎節：(Ⅵ) 側板：(Ⅲ)(Ⅴ)

〔出題者が求めたポイント〕
出題分野：発生
〔1〕カエルの胚は，胞胚期を過ぎると，植物極側から原腸の陥入が起こる。原腸の陥入が起こる部位を原口といい，将来肛門になる。この時期の胚を原腸胚という。
〔2〕
(ⅱ)ウニは原口が将来肛門になる新口動物である。よって誤り。
(ⅲ)ウニの胚は原腸胚の後プリズム幼生になり，その後プルテウス幼生となる。よって誤り。
(ⅳ)カエルの受精卵では，精子の進入をきっかけとして表層回転が生じる。その結果，植物極側にあった卵の表層の一部が動物極側に移動し，灰色三日月環が生じる。したがって，精子進入点に灰色三日月環ができるという記述は誤り。
(ⅴ)原口背唇部は脊索に分化し，外胚葉から神経管を誘導する形成体(オーガナイザー)として働く。よって誤り。
(ⅵ)原口が卵黄栓で塞がれることはない。よって誤り。
(ⅶ)クシクラゲの卵はモザイク卵である。よって誤り。
(ⅷ)イモリの胚を用いて形成体を発見したのはシュペーマンである。フォークトは局所生体染色を用いて，原基分布図(予定運命図)を発表した。

〔3〕動物極とは，卵の極体が放出される側と定義されている。

〔4〕
1)第三卵割までは各割球が等しく卵割をしていく等割で進行していくが，第四卵割は，動物極側では経割が起こり，植物極側では植物極よりで緯割が起こる。その結果，大・中・小の割球が生じる。
2)各割球の体積の関係は，大割球＋小割球＝中割球×2となる。
大割球の半径を x とし，割球を球だと仮定して考えると，
$$\frac{4}{3}\pi x^3 + \frac{4}{3}\pi (0.5)^3 = \frac{4}{3}\pi (0.75)^3 \times 2$$
これを解くと，$x ≒ 0.89$ となる。求めるのは直径なので，1.7(小数点第2位以下切り捨て)となる。

〔5〕
1)(1)予定外胚葉(A)・予定内胚葉(B)をそれぞれ単独で培養すると，それぞれ外胚葉・内胚葉へと分化する。
(2)胞胚期の予定外胚葉と予定内胚葉を接着させて培養すると，予定内胚葉の誘導によって，予定外胚葉の一部から中胚葉が生じる。したがって，予定内胚葉(B)はそのまま内胚葉に，予定外胚葉(A)は一部が外胚葉に，一部が中胚葉に分化する。
2)脊索は，背側の予定内胚葉の誘導によって外胚葉から分化する。カエルでは，精子進入点が腹側に，その180°反対側が背側になる。カエルの胚の腹側・背側は以下①～⑥の段階を経て決定する。
①精子進入点付近を基点として，表層回転が起る。
②植物極側に局在していたディシュベルドタンパク質が精子進入点の反対側に移動する。
③卵全体で作られているβカテニンがβカテニン分解酵素の働きで分解される。
④ディシュベルドタンパク質がβカテニン分解酵素の働きを阻害する。
⑤ディシュベルドタンパク質が無い側ではβカテニンの濃度が低く，ディシュベルドタンパク質がある側ではβカテニンの濃度が高くなる。
⑥βカテニンは胞胚期の細胞の核へ移動し，背側組織の形成に働く。

〔6〕
(Ⅰ)(Ⅶ)(Ⅺ)外胚葉由来の表皮から分化する。
(Ⅱ)(Ⅹ)内胚葉由来の腸管から分化する。
(Ⅷ)(Ⅻ)外胚葉由来の神経管から分化する。
脊索は発生途中に消失する。

平成27年度

問 題 と 解 答

平成27年度

英　語

問題

27年度

1　次の英文を読み、問題に答えなさい。

Elephants naturally understand when to lend a helping trunk much as people know when to lend a helping hand, and they display a complex level of cooperation which so far has only been confirmed in humans and our closest relatives.

Elephants are widely regarded as possessing advanced brains, displaying levels of intelligence seen only in humans, dolphins, chimpanzees and others capable of higher forms of thinking. For instance, elephants recognize themselves in mirrors, learning that such reflections are images of themselves and not others, behavior apparently unique to species that show complex empathy and sociality.

Still, there is remarkably little research to see just how smart elephants are, due in large part to their tremendous strength. Nevertheless, scientists have now adapted an experiment commonly used with chimpanzees and gorillas to test elephants' understanding of cooperation and found they passed with great success.

The task was originally designed for chimpanzees by a research group in Japan. Although it seems simple, it requires considerable understanding. The scientists worked with 12 Asian elephants, at the Thai Elephant Conservation Center in Thailand, in a task where the animals had to coordinate their efforts so that each could get a tasty bucket of corn.

These experiments aimed at figuring out what exactly animals understand about their partners and the requirements of cooperation. According to the lead researcher, cooperation itself is not very unique—species from honeybees to lions cooperate in various ways. However, what these animals 'understand' about how cooperation works is 1)questionable because cooperation probably doesn't require much cognition at all as much of 2)the behavior is 'pre-programmed' for many species.

For the experiment, the researchers placed a sliding table that held two buckets full of corn some distance away from a volleyball net. A rope was tied around the table such that the table would only move if two elephants working together pulled on each rope end. Both elephants were released together 10 meters away from the volleyball net by their handlers. When the pair of elephants approached the rope and pulled the two ends of the rope simultaneously, the table bearing the corn slid within reach. However, if one end of the rope was pulled before or without the other, the rope slipped from the table and the elephants got nothing.

To prepare for this experiment, the elephants first learned to pull the rope alone. Then, they were given some chances to pull it with a partner. The elephants quickly learned to coordinate their efforts and all pairs reached the criterion of at least eight 3)successful pulls in the final 10 trials.

After this, 4)the researchers proceeded to the next experiment. Using the same apparatus, the release times of the elephants were arranged so that each animal was released at a different time. Now, for the elephants to pull the table, the elephant released first had to learn to wait for the partner before pulling its own rope. The researchers found that elephants would wait at their rope end as long as 45 seconds. This was because the elephants understood that pulling without their partner wouldn't earn any reward. In fact, it is a very long time for an animal to inhibit their pulling when they know that good food is just out of reach. The researchers also found that elephants would not pull the rope if their partner could not grab the rope. Instead, they moved away from it.

Interestingly, two of the elephants devised different ways to solve this problem. One 5)5-year-old female elephant named Neua Un stepped on the rope to keep it from slipping away, forcing her partner to do all the work to retrieve the table. Another elephant, an 18-year-old male named JoJo, didn't even walk up to the rope unless his partner was released. He probably had learned that without his partner, he would fail to get food.

Since they are very social animals, this demonstration of complex cooperation fits well with what is already known about their natural lives. The experts say, in the wild, elephants are known for remarkable displays of helping, empathy and compassion as well as flexible behaviors. That is to say, the above two elephants didn't simply employ the strategy on which they had been trained. Intelligent species must learn to adapt to their changing environments, solve problems, cooperate—all of this requires great flexibility in behavior.

〔1〕どのような事が、下線部1) なのか、日本語で説明しなさい

〔2〕下線部2) はどのような事か、最も適切なものを選択肢から選びなさい。

    (a) conscious behavior   (b) instinctive behavior

    (c) learned behavior   (d) planned behavior   (e) systematic behavior

〔3〕下線部3) はどのような事を指すか、日本語で説明しなさい。

〔4〕下線部4) について、

    (a) どのような実験か、日本語で説明しなさい。

    (b) どのような結果が出たか、日本語で2点挙げなさい。

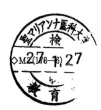

〔5〕下線部 5)は、具体的にどのような事をしたのか、日本語で説明しなさい。

〔6〕以下の英文から、本文の内容に合っているものを2つ選び、記号で答えなさい。

(a) Only dolphins, chimpanzees, and elephants have intelligence similar to humans.
(b) The intelligence of elephants makes it difficult to do research on their physical strength.
(c) The adapted experiment used with the elephants had initially been designed for testing chimpanzees.
(d) As soon as JoJo walked up to the rope, his partner was released and they got food.
(e) Neua Un and JoJo probably used complex cooperation in the wild without training.

2 次の英文を読み、問題に答えなさい。

You probably know many of the things that you can do with the hundreds of different muscles in your body. But have you ever thought about how the muscles in an animal's body are different from yours? [あ: An animal's (a)muscles are made (b)do the things that are (c)most important for (d)its survival.]

1)Lions are hunters. They depend on their ability to hunt other animals to survive. Lions must be fast in order to catch their prey. The powerful muscles in their rear legs allow them to run at speeds of more than 30 miles per hour. They can also leap a distance of more than 35 feet. The strong muscles in their chests and front legs help them capture their prey.

2)Snakes also use their muscles for movement, as well as for hunting and digesting prey, but their muscles function in very different ways than lions' do. Because snakes do not have any limbs, they need a form of movement other than walking, crawling, or flying. Pound for pound, snakes have more muscles than most animals. They contract, or tighten, and then release their powerful muscles. This creates a wavelike motion down the length of the snake's body. These waves push against the ground or other objects to move the snake forward. This is just one of several ways snakes get from one place to another.

Snakes' muscles are also equipped to allow them to swallow things that seem much too large. For example, a snake may eat an egg that is larger than the width of its body. How does the snake accomplish this astonishing feat? Can you imagine eating an entire watermelon in a

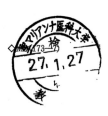

single gulp? The snake's strong neck muscles tighten and release to push the egg along as the snake swallows. The pressure of the muscles is so strong that it cracks the shell and allows the snake to digest the egg's contents.

The specialized muscles of these animals seem pretty incredible. But [い: 体の筋肉は、必要とする通りに働くのだ。] After all, it might be fun to be able to leap a distance of 30 feet, but as a human being, there is just not much need for it.

〔1〕下線部 1)の裏付けとなることを、日本語で説明しなさい。

〔2〕下線部 2)に関して、その内容を 140 字以内の日本語で説明しなさい。

〔3〕[あ] の文の下線部 (a)〜(d) には、一カ所間違いがある。間違いの箇所の記号を答え、正しい形に書き直しなさい。

〔4〕[い] の日本語を表すように、(1)〜(10)の語句を並び替え英文を完成させ、4番目と10番目にくるものを、記号で答えなさい。

(1) you	(2) your body	(3) the way	(4) the muscles	(5) need
(6) work	(7) in	(8) to	(9) them	(10) exactly

3 次の英文を読み、問題に答えなさい。

Without science, we wouldn't know why water freezes, where the sun goes at night, or how our bodies fight disease. We have the answers, though, because someone was curious. Science always begins with a question.

Scientists want to find answers, but a good scientist doesn't stop working until he or she has the only possible answer. This is because the best scientists are skeptics. They never say they've solved a scientific problem if other possible solutions can be found. Science is based on proof. A statement that doesn't have proof is [A] or [B].

The scientific method is a tool scientists use to prove things. It begins with a question. For example, [あ].

The next step is to answer the question. At this point, it's okay to make [A] or have [B]. You need something you can test. In the scientific method, your answer is called the hypothesis. A hypothesis is a simple statement that can be proven right or wrong. [い] is a good hypothesis.

Now, you can test the hypothesis using experiments and observation. The tests must be designed carefully, though. If too many parts can be changed, it will be hard to tell why you got one result and not another.

If a hypothesis is unable to be proven, the next step is to make a new hypothesis and test it. For example, maybe birds don't see color at all. [　う　]. If the experiments show that a hypothesis is proven, you'll still want to test it again.

After a scientist finishes experimenting, he or she writes a conclusion. Then, the scientist shares the results with other scientists. The scientific community looks closely at the results. This step is very important in the scientific method. Other scientists will try to get the same results. [　え　].

A hypothesis must be proven true many times before the scientific community accepts it as true. They're skeptics, remember? If a hypothesis makes it through lots and lots of testing, it will become a theory. A theory might still be proven wrong, but the chances are less. Theories that last for many, many years—and are never proven wrong—become scientific laws.

〔１〕空欄 [A] 及び [B] に入る最も適切な組み合わせを、選択肢 (1) ～ (4)から選び記号で答えなさい。

(1) 　A: a creation　　　B: an imagination
(2) 　A: an error　　　　B: a mistake
(3) 　A: a fiction　　　　B: a story
(4) 　A: a guess　　　　B: an opinion

〔２〕空欄 [あ] ～ [え] に入る最も適切なものを、選択肢 (5) ～ (11)から選び記号で答えなさい。

(5) Nothing else could attract them
(6) Scientists double- and triple-check each other's work
(7) "Birds will eat more food from a red bird feeder than a blue one"
(8) "Do birds like one color more than another?"
(9) "A red bird feeder or a blue one?"
(10) "Birds can identify multiple colors, can't they?"
(11) Something else might have been attracting them to the feeders

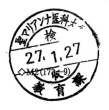

〔3〕以下の空欄(a)～(f)に入る最も適切なものを、選択肢(12)～(17)から選び記号で答えなさい。

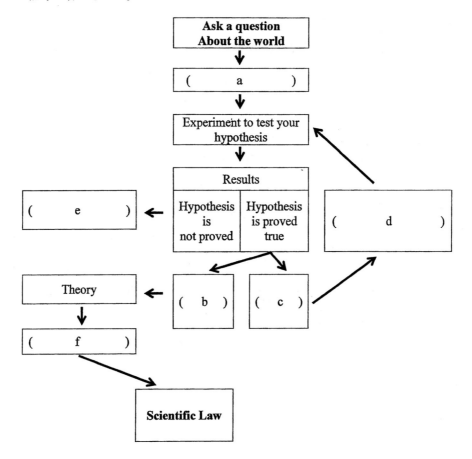

<選択肢>
(12) Share results

(13) Hypothesis is proven many times

(14) Never proven wrong

(15) Make another hypothesis

(16) Other scientists test your hypothesis

(17) Make a hypothesis

4 次の〔1〕～〔5〕の空欄に入る最も適切な語を、選択肢から選び記号で答えなさい。

〔1〕 The full moon (1) brightly when we arrived at the beach.
   (a) shines   (b) shone   (c) was shining   (d) has been shining

〔2〕 We'd prefer to stay (2). There's just not enough going on in this area.
   (a) in lively place   (b) lively somewhere   (c) somewhere lively   (d) with lively place

〔3〕 Sakura didn't have (3) money to buy the new iPhone.
   (a) so enough   (b) rather enough   (c) wholly enough   (d) quite enough

〔4〕 I (4) Paul while we were on holiday in Okinawa.
   (a) married   (b) was marrying   (c) used to marry   (d) have married

〔5〕 I wish the train (5) on time. It would have been so much easier to find a hotel room.
   (a) has arrived   (b) had arrived   (c) would've arrived   (d) should be arrived

5 次の〔1〕～〔5〕に対する答えとして最も適切なものを、下の(a)～(h)から選び記号で答えなさい。

〔1〕 Is there any milk left?

〔2〕 What shall I do about this letter asking for money?

〔3〕 How long do you think the dispute will last?

〔4〕 Why is John so irritable these days?

〔5〕 What do you think of Tom's pink and yellow T-shirt?

   (a) Don't worry! I won't let him down.
   (b) Don't be silly. It'll never stay on in this situation.
   (c) I'd tear it up if I were you.
   (d) If neither side backs down, it could go on for ages.
   (e) I know it's hard, but you must keep at it.
   (f) I'm afraid not. I've used it all up.
   (g) I think the constant noise is beginning to wear him down.
   (h) Well, he certainly stands out.

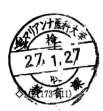

数　学

問題　27年度

---

1 以下の〔1〕〜〔4〕の $①$ 〜 $④$ に適切な値を答えなさい.

ただし, e は自然対数の底とする.

〔1〕 $A = e^2$ とするとき,

$$8\left(1+\cos^3\frac{\pi}{18}\right)\log_A e - \frac{3}{2}\left(1+\cos\frac{\pi}{18}\right)\log_e A = ① \text{ である.}$$

〔2〕 b を正の定数, x を正の実数とする. 方程式 $\log_e x = bx$ が異なる 2 つの実数解をもつのは $0 < b < ②$ のときである.

〔3〕 数列 $\{c_n\}$ $(n = 1, 2, 3, \cdots)$ を, 初項 1, 公差 2 の等差数列とする. 数列 $\{c_n\}$ の初項から第 n 項までの和 S_n に対して $T_n = \log_e S_n$, $U_n = e^{T_n}$ と定義する. 数列 $\{U_n\}$ の初項から第 24 項までの和の値は $③$ となる.

〔4〕 定積分 $\displaystyle\int_0^D \frac{2e^x}{2e^x + 3}\,dx$ の値は $④$ である. ただし, $D = \log_e 3$ とする.

---

2 xy 平面上に 2 点 $P_1(1, 1)$, $P_2(1, 2)$ があり, 以下の条件 (I), (II), (III) をすべて満たすように $P_3(x_3, y_3)$, $P_4(x_4, y_4)$, $P_5(x_5, y_5)$, $\cdots$ を定めるものとする.

(I) $\left|\overrightarrow{P_{n-1}P_n}\right| = \dfrac{1}{3}\left|\overrightarrow{P_{n-2}P_{n-1}}\right|$　$(n = 3, 4, 5, \cdots)$

(II) $\angle P_{n-2}P_{n-1}P_n = \dfrac{\pi}{4}$　$(n = 3, 4, 5, \cdots)$

(III) $x_n \geqq x_{n-1}$　$(n = 3, 4, 5, \cdots)$

このとき, 以下の問いに答えなさい.

〔1〕 ベクトル $\overrightarrow{P_3 P_4}$ を成分で表しなさい.

〔2〕 ベクトル $\overrightarrow{P_{2k-1}P_{2k}}$ $(k = 1, 2, 3, \cdots)$ の成分を k を用いた式で表しなさい.

〔3〕 ベクトル $\overrightarrow{P_{2k}P_{2k+1}}$ $(k = 1, 2, 3, \cdots)$ の成分を k を用いた式で表しなさい.

〔4〕 $\displaystyle\lim_{n\to\infty} x_n = X$, $\displaystyle\lim_{n\to\infty} y_n = Y$ とおく. このとき n を限りなく大きくすると, 点 P_n は点 $P(X, Y)$ に限りなく近づいていく. X, Y を求めなさい.

3 三角形ABCはAB=AC, ∠BAC=2θ $\left(0<\theta<\dfrac{\pi}{2}\right)$ を満たすものとする．

三角形ABCの内接円をO_1とし，その半径をaとする．また，円O_n $(n=1,2,3,\cdots)$ より半径が短く，辺AB，辺AC，円O_nに接する円をO_{n+1}とする．このとき，以下の問いに答えなさい．ただし，円周率はπを用いるものとする．

〔1〕三角形ABCの周の長さLをaとθを用いて表しなさい．
ただし，$L=AB+BC+CA$である．

〔2〕円O_nの周の長さをW_nで表すとき，
$$W=\sum_{n=1}^{\infty}W_n$$
をaとθを用いて表しなさい．

〔3〕$L=W$が成り立つとき，$\sin\theta$, $\cos\theta$の値をそれぞれ求めなさい．

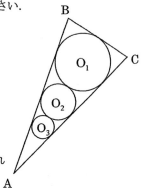

4 以下の問いに答えなさい．

〔1〕次の定積分を求めなさい．ただし，aは正の定数とする．

1) $\displaystyle\int_0^a te^{-t}dt$ 2) $\displaystyle\int_0^a t^2 e^{-t}dt$

〔2〕以下の空欄 ① ～ ⑤ に適切な値を答えなさい．

$x\geqq 0$で定義された関数$f(x)=(\sqrt{x}-1)e^{-\sqrt{x}}$に対して，$y=f(x)$の表す曲線を$C$とおく．$C$は$x=$ ① で極大値 ② をとる．C上の点$(t, f(t))$での接線が原点を通るのは$t=$ ③ のときである．このときの接線をℓとおくと，ℓの傾きは ④ となる．また，C, ℓとy軸で囲まれた部分の面積は ⑤ である．

物 理　　　問題　　　27年度

以下の各問題の解答はすべて解答欄に記入しなさい。2 から 5 は解答の過程も示しなさい。

1 以下の文章の（ ① ）から（ ⑳ ）に適切な語句、数値または式を入れなさい。

[1] 板状の導体に電流を流し、それに対して垂直に磁束密度 B [Wb/m²]の磁場（磁界）を加える場合を考える。電流の向きを x 軸の正の方向、磁場の向きを y 軸の正の方向として、x 軸方向と y 軸方向に垂直な軸を z 軸とする。このとき導体中を速さ v [m/s]で x 軸の負の方向に動く電気量 $-e$ ($e>0$) [C]の電子が受けるローレンツ力の向きは（ ① ）軸に平行であり、その大きさは（ ② ）[N]と表すことができる。ローレンツ力により、導体中の（ ① ）軸方向に電位差が生じる。この現象を（ ③ ）効果という。電位差によって生じた電場（電界）を E [N/C]とすると、電場が電子に対して及ぼす力の大きさは（ ④ ）[N]である。この力とローレンツ力とがつりあうような磁束密度 B [Wb/m²]の大きさは（ ⑤ ）[Wb/m²]である。

[2] 重力加速度を g [m/s²]とし、空気抵抗は無視できるものとする。反発（はねかえり）係数 e の水平な床から高さ h [m]のところにある質量 m [kg]の小球は、床を基準にしたときに（ ⑥ ）[J]の位置エネルギーをもつ。この小球を時刻 $t=0$ s で静かに落下させた。落下中に小球に加わっている力の大きさは（ ⑦ ）[N]である。床に衝突する直前の小球の速さは（ ⑧ ）[m/s]であり、衝突直後の小球の運動エネルギーは（ ⑨ ）[J]である。この後、最初に小球の速さが 0 m/s になったときの、小球の床からの高さは（ ⑩ ）[m]である。

[3] 気体全体の質量が m [g]、モル数が n [mol]の理想気体に熱量 Q [J]を与えたところ、温度が T [K]だけ上昇した。したがって、この理想気体の熱容量は（ ⑪ ）、比熱（比熱容量）は（ ⑫ ）である。この加熱を体積を一定に保つように行っていたとするとモル比熱は（ ⑬ ）、圧力を一定に保つように行っていたとするとモル比熱は（ ⑭ ）である。また、この加熱により気体が W [J]の仕事をしたとするとその熱効率は（ ⑮ ）である。

[4] 焦点距離が 6 cm の（ ⑯ ）レンズから 10 cm の光軸上の位置に物体を置くと、レンズに対して物体と反対側の（ ⑰ ）cm の位置に倒立の実像が生じた。このレンズを用いて倍率 2 倍の正立の虚像をつくるためにはレンズから（ ⑱ ）cm の光軸上の位置に物体を置けばよい。空気中にあるこのレンズに物体からの光が通過する場合、光軸上の光線は（ ⑲ ）回屈折し、光軸上以外の光線は（ ⑳ ）回屈折する。

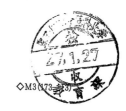

[2] 起電力 E [V]の電池 E、抵抗値 R [Ω]の抵抗 R、電気容量 C_1、C_2 [F]のコンデンサーC_1、C_2、電流計、および抵抗線 ab が図1のように接続されている。抵抗線 ab は長さ L [m]で断面積が D [m²]、抵抗率 ρ [Ωm]の均質な抵抗線で、この抵抗線には電流計より伸びる導線が位置 c で接続するものとする。はじめ、コンデンサーC_1、C_2 に蓄えられている電気量はそれぞれ 0 C、スイッチ S_1、S_2 は開いている。以下の各問に答えなさい。

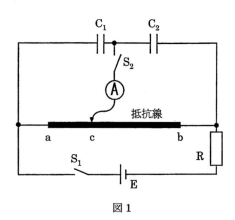

図1

[1] 抵抗線 ab の抵抗値 R_0 を求めなさい。

以下、抵抗線 ab の抵抗値を R_0 として答えなさい。
[2] S_1 を閉じた瞬間に電池より流れる電流を求めなさい。
[3] S_1 を閉じてから十分に時間が経過したときに電池より流れる電流を求めなさい。
[4] S_1 を閉じてから十分に時間が経過したときに C_1、C_2 に蓄えられる電気量をそれぞれ求めなさい。
[5] S_1 を閉じてから十分に時間が経過した後に S_2 を閉じた。このとき電流計に電流が流れないようにする ac の長さを求めなさい。
[6] [5]での c の位置を b の方向へ x [m]だけ変化させたところ、電流計に電流が流れはじめ、十分に時間が経過した後、電流計に電流が流れなくなった。このとき電流計を通過した総電気量を L、x、R_0、R、C_1、C_2、E を用いて求めなさい。

[3] 図2に示されるように鉛直に立てられた半径 ℓ [m]の円環があり、この円環の円周上のみを滑らかに動ける質量 m [kg]の質点がある。重力加速度を g [m/s²]とし、空気抵抗は無視できるものとする。以下の各問に答えなさい。

最初、円環は静止していた。
[1] 質点が図2の最下点 A の位置にあり静止していたとき、円環が質点に与える力の大きさを求めなさい。
[2] A の位置に静止していた質点に、水平方向に初速度 v [m/s]を与えたところ、質点は継続的に円環上を回転運動した。質点が回転中に A の位置にきたときの、円環が質点に与える力の大きさを求めなさい。

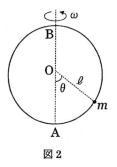

図2

次に中心を通る鉛直線 AB のまわりに円環を一定の角速度 ω [rad/s]で回転させた。図2に示されるように、質点と円環の中心を通る線分が円環の中心を通る鉛直な線分 OA となす角を θ [rad]とする。

〔3〕 ある瞬間に質点が角度θの位置にあるとき、円環の回転によって質点が受ける遠心力の大きさを求めなさい。ただし、$0 < \theta < \pi/2$ であるとする。

〔4〕 質点が角度$\theta = \theta_0$の位置でつりあい、円環上からみて静止した。このようなθ_0が$0 < \theta_0 < \pi/2$の範囲で存在できるためのωの大きさの下限値ω_1を求めなさい。

〔5〕 Aの位置は角速度ωによらず常につりあいの位置であるが、特に$0 \leq \omega < \omega_1$の場合には、質点がAから非常に小さい角度θ'だけ変位したときにθ'に比例し、Aに戻ろうとする復元力が質点にはたらく。この復元力による質点の運動は円環上からみて単振り子に相当する。このときの振動の周期を、ℓ、g、ωを用いて求めなさい。ただし、θ'が非常に小さい場合に成り立つ近似式 $\sin\theta' \fallingdotseq \theta'$、$\cos\theta' \fallingdotseq 1$ を用いてよい。

4 圧力 p_{A0} [Pa]の単原子分子理想気体が入った体積 V_{A0} [m³]の密閉された変形しない容器Aと密度 ρ [kg/m³]の液体に満たされた管Bがある。図3のように、容器Aを管Bに角度θ（ただし$\theta \leq 90°$）で挿入し容器の先端aを開いたところ液体が容器Aに流入し、その後流入が止まった。図3は、流入が止まった状態を示している。実験は、大気圧p_0 [Pa]、大気温T_0 [K]の地面上の室内で行い、挿入前の容器Aの温度と容器A内の気体の温度は大気温と同じにした。ポンプによって、管B内の液体の量は一定、液体の圧力は一定かつ一様に保たれ、管B内の液体の温度は常に大気温と同じにした。管B内での液

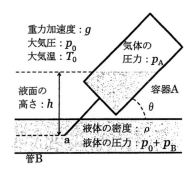

図3

体の圧力は$p_0 + p_B$ [Pa]（ここではp_Bを液圧という）とする。容器A内での液体の蒸発、気体の溶解、管B内の液体の流れは無視できる。また、重力加速度はg [m/s²]とする。以下の各問に答えなさい。

〔1〕 流入が止まったときの容器Aの先端aから液面までの高さがh [m]であった。このときの容器A内の気圧p_A [Pa]を求めなさい。

以下、流入が止まったときの容器A内の気圧をp_A [Pa]として答えなさい。

〔2〕 容器Aに流入した液体の体積を求めなさい。ただし、流入中の気体圧縮は断熱的である。なお、気体の断熱変化の場合、比熱比を$\gamma > 1$として、変化の前後で気体の圧力と気体の体積のγ乗との積は一定である。

〔3〕 〔2〕のときの容器A内の気体の温度を求めなさい。

〔4〕 流入が止まった後、容器Aの先端aを静かに閉じ管Bから抜いて十分長い時間放置した。大気と容器A内の気体および液体が熱平衡状態に達するまでに、容器Aと大気の間で移動した熱量 Q [J]の大きさを求めなさい。また、その熱量は、容器Aから大気へ移動したか、大気から容器Aへ移動したかを答えなさい。ただし、放置している間の大気温の変化はない。

〔5〕 条件を一つだけ変えて同様の実験を行ったところ、容器に流入した液体の体積は減少した。このような結果になる条件変更を [選択肢] の①〜④からすべて選び、選択肢番号を小さい順に答えなさい。ただし、当てはまる条件がないときは、「なし」と記入しなさい。

[選択肢] ① 容器Aに入れる気体量を増やした。
② 容器Aの挿入角度 θ を大きくした（ただし $\theta \leq 90°$）。
③ 容器Aと管Bを同じ室内で同時に自由落下させた。
④ 容器A内の気体の温度を大気温より高くした。

5 周波数が1000 Hzの正弦波の音波を発する音源が、変位 $z\,[\mathrm{m}] = 2.00\cos(17.0\,t)$ で z 軸上を単振動している。$t\,[\mathrm{s}]$ は時刻であり、音源の単振動の周期を T としたとき $0 < t \leq T$ とする。また、音速を340 m/s、円周率を3.14とする。以下の各問に答えなさい。なお、数値を指定された桁数にするには四捨五入するものとする。

〔1〕 単振動の振幅、角振動数、周期を有効数字2桁の単位のついた数値で求めなさい。
〔2〕 音源の速さが最大になる時刻、および最小になる時刻を、T を用いて求めなさい。
〔3〕 音源の最大の速さを有効数字2桁の単位のついた数値で求めなさい。
〔4〕 観測者が z 軸上の点 $z = 5.00\,\mathrm{m}$ でこの音源の音を観測した。観測される音の周期の最大値、および最小値をそれぞれ有効数字2桁の単位のついた数値で求めなさい。

z 軸と直交する x 軸上の点A（$x = 10.0\,\mathrm{m}$、$z = 0\,\mathrm{m}$）で、観測者がこの音源の音を観測した。$\tan\theta \leq 0.2$ のとき、近似式 $\sin\theta \fallingdotseq \tan\theta$ が成り立つとして、以下の各問に答えなさい。

〔5〕 周波数が1000 Hzの正弦波が観測されるすべての時刻を、T を用いて求めなさい。
〔6〕 時刻 t において音源が z 軸上の点Sにあったとする。このときの音源の速度のSA方向の大きさ v_{SA} を求めなさい。
〔7〕 音源と観測者との相対速度が v_{SA} であることから、音源は静止している観測者に対して v_{SA} で移動していることになり、観測者が観測する音の高さは周期的に変化する。もっとも低い音が観測される時刻を、T を用いてすべて求めなさい。
〔8〕 〔7〕の場合に観測される音の周期を有効数字3桁の単位のついた数値で求めなさい。

以 上

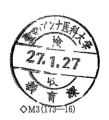

聖マリアンナ医科大学 27年度 （14）

---

1 〔3〕

気体全体の質量が m [g]、モル数が n [mol]の理想気体に熱量 Q [J]を与えたところ、温度が T [K]だけ上昇した。したがって、この理想気体の熱容量は（　⑪　）、比熱（比熱容量）は（　⑫　）である。この加熱を体積を一定に保つように行っていたとするとモル比熱は（　⑬　）、圧力を一定に保つように行っていたとするとモル比熱は（　⑭　）である。また、この加熱により気体が W [J]の仕事をしたとするとその熱効率は（　⑮　）である。

【出題ミスの内容】

　　本問題は、理想気体の熱容量、比熱およびモル比熱を問う問題であり、問題の最後に、与えた熱量と理想気体のした仕事の関係から熱効率を問う問題でしたが、循環過程の記述がないため、問題文の記述だけでは⑮（１点分）が解答不能でした。

化 学

問題　　　　27年度

[注意] 必要があれば、次の値を用いよ。 $\log_{10}2=0.30$　　$\log_{10}3=0.48$　　$\sqrt{2}=1.41$　　$\sqrt{3}=1.73$
原子量：H=1.0　　He=4.0　　C=12.0　　N=14.0　　O=16.0　　Na=23.0　　S=32.1　　Cl=35.5
気体定数：$R=8.3\times10^3$ Pa·L/(K·mol)　　アンモニア（気体）の生成熱：45.9 kJ/mol
理想気体のモル体積：22.4 L/mol（0℃, 1.0×10^5 Pa）　　0℃=273 K

1　金属には微量必須金属として生命維持に必要なものがある一方、汚染物質として社会問題となるものもある。金属元素［ A ］～［ G ］に関する次の文を読み、下記の問いに答えよ。

　［ A ］は周期表の2族に属し、ある種の酵素が触媒として働くのに必須である。炎色反応で（ ① ）色を示す。単体は常温の水と反応して（ ❶ ）を発生して水酸化物となる。天然には炭酸塩や硫酸塩などとして広く存在する。炭酸塩は石灰石や大理石などの主成分であり水に溶けにくいが、(a)強熱すると分解して（ ❷ ）を発生し、生石灰を生じる。

　［ B ］は周期表の6族に属し、化合物中では複数の酸化数（+2、+3、+6 など）をとる。酸化数+6の［ B ］は酸性溶液中では強い酸化作用を示す。鉄と［ B ］とニッケルの合金は（ ❸ ）と呼ばれ、台所用品や構造材として私達の生活の中で活かされている。

　［ C ］は周期表の8族に属し、ヘモグロビンの構成成分として重要である。地球上のほとんど全ての岩石に酸化物や硫化物の形で含まれる。単体は湿った空気中で酸化され、（ ② ）色を呈する。

　［ D ］は周期表の11族に属し、ある種の酵素が触媒として働くのに必須である。単体は赤味を帯びた軟らかい金属である。(b)水酸化物は青白色の化合物で水に溶けにくいが、アンモニア水を過剰に加えると溶解して（ ③ ）色を呈する。

　［ E ］は周期表の12族に属し、2価の陽イオンになりやすい。ある種の酵素が触媒として働くのに必須であり、欠乏すると発育不全の原因となる。トタンや、黄銅など各種合金の製造に用いられ、酸化物は化粧品や医薬品などに用いられる。

　［ F ］は周期表の14族に属し、酸化数が+2または+4の化合物をつくる。ブリキや、はんだなど各種合金の製造に用いられ、銅との合金である（ ❹ ）は硬く、腐食しにくい。一方、容器からの溶出による食品汚染が原因の急性中毒が知られている。

　［ G ］も周期表の14族に属し、放射線の遮蔽材などとして利用できるが、土壌や河川の汚染から食品中に混入して中毒症状を引き起こした歴史がある。［ G ］（Ⅱ）イオンに塩酸を加えると（ ④ ）色の沈殿をつくるが、熱を加えるとその沈殿は容易に溶解する。

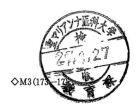

〔1〕［A］～［G］にあてはまる元素を［選択肢］から1つずつ選び、記号で記せ。
　　ただし、いずれも該当しない場合は（ヘ）とせよ。

　［選択肢］（ア）カルシウム　　（イ）クロム　　（ウ）水銀　　（エ）鉄　　（オ）銅
　　　　　　（カ）カドミウム　　（キ）スズ　　　（ク）亜鉛　　（ケ）銀　　（コ）鉛

〔2〕（①）、（②）、（③）、（④）にあてはまる色を［選択肢］から1つずつ選び、
　　記号で記せ。ただし、いずれも該当しない場合は（ヘ）とせよ。

　［選択肢］（ア）青緑　　　　（イ）深青　　　（ウ）黒　　（エ）紫　　（オ）黄
　　　　　　（カ）橙赤　　　　（キ）赤褐　　　（ク）白

〔3〕（❶）、（❷）、（❸）、（❹）にあてはまる物質を［選択肢］から1つずつ選び、
　　記号で記せ。ただし、いずれも該当しない場合は（ヘ）とせよ。

　［選択肢］（ア）ジュラルミン　（イ）二酸化炭素　（ウ）酸素　　（エ）青銅
　　　　　　（オ）ステンレス鋼　（カ）塩素　　　　（キ）水素　　（ク）白銅

〔4〕［E］、［F］、［G］、アルミニウムなど数種類の限られた典型金属元素だけに共通する特性
　　を1行で説明せよ。

〔5〕下線部(a)の変化を化学反応式で記せ。

〔6〕下線部(b)の変化をイオン反応式で記せ。

2　0.10 mol/L 酢酸水溶液（x〔℃〕）について、酢酸の電離定数 K_a を 2.0×10^{-5} mol/L として
　次の問いに答えよ。

〔1〕この水溶液中の酢酸の電離度を有効数字2桁で求めよ。ただし、酢酸の電離度αは1より
　　極めて小さく、$1-\alpha \fallingdotseq 1$ と近似できるものとする。

〔2〕この水溶液のpHを有効数字2桁で求めよ。

〔3〕この水溶液を純水で10倍に希釈すると酢酸の電離度はどうなるか。正しいものを［選択肢］
　　から選び、記号で記せ。ただし、いずれも該当しない場合は（ヘ）とせよ。

　［選択肢］（ア）10倍になる　　（イ）$\sqrt{10}$倍になる　　（ウ）変化しない
　　　　　　（エ）$1/\sqrt{10}$倍になる　（オ）1/10倍になる

〔4〕この水溶液20.0 mLに0.10 mol/L水酸化ナトリウム水溶液10.0 mLを加えた混合水溶液の
　　pHを有効数字2桁で求めよ。ただし、水溶液はx〔℃〕に保たれており、酢酸ナトリウム
　　の電離度は1.0とする。

3　次の文を読み、下記の問いに答えよ。

　天然のペプチド X は 8 個の α-アミノ酸が直鎖状に脱水縮合しており、加水分解すると右表に示すアミノ酸が得られる。このペプチドについて次の実験 1〜実験 4 を行った。ただし、ペプチド末端のアミノ酸で、ペプチド結合に関与しない α-アミノ基または α-カルボキシ基をもつものを、それぞれ N-末端アミノ酸、C-末端アミノ酸という。

名称	分子量	構造式
グリシン	75	HO-C(=O)-CH(NH$_2$)-H
セリン	105	HO-C(=O)-CH(NH$_2$)-CH$_2$-OH
プロリン	115	HO-C(=O)-CH(NH-CH$_2$)-CH$_2$-CH$_2$
バリン	117	HO-C(=O)-CH(NH$_2$)-CH(CH$_3$)-CH$_3$
システイン	121	HO-C(=O)-CH(NH$_2$)-CH$_2$-SH
リシン	146	HO-C(=O)-CH(NH$_2$)-CH$_2$-CH$_2$-CH$_2$-CH$_2$-NH$_2$
チロシン	181	HO-C(=O)-CH(NH$_2$)-CH$_2$-C$_6$H$_4$-OH

実験1：ペプチド X にトリプシン（塩基性アミノ酸のカルボキシ基側のペプチド結合を特異的に加水分解する酵素）を作用させたところ、3 分子のアミノ酸からなるペプチド A、5 分子のアミノ酸からなるペプチド B の 2 種類のペプチド断片が生じた。

実験2：ペプチド X にキモトリプシン（芳香環をもつアミノ酸のカルボキシ基側のペプチド結合を特異的に加水分解する酵素）を作用させたところ、ペプチド C と分子中に不斉炭素原子をもたないアミノ酸 a が生じた。

実験3：3 種類のペプチド A〜C の水溶液に電圧をかけたとき、ペプチド A と C は陰極に向かって移動したが、ペプチド B は移動しなかった。

実験4：その後の解析から、ペプチド B の分子量は 491 であり、その N-末端アミノ酸はバリンであることがわかった。

〔1〕実験 2 で生じたペプチド C の C-末端アミノ酸の名称を記せ。

〔2〕実験 2 で生じたアミノ酸 a の名称を記せ。また、アミノ酸 a から pH=1 および pH=13 の水溶液中でそれぞれ生じる多原子イオンの構造式を元素記号と原子間の結合を省略せずに示せ。

〔3〕ペプチド A を構成するアミノ酸の名称を、N-末端アミノ酸から配列順序に従って記せ。ただし、実験1〜実験4で配列を決定できない部分は分子量の小さい順に記せ。また、ペプチド A には何種類の構造異性体が存在するか。ただし、光学異性体は区別しないこととする。

〔4〕ペプチド B を構成するアミノ酸の名称を、N-末端アミノ酸から配列順序に従って記せ。ただし、実験1〜実験4で配列を決定できない部分は分子量の小さい順に記せ。

〔5〕塩基性水溶液中で加熱し、中和後に酢酸鉛（Ⅱ）水溶液を加えると黒色沈殿を生じるものを〔選択肢〕からすべて選び、記号で記せ。ただし、いずれも該当しない場合は（ヘ）とせよ。

　〔選択肢〕　（ア）ペプチドA　　（イ）ペプチドB　　（ウ）ペプチドC　　（エ）アミノ酸a

〔6〕水溶液に濃硝酸を加えて加熱すると黄色になり、冷却してさらにアンモニア水を加えると橙黄色になるものを〔選択肢〕からすべて選び、記号で記せ。ただし、いずれも該当しない場合は（ヘ）とせよ。また、この呈色反応の名称を記せ。

　〔選択肢〕　（ア）ペプチドA　　（イ）ペプチドB　　（ウ）ペプチドC　　（エ）アミノ酸a

4　次の問いに答えよ。ただし、気体はすべて理想気体としてふるまうものとする。

〔1〕集気瓶A、Bをそれぞれ気体a、bで満たした。集気瓶Aを下にして2つの瓶の口をガラス板を挟んで重ねた後、静かにガラス板を引き抜いて静置した（図1）。

気体aが空気、気体bが水素のとき観察される事象①と、気体aが水素、気体bが空気のとき観察される事象②を、空気の密度1.3 g/L、水素の密度 0.090 g/Lとして、〔選択肢〕から1つずつ選び、記号で記せ。

ただし、いずれも該当しない場合は（ヘ）とせよ。

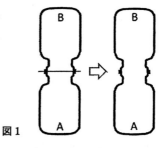

図1

〔選択肢〕　（ア）変化は起こらない。

（イ）気体a、bは徐々に入れ替わり、やがて集気瓶Aは気体bで満たされ、集気瓶Bは気体aで満たされる。

（ウ）気体a、bは徐々に混じり合い、やがて気体aの濃度は集気瓶Aの底部で最高、集気瓶Bの底部で最低、気体bの濃度は集気瓶Bの底部で最高、集気瓶Aの底部で最低となる濃度勾配が形成される。

（エ）気体a、bは徐々に混じり合い、やがて気体aの濃度は集気瓶Bの底部で最高、集気瓶Aの底部で最低、気体bの濃度は集気瓶Aの底部で最高、集気瓶Bの底部で最低となる濃度勾配が形成される。

（オ）気体は徐々に混じり合い、やがて均一になる。

〔2〕窒素（気体）1 mol は水素（気体）と反応してアンモニア（気体）を生じた。次の問いに答えよ。

1）この反応を熱化学方程式で表せ。

2）この反応を促進する条件を［選択肢］から1つ選び、記号で記せ。
ただし、いずれも該当しない場合は（ヘ）とせよ。

［選択肢］（ア）高温・高圧　（イ）高温・低圧　（ウ）低温・高圧　（エ）低温・低圧

〔3〕$2.0×10^{-4}$ g の水素（気体）を注射器に閉じ込め、一定の温度 T、一定の圧力 P でピストンを押すと、水素は圧縮され、体積が 2.0 mL になって止まった。水素の代わりに $6.0×10^{-4}$ g のヘリウム（気体）を注射器に閉じ込め、同条件で圧縮すると、ピストンが止まるときのヘリウムの体積はいくらか。有効数字2桁で求めよ。

〔4〕軽い打撲や捻挫などの応急処置に用いられる冷却スプレーには、直鎖状アルカンの液化混合ガスが入っている。この液化ガス90 g は、27℃、大気圧（$1.0×10^5$ Pa）の下で、39 L の気体になった。この混合ガスの物質量の9割以上を占める主成分であるアルカンの名称と分子式を記せ。

〔5〕質量％濃度が0.9％の塩化ナトリウム水溶液を大気圧（$1.0×10^5$ Pa）の下で加熱したところ、100.16℃で沸騰を始めた。同濃度のスクロース水溶液を同条件で加熱したとき、沸騰が始まる温度を小数第2位まで求めよ。ただし、水溶液はいずれも希薄溶液としてふるまうものとし、水溶液中の塩化ナトリウムの電離度は1.0とする。

図2にスクロースの構造式を示す。

図2

生物

問題

1 次の文章を読んで以下の質問に答えなさい。

　生物が生きていくうえで水は必要不可欠な物質である。陸上植物は根から土壌の水分を吸収するため、根の表皮細胞の一部が細長く変形した（ ① ）を発達させている。根から水を吸い上げる力の原動力は葉からの蒸散である。葉の表には（ ② ）層が発達し、不要な蒸散を抑えているが、葉の裏には(a)気孔があり、(b)通常気孔は日中に開口し、水蒸気を放出している。水には（ ③ ）があるため、道管内を切れ目なくつながることにより水は根から葉に向かって引き上げられることになる。また、根からは（ ④ ）と呼ばれる水を押し上げる力も加わる。気孔の開閉にはさまざまな環境要因が作用し、その中には(c)ホルモンを介する作用も知られている。植物ホルモンには多様なものが知られている。植物はさまざまな形態変化を見せるが、それらには成長運動によるものと(d)膨圧運動によるものがあり、気孔開閉は膨圧運動によるものである。

〔1〕文中の空欄（ ① ）〜（ ④ ）に入る語句を解答欄に記入しなさい。
〔2〕下線部(a)について、気孔の開閉は孔辺細胞の細胞壁が内側（気孔側）と外側（反対側）とで違うことによって引き起こされることが知られている。
　1）細胞壁の構造の特徴とそれによってもたらされる性質の違いを1行で説明しなさい。
　2）1）を踏まえて、気孔が開くしくみを50字以内で説明しなさい。
〔3〕下線部(b)について、通常の植物と異なり、サボテンやベンケイソウは、日中には気孔を閉じており夜間に開いた気孔から二酸化炭素を取りこんで、日中の光合成時に利用する。
　1）こういった性質をもつ植物を何と呼ぶか。名称を答えなさい。
　2）これらの植物が適応する環境要因を答えなさい。
　3）夜間に取り込んだ二酸化炭素は、リンゴ酸などのC_4化合物として蓄える。このリンゴ酸などを蓄えておく細胞内小器官の名称を答えなさい。
〔4〕下線部(c)について、気孔の閉鎖を促進するホルモンの名称を答えなさい。また、気孔の閉鎖以外にそのホルモンが作用する例を一つ答えなさい。
〔5〕下線部(d)について、気孔開閉は膨圧運動である。気孔開閉以外の膨圧運動を一つ答えなさい。
〔6〕植物の生理を利用して、人はさまざまな工夫を行っている。以下の(ア)〜(カ)から、1）短日処理、2）春化処理を一つずつ選んで記号で答えなさい。

（ア）キクに対して夜間に光を照射し、開花を遅らせる。
（イ）レタスの休眠種子に赤色光を当てて発芽させる。
（ウ）ブドウのつぼみをジベレリンに浸し、単為結実させる。
（エ）オナモミの葉を覆い光が当たらないようにし、暗期を長くする。
（オ）秋まきコムギの吸水種子を一定期間低温状態にし、花芽の形成を促す。
（カ）ツルバラの頂芽を取り除いて側芽を成長させる。

2 次の文章を読んで以下の質問に答えなさい。

　多くの動物は父親由来と母親由来の2本が組になった染色体セットをもっている。これは減数分裂によって染色体数が半減した配偶子が作られ、それらが融合して新たな個体が生み出されるからである。ヒトの正常2倍体細胞には46本の染色体がある。44本（22組）は男女に共通してみられる常染色体で、この他の2本は男女で構成の異なる性染色体である。それぞれの染色体の塩基対数と含まれる遺伝子数は表1のようにまとめられる。

表1

染色体の種類	塩基対数	遺伝子数	染色体の種類	塩基対数	遺伝子数
1	2億7900万	2610	13	1億1800万	496
2	2億5100万	1748	14	1億700万	1173
3	2億2100万	1381	15	1億	906
4	1億9700万	1024	16	1億400万	1032
5	1億9800万	1190	17	8800万	1394
6	1億7600万	1394	18	8600万	400
7	1億6300万	1378	19	7200万	1592
8	1億4800万	927	20	6600万	710
9	1億4000万	1076	21	4500万	337
10	1億4300万	983	22	4800万	701
11	1億4800万	1692	X	1億6300万	1141
12	1億4200万	1268	Y	5100万	255

　ヒトを含む多くの哺乳類では、X染色体を2本もつと女性（雌）、X染色体とY染色体を1本ずつもつと男性（雄）になる。正常な染色体構成をもつ哺乳類の雌のX染色体は、発生初期に2本のうちの一方が無作為に不活性化される。その結果、不活性化されたX染色体にある大部分の遺伝子の発現は抑制されるが、一部の遺伝子は不活性化されたX染色体においても休止せずに活性状態に留まる。一方、正常な染色体構成をもつ雄においてはX染色体の不活性化は起こらない。

　ある染色体が1〜数本多くなったり少なくなったりすることを異数性といい、そのような個体を異数体という。異数体では、個体に致命的な障害が見られることが多く、こうした異常は遺伝子発現の量的バランスが崩れることで引き起こされると考えられている。実際、常染色体の異数体はほとんどが致死で、出生に至るのは13番、18番あるいは21番染色体が3本（トリソミー）の場合だけである。その中で13番トリソミーの子供の大部分は生後1カ月を前に死亡し、1年以上生存できるのは10％未満である。また18番トリソミーでは半数以上は生後1週間以内に死亡し、生後1年まで生存する児は10％未満である。21番トリソミーの場合だけは障害の重度に個人差はあるものの、長期生存率はかなり高い。これに対して性染

色体の異数性の影響は、常染色体の異数性の影響より小さく、ヒト集団においてはXO、XXY、XXX、XXXX、XXXYなどの異数体が知られている。

図1は、正常な細胞（XX、XY）、およびX染色体の異数体の細胞（XO、XXY、XXX）における、X染色体上にある3つの遺伝子A、B、Cの発現量を示す。

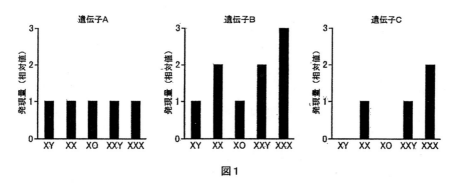

図1

〔1〕減数分裂は2回の連続した分裂から成る。そのうち第1分裂では、体細胞分裂にみられない現象が観察される。それはどのような現象か、1行で説明しなさい。

〔2〕減数分裂の結果形成される配偶子には遺伝的な多様性がみられる。多様性が生じる仕組みを説明しなさい。

〔3〕異数体が生じる原因を1行で説明しなさい。

〔4〕常染色体の異数体のうち13番、18番、21番トリソミーだけが出生にまで至るのは何故だと考えられるか、1行で説明しなさい。

〔5〕遺伝子A、B、CはそれぞれどのX染色体において発現していると考えられるか、以下の選択肢から一つ選び、それぞれ記号で答えなさい。

　　（ア）不活性化を受けたX染色体のみで発現している。
　　（イ）不活性化を免れたX染色体のみで発現している。
　　（ウ）不活性化を免れたX染色体と不活性化を受けたX染色体の両方で発現している。

〔6〕X染色体の不活性化にはある規則性がみとめられる。それはどのようなことか説明しなさい。

3 以下の質問に答えなさい。

〔1〕次の図2はRNAの構造単位を示したものである。これについて、以下の質問に答えなさい。
1) RNAとDNAで異なる部分（塩基を除く）を1か所○で囲み、DNAの場合の記号を近くに記入しなさい。また、隣接するヌクレオチドのリン酸と結合する炭素を□で囲みなさい。
2) RNAを構成する塩基のうち、DNAには無いものをカタカナで答えなさい。
3) 翻訳の場でアミノ酸を運搬する機能をもつRNAの名称を答えなさい（略称でよい）。
4) 3)のRNAが運搬するアミノ酸の種類は、それぞれのRNAがもつ特異的な塩基配列によって決まっている。この特異的塩基配列を何と呼ぶか、カタカナで答えなさい。

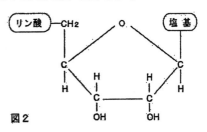
図2

〔2〕次の図3-aは、ある真核生物の2本鎖DNAの塩基配列を片方のみ一部示したものであり、ここにはある遺伝子Aの翻訳開始コドンが含まれている。図3-bは、遺伝子Aの内部に突然変異が生じたDNA配列である。また、図4は、遺伝子Aから合成された2種類のタンパク質（αとβ）のアミノ酸配列をそれぞれ1～10番目のアミノ酸まで一文字記号で示したものであり、表2はアミノ酸を一文字記号で表した遺伝暗号表である。これらについて、以下の質問に答えなさい。

5'- GGTAGAACCAATTTCGGCTACAATGTCATTCGAGTCCAGGAGTTCCAACAAGCAATTACTCGGATATTTGTTCATGCATTGCATGTCATG
　　　　　　　　　　　　　　　　　　　　　　　　a

5'- GGTAGAACCAATTTCGGCTACAATGTCATTCGAGTCCAGGAGTCCAACAAGCAATTACTCGGATATTTGTTCATGCATTGCATGTCATG
　　　　　　　　　　　　　　　　　　　　　　　　b
図3

　　　1　　　　　10　　　　　　　1　　　　　10
α：MHEQILVGTP　　　β：MHEQICSRNW
図4

表2

UUU=F	UCU=S	UAU=Y	UGU=C	CUU=L	CCU=P	CAU=H	CGU=R
UUC=F	UCC=S	UAC=Y	UGC=C	CUC=L	CCC=P	CAC=H	CGC=R
UUA=L	UCA=S	UAA=*	UGA=*	CUA=L	CCA=P	CAA=Q	CGA=R
UUG=L	UCG=S	UAG=*	UGG=W	CUG=L	CCG=P	CAG=Q	CGG=R
AUU=I	ACU=T	AAU=N	AGU=S	GUU=V	GCU=A	GAU=D	GGU=G
AUC=I	ACC=T	AAC=N	AGC=S	GUC=V	GCC=A	GAC=D	GGC=G
AUA=I	ACA=T	AAA=K	AGA=R	GUA=V	GCA=A	GAA=E	GGA=G
AUG=M	ACG=T	AAG=K	AGG=R	GUG=V	GCG=A	GAG=E	GGG=G

*は終止コドン、AUGはメチオニンのコドンであると同時に翻訳開始コドンでもある。

1）図3-aの相補鎖の塩基配列を、図3-aの3'末端の塩基に対する塩基から25塩基目まで答えなさい。
2）遺伝子Aの翻訳開始コドンを含む25塩基目までの塩基配列を、翻訳開始点から順番に答えなさい。
3）図3-bの突然変異が遺伝子Aの機能に及ぼす影響について述べた次の文章の（ ア ）～（ ウ ）に最もふさわしい語句を入れなさい。ただし、（ ア ）と（ ウ ）はカタカナ4文字、（ イ ）は漢字2文字で答えなさい。

図3-bでは（ ア ）の塩基配列中に塩基の（ イ ）が起こっている。その結果、翻訳によって合成される（ ウ ）鎖のアミノ酸配列が途中からすべて変わってしまうので、遺伝子Aの機能は失われる可能性が大きいと考えられる。

4）遺伝子Aから転写されたmRNAのうち、図4-βのアミノ酸配列に翻訳されるmRNAの塩基配列を、翻訳開始コドンを含む25塩基目まで翻訳開始点から順番に答えなさい。
5）図4のタンパク質αとβのアミノ酸配列から、遺伝子Aの発現過程においてどのようなことが起こっていると考えられるか。その現象の名称を10文字で答えなさい。

4 次のA～Dは、ヒトの進化の各段階で出現した人類グループである。これらについて、以下の質問に答えなさい。

A アフリカ大陸で最初に出現し、ユーラシア大陸を経由して全世界に拡散した。
B 平均的な脳の容積は約1000 mlで、中国や東南アジアからも化石が見つかっている。
C アフリカ大陸のみから化石が見つかっている。
D 脳の容積は現生人類とほぼ変わらず、ヨーロッパや西アジアから多数の化石が見つかっている。

〔1〕A～Dの人類グループを、出現した時期の古い方から順に並べなさい。
〔2〕Aの人類の名称を答えなさい。
〔3〕Dの人類の名称を答えなさい。
〔4〕Bの人類の特徴で正しいものを次の（ア）～（エ）から一つ選び、記号で答えなさい。
（ア）眼窩上隆起の発達は弱く、顔面は比較的平坦である。
（イ）火の使用を開始した。
（ウ）おとがいが形成されている。

(エ) 樹上生活に適応していた。

〔5〕ヒトの進化の過程で出現した重要な特徴の一つに言語の使用がある。言語中枢がある脳の部位は次のどれか、記号で答えなさい。
　　(ア) 延髄
　　(イ) 小脳
　　(ウ) 中脳
　　(エ) 大脳

〔6〕ヒトの進化の過程で現われた特徴である次の(ア)～(エ)を、出現した時期の古い方から順に並べなさい。なお、ヒトの進化と直接に関係しないものがあれば除くこと。
　　(ア) 石器の使用
　　(イ) 両眼で立体視できる範囲の拡大
　　(ウ) 死者の埋葬
　　(エ) 犬歯の小型化

〔7〕共通の祖先集団から分岐した3つの生物グループa、b、cにおいて、bとcの共通祖先とaが分岐した後にbとcが分岐していた場合、a、b、cの関係は右図のような有根系統樹としてあらわすことができる。これを参考に、ヒトと以下の哺乳類(E、F、G)の4グループの関係を示した系統樹を描きなさい。

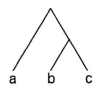

　　E　約700～800万年前にヒトとの共通祖先から分かれた哺乳類
　　F　卵を産み、ふ化した子を乳で育てる哺乳類
　　G　水中生活に適応した胎生の哺乳類

〔8〕Cの人類と、〔7〕のEの哺乳類の違いの説明として、正しいものを下の(ア)～(エ)から全て選び、記号で答えなさい。
　　(ア) Cは拇指対向性(※)を有するが、Eは有さない。(※親指が他の指と向かい合うこと)
　　(イ) Cの骨盤は横に広いが、Eでは縦に長い。
　　(ウ) Eの爪の形はかぎ爪だが、Cは平爪である。
　　(エ) Cは直立二足歩行を行っていたが、Eは四足歩行動物である。

英　語

解答　27年度

1

〔解答〕

〔1〕ミツバチなどが協力について真に理解しているという事

〔2〕(b)

〔3〕2頭で協力してロープを同時に引っ張り、テーブルを引き寄せて、上に乗ったコーンのバケツを得ることができたこと。

〔4〕(a) 使った器具は前と同じで、2頭のゾウの放されるタイミングが異なる実験。

(b) ひとつは、先に来たゾウは相棒のゾウが来るまで、長くは45秒もロープの所で待ったというもの。ふたつめは、ゾウは相棒のゾウがロープを握れなければ、ロープを引っ張ろうとしないで立ち去ったというもの。

〔5〕自分はロープを足で踏んで滑り落ちないようにして、相棒にテーブルを引き寄せるための作業を全部やらせた。

〔6〕(c) と (e)　（順不同）

〔解法のヒント〕

〔2〕選択肢の意味は(a)意識的な行動　(b)本能的な行動　(c)学習した行動　(d)計画された行動　(e)体系的な行動

〔6〕選択肢の文の意味(下線部が誤り)

(a) イルカ、チンパンジー、ゾウだけが、人間と同じような知性を持っている。（第2段落参照。3つの種だけと限定はしていない。）

(b) ゾウの知性は、ゾウの身体的強さを研究するのを難しくしている。（第3段落参照。ゾウの強さが研究の障害になっている。）

(c) ゾウに関して使われた応用実験は初めチンパンジーをテストするために考案された。（第4段落参照）

(d) JoJoが歩いてロープのところまで行くとすぐに、相棒が放され、2頭は食べ物を得た。（第9段落参照。JoJoは相棒が放されるまでロープのところに行くことさえしなかった。）

(e) Neua Un と JoJo はおそらく、訓練なしに野生での複雑な協力の仕方を利用した。（第10段落参照）

〔全訳〕

ゾウは助けの鼻をいつ貸せばいいのかを、人が助けの手をいつ貸せばいいのかを知っているのと同じくらいよく、自然に理解している。そして、これまで人間とそれに近い親類でしか確認されてこなかった複雑なレベルの協力のしかたを見せる。

ゾウは進んだ脳を持っていることが広く知られていて、高度な思考形態を持つことのできる人間やイルカやチンパンジーなどにしか見られないレベルの知性を見せる。たとえばゾウは鏡の中の自分を認識し、その像が他でもない自分自身の像だということがわかっている。これは明らかに、複雑な共感と社会性を見せる種に特有の行動である。

とはいえ、ゾウがいかに頭がよいかを調べた研究は驚くほどわずかしかないのだが、これは大部分は、ゾウのとてつもない強さのせいである。それでも研究者たちは今、普通はチンパンジーやゴリラに使われる実験を応用して、ゾウが協力ということをどう理解しているのかをテストし、ゾウが見事に合格であることを発見した。

この課題はもともと日本のある研究グループによって、チンパンジーのために考案された。一見単純に見えるけれども、かなりの理解力を必要とするものである。研究者たちは、タイにあるゾウ保護センターで12頭のゾウをつかって実験を行った。課題は、おいしいコーンのバケツを得るためにゾウは力を合わせなければならないというものだった。

これらの実験は、動物が相棒のことや協力の必要性について、正確には何を理解しているのかを明らかにすることを目指した。研究リーダーによると、協力自体はそれほど特異なものではなく、ミツバチからライオンにいたるまでの種に、さまざまなやり方の協力が見られる。しかし、これらの動物が協力がどのように働くかについて何を「理解している」のかは(1)疑わしい。なぜなら、おそらく、たくさんの種にとって(2)行動の多くは「あらかじめプログラムされている」ので、協力は自覚をまるで必要としないからだ。

実験のために、研究者たちは、バレーボールのネットからいくぶん離れた距離に、コーンでいっぱいの2つのバケツが乗ったスライドするテーブルを置いた。テーブルの周りには1本のロープが巻きつけられていて、一緒に作業する2頭のゾウたちがロープの両方の端を引っ張る時にだけ、テーブルが動くようになっていた。2頭のゾウはゾウ使いによって、バレーボールネットから10メートル離れたところで同時に放された。2頭のゾウがロープに近づきロープの両端を同時に引っ張ると、コーンを乗せたテーブルは届くところまでスライドしてきた。しかしロープの一方の端がもう一方の端よりも前にあるいは片方だけで引っ張られると、ロープはテーブルから滑り落ちて、ゾウたちは何も得られなかった。

この実験の準備として、ゾウはまずロープだけを引っ張ることを覚えた。それから、相棒と一緒に引っ張る機会を与えられた。ゾウたちはすぐに協力することを覚え、すべてのペアが、全部で10回のうちの少なくとも8回で引っ張りに成功するという基準に達した。

この後、研究者たちは次の実験に進んだ。同じ器具類を使ったが、それぞれ別の時間に放されるように、ゾウを放す時間が調整された。今やゾウたちがテーブルを引っ張るためには、初めに放されたゾウは自分のロープを引く前に相棒を待つことを覚えなければならなくなった。研究者たちは、ゾウが自分のロープの端のところで

45秒もの長い時間待つことを発見した。これは、ゾウが相棒なしに引っ張ると得られるものが何もないことを、理解していたためであった。実はそれは、おいしい食べ物がちょっと手の届かないところにあるときに動物が引っ張ることを自制するには、とても長い時間である。研究者たちがさらに発見したのは、ゾウは相棒がロープをつかむことができなければロープを引っ張ろうとしなかったことで、ゾウたちは引っ張ることをせずにそこから離れて行った。

おもしろいことに、ゾウたちのうちの2頭はこの問題を解決する別の方法を編み出した。Neua Un という名の5歳のメスのゾウは、ロープが滑り落ちるのを防ぐためにロープを足で踏みつけて、テーブルを引き寄せるという仕事を全部相棒にやらせた。もう一頭のゾウ、JoJo という名の18歳のオスのゾウは、相棒が放されないうちはロープまで歩いていこうとさえしなかった。このゾウはおそらく、相棒がいないと食べ物を得るのに失敗するだろうということを学んでいたのだ。

ゾウはとても社会的な動物なので、このような複雑な協力姿勢を見せることは、ゾウの自然の生活についてすでに知られていることと合致している。野生においてゾウは柔軟な行動とともに、顕著に他を助けたい気持ちや共感、同情の感情を見せることで知られていると専門家は言う。それはつまり、上に述べた2頭のゾウは単に訓練されてきたやり方を使ったのではなかったということだ。知性のある動物の種は、変わりいく環境に適応し、問題を解決し、協力することを学ばなければならない。これはすべて、行動において非常に柔軟性を持つことを必要としている。

2
〔解答〕
〔1〕ライオンは獲物を捉えるために強い脚や胸の筋肉によって速く走ったり、遠く跳んだり、獲物を捕まえたりする。

〔2〕ヘビの移動方法のひとつは、力の強い筋肉を締めたり緩めたりして体を波状に動かし、これで地面を押しながら移動するものである。また、飲み込んだかなり大きな獲物でも、首の筋肉を締めたり緩めたりしながら中に押し込んでいき、卵などは筋肉で圧迫して殻を割り、中身を消化できるようにする。
（136字）

〔3〕(b) → to do

〔4〕4番目(6)　　　10番目(8)

［解法のヒント〕
〔3〕使役動詞の make (O) do の受動態は be made to do

〔4〕完成した英文は
the muscles in your body work exactly the way you need them to

〔全訳〕
あなたはおそらく、体の中の数百もの異なる筋肉であなたがやれることを、たくさん知っていることだろう。

しかし、動物の体の筋肉があなたの筋肉とどれほど違っているかを考えたことがあるだろうか。動物の筋肉は、その生存のために最も大事なことをするように作られている。

(1)ライオンはハンターである。生存を他の動物を狩る能力に頼っている。ライオンは獲物を捉えるのに速くなければならない。ライオンは後ろ脚の強い筋肉によって、時速30マイル以上のスピードで走ることができる。また、30フィート以上の距離を跳ぶことができる。胸と前脚の強い筋肉は、獲物を捕まえるのに役立つ。

(2)ヘビもまた動くのに、獲物を獲ったり消化したりするのと同じく筋肉を使っているが、ヘビの筋肉はライオンの筋肉と違うやり方で働く。ヘビには脚がないので、歩く、這う、飛ぶ以外の動き方を必要としている。体重1ポンドあたりにすると、ヘビはほとんどの動物よりも多くの筋肉を持っている。ヘビは力のある筋肉を引き締め、固くし、そして緩める。これがヘビの体長分の波のような動きを作り出す。この波が地面などの物体を押しつけ、ヘビを前に進ませる。これは、ヘビが場所を移動するために使ういくつかの方法のうちの、たったひとつである。

ヘビの筋肉はまた、かなり大きすぎると思える物でも飲み込むことができるような仕組みを持っている。たとえば、ヘビは自分の体の幅よりも大きな卵を食べることがある。どのようにしてヘビは、この驚くべき偉業を成し遂げるのだろうか。あなたは一口でスイカをまるごと食べるのを想像できるだろうか。ヘビが飲み込むと、強い首の筋肉が締まったり緩んだりして卵を押し込んでいく。筋肉の圧力は非常に強いので、これが卵の殻を割り、ヘビは卵の中身を消化できるようになる。

このような動物の特殊化した筋肉はかなり信じがたいように思われる。だが、［い：体の筋肉は、必要とする通りに働くのだ。］だから、30フィートの距離を跳ぶことができるなんて面白そうだが、人間としては大して必要なことではないのである。

3
〔解答〕
〔1〕(4)
〔2〕［あ〕8　　［い〕7　　［う〕11　　［え〕6
〔3〕(a) 17　　(b) 13　　(c) 12　　(d) 16
　　　(e) 15　　(f) 14
［選択肢の意味〕
(1) A: 創造　　　　　B: 想像力
(2) A: 誤り　　　　　B: 間違い
(3) A: フィクション　B: 物語
(4) A: 推測　　　　　B: 意見
(5) 彼らを惹きつけられたものは他に何もなかった。
(6) 科学者たちは互いの研究を二重三重にチェックする。
(7)「鳥たちは青い餌箱より赤い餌箱からの方がたくさん餌を食べるだろう。」
(8)「鳥にはあの色よりこの色の方が好きという色の好

みがあるのだろうか。」
(9)「赤い餌箱だろうか、それとも青い餌箱だろうか。」
(10)「鳥は複数の色を見分けられるよね。」
(11) 何か他のものが鳥を餌箱に惹きつけているのだろう
(12) 結果の共有
(13) 仮説が何回も証明される
(14) 間違いだと証明されない
(15) 別の仮説を立てる
(16) 他の科学者たちがあなたの仮説をテストする
(17) 仮説を立てる

〔全訳〕
　科学がなければ、私たちは水がどうして凍るのか、太陽は夜どこへ行くのか、私たちの体はどのように病気と闘うのかを知ることはないだろう。しかし私たちには答えがわかっている。なぜなら、だれか好奇心旺盛な人がいたからだ。科学は常に疑問から始まる。
　科学者たちは答えを見つけたいと思っているが、優れた科学者は可能な唯一の答えを得るまでは研究をやめることはない。その理由はもっともすぐれた科学者たちは懐疑主義者だからである。彼らは可能な答えが他に見つけられる場合には、科学の問題を解いたとは決して言わない。科学は証拠に基づいている。証拠のない主張は[A]推測または[B]意見である。
　科学的方法は科学者が物事を証明するために使う道具である。それは疑問で始まる。たとえば、[あ]「鳥にはあの色よりこの色の方が好きという色の好みがあるのだろうか。」というものだ。
　次の段階は疑問に答えることである。この時点で[A]推測したり[B]意見を持ったりするのはいい。あなたにはテストをするものが必要だ。科学的方法において、あなたの答えは仮説と呼ばれる。仮説は正しいか間違いかを証明できる簡単な主張である。[い]「鳥は青い餌箱よりも赤い餌箱からの方がたくさん餌を食べるだろう。」というのは仮説としては良い。
　さあ、あなたは実験と観察を使って仮説をテストすることができる。しかし、テストは慎重に考案されなければならない。変える項目が多すぎると、どうしてこの結果であって別の結果でなかったのかを説明するのが難しくなる。
　ある仮説が証明できなければ、次の段階は、新しい仮説を立ててそれをテストすることである。たとえば、おそらく鳥は色が全然見えていないのかもしれない。[う]何か他のものが鳥を餌箱に惹きつけているのだろう。もし仮説が証明されたことが実験によってわかっても、あなたはそれでもまだ再テストをしたくなるだろう。
　実験を終えると科学者は結論を書く。それから他の科学者たちと結果を共有する。科学界は結果を注視している。この段階は科学的方法において非常に重要である。他の科学者たちは同じ結論を得ようと努力する。[え]科学者たちは互いの研究を二重三重にチックする。
　仮説は科学界が真理だと受け入れるまで何回も証明されなければならない。科学者たちは懐疑主義者なのだ。仮説は数多くのテストを経ると学説になる。学説が間違

いだと証明されることもまだあるが、その可能性はもっと低い。ずっと長く持ちこたえられる学説は、そしてそれが間違いだと証明されることがなければ、学説は科学的法則になる。

４
〔解答〕
〔1〕c　〔2〕c　〔3〕d　〔4〕a　〔5〕b
[正解を入れた英文の意味]
〔1〕私たちがビーチに着いたとき、満月が明るく輝いていた。（過去進行形）
〔2〕どこか活気のあるところにいる方がいい。この地域にはあまりそれがない。
〔3〕さくらは新しいiPoneを買うお金が十分あるわけではなかった。（部分否定）
〔4〕私は休暇で一緒に沖縄に行っているあいだにポールと結婚した。（過去形）
〔5〕電車が定刻に到着していたらよかったのに。ホテルの部屋を見つけるのがもっとずっと簡単だった。（仮定法過去完了）

５
〔解答〕
〔1〕f　〔2〕c　〔3〕d　〔4〕g　〔5〕h
[選択肢の意味]
(a) 心配しないで。彼を裏切ることはしない。
(b) ばかな事はしないで。
(c) 私なら破ってしまうね。
(d) どちらも降りなければずっと続くかもしれない。
(e) 難しいことはわかっているけど、続けなければいけないよ。
(f) ないと思う。僕がみんな使ってしまった。
(g) ずっと続いている騒音が彼を疲れさせているのだと思う。
(h) そうだね、目立つのは確かだね。
〔全訳〕
〔1〕牛乳残ってる？
〔2〕お金を無心するこの手紙をどうしたらいいだろう。
〔3〕議論はどれくらい続くと思う？
〔4〕最近ジョンはどうしてそんなに苛立っているの？
〔5〕トムのピンクとイエローのTシャツをどう思う？

数　学

解答

27年度

1

〔解答〕

① $\dfrac{2+\sqrt{3}}{2}$　　② $\dfrac{1}{e}$　　③ 4900　　④ $\log_e\dfrac{9}{5}$

〔出題者が求めたポイント〕

(1) $\log_a b = \dfrac{\log_c b}{\log_c a}$,　$\cos 3\alpha = 4\cos^3\alpha - 3\cos\alpha$

(2) $x = e^{bx}$ と変形し，$f(x) = e^{bx} - x$ とする。
$f(x)$ を微分し，最小値を求める。
最小値が 0 より小さければよい。

(3) $\displaystyle\sum_{k=1}^{n} k = \dfrac{n(n+1)}{2}$,　$\displaystyle\sum_{k=1}^{n} k^2 = \dfrac{n(n+1)(2n+1)}{6}$
$e^{\log x} = x$

(4) $2e^x + 3 = t$ とおいて，置換積分する。

〔解答のプロセス〕

(1) $\log_{e^2} e = \dfrac{\log_e e}{\log_e e^2} = \dfrac{1}{2}$,　$\log_e e^2 = 2$　より

$$4\left(1 + \cos^3\dfrac{\pi}{18}\right) - 3\left(1 + \cos\dfrac{\pi}{18}\right)$$

$$= 4 - 3 + 4\cos^3\dfrac{\pi}{18} - 3\cos\dfrac{\pi}{18}$$

$$= 1 + \cos\left(3\dfrac{\pi}{18}\right) = 1 + \cos\dfrac{\pi}{6} = \dfrac{2+\sqrt{3}}{2}$$

(2) $x = e^{bx}$　より　$e^{bx} - x = 0$
$f(x) = e^{bx} - x$　とする。
$f'(x) = be^{bx} - 1$
$f'(x) = 0$ のとき，$bx = \log_e\dfrac{1}{b}$,　$x = -\dfrac{\log_e b}{b}$

x のこの値を x_0 とする。

x		x_0	
$f'(x)$	$-$	0	$+$
$f(x)$	↘		↗

$x = x_0$ のとき，$f(x)$ は最小値をとる。最小値が負なら，
$x \to +\infty$ で $f(x) \to \infty$ であるから $f(x) = 0$ の解が 2 つである。

$$f(x_0) = e^{\log_e\frac{1}{b}} + \dfrac{\log_e b}{b} = \dfrac{1}{b} + \dfrac{\log_e b}{b} = \dfrac{1 + \log_e b}{b}$$

よって，$1 + \log_e b < 0$　より　$\log_e b < -1$

$\log_e b < \log_e\dfrac{1}{e}$　従って，$0 < b < \dfrac{1}{e}$

(3) $c_n = 1 + 2(n-1) = 2n - 1$

$$S_n = \sum_{k=1}^{n}(2k-1) = 2\dfrac{n(n+1)}{2} - n = n^2$$

$U_n = e^{\log_e S_n} = S_n$

$$\sum_{k=1}^{24} k^2 = \dfrac{24 \cdot (24+1) \cdot (48+1)}{6} = 4900$$

(4) $t = 2e^x + 3$　とおく。

$\dfrac{dt}{dx} = 2e^x$　より　$dx = \dfrac{1}{2e^x}dt$

x	$0 \to \log_e 3$
t	$5 \to 9$

$$\int_0^{D} \dfrac{2e^x}{2e^x + 3}dx = \int_5^9 \dfrac{2e^x}{t} \dfrac{1}{2e^x}dt$$

$$= \int_5^9 \dfrac{1}{t}dt = \Big[\log_e t\Big]_5^9$$

$$= \log_e 9 - \log_e 5 = \log_e\dfrac{9}{5}$$

2

〔解答〕

(1) $\left(0, \dfrac{1}{9}\right)$　　(2) $\left(0, \left(\dfrac{1}{9}\right)^{k-1}\right)$

(3) $\left(\dfrac{\sqrt{2}}{6}\left(\dfrac{1}{9}\right)^{k-1}, \ -\dfrac{\sqrt{2}}{6}\left(\dfrac{1}{9}\right)^{k-1}\right)$

(4) $X = \dfrac{16+3\sqrt{2}}{16}$,　$Y = \dfrac{34-3\sqrt{2}}{16}$

〔出題者が求めたポイント〕

	長さ	向き		長さ	向き
$\overrightarrow{P_{2k-1}P_{2k}}$	$\left(\dfrac{1}{3}\right)^{2k-2}$	↑	$\overrightarrow{P_{2k}P_{2k+1}}$	$\left(\dfrac{1}{3}\right)^{2k-1}$	↘

$a \neq 0$,　$|r| < 1$ のとき，$\displaystyle\sum_{n=1}^{\infty} ar^{n-1} = \dfrac{a}{1-r}$

〔解答のプロセス〕

(1) 長さは，$\left(\dfrac{1}{3}\right)^{3-1} = \dfrac{1}{9}$　より　$\overrightarrow{P_3P_4} = \left(0, \dfrac{1}{9}\right)$

(2) 長さは，$\left(\dfrac{1}{3}\right)^{2k-2} = \left(\dfrac{1}{9}\right)^{k-1}$　より

$$\overrightarrow{P_{2k-1}P_{2k}} = \left(0, \left(\dfrac{1}{9}\right)^{k-1}\right)$$

(3) 長さは，$\left(\dfrac{1}{3}\right)^{2k-1} = \dfrac{1}{3}\left(\dfrac{1}{3}\right)^{2k-2} = \dfrac{1}{3}\left(\dfrac{1}{9}\right)^{k-1}$　より

$$x = \dfrac{1}{3}\left(\dfrac{1}{9}\right)^{k-1}\sin\dfrac{\pi}{4} = \dfrac{\sqrt{2}}{6}\left(\dfrac{1}{9}\right)^{k-1}$$

$$y = -\dfrac{1}{3}\left(\dfrac{1}{9}\right)^{k-1}\cos\dfrac{\pi}{4} = -\dfrac{\sqrt{2}}{6}\left(\dfrac{1}{9}\right)^{k-1}$$

$$\overrightarrow{P_{2k}P_{2k+1}} = \left(\dfrac{\sqrt{2}}{6}\left(\dfrac{1}{9}\right)^{k-1}, \ -\dfrac{\sqrt{2}}{6}\left(\dfrac{1}{9}\right)^{k-1}\right)$$

(4) $\displaystyle\sum_{n=1}^{2k} x_n = 1 + \dfrac{\sqrt{2}}{6} + \dfrac{\sqrt{2}}{6}\left(\dfrac{1}{9}\right)$

$$+ \dfrac{\sqrt{2}}{6}\left(\dfrac{1}{9}\right)^2 + \cdots\cdots + \dfrac{\sqrt{2}}{6}\left(\dfrac{1}{9}\right)^{n-1}$$

$$\lim_{n \to \infty} x_n = 1 + \dfrac{\sqrt{2}}{6}\dfrac{1}{1 - \dfrac{1}{9}} = 1 + \dfrac{\sqrt{2}}{6}\dfrac{9}{8}$$

$$= \frac{16+3\sqrt{2}}{16}$$

$$\sum_{n=1}^{2k} y_n = 2 - \frac{\sqrt{2}}{6} + \frac{1}{9} - \cdots\cdots + \left(\frac{1}{9}\right)^{k-1} - \frac{\sqrt{2}}{6}\left(\frac{1}{9}\right)^{k-1}$$

$$= 2 + \frac{1}{9} + \cdots\cdots + \left(\frac{1}{9}\right)^{k-1}$$

$$- \frac{\sqrt{2}}{6}\left\{1 + \left(\frac{1}{9}\right) + \cdots\cdots + \left(\frac{1}{9}\right)^{k-1}\right\}$$

$$\lim_{n\to\infty} y_n = 2 + \frac{1}{9}\cdot\frac{1}{1-\frac{1}{9}} - \frac{\sqrt{2}}{6}\cdot\frac{1}{1-\frac{1}{9}}$$

$$= 2 + \frac{1}{8} - \frac{\sqrt{2}}{6}\cdot\frac{9}{8} = \frac{34-3\sqrt{2}}{16}$$

従って，$X = \dfrac{16+3\sqrt{2}}{16}$，$Y = \dfrac{34-3\sqrt{2}}{16}$

❸

〔解答〕

(1) $L = \dfrac{4a(1+\sin\theta)^2}{\sin 2\theta}$　　(2) $W = \pi a\dfrac{1+\sin\theta}{\sin\theta}$

(3) $\sin\theta = \dfrac{\pi^2-4}{\pi^2+4}$，$\cos\theta = \dfrac{4\pi}{\pi^2+4}$

〔出題者が求めたポイント〕

(1) $AB = AC = x$ とする。

$BC^2 = AB^2 + AC^2 - 2AB\cdot AC\cos\angle BAC$

$\triangle ABC$ の面積は，

$\dfrac{1}{2}La = \dfrac{1}{2}AB\cdot AC\sin\angle BAC$

これから，x, L を求める。

(2) B, C を B′, C′ とし，x を x_n，a を a_n とする。線分 B′C′ の中点を H′ とする。H′ は円と B′C′ の接点だから，円と AH′ の交点のうち H′ でない点を H″ とする。H″ から B′C′ に平行線を引き辺 AB′ との交点を B″，辺 AC′ の交点を C″ とする。

AH″ を求め，AB′ (x_{n+1}) から(1)より a_{n+1} を求める。円 O_n の周の長さは，$2\pi a_n$

❷ の公式より W を求める。

(3) $L = W$ より $\sin\theta$ と $\cos\theta$ の関係を求める。$\sin^2\theta + \cos^2\theta = 1$ と連立方程式にして，$\sin\theta$, $\cos\theta$ を求める。

〔解答のプロセス〕

(1) $AB = CA = x$ とする。

$BC^2 = x^2 + x^2 - 2x^2\cos 2\theta = 2x^2(1-\cos 2\theta)$

$\quad = 2x^2(1-1+2\sin^2\theta) = (2x\sin\theta)^2$

よって，$BC = 2x\sin\theta$

$L = x + x + 2x\sin\theta = 2(1+\sin\theta)x$

$\dfrac{1}{2}2(1+\sin\theta)xa = \dfrac{1}{2}x^2\sin 2\theta$

$x = \dfrac{2a(1+\sin\theta)}{\sin 2\theta}$，$L = \dfrac{4a(1+\sin\theta)^2}{\sin 2\theta}$

(2) $AB' = AC' = x_n$，$\angle B'AC' = 2\theta$ とし，$\triangle AB'C'$ の内接円を O_n としその半径を a_n とする。

$x_n = \dfrac{2a_n(1+\sin\theta)}{\sin 2\theta}$　より

$a_n = \dfrac{x_n\sin 2\theta}{2(1+\sin\theta)}$

B′C′ の中点を H′ とする。

$B'H' = x_n\sin\theta$

$AH' = x_n\cos\theta$

線分 AH′ と円 O_n との交点で H′ でない方を H″ とする。

H″ から辺 B′C′ に平行な直線を引き，辺 AB′ との交点を B″，辺 AC′ との交点を C″ とする。

$H'H'' = 2a_n$　より　$AH'' = x_n\cos\theta - 2a_n$

また，$x_{n+1}\cos\theta = AH''$

$x_{n+1} = x_n - \dfrac{2a_n}{\cos\theta} = \dfrac{2a_n(1+\sin\theta)}{\sin 2\theta} - \dfrac{2a_n}{\cos\theta}$

$a_{n+1} = \dfrac{\sin 2\theta}{2(1+\sin\theta)}x_{n+1}$

$\quad = \dfrac{\sin 2\theta}{2(1+\sin\theta)}\left\{\dfrac{2(1+\sin\theta)}{\sin 2\theta} - \dfrac{2}{\cos\theta}\right\}a_n$

$\quad = \left(1 - \dfrac{2\sin\theta\cos\theta}{(1+\sin\theta)\cos\theta}\right)a_n$

$\quad = \dfrac{1-\sin\theta}{1+\sin\theta}a_n$

よって，$a_n = \left(\dfrac{1-\sin\theta}{1+\sin\theta}\right)^{n-1}a$

$W_n = 2\pi a_n$

$W = 2\pi a\left\{1 + \left(\dfrac{1-\sin\theta}{1+\sin\theta}\right) + \cdots + \left(\dfrac{1-\sin\theta}{1+\sin\theta}\right)^{n-1} + \cdots\right\}$

$\quad = 2\pi a\dfrac{1}{1-\dfrac{1-\sin\theta}{1+\sin\theta}} = \pi a\dfrac{1+\sin\theta}{\sin\theta}$

(3) $\pi a\dfrac{1+\sin\theta}{\sin\theta} = \dfrac{4a(1+\sin\theta)^2}{\sin 2\theta}$

$\dfrac{\pi}{\sin\theta} = \dfrac{4(1+\sin\theta)}{2\sin\theta\cos\theta}$

$\pi\cos\theta = 2 + 2\sin\theta$

$\pi^2\cos^2\theta = 4 + 8\sin\theta + 4\sin^2\theta$

$\pi^2 - \pi^2\sin^2\theta = 4 + 8\sin\theta + 4\sin^2\theta$

$(4+\pi^2)\sin^2\theta + 8\sin\theta + 4 - \pi^2 = 0$

$\{(\pi^2+4)\sin\theta - (\pi^2-4)\}(\sin\theta + 1) = 0$

$\sin\theta > 0$　より　$\sin\theta = \dfrac{\pi^2-4}{\pi^2+4}$

$\pi\cos\theta = 2\left(1 + \dfrac{\pi^2-4}{\pi^2+4}\right) = \dfrac{4\pi^2}{\pi^2+4}$

従って，$\cos\theta = \dfrac{4\pi}{\pi^2+4}$

4

〔解答〕

(1) 1) $1-(a+1)e^{-a}$ 2) $2-(a^2+2a+2)e^{-a}$

(2) ① 4 ② $\dfrac{1}{e^2}$ ③ 2 ④ $\dfrac{\sqrt{2}-1}{2e^{\sqrt{2}}}$

    ⑤ $\dfrac{5+3\sqrt{2}}{e^{\sqrt{2}}}-2$

〔出題者が求めたポイント〕

(1) $\displaystyle\int_a^b f(x)g'(x)dx=\Big[f(x)g(x)\Big]_b^a-\int_a^b f'(x)g(x)dx$

(2) $f'(x)$ を求め，増減表をつくる。

   $y=f(x)$ の上の $(t,\ f(t))$ における接線の方程式は，

   $y=f'(t)(x-t)+f(t)$

   定積分で面積を求める。$t=\sqrt{x}$ として，(1)の結果を使う。

〔解答のプロセス〕

(1) 1) $\displaystyle\int_0^a te^{-t}dt=\Big[-te^{-t}\Big]_0^a+\int_0^a e^{-t}dt$

            $=-ae^{-a}-0+\Big[-e^{-t}\Big]_0^a$

            $=-ae^{-a}-e^{-a}-(-1)$

            $=1-(a+1)e^{-a}$

   2) $\displaystyle\int_0^a t^2e^{-t}dt=\Big[-t^2e^{-t}\Big]_0^a+\int 2te^{-t}dt$

              $=-a^2e^{-a}+2\{1-(a+1)e^{-a}\}$

              $=2-(a^2+2a+2)e^{-a}$

(2) $f'(x)=\dfrac{1}{2\sqrt{x}}e^{-\sqrt{x}}+(\sqrt{x}-1)\Big(-\dfrac{1}{2\sqrt{x}}\Big)e^{-\sqrt{x}}$

   $=\dfrac{e^{-\sqrt{x}}}{2\sqrt{x}}(2-\sqrt{x})$

   $2-\sqrt{x}=0$ のとき，$x=4$

x	0		4	
$f'(x)$		$+$	0	$-$
$f(x)$		↗		↘

$f(4)=(2-1)e^{-2}=\dfrac{1}{e^2}$

C は $x=4$ で極大値 $\dfrac{1}{e^2}$ をとる。

$l:y=\dfrac{e^{-\sqrt{t}}}{2\sqrt{t}}(2-\sqrt{t})(x-t)+(\sqrt{t}-1)e^{-\sqrt{t}}$

$y=\dfrac{e^{-\sqrt{t}}}{2\sqrt{t}}(2-\sqrt{t})x+\dfrac{t-2}{2}e^{-\sqrt{t}}$

原点を通るので，$\dfrac{t-2}{2}e^{-\sqrt{t}}=0$

従って，$t=2$

l の傾きは，$\dfrac{e^{-\sqrt{2}}}{2\sqrt{2}}(2-\sqrt{2})=\dfrac{\sqrt{2}-1}{2e^{\sqrt{2}}}$

$f(0)=-1$ となるので，l が $y=f(x)$ より上側。

C と l と y 軸で囲まれた部分の面積を S とする。

$S=\displaystyle\int_0^2\Big\{\dfrac{\sqrt{2}-1}{2e^{\sqrt{2}}}x-(\sqrt{x}-1)e^{-\sqrt{x}}\Big\}dx$

$=\displaystyle\int_0^2\dfrac{\sqrt{2}-1}{2e^{\sqrt{2}}}xdx-\int_0^2\sqrt{x}\,e^{-\sqrt{x}}dx+\int_0^2 e^{-\sqrt{x}}dx$

$\displaystyle\int_0^2\dfrac{\sqrt{2}-1}{2e^{\sqrt{2}}}xdx=\Big[\dfrac{\sqrt{2}-1}{4e^{\sqrt{2}}}x^2\Big]_0^2=(\sqrt{2}-1)e^{-\sqrt{2}}$

$t=\sqrt{x}$ とする。$t^2=x$

$2t\dfrac{dt}{dx}=1$ より $dx=2tdt$

$x:0\to2$ のとき，$t:0\to\sqrt{2}$

$\displaystyle\int_0^2 e^{-\sqrt{x}}dx=\int_0^{\sqrt{2}}e^{-t}(2t)dt=2\int_0^{\sqrt{2}}te^{-t}dt$

$=2\{1-(\sqrt{2}+1)e^{-\sqrt{2}}\}=2-(2\sqrt{2}+2)e^{-\sqrt{2}}$

$\displaystyle\int_0^2\sqrt{x}\,e^{-\sqrt{x}}dx=\int_0^{\sqrt{2}}te^{-t}(2t)dt=2\int_0^{\sqrt{2}}t^2e^{-t}dt$

                  $=2\{2-(2+2\sqrt{2}+2)e^{-\sqrt{2}}\}$

                  $=4-(8+4\sqrt{2})e^{-\sqrt{2}}$

$S=(\sqrt{2}-1)e^{-\sqrt{2}}-4+(8+4\sqrt{2})e^{-\sqrt{2}}$

     $+2-(2\sqrt{2}+2)e^{-\sqrt{2}}$

   $=-4+2+(\sqrt{2}-1+8+4\sqrt{2}-2\sqrt{2}-2)e^{-\sqrt{2}}$

   $=\dfrac{5+3\sqrt{2}}{e^{\sqrt{2}}}-2$

物　理

解答　27年度

1

〔解答〕

〔1〕① z　② evB　③ ホール　④ eE　⑤ $\dfrac{E}{v}$

〔2〕⑥ mgh　⑦ mg　⑧ $\sqrt{2gh}$　⑨ e^2mgh　⑩ e^2h

〔3〕⑪ $\dfrac{Q}{T}$　⑫ $\dfrac{Q}{mT}$　⑬ $\dfrac{Q}{nT}$　⑭ $\dfrac{Q}{nT}$

　　⑮ 採点から除外（大学発表の通り）

〔4〕⑯ 凸　⑰ 15　⑱ 3　⑲ 0　⑳ 2

〔出題者が求めたポイント〕

ホール効果，床との衝突，比熱，レンズ

〔解答のプロセス〕

〔1〕① フレミング左手の法則より，z軸正方向。

　② ローレンツ力　$F_L = evB$

　③ ホール効果という。

　④ 電場による力　$F_E = eE$

　⑤ $F_L = F_E$　より　$B = \dfrac{E}{v}$　…（答）

〔2〕⑥ 位置エネルギーは mgh〔J〕

　⑦ 重力の大きさだから　mg〔N〕

　⑧ 床に衝突する直前の速さを v とすると，力学的エネルギー保存則より

$$mgh = \frac{1}{2}mv^2 \quad \therefore \quad v = \sqrt{2gh} \text{〔m/s〕} \quad \cdots（答）$$

　⑨ 床との衝突で速さが e 倍になるから，運動エネルギー K は

$$K = \frac{1}{2}m(ev)^2 = e^2mgh \text{〔J〕} \quad \cdots（答）$$

　⑩ 高さを h' とすると，エネルギー保存則より
$$K = mgh' \text{〔m〕} \quad \therefore \quad h' = e^2h \quad \cdots（答）$$

〔3〕⑪ 熱容量 M〔J/K〕は温度を 1 K 上昇させるのに要する熱量であるから，Q〔J〕の熱量を加えて T〔K〕上昇したとき

$$M = \frac{Q}{T} \quad \cdots（答）$$

　⑫ 比熱 c〔J/g・K〕は物質 1 g の温度を 1 K 上昇させるのに要する熱量だから

$$c = \frac{Q}{mT} \quad \cdots（答）$$

　⑬ モル比熱 C〔J/mol・K〕は 1 mol の温度を 1 K 上昇させるのに要する熱量だから，体積一定のとき

$$C_V = \frac{Q}{nT} \quad \cdots（答）$$

　⑭ 圧力一定のときも同様に

$$C_P = \frac{Q}{nT} \quad \cdots（答）$$

〔4〕⑯ 実像が生じるのは凸レンズである。

　⑰ レンズの式 $\dfrac{1}{a} + \dfrac{1}{b} = \dfrac{1}{f}$ で，レンズから物体までの距離 $a = 10$〔cm〕，焦点距離 $f = 6$〔cm〕を代入して

$$\frac{1}{10} + \frac{1}{b} = \frac{1}{6} \quad \therefore \quad \frac{1}{b} = \frac{1}{15}$$

よってレンズから像までの距離 $b = 15$〔cm〕　…（答）

　⑱ 倍率 $\dfrac{b}{a} = 2$，および虚像の場合のレンズの式

$$\frac{1}{a} - \frac{1}{b} = \frac{1}{6} \quad \text{より} \quad a = 3 \text{〔cm〕} \quad \cdots（答）$$

　⑲ 光軸上では光は直進するから屈折は 0 回。

　⑳ レンズに入るときとレンズから出るときの 2 回屈折する。

2

〔解答〕

〔1〕$\rho \dfrac{L}{D}$　〔2〕$\dfrac{E}{R}$　〔3〕$\dfrac{E}{R + R_0}$

〔4〕C_1，C_2 ともに $\dfrac{C_1C_2R_0}{(C_1+C_2)(R+R_0)}E$

〔5〕$\dfrac{C_2}{C_1+C_2}L$　〔6〕$\dfrac{xC_1R_0E}{L(R+R_0)}$

〔出題者が求めたポイント〕

コンデンサーを含む直流回路

〔解答のプロセス〕

〔1〕$R_0 = \rho \dfrac{L}{D}$　…（答）

〔2〕抵抗線 ab には電流は流れない。よって，抵抗 R に E の電圧がかかるから電流 I_1 は，$I_1 = \dfrac{E}{R}$　…（答）

〔3〕コンデンサーには電流は流れない。よって，流れる電流 I_2 は，$I_2 = \dfrac{E}{R + R_0}$　…（答）

〔4〕C_1，C_2 には同じ電気量が蓄えられる。電気量を Q とおくと，C_1，C_2 の各電圧を V_1，V_2 として
$$Q = C_1V_1 = C_2V_2$$

ab 間の電圧 V_{ab} は $V_{ab} = R_0I_2 = \dfrac{R_0}{R+R_0}E$ より

$$V_1 + V_2 = \frac{R_0}{R+R_0}E$$

よって，$\dfrac{Q}{C_1} + \dfrac{Q}{C_2} = \dfrac{R_0}{R+R_0}E$

$$\therefore \quad Q = \frac{C_1C_2R_0}{(C_1+C_2)(R+R_0)}E \quad \cdots（答）$$

〔5〕前問〔4〕より $V_1 = \dfrac{Q}{C_1} = \dfrac{C_2R_0}{(C_1+C_2)(R+R_0)}E$ とかける。ac 間の電圧が V_1 に等しいとき，電流計に電流は流れない。このときの ac の長さを d とすると，ac

間の抵抗は $\dfrac{d}{L}R_0$ とかけるから，ac 間の電圧 V_{ac} は

$$V_{ac} = \frac{d}{L}R_0 I_2 = \frac{dR_0 E}{L(R+R_0)}$$

これが V_1 に等しいとして

$$\frac{dR_0 E}{L(R+R_0)} = \frac{C_2 R_0}{(C_1+C_2)(R+R_0)}E$$

$$\therefore \quad d = \frac{C_2}{C_1+C_2}L \quad \cdots \text{(答)}$$

〔6〕 ac 間の電圧 V_{ac}' は，$V_{ac}' = \dfrac{d+x}{L}R_0 I_2$ となる。電流計に電流が流れなくなったとき，C_1 の電圧は V_{ac}' に等しいから，電気量 Q_1 は $Q_1 = C_1 V_{ac}'$ とかける。よって電流計を通過した電気量 q は

$$q = Q_1 - Q = C_1(V_{ac}' - V_{ac})$$

$$= C_1\left(\frac{d+x}{L}R_0 I_2 - \frac{d}{L}R_0 I_2\right)$$

$$\therefore \quad q = \frac{xC_1 R_0 E}{L(R+R_0)} \quad \cdots \text{(答)}$$

3

〔解答〕

〔1〕 mg　〔2〕 $mg + \dfrac{mv^2}{\ell}$　〔3〕 $m\ell\omega^2\sin\theta$

〔4〕 $\sqrt{\dfrac{g}{\ell}}$　〔5〕 $2\pi\sqrt{\dfrac{\ell}{g-\ell\omega^2}}$

〔出題者が求めたポイント〕
回転する円環上の物体の運動

〔解答のプロセス〕

〔1〕 円環が質点に与える力を N_0 とすると，力のつり合いより　$N_0 = mg$　…(答)

〔2〕 A の位置での円運動の方程式は，円環が質点に与える力を N として

$$\frac{mv^2}{\ell} = N - mg$$

$$\therefore \quad N = mg + \frac{mv^2}{\ell} \quad \cdots \text{(答)}$$

〔3〕 円環が回転するとき，角度 θ の位置での回転半径 r は，$r = \ell\sin\theta$ であるから，遠心力の大きさ f は

$$f = mr\omega^2 = m\ell\omega^2\sin\theta \quad \cdots \text{(答)}$$

〔4〕 円環の接線方向の力のつり合いより

$$f\cos\theta_0 - mg\sin\theta_0 = 0$$

$$m\ell\omega^2\sin\theta_0\cos\theta_0 = mg\sin\theta_0$$

$$\therefore \quad \cos\theta_0 = \frac{g}{\ell\omega^2}$$

ここで，$0 < \cos\theta_0 < 1$ より

$$0 < \frac{g}{\ell\omega^2} < 1 \quad \therefore \quad \omega > \sqrt{\frac{g}{\ell}}$$

$$\therefore \quad \omega_1 = \sqrt{\frac{g}{\ell}} \quad \cdots \text{(答)}$$

〔5〕 角度 θ' だけ変位しているとき，円環の接線方向の合力 F は

$$F = f\cos\theta' - mg\sin\theta'$$

$$= m(\ell\omega^2\cos\theta' - g)\sin\theta'$$

近似式 $\sin\theta' \fallingdotseq \theta'$，$\cos\theta' \fallingdotseq 1$ を用いて

$$F \fallingdotseq m(\ell\omega^2 - g)\theta' = -m(g - \ell\omega^2)\theta'$$

接線方向の変位を x とすると $x = \ell\theta'$ より，接線方向の加速度 a は

$$a = \frac{d^2x}{dt^2} = \ell\frac{d^2\theta'}{dt^2}$$

したがって，接線方向の運動方程式は

$$m\ell\frac{d^2\theta'}{dt^2} = -m(g - \ell\omega^2)\theta'$$

$$\frac{d^2\theta'}{dt^2} = -\frac{g - \ell\omega^2}{\ell}\theta'$$

よって，角振動数 $\Omega = \sqrt{\dfrac{g - \ell\omega^2}{\ell}}$ より，周期 T は

$$T = \frac{2\pi}{\Omega} = 2\pi\sqrt{\frac{\ell}{g - \ell\omega^2}} \quad \cdots \text{(答)}$$

4

〔解答〕

〔1〕 $p_0 + p_B - \rho hg$

〔2〕 $\left\{1 - \left(\dfrac{p_{A0}}{p_A}\right)^{\frac{1}{\gamma}}\right\}V_{A0}$　〔3〕 $\left(\dfrac{p_A}{p_{A0}}\right)^{1-\frac{1}{\gamma}}T_0$

〔4〕 $\dfrac{3}{2}p_{A0}V_{A0}\left\{\left(\dfrac{p_A}{p_{A0}}\right)^{1-\frac{1}{\gamma}} - 1\right\}$，A から大気へ移動した

〔5〕 ①，②，④

〔出題者が求めたポイント〕
圧力，気体の状態変化

〔解答のプロセス〕

〔1〕 容器内の液体の圧力のつり合いより

$$p_A + \rho hg = p_0 + p_B$$

$$\therefore \quad p_A = p_0 + p_B - \rho hg \quad \cdots \text{(答)}$$

〔2〕 流入した液体の体積を v とすると，$pV^\gamma = $ 一定 の式より

$$p_{A0}V_{A0}{}^\gamma = p_A(V_{A0} - v)^\gamma$$

$$\therefore \quad v = \left\{1 - \left(\frac{p_{A0}}{p_A}\right)^{\frac{1}{\gamma}}\right\}V_{A0} \quad \cdots \text{(答)}$$

〔3〕 気体の温度を T_A，体積を V_A とすると，ボイル・シャルルの法則より

$$\frac{p_{A0}V_{A0}}{T_0} = \frac{p_A V_A}{T_A} \quad \therefore \quad T_A = \frac{p_A V_A}{p_{A0}V_{A0}}T_0$$

$$\therefore \quad T_A = \left(\frac{p_A}{p_{A0}}\right)^{1-\frac{1}{\gamma}}T_0 \quad \cdots \text{(答)}$$

〔4〕 気体のモル数を n，気体定数を R とすると，状態方程式より

$$p_{A0}V_{A0} = nRT_0$$

熱平衡状態に達するまで体積は一定であるから，容器 A 内の気体に加えられた熱量 Q は内部エネルギー変化 ΔU に等しい。

$$\therefore \quad Q = \Delta U = \frac{3}{2}nR(T_0 - T_A)$$

聖マリアンナ医科大学 27 年度 （34）

$$= -\frac{3}{2} p_{A0} V_{A0} \left\{ \left(\frac{p_A}{p_{A0}} \right)^{1-\frac{1}{\gamma}} - 1 \right\} \quad (<0)$$

$$\therefore \quad |Q| = \frac{3}{2} p_{A0} V_{A0} \left\{ \left(\frac{p_A}{p_{A0}} \right)^{1-\frac{1}{\gamma}} - 1 \right\} \quad \cdots(\text{答})$$

$Q < 0$ より，熱量は A から大気へ移動した。 $\cdots$(答)

〔5〕 ① 内部の気体の圧力が増加するから，容器に流入する液体の体積は減少する。

② 仮に同じ体積の液体が流入したとすると，液面までの高さが増して先端 a にかかる液体の圧力が増えるので，先端 a でのつり合いより流入する液体の体積は減少する。

③ 容器内の液体にかかる重力が見かけ上なくなるから，流入する液体の体積は増加する。

④ 内部の気体の圧力が増加するから，流入する液体の体積は減少する。

5

〔解答〕

〔1〕 振幅：2.0 m　角振動数：1.7×10^1 rad/s
周期：3.7×10^{-1} s

〔2〕 最大：$\dfrac{T}{4}$, $\dfrac{3}{4} T$　最小：$\dfrac{T}{2}$, T

〔3〕 3.4×10^1 m/s

〔4〕 最大値：1.1×10^{-3} s　最小値：9.0×10^{-4} s

〔5〕 $\dfrac{T}{4}$, $\dfrac{T}{2}$, $\dfrac{3}{4} T$, T　〔6〕 $3.40|\sin(34.0t)|$

〔7〕 $\dfrac{3}{8} T$, $\dfrac{7}{8} T$　〔8〕 1.01×10^{-3} s

〔出題者が求めたポイント〕
音源が単振動を行うときのドップラー効果

〔解答のプロセス〕

〔1〕 振幅を a, 角振動数を ω とすると，変位の式は
$z = a \cos \omega t$
と表されるから，与えられた式と比較して
$a = 2.0$ [m], $\omega = 1.7 \times 10^1$ [rad/s] $\cdots$(答)
周期 T は

$$T = \frac{2\pi}{\omega} = \frac{2 \times 3.14}{17} = 0.369\cdots$$
$$\fallingdotseq 3.7 \times 10^{-1} \text{ [s]} \quad \cdots(\text{答})$$

〔2〕 速さが最大になるのは，変位が 0 のときだから
$$t = \frac{T}{4}, \frac{3}{4} T \quad \cdots(\text{答})$$

変位が最大のとき音源の速さは 0 で最小となるから
$$t = \frac{T}{2}, T \quad \cdots(\text{答})$$

〔3〕 速さの最大値 v_{max} は
$$v_{max} = a\omega = 2.0 \times 17 = 3.4 \times 10^1 \text{ [m/s]}$$
$$\cdots(\text{答})$$

〔4〕 観測者が聞く周波数の最大値と最小値をそれぞれ f_{max}, f_{min} とおくと，$f_0 = 1000$Hz，$V = 340$m/s として
$$f_{max} = \frac{V}{V - v_{max}} f_0, \quad f_{min} = \frac{V}{V + v_{max}} f_0$$

よって，周期の最大値 τ_{max} および最小値 τ_{min} は
$$\tau_{max} = \frac{1}{f_{min}} = \frac{V + v_{max}}{V f_0} = 1.1 \times 10^{-3} \text{ [s]} \quad \cdots(\text{答})$$
$$\tau_{min} = \frac{1}{f_{max}} = \frac{V - v_{max}}{V f_0} = 9.0 \times 10^{-4} \text{ [s]} \quad \cdots(\text{答})$$

〔5〕 同じ周波数の音が観測されるのは，音源の速度が 0 のときと，音源が原点を通過するときだから
$$t = \frac{T}{4}, \frac{T}{2}, \frac{3}{4} T, T \quad \cdots(\text{答})$$

〔6〕 時刻 t での音源の速度 $v(t)$ は
$$v(t) = \frac{dz}{dt} = -34.0 \sin(17.0t)$$

一方，時刻 t での SA と x 軸とのなす角を θ とおくと
$$\sin \theta \fallingdotseq \tan \theta = \frac{z}{10.0} = 0.200 \cos(17.0t)$$

よって，SA 方向の速度成分の大きさ v_{SA} は
$$v_{SA} = |v(t)| \sin \theta | = 6.80|\sin(17.0t)\cos(17.0t)|$$
$$\therefore \quad v_{SA} = 3.40|\sin(34.0t)| \quad \cdots(\text{答})$$

〔7〕 v_{SA} が最大となるのは
$$\sin(34.0t) = \sin\left(2 \frac{2\pi}{T} t\right) = \pm 1$$

のときであるから，$0 < 2\dfrac{2\pi}{T} t \le 4\pi$ の範囲で

$$2 \frac{2\pi}{T} t = \frac{\pi}{2}, \frac{3\pi}{2}, \frac{5\pi}{2}, \frac{7\pi}{2}$$

$$\therefore \quad t = \frac{T}{8}, \frac{3}{8} T, \frac{5}{8} T, \frac{7}{8} T$$

これらのうち，音源が遠ざかっているのは
$$t = \frac{3}{8} T, \frac{7}{8} T \quad \cdots(\text{答})$$

〔8〕 $v_{SA} = 3.40$m/s のとき，周波数 f は
$$f = \frac{V}{V + v_{SA}} f_0$$
であるから，周期 τ は
$$\tau = \frac{1}{f} = \frac{340 + 3.40}{340 \times 1000} = 1.01 \times 10^{-3} \text{ [s]} \quad \cdots(\text{答})$$

化　学

解答

27年度

❶

〔1〕〔A〕(ア)　〔B〕(イ)　〔C〕(エ)
　　　〔D〕(オ)　〔E〕(ク)　〔F〕(キ)　〔G〕(コ)

〔2〕① (カ)　② (キ)　③ (イ)　④ (ク)

〔3〕❶ (キ)　❷ (イ)　❸ (オ)　❹ (エ)

〔4〕両性元素で酸とも塩基とも反応し, 水素を発生する。
　　酸化物や水酸化物も酸や塩基に溶ける。

〔5〕a. $CaCO_3 \longrightarrow CaO + CO_2$

〔6〕b. $Cu(OH)_2 + 4NH_3 \longrightarrow [Cu(NH_3)_4]^{2+} + 2OH^-$

〔出題者の求めたポイント〕

周期表と金属の性質に関する基礎的な問題

〔解答のプロセス〕

〔1〕　A：Ca：石灰石の主成分は $CaCO_3$
　　B：Cr：二クロム酸カリウム $K_2Cr_2O_7$ は強い酸化剤。
　　　　ステンレスは Fe, Ni, Cr の合金でさびにくい。
　　C：Fe：ヘモグロビンの化学構造の中心には Fe が
　　　　ある。
　　D：Cu：$[Cu(NH_3)_4]^{2+}$ は深青色(濃青色)
　　E：Zn：トタンは鉄の表面に亜鉛をメッキしたもの。
　　F：Sn：ブリキは鉄の表面にスズをメッキしたもの。
　　　　銅との合金を青銅という。
　　G：Pb：鉛は放射線遮へい剤。
　　　　$Pb^{2+} + 2Cl^- \longrightarrow PbCl_2$(白色沈澱)
　　　　$PbCl_2$ は湯に溶ける。

〔2〕〔解答〕参照

〔3〕　❶　$Ca + 2H_2O \longrightarrow Ca(OH)_2 + H_2$
　　　❷　$CaCO_3 \longrightarrow CaO + CO_2$
　　　❸❹〔1〕参照

〔4〕　Al, Zn, Sn, Pb は両性金属。酸とも塩基とも反
　　応して, 水素を発生して, 溶ける。
　　　$2Al + 6HCl \longrightarrow 2AlCl_3 + 3H_2$
　　　$2Al + 2NaOH + 6H_2O \longrightarrow 2Na[Al(OH)_4] + 3H_2$
　　また, 酸化物や水酸化物も酸や塩基に溶ける。

〔5〕〔解答〕参照

〔6〕〔解答〕参照

❷

〔解答〕

〔1〕$\alpha = 1.4 \times 10^{-2}$

〔2〕pH = 2.9

〔3〕(イ)

〔4〕pH = 4.7

〔出題者の求めたポイント〕

弱酸の電離平衡に関する基礎的な問題

〔解答のプロセス〕

〔1〕〔CH_3COOH〕 = C(mol/L)　電離度 = α
　　$CH_3COOH \rightleftharpoons H^+ + CH_3COO^-$
　　　　$C(1-\alpha)$　　$C\alpha$　　$C\alpha$

$$K_a = \frac{[H^+] \times [CH_3COO^-]}{[CH_3COOH]} = \frac{C\alpha \times C\alpha}{C(1-\alpha)} \quad \cdots(1)$$
$$= C\alpha^2$$
$$\alpha = \sqrt{\frac{K_a}{C}} = \sqrt{\frac{2.0 \times 10^{-5}}{0.10}} = \sqrt{2.0 \times 10^{-4}}$$
$$= 1.41 \times 10^{-2} = 1.4 \times 10^{-2} \cdots(答) \quad \cdots\cdots(2)$$

〔2〕$[H^+] = C\alpha = 0.10 \times \sqrt{2} \times 10^{-2} = \sqrt{2} \times 10^{-3}$
　　$pH = -\log[H^+] = -\log(\sqrt{2} \times 10^{-3})$
　　　$= 3 - (1/2)\log 2 = 2.85 \fallingdotseq 2.9$

〔3〕　(2)式で, C を 1/10 にすると, α は $\sqrt{10}$ 倍になる。

〔4〕　$CH_3COOH + NaOH \longrightarrow CH_3COONa + H_2O$
　　　$CH_3COONa \longrightarrow CH_3COO^- + Na^+$(100%電離)
　　　　　　　　　　　　　　　　　　　　$\cdots\cdots(3)$

　　CH_3COOH は半分だけ中和される。
　　〔CH_3COOH〕の濃度
$$= \left(0.10 \times \frac{20}{1000} - 0.10 \times \frac{10}{1000}\right) \times \frac{1000}{20+10}$$
$$= 0.10/3 (mol/L) \qquad \cdots\cdots(4)$$
$$[CH_3COO^-] = \left(0.10 \times \frac{10}{1000}\right) \times \frac{1000}{20+10}$$
$$= 0.10/3 (mol/L) \qquad \cdots\cdots(5)$$

　　(1)式に(4), (5)を代入して
　　　$[H^+] = K_a$
　　　$pH = pK_a = 5 - \log 2.0 = 4.7$　$\cdots$(答)

❸

〔解答〕

〔1〕チロシン

〔2〕アミノ酸名：グリシン

pH1
```
        H
        |
   H - N - H^+
        |
H - O - C - C - H
        ||  |
        O   H
```

pH13
```
      H - N - H
          |
 ^-O - C - C - H
      ||  |
      O   H
```

〔3〕A：セリン, システイン, リシン
　　異性体は A を含めて 6 種類ある。

〔4〕バリン, グリシン, プロリン,
　　チロシン, グリシン

〔5〕(ア)(ウ)

〔6〕(イ)(ウ)

〔出題者の求めたポイント〕

アミノ酸の配列順序を決める応用問題

〔解答のプロセス〕

〔1〕 チロシンの末端（－CO－NH－）の CO－NH を切断する酵素なので，ペプチド C の末端にはチロシンが残る。

〔2〕 不斉炭素原子を持たないアミノ酸は，グリシン。

pH1(酸性溶液中)：HO－CO－CH(NH₃⁺)－H

pH13(塩基性溶液中)：⁻O－CO－CH(NH₂)－H

〔3〕 各アミノ酸を結合状態にすると，水(分子量18)を引いた分子量になる。

グリシン(57)，セリン(87)，プロリン(97)

バリン(99)，システイン(103)，リシン(128)

チロシン(163)

① 実験 1，3 から，ペプチド A の C 末端はリシン。

② 実験 3 から，ペプチド A とペプチド C には，塩基性アミノ酸のリシンが含まれる。

③ 実験 4 から，ペプチド B の N 末端はバリン。

④ 実験 2 から，ペプチド X には，末端にチロシンとグリシンの結合があり，グリシンの位置はペプチド X の C 末端である。

③と④から，ペプチド B は次のようである。（　）内は上記の水を除いた分子量。

(H₂N)バリン(99)－（ア）－（イ）－チロシン(163)

－グリシン(57)(COOH)

ペプチド B の分子量 491 から水の部分を除くと，473。

（ア），（イ）の分子量は，

473－99－163－57＝154

（ア）＝グリシン(57)，（イ）＝プロリン(97)となる。

ペプチド A の C 末端はリシン。残ったアミノ酸は分子量順にセリン(87)，システイン U103 である。よって A は

(H₂N)a セリン－b システイン－c リシン(COOH)

ペプチド A の異性体は以下の 6 種になる。

(H₂N)　a－b－c　　a－c－b　　b－a－c(COOH)

(COOH)a－b－c　　a－c－b　　b－a－c(NH₂)

〔4〕〔3〕の検討結果から

バリン－グリシン－プロリン－チロシン－グリシン

〔5〕 酢酸鉛(Ⅱ)水溶液で黒色沈殿(PbS)を生じる硫黄を含むアミノ酸はシステイン。(ア)ペプチド A と(ウ)ペプチド C に含まれる。

〔6〕 濃硝酸によるキサントプロテイン反応を示す芳香核(ベンゼン環)を持つアミノ酸は，チロシン。(イ)ペプチド B と(ウ)ペプチド C に含まれる。

なお，ペプチド C はグリシン以外のすべてのアミノ酸から構成されている。従って，システインやチロシンを含む。

4

〔解答〕

〔1〕①の場合：(オ)　②の場合：(オ)

〔2〕1) N₂＋3H₂＝2NH₃＋91.8(kJ)

2) (ウ)

〔3〕3.0 mL

〔4〕ブタン　C₄H₁₀

〔5〕100.01℃

〔出題者の求めたポイント〕

気体の状態方程式，沸点上昇などの基礎的な事項の集合問題

〔解答のプロセス〕

〔1〕 気体は分子運動が激しいので，2 層に分離することなく最終的には均一になる。

〔2〕1) アンモニアの生成熱はアンモニア 1 mol あたりなので

$(1/2)N_2 + (3/2)H_2 = NH_3 + 45.9(kJ)$

両辺を 2 倍にして

$N_2 + 3H_2 = 2NH_3 + 45.9 \times 2(kJ)$

2) アンモニアの収量をよくするためには係数と発熱反応より低温・高圧が望ましいが，速く平衡にするためには高温・高圧がよい。ここでは収量を上げることを中心に解答した。

〔3〕気体の状態方程式：分子量 H₂(2.0)　He(4.0)

He の体積を x(L)とする。

$$P \times 2.0 \times 10^{-3} = \frac{2.0 \times 10^{-4}}{2.0} \times R \times T \quad \cdots\cdots(1)$$

$$P \times x = \frac{6.0 \times 10^{-4}}{4.0} \times R \times T \quad \cdots\cdots(2)$$

(2)式を(1)式で割る。

$x = 3.0 \times 10^{-3}(L) = 3.0$ (mL)　…(答)

〔4〕 分子量を M とする。

$$1.0 \times 10^5 \times 39 = \frac{90}{M} \times 8.3 \times 10^3 \times (273 + 27)$$

$$M = 57.5$$

アルカンを C_nH_{2n+2} とする。

$12n + 2n + 2 = 57.5 \quad n = 3.96 \fallingdotseq 4$

C_4H_{10}　ブタン　…(答)

〔5〕 NaCl(58.5)　　スクロース $C_{12}H_{22}O_{11}$(342)

$NaCl \longrightarrow Na^+ + Cl^-$

スクロースは電離しない。

0.9% ≒ 0.9(g/100 g H₂O) ＝ 9(g/1000 g H₂O)で近似

$$0.16 = k \times \frac{9}{58.5} \times 2 \qquad k：モル上昇$$

$$k = 0.52$$

ショ糖では

$$\Delta T = 0.52 \times \frac{9}{342} = 0.0136 = 0.01(℃)$$

沸点は 100.01℃となる。　…(答)

(別解) 凝固点降下度は質量モル濃度に比例する。また，電解質 NaCl は電離して 1 mol が 2 mol として働く。

$$0.16 : [(9/58.5) \times 2] = x : (9/342)$$

$$x = 0.0136(℃)$$

生物　解答　27年度

1

〔解答〕
〔1〕①根毛　②クチクラ　③凝集力　④根圧
〔2〕1) 内側の細胞壁は外側に比べて厚いため，孔辺細胞が吸水すると外側の細胞壁に比べて内側の細胞壁は変形しにくい。
2) 気孔を囲む孔辺細胞が吸水すると，細胞壁の厚さが異なるため，それぞれが外側へと湾曲する結果，気孔が開く。
〔3〕1) CAM植物　2) 乾燥　3) 液胞
〔4〕(名称)アブシシン酸　(作用)落葉
〔5〕オジギソウの葉の就眠運動
〔6〕1) (エ)　2) (オ)

〔出題者が求めたポイント〕
〔1〕植物の水の吸収と上昇のしくみに関する基本問題。
〔2〕気孔の開閉は，孔辺細胞の変形によって起こる。1)では特徴として細胞壁の厚さの違いを，性質は，孔辺細胞が吸水したときに伸びやすさが異なることを答える。2)では内外の細胞壁の変形のしかたが異なるため，2個の孔辺細胞がそれぞれ湾曲して気孔が開くことを答える。
〔3〕CAM植物に関する設問。C_3植物，C_4植物，CAM植物の特徴を比較して理解するようにしたい。
〔4〕気孔の閉鎖にはたらく植物ホルモンはアブシシン酸である。アブシシン酸にはその他，休眠誘起，落葉などの作用がある。
〔5〕膨圧運動の例としては，気孔の開閉の他にオジギソウの接触傾性による運動や，チューリップの花の開閉などがある。
〔6〕(ア)は短日植物のキクの開花は，光中断により遅らせる。(イ)光発芽種子の発芽，(ウ)ジベレリン処理による単為結実，(エ)オナモミの葉を短日処理するとフロリゲンがつくられ，花芽が形成される。(オ)秋まきコムギは，低温を経ないと花芽を形成しない。人工的な低温処理を春化処理という。(カ)頂芽が側芽の伸長を抑制する頂芽優勢。

2

〔解答〕
〔1〕相同染色体の対合により二価染色体を形成し，対合面から分かれる。
〔2〕各相同染色体において父，母由来のものがランダムに配偶子に分配されるとともに，二価染色体が形成するとき相同染色体同士で一部に乗換えが生じる結果，染色体上の遺伝子に組換えが起こり，できた配偶子に遺伝的多様性が生じる。
〔3〕減数分裂時に相同染色体の不分離が起こるため，染色体数の異なる配偶子ができ，その配偶子が受精する結果，異数体が生じる。
〔4〕これらの染色体には遺伝子の数が少なく，生存に直接関係する遺伝子が存在しないから。
〔5〕遺伝子A－(イ)　遺伝子B－(ウ)
　　遺伝子C－(ア)
〔6〕X染色体は2本以上あるときに1本を除いて不活性化される

〔出題者が求めたポイント〕
〔1〕「第1分裂では，体細胞分裂に見られない現象」＝相同染色体の対合による二価染色体の形成と分離を考える。
〔2〕減数分裂の結果できた配偶子は，相同染色体のそれぞれ1本ずつをもっているので，いろいろな遺伝子を持っている配偶子が生ずる。さらに，二価染色体の形成時に起こる染色体の乗換えとその結果，遺伝子の組換えが起こることによって遺伝的な多様性が生じることも答える。
〔3〕異数体は，減数分裂の第1分裂で相同染色体が分離せず，ある相同染色体が2本もしくは持たない配偶子を生じ，その配偶子が受精するために異数体を生じる。
〔4〕致死作用をもつのは，「生存に直接関係する遺伝子の遺伝子発現の量的バランスが崩れることにより起こる」と読み取ることができる。ただし，ここでは，13番，18番，21番の染色体だけ起こる理由を答える必要がある。この点については，表1より，これらの各染色体の遺伝子数，塩基対数の数が相対的に少ないということが読み取れる。こうしたことからこれらの染色体に生存に直接関係する遺伝子が存在しにくいということを述べる。
〔5〕遺伝子Aはどの場合も発現量は同じである。遺伝子BはX染色体の数に比例して発現量が増加している。遺伝子CはX染色体が2本以上あるときにその本数に比例して発現量が増加している。このことから遺伝子Aは不活性化を免れた1本のX染色体のみで発現していると考えられる。遺伝子Bは不活性化を免れたX染色体と不活性化を受けたX染色体の両方で発現していると考えられる。遺伝子Cは，不活性化を受けたX染色体のみではたらいている。
〔6〕「X染色体の不活性化にみられる規則性」とは，X染色体は1本以外はすべて不活性化されると考えられる。

3

〔解答〕
〔1〕
1)

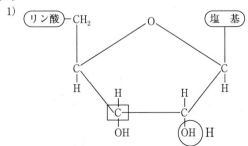

2) ウラシル
3) tRNA(運搬 RNA, 転移 RNA)
4) アンチコドン

〔2〕
1) CATGACATGCAATGCATGAACAAAT
2) AUGCAUGAACAAAUAUCCGAGUAAU
3)(ア)エキソン　(イ)欠失　(ウ)ペプチド
4) AUGCAUGAACAAAUAUGUAGCCGAA
5)選択的スプライシング

〔出題者が求めたポイント〕
〔1〕
1) RNA の糖はリボース,DNA の糖はデオキシリボースである。
2) アデニン,グアニン,シトシンは,RNA と DNAに共通に存在する。RNA にだけウラシルが,DNAにだけチミンがある。
3)4) 「それぞれの RNA」とは,「それぞれの tRNA」と読み取ることができるので,その特異的塩基配列はアンチコドンである。

〔2〕
1) a の「3' 末端の塩基配列に対する25塩基目まで」とあるので,塩基の対応を誤らないように答える。
2) DNA の塩基 T を U に変えたものが RNA の塩基配列となる。また,RNA は DNA の 3' → 5' 方向の塩基配列をもとに,5' → 3' 方向に合成される。開始コドンに始まる塩基配列を図4のタンパク質のアミノ酸配列を比較して考える。
　a に相補的な鎖が鋳型鎖となった場合,a の T をU に変えたものが RNA の塩基配列となる。すると a には開始コドンとなる AUG(DNA では ATG)も存在するが,アミノ酸が合致しない。そこで,a が鋳型鎖となった場合,つまり1)で答えた a の相補的な鎖の塩基配列をもとに考える。この DNA 鎖を5' → 3' 方向に塩基を並べてみると,

塩基番号	87	86	85	84	83	82	81	80	79	78	77	76	75	74	73	72	71	70	69	68	67	66	65	64	63	62
1)の塩基番号	1	2	3	4	5	6	7	8	9	10	11	12	13	14	15	16	17	18	19	20	21	22	23	24	25	26
a の鎖	G	T	A	C	T	G	T	A	C	G	T	T	A	C	G	T	A	C	T	T	G	T	T	T	A	T
a と相補的な DNA 鎖	C	A	T	G	A	C	A	T	G	C	A	A	T	G	C	A	T	G	A	A	C	A	A	A	T	A
a の DNA 鎖から転写された RNA											A	U	G	C	A	U	G	A	A	C	A	A	A	U	A	
アミノ酸												M			H			E			Q			I		

のようになり,3' 末端から,12番目の番目の塩基からアミノ酸配列が一致していく。このことから,12番目から塩基を答える。
3) b は a の DNA 鎖の 43 又は 44 番目の T が欠失していることが分かる。
4) 図3-a のエキソンに1塩基の欠失が起こったため,スプライシングの位置がずれ,読み枠が鋳型鎖の5'側にずれる。求める答えは,スプライシングされたmRNA の配列を答える。それぞれのアミノ酸に対応する塩基の位置は,以下のようになる。

塩基番号	76	75	74	73	72	71	70	69	68	67	66	65	64	63	62
1)の塩基番号	12	13	14	15	16	17	18	19	20	21	22	23	24	25	26
a の鎖	T	A	C	G	T	A	C	T	T	G	T	T	T	A	T
a と相補的な DNA 鎖	A	T	G	C	A	T	G	A	A	C	A	A	A	T	A
a の DNA 鎖から転写された RNA	A	U	G	C	A	U	G	A	A	C	A	A	A	U	A
アミノ酸	M			H			E			Q			I		

塩基番号	22	21	20	19	18	17	16	15	14	13	12	11	10	9	8
1)の塩基番号	66	67	68	69	70	71	72	73	74	75	76	77	78	79	80
a の鎖	A	C	A	T	C	G	G	C	T	T	T	A	A	C	C
a と相補的な DNA 鎖	T	G	T	A	G	C	C	G	A	A	A	T	T	G	G
a の DNA 鎖から転写された RNA	U	G	U	A	G	C	C	G	A	A	A	U	U	G	G
アミノ酸	C			S			R			N			W		

5)真核生物では1種類の mRNA から複数の mRNAが合成されることがある。これを選択的スプライシングという。

4

〔解答〕
〔1〕CBDA
〔2〕新人
〔3〕旧人
〔4〕(イ)
〔5〕(エ)
〔6〕(エ)(ア)(ウ)
〔7〕

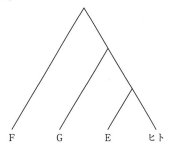

〔8〕(イ)・(エ)

〔出題者が求めたポイント〕
〔1〕〜〔4〕人類の進化の順序に関する問題。C はラミダス原人やアウストラロピテクス類などの説明。B は原人(ホモ・エレクトス)の説明,D ネアンデルタール人など旧人の説明。
〔5〕言語中枢は大脳にある。
〔6〕「ヒトの進化の過程で現れた特徴」とあることに注意する。両眼視は類人猿の特徴。初期人類は犬歯が小型化し,道具として石器を使用するようになった。死者の埋葬はその後行われるようになったと考えられる。
〔7〕単孔類(f)と有胎盤類が分かれ,E と G が分かれた後,D からヒトが分かれたと考えられる。
〔8〕(ア)拇指対向性と(ウ)平爪は霊長類の特徴である。

平成26年度

問 題 と 解 答

平成26年度

英　語

問題　26年度

1 以下の[A]及び[B]は、それぞれ、睡眠と記憶の関係についての英文である。
それぞれの英文を読み、問題に答えなさい。

[A]

The average American sleeps some 7.6 hours a night—maybe not as much as one would like, but a number that still amounts to more than 200,000 hours in total over the course of a lifetime. What if there were some way to use all these hours to do something we don't have the time to do while awake, like learning to play a musical instrument or to speak a foreign language? The idea that you can learn new things through some sort of magical mental osmosis* while you sleep has long been wishful thinking. Researchers at Northwestern University in the United States performed a couple of experiments. These studies indicate, depending on what we hear during the night, it is indeed possible to reinforce existing memories and enhance our recall after we wake up.

(a)<u>Their first study</u> indicated just how surprisingly active our brains are during sleep, and how we might utilize this activity to improve memory. In this study, the 12 study participants were taught to associate each of 50 images with a random location on a computer screen. Each object, such as a shattering wine glass, was paired with a corresponding sound, such as that of breaking glass, delivered over a speaker. Locations were learned by repeating the trials until the study participants got quite good at placing all the objects in their assigned places. Approximately 45 minutes after learning, each participant took a nap in a quiet, darkened room. Electrodes attached to their heads measured their brain activity, indicating when they were asleep. Then, while the subjects slept, the researchers played some of the sounds back to them. When asked later, none of the participants thought sounds had been played during the naps. However, the participants were more skillful at remembering the memorized locations for sounds they had heard while sleeping than those they had not.

> In their next study, first, (1). Then, (2). Once (3).
> (4). (5).

This differs from the untrue concept of learning new information—say, a foreign language, or material for an upcoming exam—simply by listening to it during the night. According to a psychologist as well as one of the researchers of the study, (b)<u>the critical difference</u> is that the research shows our memory is strengthened for something we have already learned not that we have learned something new in our sleep. This is a matter of enhancing an existing memory by re-activating information recently acquired. Additionally, the researchers measured brain activity during the sleep stage of the experiment. They also found that electrophysiological signals during sleep correlated with the extent to which memory improved. These signals may thus be measuring the brain events that produce memory improvement during sleep.

For the researchers, these experiments demonstrated (c)a fact which was different from what they had expected about sleep. Although past studies assumed that the mind would be most active during rapid-eye movement (REM) sleep, which is when most dreams occur, it seems that deeper slow-wave sleep** is in fact a period of significant mental activity. This indicates that deep sleep actually is a key time for memory processing.

Although scientists do not have a full understanding of how our brains cement memories during deep sleep, they believe that the mind may habitually review the day's events during each night of sleep. The new study establishes that this tendency might be used for the intentional reinforcement of memorizing relatively complex tasks. The researchers plan to further probe this ability by testing whether other sorts of memories, such as motor skills or other habits, might be enhanced by exposure to stimuli during sleep.

注: osmosis* 浸透性　　slow-wave sleep** 徐波睡眠

〔1〕下線部(a)に関して、以下の表の手順3及び結果の空欄を埋めなさい。

被験者人数	12 人
［方法］ 手順1	被験者は、50 の画像と、コンピュータのモニター上のそれぞれが対応する任意の場所の位置を記憶する。画像には、それぞれが表すものに対応した音が当てはめられている。(例：ワイングラスを壊そうとしている画像には、グラスが割れる音)
手順2	被験者は、それぞれの画像と決められた場所を組み合わせる作業を繰り返し、それらの正確な位置を記憶する。(約45分)
手順3	
手順4	被験者は、目が覚めた後、画像とそれが対応する場所をどの程度記憶しているか質問される。
［結果］	

〔2〕枠内の(1)～(5)に入る英文を、選択肢から選び、パラグラフを完成させなさい。
（文頭にくるものも、すべて小文字で表記してある。）

(ア) this is the deepest part of the sleep cycle, which the research team suspected was the stage that contributed to most memory enhancement

(イ) the participants were in slow-wave sleep, one of the songs was played repeatedly

(ウ) when tested after their naps, the participants consistently performed better at recalling and playing the song they had heard while sleeping, compared to the other tune

(エ) the research team had participants learn how to play a pair of songs by pressing keys on a keyboard in a specific sequence

(オ) the test subjects were left in a dark, comfortable room to take a 90-minute nap

〔3〕下線部 (b) の内容を説明しなさい。

〔4〕下線部 (c) の内容を説明しなさい。

[B]

It is widely believed that memories of events and spaces are stored briefly in the hippocampus before they are combined and strengthened in the neocortex for permanent storage (Fig. 1). (a)Experts have long suspected that part of the process of turning temporary short-term memories into lasting long-term memories occurs during sleep. Now, Professor Susumu Tonegawa and his team have shown that mice prevented from "replaying" their activities from waking hours while asleep do not remember them.

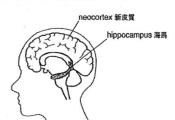

Fig. 1

At research facilities around the world, mice learn to run through complex mazes, find chocolate-flavored rewards, and after an interval, run the mazes again very efficiently, quickly collecting all the rewards. However, Professor Tonegawa and his team created mutant mice in which a change of diet blocked a specific part of the mouse hippocampus, the area of the brain responsible for learning and memory. Consequently, these mutant mice (b)could not perform these tasks.

In the experiment with these mutant mice, the researchers implanted electrodes in their brains and monitored the activities of their brain cells as the mice ran a maze and then slept (Fig. 2 & 3). Researchers examined a circuit within the hippocampus known as the synaptic pathway*. While the mice were still awake and running, they formed within their brains a pattern of neurons that was activated to recognize the maze the mice had learned to find their way through. During their post-run sleep, particularly during a deep sleep phase called slow-wave, the specific sequence of brain cells that had been activated during the run was "replayed" in a similar sequence. However, with these mutant mice, this replay process during the slow-wave sleep was harmed. Generally, the animals were able to form long-term memories of the maze only when their synaptic pathways were functioning after the formation of the short-term memories.

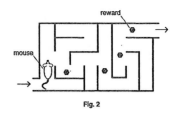
Fig. 2

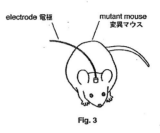
Fig. 3

Although this replay during sleep had been speculated to be important for converting the recent memory stored in the hippocampus to a more permanent memory stored in the neocortex, it had never been demonstrated. Professor Tonegawa and his team demonstrated that this pathway is essential for the transformation of a recent memory, formed within a day, into a remote memory that still exists at least six weeks later. They concluded that the synaptic pathway-mediated replay of the hippocampal memory sequence during sleep plays a crucial role in the formation of a long-term memory.

注: the synaptic pathway* シナプス経路

〔1〕下線部(a)を日本語に訳しなさい。

〔2〕下線部(b)の理由を説明しなさい。

〔3〕変異マウスを使った実験の結果から、どのような結論を導いたのか説明しなさい。

聖マリアンナ医科大学　26 年度　（5）

2　次の英文を読み、問題に答えなさい。

　　The origins of jigsaw puzzles go back to the 1760s when European map makers pasted maps onto wood and cut them into small pieces. This "dissected map" has been a (A. succeed) educational toy ever since. American children still learn (　1　) by playing with puzzle maps of the United States or the world. The eighteenth century (B. invent) of jigsaw puzzles would be amazed to see the transformations of the last 330 years. Children's puzzles have moved (　2　), showing diverse subjects like animals, folk stories, and modern tales of super heroes and Disney characters. But the biggest surprise for the early puzzle makers would be how adults have embraced puzzling over the last two centuries.

　　Puzzles for adults emerged around 1900 in the U.S. The puzzles of those days were quite (　3　). Most had pieces cut exactly on the color lines. There were no transition pieces with two colors to signal, for example, that the brown area (roof) fit next to the blues (sky). A sneeze or a careless move could undo an evening's work because the pieces did not interlock. And, unlike children's puzzles, the adult puzzles had no guide picture on the box; if the title was vague or (　4　), the true subject could remain a mystery until the last pieces were fitted into place.

　　It might seem odd at first glance that a non-necessity like a jigsaw puzzle would sell so well in the Great Depression* in the 1930s. But the appeal, then as now, was that one bought a good deal of entertainment (　5　). The weekly jigsaw puzzle could constitute a solitary or group activity, and would occupy one's time enjoyably for hours. And, of course, a jigsaw puzzle was "(　6　)," in that one could break the puzzle up once one had completed it and then pass it on to another family member or friend. Another point to bear in mind is that "jigsaw puzzle enthusiasts" in the Depression discovered what many in our own time are rediscovering—that working on a jigsaw puzzle is a great way to reduce (　7　)！

　　Although the (C. popular) of jigsaw puzzles has declined since the Depression, they are still, just like the first jigsaw puzzle, sometimes used in education as well as for fun without spending much money. And if they are (D. addict)—and they are—they are a (　8　) addiction.

注: the Great Depression* 世界大恐慌

〔1〕 文中の（ 1 ）～（ 8 ）に入る最も適切な英語を、それぞれ選択肢から選び、記号で
答えなさい。

1. (ア) geology
   (イ) geoscience
   (ウ) geography
   (エ) geometry

2. (ア) across Europe to the U.S.
   (イ) from lessons to entertainment
   (ウ) into commercialism
   (エ) away from pleasure

3. (ア) a challenge
   (イ) an interest
   (ウ) an experiment
   (エ) a boredom

4. (ア) mistrusting
   (イ) misunderstanding
   (ウ) miscommunicating
   (エ) misleading

5. (ア) with difficulty
   (イ) without making any effort
   (ウ) for a small price
   (エ) with speed

6. (ア) breakable
   (イ) disposable
   (ウ) recyclable
   (エ) communicable

7. (ア) energy
   (イ) income
   (ウ) inflation
   (エ) stress

8. (ア) careless
   (イ) bottomless
   (ウ) harmless
   (エ) hopeless

〔2〕 A～Dの語を、文脈に合うように適切な形に変えなさい。但し、-ed及び-ingは使わ
ないこと。

---

3 次の英文を読み、下線部(a)及び下線部(b)の日本語を英語に訳しなさい。

Technology is the know-how that puts the knowledge of science into practice. (a)科学とは、ど
のようにして、そして、なぜ物事が発生するかを説明しようとする私達の周りの世界に関す
る知識である。 On the other hand, technology puts scientific knowledge to work to meet
people's needs and wants. Technology depends on scientific knowledge for inventions of new
tools, machines, materials, and methods, or ways of doing things. (b)技術は、生活を単純化し、
あるいは、労働をより容易にすることにより、生活をより楽しめるようにする製品やプロセ
スをもたらす。

4 次の英文の( )に入る最も適切なものを枠内から選び、記号で答えなさい。但し、同じ選択肢を重複して使用してはならない。

(文頭にくるものも、すべて小文字で表記してある。)

〔1〕 Although the museum's alarm did go off, ( ) the security guards got there 15 minutes later, the thief and the painting were gone.

〔2〕 The violinist performed anything ( ) it was something that the audiences would appreciate hearing.

〔3〕 Brian had his camera ready ( ) he saw something that would make a good picture.

〔4〕 ( ) you're not familiar with the word itself, the context usually makes it clear what the meaning is.

〔5〕 The unique habitats of the island are disappearing at an alarming rate and will continue to do so ( ) preventive measures are taken.

〔6〕 I'm afraid I'm still not certain ( ) I'll be able to attend the meeting or not.

〔7〕 My leg hurts so much. It is ( ) someone hit it with a baseball bat.

〔8〕 My father is very noisy; ( ) he's just watching a football game on TV, he cheers for his favorite team while banging a megaphone.

(ア) as long as	(イ) as though	(ウ) by the time	(エ) even if
(オ) even when	(カ) except that	(キ) in case	(ク) now that
(ケ) unless	(コ) whether		

5 次の〔1〕～〔5〕には、それぞれ1箇所間違いがある。間違いのある箇所を記号で答えなさい。

〔1〕 In this technological era (a)that we live in today, technology is evolving so (b)rapid that it is (c)hard to (d)accurately define it.

〔2〕 This location (a)used to be Lotus Yoga Center, a vibrant and (b)energetic yoga studio, (c)at which I visited more than a year (d)ago.

〔3〕 According to the news report, two people (a)suffered serious burn injuries (b)in the fire, the cause of which (c)were yet to (d)be determined.

〔4〕 If you live in an area (a)where winter temperatures (b)drop below zero, you probably own (c)at least (d)few pairs of warm winter boots.

〔5〕 The roof of our house was badly (a)damaging in a severe storm. We have to (b)get it (c)fixed before the next storm (d)arrives.

数 学

問題

26年度

---

1 以下の設問〔1〕〜〔3〕の ① 〜 ④ に答えなさい。

〔1〕 a を 1 より大きな実数，e を自然対数の底とし，$f(x) = a^x \log_e a$ とする。
このとき，曲線 $y = f(x)$，直線 $x = 10$，x 軸および y 軸で囲まれた部分の
面積 S を a を用いた式で表すと，
$S =$ ① となる。

〔2〕 $\sin x - \cos x = \dfrac{1}{2}$ $\left(\text{ただし，}\ 0 \le x \le \dfrac{\pi}{2}\right)$ のとき，$\sin^4 x - \cos^4 x$ の値を
求めると ② となる。

〔3〕 数列 $\{a_n\}$ を初項 2，公差 7 の等差数列，数列 $\{b_n\}$ を初項 1，公比 2 の
等比数列とし，数列 $\{c_n\}$ の第 n 項を $c_n = a_n b_n$ $(n = 1, 2, 3, \cdots)$ と定義する。
数列 $\{c_n\}$ の初項から第 n 項までの和 S_n を n を用いた式で表すと，
$S_n =$ ③ となる。
また，$S_n = 133132$ となるのは $n =$ ④ のときである。

---

2 a, b, c, d を実数とし，行列 $A = \begin{pmatrix} a & b \\ c & d \end{pmatrix}$ とする。また，行列 $E = \begin{pmatrix} 1 & 0 \\ 0 & 1 \end{pmatrix}$ とする。

以下の設問〔1〕，〔2〕の ① 〜 ⑭ に適切な数値を答えなさい。

〔1〕 $a = 3$ かつ $A^2 = \begin{pmatrix} 11 & 10 \\ 5 & 6 \end{pmatrix}$ のとき，$b =$ ① ，$c =$ ② ，$d =$ ③ である。

このとき，A^2 を A と E を用いて表すと，

$A^2 =$ ④ $A +$ ⑤ E

と表すことができる。また，

$A^5 =$ ⑥ $A +$ ⑦ $E = \begin{pmatrix} ⑧ & ⑨ \\ ⑩ & ⑪ \end{pmatrix}$

である。

〔2〕 A が $A^2 = 3A - 2E$ を満たすとき，$a + d$ の値は ⑫ ，または ⑬ ，または ⑭
である。

3 曲線 $C: \dfrac{x^2}{a^2}+\dfrac{y^2}{b^2}=1 \ (a>b>0)$ と，正の定数 m がある。

このとき，以下の問いに答えなさい。

〔1〕傾きが m となる C の接線を2本求めなさい。

〔2〕直線 $y=mx$ と C の交点の座標を P および Q とするとき，P，Q それぞれの座標を求めなさい。ただし，P の x 座標は正の値とする。

〔3〕上問〔1〕で求めた2本の接線および，上問〔2〕の点 P，Q それぞれにおける C の接線とで囲まれた図形の面積を求めなさい。

4 a, b は1と異なる正の実数で，$ab \neq 1$，$\dfrac{a}{b} \neq 1$ を満たすものとする。

不等式 $\log_{ab} a < \log_{\frac{a}{b}} ab$ …… (1)

について，以下の問いに答えなさい。

〔1〕$X=\log_a b$ とおくとき，(1) を X についての不等式で表すと，

$$\dfrac{\boxed{①}}{(1+X)(1-X)}<0$$

となる。$\boxed{①}$ にあてはまる適切な式を求めなさい。

〔2〕不等式 (1) を満たす点 (a, b) の存在する領域を，解答用紙にある座標平面上に図示しなさい。

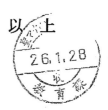

物　理

問題　　　　　　26年度

1 以下の文章の（　①　）から（　⑳　）に適切な語句、数値または式を入れなさい。

〔1〕 鉄棒（鉄しん）に電線を巻きつけたコイルについて考える。コイルに流れる電流が変化するとき、その変化を打ち消す向きにコイルに（　①　）が生じる。これをコイルの（　②　）という。さらに、この鉄しんに別の電線を巻きつけて、鉄しんにコイル1とコイル2が存在する状態を考える。コイル1に大きさと向きが変化する交流電流が流れると、鉄しん内の（　③　）が変化し、コイル2に（　①　）が生じる。これをコイルの（　④　）という。変圧器は、（　④　）を利用して交流の電圧を変える装置である。
コイル1の巻き数が1000回、コイル2の巻き数が100回で、変圧器内のエネルギー損失を無視できる場合、コイル1に実効値100Vの交流電圧を加えると、コイル2に実効値（　⑤　）Vの電圧が誘導される。

〔2〕 質量 M [kg]の小球が、半径 R [m]の円の軌跡を描きながら、等速で T 秒間に1回転している。この小球の回転数は（　⑥　）[Hz]、速さは（　⑦　）[m/s]である。また、小球にはたらく向心力の大きさは（　⑧　）[N]である。この状態から向心力の大きさが始めの半分になったとき、物体の速さは始めの状態の（　⑨　）倍、回転半径は始めの状態の（　⑩　）倍になる。

〔3〕 一般に、熱を仕事に変換する装置を（　⑪　）という。（　⑪　）が高温の物体から吸収した熱量を Q、変換した仕事を W とすると、低温の物体に放出した熱量は（　⑫　）であり、この（　⑪　）の効率（熱効率）は（　⑬　）である。外部から何らかの操作をしない限り、熱効率が1であるような（　⑪　）を実現させることはできない。このことを表した法則を（　⑭　）という。また、熱は常に高温部から低温部へと移動し、自然に逆向きに移動することはない。このような一方向的な状態の変化を（　⑮　）変化という。

〔4〕 音源Aが338Hzの正弦波を出しながら、静止している観測者に2m/sで近づいているとする。音速を340m/sとすると、観測者が観測する音の振動数は（　⑯　）Hzとなる。このような現象を（　⑰　）効果という。このとき、観測者が音源Aと同じ振動数の正弦波の音を出す音源Bを持っていると、音源Aからの正弦波と音源Bからの正弦波が合成されて音の大きさが周期的に変化する現象が観測される。この現象を（　⑱　）という。この場合の1秒間あたりの（　⑱　）の回数は（　⑲　）回であり、周期は（　⑳　）秒である。

2 体積 V [m³]、平均密度 ρ [kg/m³] の物体 A を、液面から深さ H [m] の流れのない一様な密度の液中で静かに放したところ、鉛直方向に運動を始めた。液面は常に水平であり、重力加速度は g [m/s²] とする。この運動の様子は、上向きの速度を正、物体 A を放した時刻を $t=0$ 秒として、図1のような速度 v [m/s] と時間 t [s] の関係になった。図1の横軸は1目盛りが $\sqrt{\dfrac{H}{g}}$ [s]、縦軸は1目盛りが $\sqrt{gH}$ [m/s] である。ただし、物体 A の大きさは深さ H [m] にくらべて十分小さく、空気の摩擦および液の摩擦による抵抗は無視できるものとする。以下の各問に答えなさい。〔2〕~〔4〕は解答の過程も示しなさい。

〔1〕 物体 A が液面を通過する時刻 t をすべて答えなさい。ただし、$0 \leqq t \leqq 13\sqrt{\dfrac{H}{g}}$ とする。

〔2〕 液中での物体 A の加速度の大きさと向きを求めなさい。

〔3〕 物体 A が最も高い位置に達したときの、液面からの高さを求めなさい。

〔4〕 液中で物体 A にはたらく浮力の大きさを求めなさい。

〔5〕 液体の密度を2倍にして同じ実験を行ったときの、物体 A の速度と時間の関係を解答欄のグラフに図示しなさい。ただし、解答欄のグラフに描かれている破線は図1の実線と同じである。

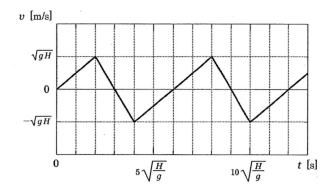

図1

3 図2のように、抵抗値 R [Ω] の抵抗 R と電気容量 C [F] の平行板コンデンサー C にスイッチを介して起電力 V [V] の電池 V を接続した回路がある。このコンデンサーは、極板の面積 S [m²] で、極板 a と極板 b の間隔は d [m] で中は真空とする。最初、コンデンサーの各極板に蓄えられている電荷はゼロであった。その後、時刻 $t=0$ 秒でスイッチを閉じた。以下の各問に答えなさい。〔2〕~〔5〕は解答の過程も示しなさい。

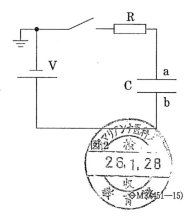

〔1〕スイッチを閉じた後の抵抗Rに流れる電流、極板aに蓄えられる電荷、および極板bの電位の時間的な変化を示すのに最もふさわしいグラフを［選択肢］の（ア）～（ソ）から選び、その記号を答えなさい。また、それぞれの、時刻 $t=0$ 秒、および十分時間が経過した後の値を求めなさい。ただし、電池の正極から回路中の素子を通り負極へ向かう方向を電流の正の向きとする。

スイッチを閉じてから、十分に時間が経過した。

〔2〕コンデンサーCの極板bから極板aに向かって L [m]（$0 < L < d$）の位置Aでの電場の大きさと向きを求めなさい。ただし、極板a‐b間の電場は一様とする。

〔3〕位置Aに質量 m [kg]、電荷 $+Q$ [C]（$Q > 0$）の荷電粒子を置いた。位置Aで荷電粒子が電場から受ける力の大きさと向きを求めなさい。

〔4〕荷電粒子は電場から力を受けて移動し、極板に衝突する。位置Aから極板まで移動する間に電場が荷電粒子にする仕事を求めなさい。

〔5〕極板に衝突する直前の荷電粒子の速さを求めなさい。ただし、初速度 0 m/s で位置Aを出発したとする。

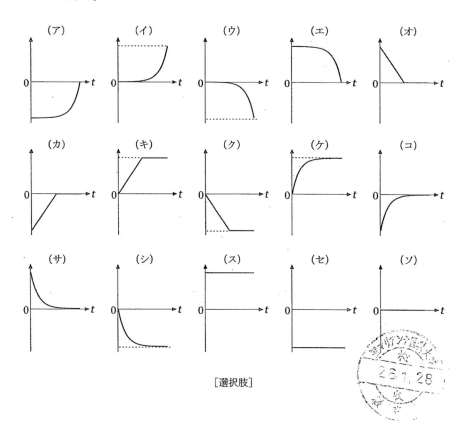

［選択肢］

4 図3は水を張った水槽を横から見た図である。この水槽の壁面の一部は薄いレンズ状になっている。空気中の音速を 340 m/s、水中の音速を 1500 m/s とする。また、光についての空気の絶対屈折率を 1.00、水の絶対屈折率を 1.33 とする。水槽の壁は十分薄いものとし、水槽壁での屈折は無視できるものとする。以下の各問に答えなさい。なお、同じ記号を何回選んでも良い。

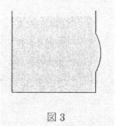
図3

〔1〕 音または光の平面波を、図3の左側の空気中から水槽の平らな壁面へ斜めに入射したところ、平面波は水中に進んだ。波長の変化に注意して、このときの音、および光にあてはまる波面の様子を［選択肢①］の（あ）～（け）からそれぞれ1つずつ選び、その記号を答えなさい。

〔2〕 音または光の球面波を、図3の左側の空気中から水槽の平らな壁面へ垂直に入射したところ、球面波は水中に進んだ。このときの音、および光にあてはまる波面の様子を［選択肢②］の（さ）～（て）からそれぞれ1つずつ選び、その記号を答えなさい。ただし、［選択肢②］の波長の変化は正確に描かれていない。

〔3〕 音または光を、空気中または水中から水槽のレンズ状の壁面へ垂直に入射した。次の1）～8）のそれぞれの場合にあてはまる波面の様子を、［選択肢③］の（な）～（む）からそれぞれ1つずつ選び、その記号を答えなさい。ただし、［選択肢③］の波長の変化は正確に描かれていない。

1）空気中から音の平面波を入射した。
2）空気中から音の球面波を入射したら、水中で平面波になった。
3）水中から音の平面波を入射した。
4）水中から音の球面波を入射したら、空気中で平面波になった。
5）空気中から光の平面波を入射した。
6）空気中から光の球面波を入射したら、水中で平面波になった。
7）水中から光の平面波を入射した。
8）水中から光の球面波を入射したら、空気中で平面波になった。

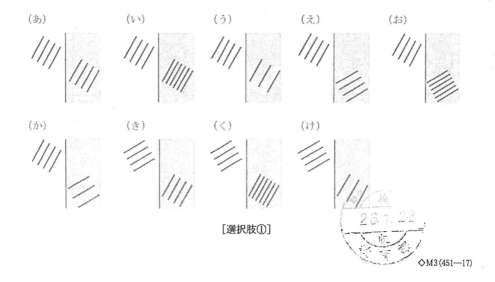

［選択肢①］

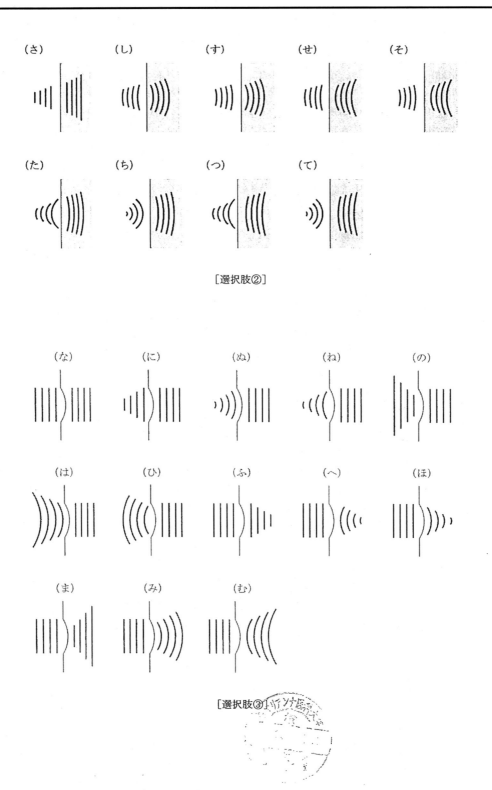

5 容積がともにV[m³]の密閉された容器A、Bが、コックのついた細い管でつながれている。管の容積は無視することができ、容器も管も断熱材でつくられており外部との熱の出入りはできない。最初コックは閉じられており、容器Aには温度T[K]の1molの単原子分子理想気体が、容器Bには温度$2T$[K]で、容器A内の気体と同種の気体が2mol入っている。気体定数をR[J/mol・K]とする。以下の各問に答えなさい。解答の過程も示しなさい。

〔1〕 容器A内の気体の圧力を求めなさい。

コックを開き、しばらくして容器A、B内の気体の温度が一様になった。

〔2〕 容器A、B内の気体の温度を求めなさい。
〔3〕 容器A、B内の気体の圧力を求めなさい。

コックを閉め、容器B内の気体を抜いて真空にした。その後再びコックを開き、しばらくして容器A、B内の気体の温度が一様になった。

〔4〕 再びコックを開いてからの、容器A内の気体がなした仕事を求めなさい。
〔5〕 容器A、B内の気体の温度を求めなさい。
〔6〕 容器A、B内の気体の圧力を求めなさい。

1 〔2〕
質量M[kg]の小球が、半径R[m]の円の軌跡を描きながら、等速でT秒間に1回転している。この小球の回転数は（ ⑥ ）[Hz]、速さは（ ⑦ ）[m/s]である。また、小球にはたらく向心力の大きさは（ ⑧ ）[N]である。この状態から向心力の大きさが始めの半分になったとき、物体の速さは始めの状態の（ ⑨ ）倍、回転半径は始めの状態の（ ⑩ ）倍になる。

【出題ミスの内容】
本問題は、前半部分は物体の回転運動を表す物理量を問う問題であり、後半部分は向心力の変化に対して物体の回転運動がどのように変わるのかを問う問題でしたが、向心力をどのように変化させたのかの記述がないため、問題文の記述だけでは⑨及び⑩（計2点分）が解答不能でした。

化 学

問題　26年度

[注意] 必要があれば、次の値を用いよ。　$\log_{10}2.0=0.30$　$\log_{10}3.0=0.48$
原子量：H=1.0，C=12.0，N=14.0，O=16.0，Al=27.0，P=31.0，Fe=55.9，Sn=118.7

1 次の問いに答えよ。

〔1〕水の分子式と構造式を示し、分子量を求めよ。

〔2〕水溶液中での水の電離を反応式で表せ。ただし、反応式中の物質は水溶液中で実際に存在するものを省略せずに示せ。

〔3〕pHとは何か。対数による定義を示して1行で説明せよ。

〔4〕pHが1.0と6.0の塩酸を300 cm³ずつ混合した水溶液のpHを求めよ。

〔5〕一辺 X cm の立方体のドライアイスを1013 hPa（1 atm）、273 K（0℃）に置いたところ、すべて昇華して気体になった。ドライアイスの密度を Y (g/cm³)、気体を理想気体として、生じた気体の体積を求めよ。

〔6〕錯イオンを生じる反応を［選択肢］から1つ選んで記号で答え、反応式で表せ。

　［選択肢］（ア）アルミニウム片が高温の水蒸気と反応した。
　　　　　（イ）アルミニウム片が希硫酸と反応し、気体を発生した。
　　　　　（ウ）鉄片が希硫酸と反応し、気体を発生した。
　　　　　（エ）鉄片が濃硝酸と反応し、不動態となった。
　　　　　（オ）スズ（錫）片が塩酸に溶けた。
　　　　　（カ）スズ（錫）片が水酸化ナトリウム水溶液に溶けた。

2 次の文を読み、下記の問いに答えよ。

キサントプロテイン反応では、（ ① ）の水溶液に濃硝酸を加えて熱すると黄色沈殿を生じる。

〔1〕文中の（ ① ）に適切なものを［選択肢］からすべて選び、記号で答えよ。

　［選択肢］（ア）アミラーゼ　　（イ）アミロース　　（ウ）グリセリン　　（エ）チロシン
　　　　　（オ）パルミチン酸　（カ）フルクトース　（キ）ペニシリン　　（ク）ヘモグロビン

〔2〕この反応の一般的な名称を［選択肢］から1つ選び、記号で答えよ。
　　　ただし、いずれも該当しない場合は（ヘ）とせよ。

　［選択肢］（ア）加水分解　　（イ）カップリング　（ウ）けん化　　（エ）置換
　　　　　（オ）脱水縮合　　（カ）錯塩形成　　　（キ）中和　　　（ク）付加

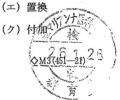

3 次の文を読み、下記の問いに答えよ。

　物質は、一般に、温度や圧力を変化させていくと、固体、液体、気体の三態間で状態が変化する。図1は温度と圧力によって定まる水の状態を示す。水は、領域Ⅰ～Ⅲで三態のいずれかをとり、温度や圧力の変化で領域の境界を横切るとき状態が変化する。図中の定点A～Eは領域の境界を示す実線上にあり、Aは1013 hPa, 0℃、Dは1013 hPa, 100℃に位置する。曲線CE上では、気液平衡の状態にある。

〔1〕気液平衡とは何か。2行以内で説明せよ。

〔2〕水は領域Ⅰで三態のいずれをとるか、答えよ。

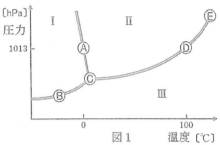

図1

〔3〕領域ⅠとⅡ、ⅠとⅢ、ⅡとⅢの境界を示す3本の実線は定点Cで交わる。定点Cにおける水の状態を1行で説明せよ。

〔4〕水に関する文（あ）、（い）を読み、下記の問いに答えよ。

　（あ）アイススケートでは、スケート靴の細い刃先に体重がかかり、(a)強い圧力で氷が部分的に融け、生じる液体の水が減摩剤となって滑走を助けている。刃先に(b)体重がかからなくなれば、水は直ちに氷に戻るので、滑走によりスケートリンクの氷が融けてしまうことはない。

　（い）高温のてんぷら油に(c)水滴を落としたら、油が激しく飛び散った。

1）下線部(a)～(c)の各々に伴う水の状態変化を［選択肢］から1つ選び、記号で答えよ。
　　ただし、いずれも該当しない場合は（ヘ）とせよ。

［選択肢］　（ア）凝固　　（イ）凝縮　　（ウ）昇華　　（エ）蒸発　　（オ）融解

2）下線部(a)～(c)の各々で、水は図中の定点（ ① ）を（ ② ）の方向に通過して状態が変化する。下記の問いに答えよ。

　i）下線部(a)～(c)の各々で、（ ① ）に適切なものを［選択肢］から1つ選び、記号で答えよ。

　［選択肢］　（ア）A　　　（イ）B　　　（ウ）C　　　（エ）D

　ii）下線部(a)～(c)の各々で、（ ② ）に適切なものを［選択肢］から1つ選び、記号で答えよ。

　［選択肢］　（ア）左→右　　（イ）右→左　　（ウ）上→下　　（エ）下→上

聖マリアンナ医科大学　26 年度　（19）

4　次の文を読み、下記の問いに答えよ。

　α-アミノ酸は生命体の構造形成と活動の維持に重要な（　①　）の単量体で、酸性を示す（　②　）と塩基性を示す（　③　）をもつ両性化合物である。水溶液中のアミノ酸の電荷は pH に依存し、水溶液を（　④　）性にすると(a)<u>α-アミノ酸は陽イオンになる。</u>また、（　①　）中の α-アミノ酸の配列順序は、二重らせん構造をとる（　⑤　）中の有機塩基の配列順序に対応している。

〔1〕文中の（　①　）に適切な生体高分子の名称を答えよ。

〔2〕文中の（　②　）、（　③　）に適切な官能基の名称を答え、構造を元素記号と原子間の結合を省略せずに示せ。

〔3〕文中の（　④　）に適切な語を答えよ。

〔4〕文中の（　⑤　）に適切な生体高分子の名称と略称を答えよ。

〔5〕下線部(a)を、反応式で表せ。ただし、α-アミノ酸間で異なる基を R とせよ。

〔6〕文中の（　①　）を構成する元素のうち、（　⑤　）には含まれないものを 1 つ元素記号で示せ。

5　次の文を読み、下記の問いに答えよ。

　ヒトの脳には、エネルギー代謝に必須の分子 A が平均 3 mmol／L 存在する。これは、分子 A の合成が停止すると約 20 秒で消費されてしまう濃度である。生理的条件下で脳における分子 A の濃度は一定に保たれているので、分子 A の合成速度が極めて高いことがわかる。

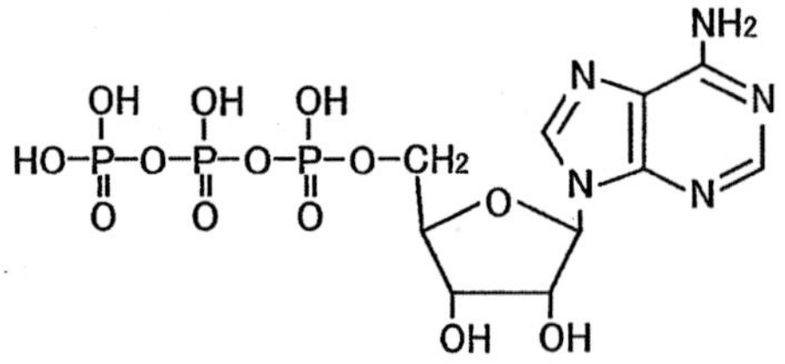

図 2　分子 A

〔1〕分子 A の構造式を図 2 に示す。構造式中で省略されている元素記号は「炭素」と「炭素に結合する水素」である。以下の問いに答えよ。

◇M3(451—23)

1）分子とは何か。塩との違いが分かるように2行以内で説明せよ。

2）分子Aが属するのはどれか。正しいものを［選択肢］から1つ選び、記号で答えよ。
ただし、いずれも該当しない場合は（ヘ）とせよ。

［選択肢］　（ア）RNA　　　　（イ）アミノ酸　　　（ウ）ヌクレオシド　　　（エ）糖脂質

（オ）二糖類　　　（カ）ペプチド　　　（キ）ヌクレオチド　　　（ク）リン脂質

3）分子Aを構成する原子間の化学結合を［選択肢］からすべて選び、記号で答えよ。

［選択肢］　（ア）アミド結合　　　　　（イ）イオン結合　　　　（ウ）グリコシド結合

（エ）共有結合　　　　　（オ）金属結合　　　　　（カ）三重結合

（キ）ジスルフィド結合　　（ク）水素結合　　　　　（ケ）単結合

（コ）二重結合　　　　　（サ）不飽和結合　　　　（シ）ペプチド結合

（ス）飽和結合　　　　　（セ）リン酸エステル結合

4）分子Aの物質名と略称を答え、分子式を示せ。ただし、分子式における元素記号の順番は、まず炭素、次に水素、そしてその他の元素（元素記号のアルファベット順）とせよ。

〔2〕成人の脳の体積を 1.5 L として1日に脳内で合成される分子Aの総量（単位：kg）を有効数字2桁で求めよ。

〔3〕分子Aはすべてグルコースの好気呼吸により合成されるものとして次の問いに答えよ。

1）好気呼吸を表す反応式はどれか。正しいものを［選択肢］から1つ選び、記号で答えよ。
ただし、いずれも該当しない場合は（ヘ）とせよ。

［選択肢］　（ア）$6CO_2 + 6H_2O \longrightarrow C_6H_{12}O_6 + 6O_2$

（イ）$C_3H_5(OCOR)_3 + 3H_2O \longrightarrow C_3H_5(OH)_3 + 3RCOOH$

（ウ）$C_6H_{12}O_6 \longrightarrow 2CH_3CH(OH)COOH$

（エ）$C_6H_{12}O_6 \longrightarrow 2C_2H_5OH + 2CO_2$

（オ）$C_6H_{12}O_6 \longrightarrow CH_3CH(OH)COOH + C_2H_5OH + CO_2$

（カ）$C_6H_{12}O_6 + 6O_2 \longrightarrow 6CO_2 + 6H_2O$

2）好気呼吸ではグルコース1分子から分子Aが38分子合成されるものとして、上記〔2〕で得られる分子Aを合成するために消費されるグルコースの総量（単位：g）を有効数字2桁で求めよ。

以　上

生物

問題　26年度

1 次の文章を読んで下の質問に答えなさい。

　動物の細胞は大きくは核と細胞質に分けられ、細胞質の最外層は細胞膜となっている。細胞膜は、脂質やタンパク質が組み合わさってできている。細胞膜を構成する脂質には、分子内に親水性と疎水性の部分があり、これらが組み合わさって細胞膜の基本構造を構成している。また、細胞膜を貫通するかたちで存在するタンパク質は特定のイオンやグルコースなどの物質の輸送や情報伝達などに関わっている。タンパク質はアミノ酸がペプチド結合により多数つながった分子で、ポリペプチド鎖は折りたたまれ、複雑な立体構造をつくっている。ポリペプチド鎖は部分的にらせん構造（αヘリックス）やジグザグ構造をつくることがあり、このような部分的構造を（　①　）構造という。

　細胞膜には、エネルギーを使った物質輸送の仕組みが存在している。これを（　②　）輸送という。例えば、細胞の内外ではNa^+とK^+の濃度が異なっている。これは、細胞膜に存在するナトリウムポンプがエネルギーを使ってこれらのイオンを積極的に移動させているからである。ナトリウムポンプは複数のポリペプチド鎖が組み合わさってできており、これらのポリペプチド鎖は細胞膜を貫通している。図1に模式的に示したように、ナトリウムポンプにはNa^+とK^+が特異的に結合する部位があり、またATPをADPに分解するATPアーゼの働きがある。ナトリウムポンプがイオンを輸送する概要は以下の通りである。Na^+がポンプに結合すると、ATPアーゼが活性化し、ATPが加水分解されてリン酸がポンプに結合する。リン酸の結合によってポンプの立体構造が変化し、結合していたNa^+が細胞膜の反対側に放出される。次いで、K^+がポンプに結合するとリン酸が取り除かれ、タンパク質の形が元に戻って結合していたK^+が反対側に輸送される。このサイクルに含まれるどれか1つの過程が妨げられただけで、ポンプ全体の機能が停止することが知られている。

〔1〕　文中の空欄（　①　）と（　②　）に入る適切な語を答えなさい。

〔2〕　図1の（ア）、（イ）のどちらが細胞の外側か、記号で答えなさい。

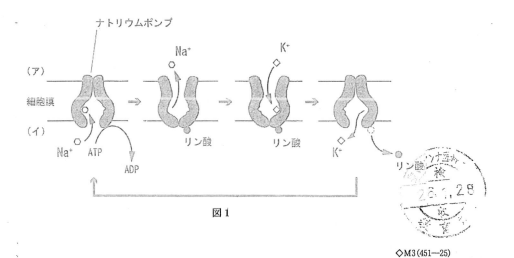

図1

〔3〕細胞膜の断面を図示しなさい。ただしこの場合、細胞膜は図2に模式的に示したような1種類のリン脂質分子のみから成ることとし、解答にタンパク質を描く必要はない。

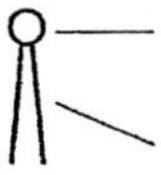

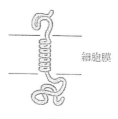
図2

〔4〕上で答えた膜構造を単純拡散で容易に通過できるものを全て選び、記号の五十音順に答えなさい。

(ア) ステロイドホルモン　　(イ) エタノール
(ウ) アミノ酸　　(エ) グルコース　　(オ) 二酸化炭素

〔5〕図3は、細胞膜を貫通するタンパク質の一例を示している。この例に示した膜タンパク質は、細胞膜を1回だけ貫通しており、細胞膜を貫通する部分はらせん構造（αヘリックス）になっている。図3に示したタンパク質のαヘリックス部分において、アミノ酸側鎖はどのような化学的性質を備えていると考えられるか。

〔6〕1 mL 中に懸濁された 10^{10} 個の赤血球から細胞膜に存在する膜タンパク質を得た。このタンパク質について分析したところ、タンパク質の全量は 5 mg であった。そのうち、ある膜タンパク質A（分子量30000）が全体の2.3％を占めていた。このとき、膜タンパク質Aの細胞あたりの分子数を答えなさい。ただし、アボガドロ数は 6×10^{23} とする。

〔7〕図4に示すように、人為的に作製された人工脂質膜の小胞に、ナトリウムポンプのみを埋め込み、緩衝液中に懸濁した。その際、緩衝液および小胞内の溶液のイオンとATPの組成を以下の1）～3）のようにしたとき、小胞内のイオン組成はどのように変化すると考えられるか、説明しなさい。ただし、1）と2）では、ナトリウムポンプの本来の細胞内側が小胞の外側を向いて埋め込まれていることとする。

1）小胞内は Na^+ と K^+ を含む。緩衝液は Na^+、K^+ およびATPを含む。
2）小胞内は K^+ を含む。緩衝液は K^+ およびATPを含む。
3）イオンおよびATPの組成は1）と同じだが、埋め込まれたナトリウムポンプの向きがランダムである。

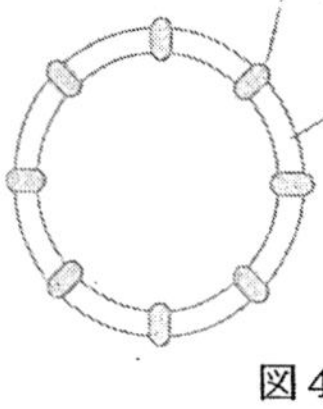

図4

2　次の文章を読んで下の質問に答えなさい。

植物界に属する生物は、原生生物界の多細胞藻類のうちのひとつ、（　①　）と (a) 光合成色素が共通するなどの特徴から、（　①　）に近縁な種が共通祖先であると考えられる。

陸上に進出した植物は、コケ植物と（　②　）植物とに分けられる。（　②　）という構造を持つことで、(b) 陸上生活により適応できたといえる。（　②　）植物はその生殖様式によってシダ植物と種子植物に分けられる。シダ植物は配偶体として前葉体をつくり、前葉体内の（　③　）は精子を、同じく前葉体内の（　④　）は卵をつくり、受精して新しい胞子体が生じる。種子植物の通常時に見られる個体は胞子体である。しかし生活環のごく一部の時期ではあるがシダ植物の前葉体に相当する (c) 配偶体をもつ。種子植物はのちに種子となる胚珠を持つが、胚珠が（　⑤　）に包まれた被子植物と胚珠が包まれていない裸子植物とに分けられる。被子植物は重複受精を行い、種子をつくる。

〔1〕文中の空欄（①）〜（⑤）にあてはまる語句を解答欄に記入しなさい。

〔2〕①に属する生物を下の選択肢からすべて選び、記号の五十音順に答えなさい。

選択肢：(あ) アオサ　(い) アオノリ　(う) イチョウ　(え) エンドウ　(お) カキ
(か) クリ　(き) コンブ　(く) サクラ　(け) スギ　(こ) スギゴケ　(さ) ダイズ
(し) テングサ　(す) トウモロコシ　(せ) ワカメ　(そ) ワラビ

〔3〕下線部 (a) について、共通する色素2つを答えなさい。

〔4〕下線部 (b) について、②が陸上生活に適応的である点を2つ答えなさい。

〔5〕下線部 (c) について、被子植物の（ア）雄性配偶体と（イ）雌性配偶体の名称を答えなさい。

〔6〕被子植物において、シダ植物の胞子に相当するものの名称を2つ答えなさい。

〔7〕被子植物の1種であるイネは、種子としてコメをつくる。コメにはデンプンの粘りの強いモチ性のものと粘りの弱いウルチ性のものがある。ウルチ性を示す遺伝子Aは、モチ性を示す遺伝子aに対して優性である。これに関して、以下の質問に答えなさい。

1）ウルチ品種（AA）の雌しべにモチ品種（aa）の花粉を受粉させて得たコメ（種子）から育った個体 F_1 の遺伝子型を答えなさい。

2）コメは胚乳に含まれるデンプンによってモチかウルチかの表現型が決定する。上記1）で得た個体 F_1 の自家受精で生じるコメ（種子）について、モチとウルチの出現率を百分率で答えなさい。

3）個体 F_1 の自家受精で生じるコメ（種子）について、胚乳の遺伝子型をすべて挙げ、それぞれの出現率を百分率で答えなさい。

4）個体 F_1 の自家受精で生じるコメの籾殻の遺伝子型をすべて挙げ、それぞれの出現率を百分率で答えなさい。

〔8〕イネは胚乳に栄養を蓄える有胚乳種子をつくる植物だが、無胚乳種子をつくるタイプの植物が存在する。

1）その場合に発芽に必要となる栄養が蓄積される部位を漢字二文字で答えなさい。

2）無胚乳種子をつくる植物を〔2〕の選択肢からすべて選び、記号の五十音順に答えなさい。

3 以下の質問に答えなさい。

[1] 右の表1は、ニワトリの各種細胞の核1個あ
たりのDNA量を示したものである。表1の空
欄 [   ] に最もふさわしい数値を下の（ア）
〜（エ）から1つ選んで記号で答えなさい。

（ア）5.2　（イ）2.6　（ウ）1.3　（エ）0.7

表1

細胞の種類	DNA量（ピコグラム）
肝細胞	2.7
腎細胞	2.3
脾細胞	2.6
心筋細胞	2.5
神経細胞	2.7
精子	[ ]

[2] 下の表2は、ヒトにおけるDNAの塩基A、T、G、
Cの比を示したものである。

表2

A/T	A/G	A/C	T/G	T/C	G/C	A+G / T+C
①	1.56	②	③	1.75	④	⑤

1）表中の①〜⑤にふさわしい数値を入れなさい。

2）このような実験結果を最初に得た人物を次の（ア）〜（オ）から選びなさい。

（ア）ウィルキンス　（イ）クリック　（ウ）シャルガフ　（エ）ド・フリース
（オ）ミーシャー

[3] 大腸菌を $^{15}NH_4Cl$ を含む培地で何代も培養すると、DNAに含まれるほとんどすべての ^{14}N が
^{15}N に置き換わり、抽出した $^{15}N\text{-}DNA$ は遠心分離により、$^{14}N\text{-}DNA$ よりも遠心管の下方にバン
ドをつくる。$^{15}NH_4Cl$ を含む培地で培養した大腸菌を $^{14}NH_4Cl$ を含む培地で培養してから得
られる DNA について以下の質問に答えなさい。

1）1回目の DNA複製終了後のDNAのバンドについて、正しく述べたものを次の（ア）〜（オ）
から選びなさい。

（ア）$^{15}N\text{-}DNA$ のバンドおよび $^{15}N\text{-}DNA$ と $^{14}N\text{-}DNA$ の中間のバンドが現れる。

（イ）$^{15}N\text{-}DNA$ と $^{14}N\text{-}DNA$ の両方のバンドが現れる。

（ウ）$^{15}N\text{-}DNA$ と $^{14}N\text{-}DNA$ の中間に1本だけバンドが現れる。

（エ）$^{15}N\text{-}DNA$ と $^{14}N\text{-}DNA$ の両方のバンドおよび $^{15}N\text{-}DNA$ と $^{14}N\text{-}DNA$ の中間のバンドが現
れる。

（オ）$^{14}N\text{-}DNA$ のバンドおよび $^{15}N\text{-}DNA$ と $^{14}N\text{-}DNA$ の中間のバンドが現れる。

2）2回目の DNA複製終了後のDNAのバンドについて、正しく述べたものを1）の（ア）〜（オ）
から選びなさい。

3）このような DNAの複製方式を何というか、答えなさい。

4）このような実験を最初に行なった人物を次の（ア）〜（オ）から選びなさい。

(ア) アベリー　(イ) シャルガフ　(ウ) ミーシャー　(エ) ハーシーとチェイス
(オ) メセルソンとスタール

5) この複製方式は、DNAの複製に関与するある物質の性質に由来している。この物質の名称とこの物質が存在している細胞内の場所を答えなさい。

〔4〕正常な成人のヘモグロビンは異なる遺伝子からつくられたヘモグロビンα鎖とヘモグロビンβ鎖が二量体ずつ会合した四量体であり、鎌状赤血球貧血症はβ遺伝子の突然変異により1個の塩基が他の塩基に変わり、その結果1個のアミノ酸が他のアミノ酸に置き換わったために生じたものである。これについて、以下の質問に答えなさい。

1) 下の塩基配列は正常なβ鎖と変異したβ鎖の遺伝子配列の一部を示したものである。

正常なβ鎖遺伝子　　　--ACTCCTGAGGAG--

鎌状赤血球貧血症β鎖遺伝子　--TCCTGTGGAG------

表3は各トリプレットと対応するアミノ酸（一文字記号）を示した遺伝暗号表である。表3を参考にして、正常なβ鎖アミノ酸配列を、次の①と②にアミノ酸の一文字記号を入れて答えなさい。

T－①－②－E

UUU=F	UCU=S	UAU=Y	UGU=C	CUU=L	CCU=P	CAU=H	CGU=R
UUC=F	UCC=S	UAC=Y	UGC=C	CUC=L	CCC=P	CAC=H	CGC=R
UUA=L	UCA=S	UAA=*	UGA=*	CUA=L	CCA=P	CAA=Q	CGA=R
UUG=L	UCG=S	UAG=*	UGG=W	CUG=L	CCG=P	CAG=Q	CGG=R
AUU=I	ACU=T	AAU=N	AGU=S	GUU=V	GCU=A	GAU=D	GGU=G
AUC=I	ACC=T	AAC=N	AGC=S	GUC=V	GCC=A	GAC=D	GGC=G
AUA=I	ACA=T	AAA=K	AGA=R	GUA=V	GCA=A	GAA=E	GGA=G
AUG=M	ACG=T	AAG=K	AGG=R	GUG=V	GCG=A	GAG=E	GGG=G

*は終止コドンを表わす　　　　　表3

2) 鎌状赤血球貧血症のβ鎖アミノ酸配列において置き換わったアミノ酸はどれか。変異前と変異後のアミノ酸を一文字記号で答えなさい。

3) 赤道付近の熱帯アフリカでは、鎌状赤血球貧血症の患者が4％に達する地域がある。この病原遺伝子に関してこの地域ではハーディ・ワインベルグの平衡にあるものとし、変異したβ鎖遺伝子をa、正常なβ鎖遺伝子をAとして、この地域の遺伝子型AAおよびAaの頻度を求めなさい。

4) 3) の地域でマラリアで死亡した100人の子供のうち、AAが99人、Aaが1人であった。このことから、マラリアの感染者が多い地域では遺伝子aがどのような効果を持つといえるか。次の［　　　　］に入る適当な語句を1行以内で答えなさい。

マラリアの感染者の多い地域では、遺伝子aは［

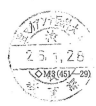

4 以下の質問に答えなさい。

〔1〕下の（ア）〜（ク）から原核生物をすべて選び記号の五十音順に答えなさい。

（ア）亜硝酸菌　（イ）根粒菌　（ウ）細胞性粘菌　（エ）アゾトバクター
（オ）アメーバ　（カ）クラミドモナス　（キ）ネンジュモ　（ク）ボルボックス

〔2〕下の（ア）〜（コ）で、真核生物の遺伝子発現だけに関係し、原核生物の遺伝子発現には関係しないものをすべて選び記号の五十音順に答えなさい。

（ア）RNAポリメラーゼ　（イ）tRNA　（ウ）オペレーター　（エ）基本転写因子
（オ）調節タンパク質　（カ）ヒストン　（キ）プロモーター　（ク）リボソーム
（ケ）ジャコブとモノー　（コ）ニーレンバーグ

〔3〕下の（ア）〜（オ）で、ES細胞とiPS細胞の両方に該当するものには○、ES細胞のみに該当するものにはA、iPS細胞のみに該当するものにはB、両方共に該当しないものには×をそれぞれ付けなさい。

（ア）胚由来の細胞である。
（イ）幹細胞である。
（ウ）複数の遺伝子を導入した人工細胞である。
（エ）分化全能性をもつ。
（オ）細胞培養して、拒絶反応のない移植用臓器をつくることができる。

〔4〕下のキーワードをすべて用いて、嫌気呼吸を3行以内で説明しなさい。
　　キーワード：解糖、グルコース、酵母菌、乳酸菌、ピルビン酸

3 〔3〕5）
この複製方式は、DNAの複製に関与するある物質の性質に由来している。この物質の名称とこの物質が存在している細胞内の場所を答えなさい。

【出題ミスの内容】
本問題は、真核生物を念頭に置いたものでしたが、問題の構成上、〔3〕の大腸菌を用いたDNA複製実験に関する設問1）〜4）と連続しているため、原核生物についての設問と解釈した受験者が存在した可能性があり、解答欄［場所］が空欄のものや「細胞質」と解答したもの及び解答欄［名称］と解答欄［場所］の両方が空欄のものが多数見受けられました。これは、設問の条件設定が不充分で、本設問を原核生物についてのものと解釈した受験者にとっては解答が困難であったためと判断しました。

【対応】
生物選択者が不利にならないよう、当該設問部分を採点から除外し98点満点で採点した上で、100点満点に換算します。

【再発防止策】
出題方針決定前に多角的に充分な検討を行い、未然防止に努めます。

英　語

解答

26年度

1

〔A〕

〔解答〕

〔1〕手順3「被験者はそれぞれ静かな暗い部屋で昼寝
をする。被験者は眠っている間に、前に聞
かされた音のいくつかをまた聞かされる。」

結果　「被験者は眠っている間に音を聞いた物の
場所の方を、音を聞かなかった物の場所よ
りも、うまく思い出すことができた。」

〔2〕(1)エ　(2)オ　(3)イ　(4)ア　(5)ウ

〔3〕研究結果は我々の記憶がすでに学んだもののため
に強化されることを示すのであって、我々が眠ってい
る間に新しい何かを学習したということを示すのでは
ないということ。

〔4〕REM睡眠ではなくて、もっと深い徐波睡眠が、実
は重要な精神活動の時間であるようだという事実。

〔出題者が求めたポイント〕

〔解法のヒント〕

〔1〕第2段落にある手順を読み解くこと。

〔2〕選択肢の意味は

（ア）　これは睡眠サイクルの最も深い部分であり、研
究チームがほとんどの記憶強化に役立っている睡
眠段階なのではないかと考えていた部分であった。

（イ）　被験者が徐波睡眠の状態入ると、2つの歌の内
の1つがくりかえし流された。

（ウ）　昼寝の後でテストをすると、被験者はいつも、
眠っている間に聞いた歌の方がもうひとつの歌に比
べて、思い出して演奏することがうまくできた。

（エ）　研究チームは、キーボードの上のキーをある一
定の順序で押すことによって2つの歌を演奏するこ
とを、被験者に学ばせた。

（オ）　テストの被験者は、90分の昼寝をとるために、
暗くした快適な部屋に入れられた。

〔全訳〕

　平均的なアメリカ人は一晩に7.6時間くらい眠る。こ
れはおそらく、これくらい眠りたいという時間ではない
だろうが、それでも一生の間には、全部で200,000時間
にも上るくらいの睡眠時間である。この時間の全てを、
たとえば楽器を弾いたり、外国語を話すことを学ぶなど、
起きている間は時間がなくてやれない何かをやることに
使う、何らかの方法があったとしたらどうだろう。ある
種の魔法の精神的浸透性を使って、眠っている間に新し
いことを学ぶことができるというアイディアは、昔から
切望されてきた考えであった。アメリカ合衆国ノース
ウェスタン大学の研究チームは、2つの実験を行った。
眠りの間に何を聞くかにもよるが、もともとある記憶を
強化し目覚めた後での思い出し率を高めることが実は可
能であることを、2つの実験は示している。

　1番目の研究は、我々の脳が睡眠中いかに活動的なの
か、そしてこの活動性を記憶の向上にどう生かすかを示

すものだった。この研究では、12人の被験者が、50個
の画像をひとつひとつ、コンピューターのモニター上の
バラバラな位置と結びつけるように指示された。それぞ
れの物体、たとえば砕け散るワイングラスのような物体
は、それに対応する音、たとえばガラスの割れる音など
が、一緒に組み合わされてスピーカーから流された。モ
ニター上の位置の学習は、被験者が全ての物体を指定さ
れた場所に置くことに熟練するまで、何回も繰り返され
た。学習しておよそ45分後に、それぞれの被験者は、
静かな暗くした部屋で昼寝をした。頭につけられた電極
が彼らの脳の活動を計り、眠っているのかどうかを示し
た。そして、被験者が眠ってしまうと、研究者は音のい
くつかを再び彼らに聞かせた。後で尋ねてみると、昼寝
の間に音が流されたと思っている被験者はひとりもいな
かった。だが、被験者は、眠っている間に音を聞いた物
体の位置の方を、音を聞かなかった物体の位置よりも、
うまく思い出すことができた。

　2番目の研究では、まず初めに、(1)研究チームは、キー
ボードの上のキーをある一定の順序で押すことによって
2つの歌を演奏することを、被験者に学ばせた。次に
(2)テストの被験者は、90分の昼寝をとるために、暗く
した快適な部屋に入れられた。いったん(3)被験者が徐
波睡眠の状態入ると、2つの歌の内の1つがくりかえし
流された。(4)これは睡眠サイクルの最も深い部分であ
り、研究チームがほとんどの記憶強化に役立っている睡
眠段階なのではないかと考えていた部分であった。(5)
昼寝の後でテストをすると、被験者はいつも、眠ってい
る間に聞いた歌の方がもうひとつの歌に比べて、思い出
して演奏することがうまくできた。

　これは、たとえば外国語や今度のテストの内容とかい
う新しいことがらが、ただ単に夜眠っているあいだに耳
で聴くことによって覚えられるという、誤った考え方と
は一線を画している。この研究チームのひとりでもある
心理学者によれば、(b)重大な違いとは、研究結果は我々
の記憶がすでに学んだもののために強化されることを示
すのであって、我々が眠っている間に新しい何かを学習
したということを示すのではないということだ。これは、
獲得したばかりの情報を活性化することによって、今
持っている記憶を強化するという問題なのである。さら
に言うと、研究チームは実験中、睡眠の段階にあるとき
の脳活動を計測した。彼らはまた、睡眠中の電気生理学
的信号が記憶の向上の程度と相関関係にあることを発見
した。そうなるとつまり、これらの信号は、睡眠中の記
憶力向上にあずかっている脳内の出来事を、計測してい
るのかもしれない。

　研究チームにとって、これらの実験は、(c)彼らが睡眠
について予期していたものとは違う事実を示すもので
あった。過去の研究は、頭はほとんどの夢が発生する急
速眼球運動睡眠（REM睡眠）のときが最も活発であると
推測していたのだが、もっと深い徐波睡眠が実は重要な

精神活動の時間であるように思われる。これは、深い睡眠が実際には記憶処理の要の時間であることを示している。

我々の脳がどのようにして深い眠りの間に記憶を固めるのか、科学者たちに十分わかっているわけではないけれども、頭は毎晩眠っている時にその日の出来事をおさらいする習慣を持っているのだろうと、彼らは考えている。この傾向は、比較的複雑な課題の記憶を意図的に強化する時に使えるかもしれないことを、この新しい研究は証明している。研究チームは、運転技術やその他の習慣など他の種類の記憶が、睡眠中に刺激を受けることによって強化されるかどうかを調べることで、この能力をさらに探索していくつもりである。

〔B〕
〔解答〕
〔1〕専門家は、一時的な短期記憶を永続的な長期記憶に変換するプロセスの部分は睡眠中に起こるのではないかと、ずっと考えてきた。
〔2〕餌が変えられて、学習と記憶を担う脳の分野である海馬のある特定の部分が遮断されたから。
〔3〕睡眠中にシナプス経路主導で行われる一連の海馬記憶の再生が、長期記憶の形成に決定的な役割を果たすという結論を導いた。

〔全訳〕
出来事や場所の記憶は、永久保存のために新皮質で結合され強化される前に、短期間海馬に蓄えられることは広く知られている（図1参照）。(a)専門家は、一時的な短期記憶を永続的な長期記憶に変換するプロセスの部分は睡眠中に起こるのではないかと、ずっと考えてきた。今、利根川進教授とそのチームは、起きている時の活動の「再生」を妨げられたマウスは、それを覚えることができないことを明らかにしている。

世界中の研究装置において、マウスは複雑な迷路を走り抜けることを覚え、チョコレート味のほうびを見つけ、少し間を置いて、また迷路をとても効率よく走り、すべてのほうびをすばやく集める。だが利根川博士とそのチームは、餌が変わったことによって学習と記憶を担う脳の分野である海馬のある特定の部分が遮断された、突然変異のマウスを作り出した。結果を言うと、このような変異マウスは(b)課題をこなすことができなかった。

変異マウスを使ったこの実験で、チームは脳の中に電極を埋め込み、マウスが迷路を走りやがて眠ったときの、脳細胞の活動をモニターした（図2と図3）。チームはシナプス経路として知られる海馬の中の回路を調べた。まだ起きて走っている時、マウスは脳の中で、すでに通り抜けられるようになっていた迷路を認識するときに活性化するニューロンのパターンを作り出した。走ったあとの睡眠中、特に徐波睡眠と呼ばれる深い睡眠段階の時、走っている時に活性化されていた脳細胞の特定の並びが、同じような並びで「再生」された。しかし、変異マウスでは、この徐波睡眠中の再生プロセスがダメージを受けた。一般的に、動物は短期記憶の形成のあとでシナプス経路が機能しているときにだけ、迷路の長期記憶を

形成することができた。

この睡眠中の再生は、海馬に蓄えられたばかりの記憶を、新皮質に蓄えられるもっと永続的な記憶に変えるときに重要であると、推測はされてきたけれども、それが証明されたことは一度もなかった。利根川教授とそのチームは、この経路が、1日のうちに形成された近い記憶を、少なくとも6週間過ぎてもなお存在する遠い記憶へと変化させるのに、極めて重要だということを証明したのだ。睡眠中にシナプス経路主導で行われる一連の海馬記憶の再生が、長期記憶の形成に決定的な役割を果たすと、チームは結論づけた。

②

〔解答〕
〔1〕1.（ウ）　2.（イ）　3.（エ）　4.（エ）
　　5.（ウ）　6.（ウ）　7.（エ）　8.（ウ）
〔2〕A. successful　　B. inventors
　　C. popularity　　D. addictive

〔出題者が求めたポイント〕
［解法のヒント］
1.（ア）地質学　（イ）地球科学
　（ウ）地理　　（エ）幾何学
2.（ア）ヨーロッパからずっとアメリカまで
　（イ）授業から娯楽まで　（ウ）商業主義へ
　（エ）楽しみから離れて
3.（ア）課題　（イ）興味　（ウ）実験　（エ）退屈
4.（ア）疑っている　　　　（イ）誤解（名詞）
　（ウ）（存在しない語）　（エ）誤解させるような
5.（ア）やっとのことで　（イ）努力することなく
　（ウ）少しの値段で　　（エ）迅速に
6.（ア）壊すことのできる　（イ）使い捨ての
　（ウ）再生可能な　　　　（エ）伝達できる
7.（ア）エネルギー　　　　（イ）収入
　（ウ）インフレーション　（エ）ストレス
8.（ア）不注意な　（イ）底なしの
　（ウ）害のない　（エ）絶望的な

〔全訳〕
ジグソーパズルの起源は、1760年代、ヨーロッパの地図メーカーが地図を板に貼りつけて、それを小片にカットした時まで遡る。この「切り込まれた地図」は以来、(A)成功を収めた教育おもちゃであった。アメリカの子どもたちはいまなお、アメリカ合衆国や世界のジグソーパズル地図で遊ぶことによって(1)地理を学ぶ。18世紀のジグソーパズルの(B)発明者たちは、ここ330年間の変遷を知ると驚くことだろう。子どものジグソーパズルは(2)教具から遊具になり、動物、民話、スーパーヒーローの現代のお話、ディズニーのキャラクターのようなさまざまな主題が見られる。だが、初期のパズルメーカーにとって最大の驚きは、ここ2世紀にわたって、どんなに大人たちがジグソーパズルに勤しんできたかだろう。

大人のためのジグソーパズルは1900年頃に合衆国で現れた。この時代のジグソーパズルはきわめて(3)退屈なものだった。ほとんどのパズルは、ピースがちょうど

色の線の所でカットされていた。たとえば茶色の面(屋根)はブルー（空）の隣に合うと教えるための、2つの色がついているつなぎのピースはなかった。ピースはかっちり組み合わされていなかったので、くしゃみしたりうっかり動かしてしまうと、一晩の労力が無駄になってしまうこともあった。それに、子ども用のパズルと違って、大人用のパズルは箱に完成図が描いてなかった。タイトルがあいまいだったり(4)紛らわしかったりすると、本当の姿は、最後のピースがはめ込まれるまで、ずっとミステリーのままのこともあった。

1930年代の大恐慌の時代にジグソーパズルのような必需品でないものがよく売れていたことは、一見したところ奇妙なことのように思われる。しかし、その魅力は、現在と同じくその当時も、たくさんの楽しみを(5)少しばかりの値段で買うということだった。毎週ジグソーパズルをすることは1人でもグループでもできる活動で、何時間も楽しく過ごすことができた。そしてもちろん、ジグソーパズルは一度完成したらばらばらにして、他の家族や友人に渡すことができるという意味で、「(6)再生可能」だったのだ。心に留めておくべきもうひとつのポイントは、大恐慌時代の「ジグソーパズル熱」は、我々の時代の多くの人々が再発見しているものを発見したということである。それは何かというと、ジグソーパズルを解くことは、(7)ストレスを減らすすばらしい方法であるということだ。

大恐慌時代以降、ジグソーパズルの(C)人気は落ちているけれども、最初のジグソーパズルと同じく、あまりお金をかけないで、教育や楽しみとしていまだに使われている。そして、もしそれが(D)中毒になるものだとしたら―実際そうなのだが―それは害のない中毒である。

3
〔解答〕
(a) Science is the knowledge about the world around us that explains how and why things happen.
(b) Technology brings us products and processes which can make our lives more pleasant by simplifying the way of living or by lightening our labor.

〔解法のヒント〕
(a)「科学とは … 知識である」を基本構造として押さえる。「知識」を修飾するものとして「説明しようとする(知識)」と「私達の周りの世界に関する(知識)」がある。
(b)「技術は～もたらす」が基本の主語－動詞。「単純化し … 容易にすることにより」の部分は by ～で表現する。

〔全訳〕
技術は科学の知識を実行するノウハウである。(a)科学とは、どのようにして、そして、なぜ物事が発生するかを説明しようとする私達の周りの世界に関する知識である。一方、技術は、科学の知識を、人々の必要や要望に合うように応用することである。技術は科学の知識

に頼って、新しい道具や機械や方式や、物事を行う方法を作り出す。(b)技術は、生活を単純化し、あるいは、労働をより容易にすることにより、生活をより楽しめるようにする製品やプロセスをもたらす。

4
〔解答〕
〔1〕ウ 〔2〕ア 〔3〕キ 〔4〕エ
〔5〕ケ 〔6〕コ 〔7〕イ 〔8〕オ
〔出題者が求めたポイント〕
[完成した英文の意味]
〔1〕美術館の警報はたしかに鳴ったけれども、警備員が15分後に到着するまでに、泥棒と絵画はいなくなっていた。
〔2〕そのバイオリニストは、聴衆が聞きたいと思っているものであればなんでも演奏した。
〔3〕ブライアンは、いい写真になりそうなものに出会う場合に備えて、常にカメラを用意していた。
〔4〕たとえその単語自体は知らなくても、それがどういう意味なのかは、たいてい文脈が明らかにしてくれる。
〔5〕その島の独特な生息地は驚くべき速さで消えていっているが、防ぐ手段がとられなければ、これからもそれが続くだろう。
〔6〕会議に出席できるかどうかが、まだよくわかりません。
〔7〕脚がとても痛い。だれかに野球のバットで殴られたみたいだ。
〔8〕父はとても騒がしい。ただテレビでフットボールの試合を見ているときでさえ、メガホンをバンバンたたきながらひいきのチームを応援する。

〔選択肢の意味〕
(ア)～する限り　　　　(イ)まるで～のように
(ウ)～の時までに　　　(エ)たとえ～でも
(オ)～する時でさえ　　(カ)～であることを除いて
(キ)～に備えて　　　　(ク)いまや～だから
(ケ)～でなければ　　　(コ)～かどうか

5
〔解答〕
〔1〕b 〔2〕c 〔3〕a 〔4〕d 〔5〕a
〔出題者が求めたポイント〕
[解法のヒント]
〔1〕(b) rapid → rapidly　（副詞が適切）
〔2〕(c) at which → which　（visited の目的語なので at 不要）
〔3〕(a) suffered → suffered from　（suffer は自動詞）
〔4〕(d) few → a few（few だと「ほとんどない」の意味になる）
〔5〕(a) damaging → damaged　（「壊れた」は受動態で表現する）

〔正しくした英文の意味〕
〔1〕　私たちが今日生きているテクノロジー時代において、テクノロジーは非常に急速に進化しているので、

それを正しく定義づけるのは難しい。

〔2〕この場所は以前はロータスヨガセンターという活気のあるエネルギーに満ちたスタジオだったが、私は1年以上前にここを訪れた。

〔3〕ニュース報道によると、その火事で2人の人が重症の火傷を負った。火事の原因はまだ確定していなかった。

〔4〕冬の気温がマイナスになる地域に住むのなら、あなたはおそらく暖かいウィンターブーツを少なくとも2、3足は持つでしょう。

〔5〕わが家の屋根は激しい台風でひどく被害を受けた。次の台風が来る前に直してもらわなければならない。

数　学

1

〔解答〕

① $a^{10}-1$　　② $+\dfrac{\sqrt{7}}{4}$

③ $S_n=(7n-12)2^n+12$　　④ $n=11$

〔出題者が求めたポイント〕

(1)対数関数の定積分，面積，(2)三角関数の式変形

(3)等差数列，等比数列と $\sum\limits_{k=1}^{n} k2^{k-1}$

〔解答のプロセス〕

(1) $a>1$ より $\log a>0$

$$S(a)=\int_0^{10} a^x \log a\, dx$$

$$=\log a\left[\dfrac{1}{\log a}a^x\right]_0^{10}=a^{10}-1 \quad \cdots\cdots\text{①の答}$$

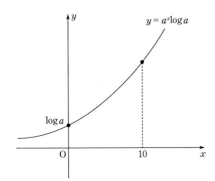

(2) 条件式より $(\sin x-\cos x)^2=\dfrac{1}{4}$

$2\sin x\cos x=\sin 2x=\dfrac{3}{4}$

すると，$0\leqq 2x<\pi$, $\sin^2 2x+\cos^2 2x=1$ より

$\cos^2 2x=1-\sin^2 2x=1-\left(\dfrac{3}{4}\right)^2=\dfrac{7}{16}$,

$\cos 2x=\pm\dfrac{\sqrt{7}}{4}$

ここで，$\dfrac{1}{2}=\sin x-\cos x$

$=\sqrt{2}\sin\left(x-\dfrac{\pi}{4}\right)$

$0\leqq x\leqq\dfrac{\pi}{2}$ より　$\dfrac{\pi}{4}<x<\dfrac{\pi}{2}$　よって $\dfrac{\pi}{2}<2x<\pi$

すると，$\cos 2x=-\dfrac{\sqrt{7}}{4}$

$\sin^4 x-\cos^4 x=(\sin^2 x+\cos^2 x)(\sin^2 x-\cos^2 x)$

$=-(\cos^2 x-\sin^2 x)=-\cos 2x$

$=\dfrac{\sqrt{7}}{4}$　　……②の答

(3) $a_n=2+7(n-1)=7n-5$, $b_n=2^{n-1}$

$c_n=2^{n-1}(7n-5)=7n\times 2^{n-1}-5\times 2^{n-1}$

ここで $\sum\limits_{k=1}^{n}k\times 2^{k-1}=T_n$ を求める

$T_n=1\times 2^0+2\times 2^1+3\times 2^2+\cdots\cdots+n\times 2^{n-1}$

$-)\ 2T_n=1\times 2+2\times 2^2+3\times 2^3+\cdots\cdots+n\times 2^n$

$(1-2)T_n=1+2+2^2+2^3+\cdots\cdots+2^{n-1}-n\times 2^{n-1}$

$-T_n=\dfrac{1-2^n}{1-2}-n\times 2^{n-1}$, $\therefore T_n=(n-1)2^n+1$

すると，$S_n=\sum\limits_{k=1}^{n}c_k=7\sum\limits_{k=1}^{n}k2^{k-1}-5\sum\limits_{k=1}^{n}2^{k-1}$

$=7\times\{(n-1)2^n+1\}-5\dfrac{1-2^n}{1-2}$

$=(7n-12)2^n+12$　……③の答

次に，$(7n-12)2^n+12=133132$

$(7n-12)2^n=133120$

右辺は10の係数だから左辺も10の倍数となる

よって，$7n-12$ は5の倍数となる

$n=6$ のとき 30, $n=11$ のとき 65

$n=6$ は不適, $n=11$ のとき $(7\times 11-12)2^{11}=133120$

$\therefore n=11$　　　　　　　　……④の答

2

〔解答〕

① 2　　② 1　　③ 2　　④ 5　　⑤ -4

〔出題者が求めたポイント〕

行列の計算 $A^2=\begin{pmatrix}a&b\\c&d\end{pmatrix}\begin{pmatrix}a&b\\c&d\end{pmatrix}$

$=\begin{pmatrix}a^2+bc&ab+bd\\ac+cd&bc+d^2\end{pmatrix}$

〔解答のプロセス〕

(1) $A^2=\begin{pmatrix}3&b\\c&d\end{pmatrix}\begin{pmatrix}3&b\\c&d\end{pmatrix}=\begin{pmatrix}9+bc&b(3+d)\\c(3+d)&bc+d^2\end{pmatrix}$

$=\begin{pmatrix}11&10\\5&6\end{pmatrix}$

$9+bc=11$ より　$bc=2$, $bc+d^2=6$ より $d^2=4$

(ア) $d=2$ のとき $b=2$, $c=1$

(イ) $d=-2$ のとき $b=10$, $c=5$　$bc\neq 2$ なので

不適

$\therefore b=2, c=1, d=2$　……①～③の答

$A^2=pA+qE$ とおく。ハミルトン・ケーリーの定理

から

$A^2-(3+2)A+(6-2)E=0$

$A^2=5A-4E$

よって，$p=5, q=-4$　……④, ⑤の答

次に $A^2=5A-4E$, $A^3=5A^2-4A=21A-20E$

$A^4=21A^2-20A=85A-84E$

$A^5=85A^2-84A=341A-340E$　……⑥, ⑦の答

$$= 341\begin{pmatrix} 3 & 2 \\ 1 & 2 \end{pmatrix} - 340\begin{pmatrix} 1 & 0 \\ 0 & 1 \end{pmatrix}$$

$$= \begin{pmatrix} 683 & 682 \\ 341 & 342 \end{pmatrix} \quad \cdots\cdots\text{⑧〜⑪の答}$$

(2) $A^2 = \begin{pmatrix} a & b \\ c & d \end{pmatrix}\begin{pmatrix} a & b \\ c & d \end{pmatrix} = \begin{pmatrix} a^2+bc & ab+bd \\ ac+cd & bc+d^2 \end{pmatrix}$

$3A - 2E = 3\begin{pmatrix} a & b \\ c & d \end{pmatrix} - 2\begin{pmatrix} 1 & 0 \\ 0 & 1 \end{pmatrix}$

$$= \begin{pmatrix} 3a-2 & 3b \\ 3c & 3d-2 \end{pmatrix}$$

各成分を比べて
$$\begin{cases} a^2+bc = 3a-2 & \cdots\cdots(\text{ア}) \\ ab+bd = 3b & \cdots\cdots(\text{イ}) \\ ac+cd = 3c & \cdots\cdots(\text{ウ}) \\ bc+d^2 = 3d-2 & \cdots\cdots(\text{エ}) \end{cases}$$

(ア) − (エ) より $(a-d)(a+d-3) = 0$
 ∴ $a=d$, $a+d=3$

(i) $a+d=3$ のとき(イ), (ウ)ともに成り立つ

(ii) $a=d$ のとき(イ)より $b(2a-3) = 0$

 $a = \dfrac{3}{2}$ または $b=0$

ここで, $a = d = \dfrac{3}{2}$ のとき(ア)より $bc = \dfrac{1}{4}$,

(イ)(ウ)は成り立つ

$a=d$, $b=0$ のとき(ア)より
$a^2 - 3a + 2 = 0$, $(a-1)(a-2) = 0$
 ∴ $a = 1, 2$

(イ)(ウ)(エ)も成り立つ

よって, $a+d=3$ と $a+d=\dfrac{3}{2}+\dfrac{3}{2}=3$ と

$a+d=1+1=2$ と $a+d=2+2=4$

 ∴ $a+d = 2, 3, 4$ ⋯⋯⑫〜⑭の答

3

〔解答〕
(1) $y = mx \pm \sqrt{a^2m^2+b^2}$

(2) $P\left(\dfrac{ab}{\sqrt{a^2m^2+b^2}}, \dfrac{mab}{\sqrt{a^2m^2+b^2}}\right)$

 $Q\left(-\dfrac{ab}{\sqrt{a^2m^2+b^2}}, -\dfrac{mab}{\sqrt{a^2m^2+b^2}}\right)$

(3) $4ab$

〔出題者が求めたポイント〕

楕円の接線, 微分して接線を考えるよりも, 接する条件判別式 $D=0$ を利用した方が早い。また, 面積は平行四辺形を利用し, 点と直線との距離 $d = \dfrac{|ax_1+by_1+c|}{\sqrt{a^2+b^2}}$ を使う。

〔解答のプロセス〕

(1) 直線 $y = mx+t$ とこの楕円が接することから
$\dfrac{x^2}{a^2} + \dfrac{1}{b^2}(mx+t)^2 = 1$

$(a^2m^2+b^2)x^2 + 2a^2mtx + a^2(t^2-b^2) = 0$

接することから判別式 D とおくと, $a > b > 0$ より
$\dfrac{D}{4} = (a^2mt)^2 - (a^2m^2+b^2) \times a^2(t^2-b^2) = 0$

$a^2m^2 - t^2 + b^2 = 0$ ∴ $t = \pm\sqrt{a^2m^2+b^2}$

よって, 求める接線の方程式は
$y = mx \pm \sqrt{a^2m^2+b^2}$ ⋯⋯(答)

(2) $\begin{cases} y = mx \\ \dfrac{x^2}{a^2} + \dfrac{y^2}{b^2} = 1 \end{cases}$ を解く

$\dfrac{a^2m^2+b^2}{a^2b^2}x^2 = 1$ ∴ $x = \pm\dfrac{ab}{\sqrt{a^2m^2+b^2}}$

$P\left(\dfrac{ab}{\sqrt{a^2m^2+b^2}}, \dfrac{mab}{\sqrt{a^2m^2+b^2}}\right)$,

$Q\left(-\dfrac{ab}{\sqrt{a^2m^2+b^2}}, -\dfrac{mab}{\sqrt{a^2m^2+b^2}}\right)$

 ⋯⋯(答)

(3) 求める図形は平行四辺形となる

$OP^2 = \left(\dfrac{ab}{\sqrt{a^2m^2+b^2}}\right)^2 + \left(\dfrac{mab}{\sqrt{a^2m^2+b^2}}\right)^2$

$= \dfrac{(1+m^2)a^2b^2}{a^2m^2+b^2}$

$PQ = \dfrac{2ab\sqrt{1+m^2}}{\sqrt{a^2m^2+b^2}}$

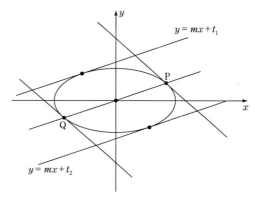

次に, 点$(0, 0)$と直線 $y = mx+\sqrt{a^2m^2+b^2}$ との距離 d は
$$d = \dfrac{\sqrt{a^2m^2+b^2}}{\sqrt{1+m^2}}$$

よって求める面積 S は
$S = PQ \times 2d = \dfrac{2ab\sqrt{1+m^2}}{\sqrt{a^2m^2+b^2}} \times \dfrac{2\sqrt{a^2m^2+b^2}}{\sqrt{1+m^2}}$

$= 4ab$ ⋯⋯(答)

4

〔解答〕
(1) ① $-X^2 - 3X$
(2) 解答のプロセスを参照

〔出題者が求めたポイント〕

対数不等式, 底の変換, $\log_a P < \log_b Q$ は $0 < a < 1$

のとき $Q<P$, $1<a$ のとき $P<Q$, 不等式の表す領域

〔解答のプロセス〕
(1) 真数条件から $a>0$, $ab>0$, よって $b>0$

$$\log_{ab}a = \frac{\log_a a}{\log_a ab} = \frac{1}{1+\log_a b} = \frac{1}{1+X}$$

$$\log_{\frac{a}{b}}ab = \frac{\log_a ab}{\log_a \frac{a}{b}} = \frac{1+\log_a b}{1-\log_a b} = \frac{1+X}{1-X}$$

条件式(1)に代入すると

$$\frac{1}{1+X} < \frac{1+X}{1-X}, \quad \frac{1}{1+X} - \frac{1+X}{1-X} < 0$$

$$\frac{-X^2-3X}{(1+X)(1-X)} < 0 \quad \cdots\cdots \text{(①の答)}$$

(2) (1)の結果より $\dfrac{X(X+3)}{(X+1)(X-1)} < 0$

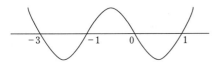

(ア) $-3 < X < -1$ のとき

$\log_a \dfrac{1}{a^3} < \log_a b < \log_a \dfrac{1}{a}$

① $0<a<1$ $\quad \dfrac{1}{a^3} > b > \dfrac{1}{a}$

② $1<a$ $\quad \dfrac{1}{a^3} < b < \dfrac{1}{a}$

(イ) $0<X<1$ のとき

$\log_a 1 < \log_a b < \log_a a$

③ $0<a<1$ $\quad 1>b>a$

④ $1<a$ $\quad 1<b<a$

これらを満たす点 (a, b) を図示すると下図

ただし, $b=1$, $a=b$, $b=\dfrac{1}{a}$, $b=\dfrac{1}{a^3}$ を含まない。

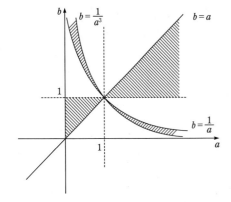

物理

解答　26年度

1

〔解答〕

[1]① 誘導起電力　② 自己誘導　③ 磁束
　　④ 相互誘導　⑤ 10

[2]⑥ $\dfrac{1}{T}$　⑦ $\dfrac{2\pi R}{T}$　⑧ $\dfrac{(2\pi)^2 MR}{T^2}$

　　⑨⑩　解答省略（大学発表の通り）

[3]⑪ 熱機関　⑫ $Q-W$　⑬ $\dfrac{W}{Q}$

　　⑭ 熱力学第2法則　⑮ 不可逆

[4]⑯ 340　⑰ ドップラー　⑱ うなり

　　⑲ 2　⑳ 0.5

〔解答のプロセス〕

⑤　$1000\text{回}:100\text{回}=100\text{V}:V_e$　∴　$V_e=10$ V

⑯　$f'=\dfrac{340}{340-2}\times 338 = 340$ Hz

2

〔解答〕

[1] $2\sqrt{\dfrac{H}{g}}$, $4\sqrt{\dfrac{H}{g}}$, $8\sqrt{\dfrac{H}{g}}$, $10\sqrt{\dfrac{H}{g}}$

[2] $\dfrac{1}{2}g$ 〔m/s^2〕, 上向き

[3] $\dfrac{1}{2}H$ 〔m〕　　[4] $\dfrac{3}{2}\rho Vg$ 〔N〕

[5]〔解答のプロセス〕に示す.

〔解答のプロセス〕

[1] $v-t$ グラフの面積＝変位に等しいから, $t=0$ からの $v-t$ グラフの面積＝H〔m〕となる時刻を求めればよい.

[2] 液中にいるのは, $0\le t\le 10\sqrt{\dfrac{H}{g}}$ の範囲では

$0\le t\le 2\sqrt{\dfrac{H}{g}}$, $4\sqrt{\dfrac{H}{g}}\le t\le 8\sqrt{\dfrac{H}{g}}$ である.

$v-t$ グラフの傾き＝加速度であるから,

求める加速度＝$\dfrac{\sqrt{gH}}{2\sqrt{\dfrac{H}{g}}}=\dfrac{1}{2}g$,

$\dfrac{1}{2}g>0$ だから向きは上向き.

[3] $2\sqrt{\dfrac{H}{g}}\le t<3\sqrt{\dfrac{H}{g}}$ では速度が正なので上向きに進み, $3\sqrt{\dfrac{H}{g}}<t\le 4\sqrt{\dfrac{H}{g}}$ では速度が負なので, 下向きに進んでいる.

したがって, $t=3\sqrt{\dfrac{H}{g}}$ のとき最高点に達する.

$2\sqrt{\dfrac{H}{g}}\le t\le 3\sqrt{\dfrac{H}{g}}$ の範囲の $v-t$ グラフの面積

＝最高点の高さだから,

$\dfrac{1}{2}\times\sqrt{gH}\times\sqrt{\dfrac{H}{g}}=\dfrac{1}{2}H$ 〔m〕

[4] 浮力の大きさ＝f とすれば, 液中では $\dfrac{1}{2}g$ の加速度を生じるので, 物体 A の質量＝ρV より

$(\rho V)\times\dfrac{1}{2}g=f-(\rho V)g$　∴　$f=\dfrac{3}{2}\rho Vg$

[5] 液体の密度を2倍にすると, 浮力が2倍になる. したがって, 液中の加速度 α は運動方程式より

$(\rho V)\alpha = 3Vg-(\rho V)g$　∴　$\alpha = 2g$

液面より上での加速度は $-g$ であるから, $v-t$ グラフの傾きは変化しない.

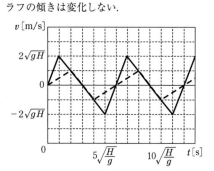

3

〔解答〕

[1] 抵抗 R に流れる電流……(サ),

　　$t=0$ で $\dfrac{V}{R}$〔A〕, $t=\infty$ で 0〔A〕

　　極板 a に蓄えられる電荷……(シ),

　　$t=0$ で 0〔C〕, $t=\infty$ で $-CV$〔C〕

　　極板 b の電位……(ス),

　　$t=0$ で V〔V〕, $t=\infty$ で V〔V〕

[2] 大きさ $\dfrac{V}{d}$〔V/m〕, 向き b→a

[3] 大きさ $\dfrac{QV}{d}$〔N〕, 向き b→a

[4] $QV\left(\dfrac{d-L}{d}\right)$〔J〕

[5] $v=\sqrt{\dfrac{2QV(d-L)}{md}}$〔m/s〕

〔解答のプロセス〕

[1]○ 抵抗 R に流れる電流は $t=0$ において, $I=\dfrac{V}{R}$, $t=\infty$ において $I=0$ となる.

R, C の充電回路では, 指数関数的に電流が変化するので(サ)

(補足) 極板 b にたくわえられる電気量を Q_b として, キルヒホッフの第2法則を適用すれば

$0=V-\dfrac{Q_b}{C}-RI$

両辺を時間 t で微分して
$$0 = \frac{1}{C} \cdot \frac{dQ_b}{dt} + R\frac{dI}{dt} \quad \cdots\cdots ①$$
電流 I が dt 時間流れると，極板 b の電気量は Idt だけ変化するから，
$$I = \frac{dQ_b}{dt} \quad \cdots\cdots ②$$
が成り立つ．
②，① より
$$0 = \frac{I}{C} + R\frac{dI}{dt}$$
$$\therefore I = -RC\frac{dI}{dt}$$
この微分方程式を解いて
$$I = I_0 e^{-\frac{t}{RC}}$$
$t=0$ で $I=\frac{V}{R}$ だから，$I = \left(\frac{V}{R}\right)e^{-\frac{t}{RC}} \quad \cdots\cdots ③$
②，③ より
$$Q_b = -CVe^{-\frac{t}{RC}} + const.$$
$t=0$ で $Q_b=0$ だから $\quad Q_b = CV\left(1 - e^{-\frac{t}{RC}}\right)$
Q_a と Q_b は符号が逆なので
$$Q_a = -CV\left(1 - e^{-\frac{t}{RC}}\right)$$
○ 極板 b と電池の正極の電位は等しい．
[2] 電場の大きさを E とすると
$$E = \frac{V}{d} \ [\text{V/m}]$$
　向きは b→a
[3] 電場から受ける力
$$F = QE = \frac{QV}{d}$$
　向きは b→a
[4] 位置 A と極板 a の間の距離 $= d-L$ だから
$$\text{仕事} = F(d-L) = QV\left(\frac{d-L}{d}\right)$$
[5] 仕事と運動エネルギーの関係より
$$\frac{1}{2}mv^2 = QV\left(\frac{d-L}{d}\right)$$
$$\therefore v = \sqrt{\frac{2QV(d-L)}{md}}$$

4
〔解答〕
[1] 音の場合（か）　光の場合（く）
[2] 音の場合（す）　光の場合（ち）
[3] 1)（ひ）　2)（み）　3)（み）　4)（ひ）　5)（ぬ）
　　6)（へ）　7)（へ）　8)（ぬ）
〔解答のプロセス〕
[1] 真空中の光速を c [m/s] とすれば，
$$\text{水中の光速} = \frac{c}{1.33} \ [\text{m/s}] \ \text{である．}$$

屈折において振動数は変化しないので
$$\lambda = \frac{v}{f} \text{ より波長 } \lambda \text{ は波の速さに比例する．}$$
また，屈折の法則は
$$\frac{\sin\theta_1}{\sin\theta_2} = \frac{v_1}{v_2}$$
したがって，音の場合は水中では波長が長くなり，屈折角が大きくなる．光の場合は水中では波長が短くなり，屈折角が小さくなる．
[2] [3] 波面と波の進む方向は直交する．
（補足）[2] のホイヘンスの原理による作図

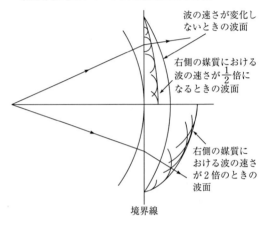

5
〔解答〕
[1] $\dfrac{RT}{V}$ [Pa]　　[2] $\dfrac{5}{3}T$ [K]　　[3] $\dfrac{5RT}{2V}$ [Pa]

[4] 0 [J]　　[5] $\dfrac{5}{3}T$ [K]　　[6] $\dfrac{5RT}{4V}$ [Pa]

〔解答のプロセス〕
[1] 気体の状態方程式　$p_A V = 1 \cdot RT$ より
$$p_A = \frac{RT}{V}$$
[2] 温度が T'，圧力が p' になったとする．内部エネルギーが保存されるので
$$\frac{3}{2}R \times T + \frac{3}{2} \times 2 \times R \times 2T = \frac{3}{2} \times 3RT'$$
$$\therefore T' = \frac{5}{3}T$$
[3] 状態方程式より
$$p' \times 2V = (\text{H2})R \times \frac{5}{3}T \quad \therefore p' = \frac{5RT}{2V}$$
[4] 真空膨張なので　仕事 $=0$
[5] [4] と熱力学第一法則より気体の温度は変化しない．
[6] 気体の物質量は $\dfrac{1}{2}$ になり，温度変化 $=0$ だから，
圧力は [3] の $\dfrac{1}{2}$ である．

化 学

解答   26年度

❶

〔解答〕

[1]分子式：H_2O, 構造式：$H-O-H$, 分子量：18.0

[2]$2H_2O \leftrightarrows H_3O^+ + OH^-$

[3]$pH = -\log_{10}[H^+]$,
　水素イオンの濃度の逆数の常用対数

[4]1.3　　[5]$0.51 \times X^3Y$〔L〕

[6](カ),
　反応式：$Sn + 2NaOH + 4H_2O$
$$\rightarrow Na_2[Sn(OH)_6] + 2H_2$$

〔出題者が求めたポイント〕
小問6題

〔解答のプロセス〕

[1]水の構造式は, 右図のように折れ線構造 $\quad H-O$
　で示してもよい。この構造の方が実体に近 $\qquad\quad |$
　い。解答欄を考慮して直線構造で示した。$\qquad\ H$

[2]$H_2O \rightleftarrows H^+ + OH^-$ と簡略に書くのが一般的であるが,「実際に存在するもの」と指示されているので, H_3O^+ で示す必要がある。

[3]対数の底は10で, 常用対数である。
$$pH = \log_{10}\frac{1}{[H^+]} \ \text{と示してもよい。}$$
10を省略して, $-\log[H^+]$ でもよい。

[4]pH＝6.0の塩酸は非常に希薄なので, 無視し,
pH＝1.0の塩酸の濃度が $\dfrac{1}{2}$ になったとして求めればよい。
$$pH = 1.0 \ \text{であるから} \ [H^+] = 1 \times 10^{-1}$$
塩酸の濃度は, 0.10 mol/L。これが $\dfrac{1}{2}$ になるので,
0.050 mol/L になる。
$$[H^+] = 5.0 \times 10^{-2}$$
$$\therefore \ \ pH = -\log 5.0 \times 10^{-2} = 2 - \log 5.0$$
ここで, $\log 5.0 = \log\dfrac{10}{2} = 1 - \log 2 = 1 - 0.30 = 0.70$
したがって, $pH = 2 - 0.70 = 1.3$

[5]ドライアイスの物質量は,
$$\frac{X^3Y}{44}\text{〔mol〕}$$
したがって, 標準状態における体積は,
$$\frac{X^3Y}{44} \times 22.4 = 0.509X^3Y = 0.51 \times X^3Y \text{〔L〕}$$

[6](カ)$Sn \rightarrow Sn^{4+} + 4e^-$, $\ 2H_2O + 2e^- \rightarrow H_2 + 2OH^-$
　$Sn^{4+} + 4OH^- \rightarrow Sn(OH)_4$,
　$Sn(OH)_4 + 2OH^- \rightarrow [Sn(OH)_6]^{2-}$
と段階を踏んで考える。
以上の式をまとめる（e^-を消去する）と,
$$Sn + 2NaOH + 4H_2O \rightarrow Na_2[Sn(OH)_6] + 2H_2$$

❷

〔解答〕

[1](ア), (エ), (ク)　　　[2](エ)

〔出題者が求めたポイント〕
キサントプロテイン反応, 反応名

〔解答のプロセス〕

　該当する物質は, タンパク質, ベンゼン環をもつアミノ酸, ベンゼン環をもつ物質のいずれかである。

(ア)酵素はタンパク質から成る。

(エ)ベンゼン環をもつアミノ酸

(ク)ヘモグロビンはグロビンというタンパク質を含む。
　なお, (キ)ペニシリンは, いろいろな種類があり, ベンゼン環をもつのはキサントプロテイン反応が起こるが, ベンゼン環をもたないものもあるので, 除いてある。

(ク)ヘモグロビンはヘムという色素があり, 黄色い沈殿が明瞭でないと思われるが, 解答に含めてある。

[2]
$$\bigcirc + HNO_3 \longrightarrow \bigcirc^{NO_2} + H_2O$$

ニトロ化反応は置換反応の1つである。

❸

〔解答〕

[1]一定温度に保った密閉容器に液体を入れ放置すると, 蒸発速度と凝縮速度が等しくなり, 一定の蒸気圧を示すようになる。この状態を気液平衡という。

[2]固体

[3]固体, 液体及び気体の三つの状態が共存する平衡状態である。

[4]1)(a)オ　　(b)ア　　(c)エ
　2)i)(a)ア　　(b)ア　　(c)エ
　　ii)(a)ア　　(b)イ　　(c)ア

〔出題者が求めたポイント〕
水の三態変化, 水の状態図, 気液平衡

〔解答のプロセス〕

[1]蒸発速度と凝縮速度が等しいということに触れる必要がある。

[2]横軸に平行に1本の線を引いて, 温度が高くなるにつれて, 固体→液体→気体, と変化することを理解していれば分かる。

[3]三重点という。圧力 6.078×10^2 Pa, 温度 0.01℃の状態である。

[4]1)(a) 固体→液体の変化。状態図を見ると, ⅠとⅡの境界線が圧力とともに左斜め方向に傾いていることがわかる。これは, 圧力が高くなるにつれ,

融点が下がることを示している。だから氷が融けるのである。

(b)圧力がなくなれば，融点が上がり，再び氷になる。

(c)状態が把握しにくいが，油が高温なので，液体→気体と変化したと考えられる。

2)(a)A 点を左から右へ

(b)A 点を右から左へ

(c)D 点を左から右へ，となる。

4
〔解答〕

[1]タンパク質

[2]②名称：カルボキシ基　構造：$-\overset{\overset{O}{\parallel}}{C}-O-H$

③名称：アミノ基　構造：$-\overset{\overset{H}{\mid}}{N}-H$

[3]酸

[4]名称：デオキシリボ核酸　略称：DNA

[5]$RCH(NH_2)COOH + H^+ \rightarrow RCH(\overset{+}{NH_3})COOH$

または，$RCH(\overset{+}{NH_3})COO^- + H^+$

$\rightarrow RCH(\overset{+}{NH_3})COOH$

[6]S

〔出題者が求めたポイント〕

アミノ酸，タンパク質，DNA

〔解答のプロセス〕

[1]α－アミノ酸が縮合重合反応するとポリペプチドが生じる。これがタンパク質である。

[2]②カルボキシル基としてもよい。

[5]アミノ酸は通常双性イオンの状態で存在するので，解答に示した 2 つ目の反応式の方が妥当であろう。指示されていないので 1 つ目の反応式でもよい。

[6]DNA は，ペントース(五炭糖)，リン酸，N を含む複素環の塩基から成っている。

構成元素は，C，H，O，N，P である。

5
〔解答〕

[1]1)塩はイオン性物質であるが，分子はいくつかの原子が共有結合で結びついた粒子である。

2)キ　3)エ，ケ，コ，サ，ス，セ

4)物質名：アデノシン三リン酸　略称：ATP

分子式：$C_{10}H_{16}N_5O_{13}P_3$

[2]6.6 kg　[3]1)カ　2)61 g

〔出題者が求めたポイント〕

ATP，分子と塩，化学結合，好気呼吸

〔解答のプロセス〕

[1]1)塩は陽イオンと陰イオンから成るイオン性物質である。分子は He や Ar などの単原子分子を除き，

原子どうしが共有結合で結ばれた粒子である。

2)ヌクレオシドは，塩基と糖が結合した物質で，ヌクレオチドは，ヌクレオシドの糖部にリン酸が結合した物質である。

ATP は，アデノシンに 3 分子のリン酸が結合したヌクレオチドである。

3)飽和結合は，単結合のことで，不飽和結合は，二重結合($\diagdown C = C \diagup$)や三重結合($-C \equiv C-$)のことである。

[2]ヒトの脳には，ATP が 3 mmol/L 存在すると示されているので，1.5 L の脳には，

1.5×3＝4.5 mmol の ATP が存在する。

これは，30 秒で消費される量である。この質量は，ATP の分子量を 507 として，

$4.5 \times 10^{-3} \times 507 = 2.28$ g

1 日では，

$\dfrac{24 \times 60 \times 60}{30} \times 2.28 = 6.566 \times 10^3$ g $\fallingdotseq 6.6$ kg

[3]好気呼吸は酸素を必要とする細胞呼吸で，酸素を使って種々の有機物を完全に無機物に酸化分解する。

1) グルコースの完全燃焼である。

2) 1 日に，6.57×10^3 g の ATP が合成されるので，

$\dfrac{6.57 \times 10^3}{507} = 12.95$ mol

このとき消費されるグルコースの物質量は，

$x : 12.95 = 1 : 38$　　$x = 0.34$ mol

∴　$0.34 \times 180 = 61.3 \fallingdotseq 61$ g

生 物

解 答   26年度

1
〔解答〕
〔1〕①二次　②能動
〔2〕(ア)
〔3〕

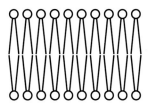

〔4〕(ア)・(イ)・(オ)
〔5〕α―ヘリックス部分のアミノ酸は，細胞膜のリン脂質の疎水性部分が存在するので，側鎖は親和性を持たせるため非極性を有していると考えられる。
〔6〕$2.3×10^5$
〔7〕
　1）Na^+濃度が増加し，K^+濃度が減少する。
　2）K^+濃度は変わらない。
　3）Na^+濃度が増加し，K^+濃度は減少する。

〔出題者が求めたポイント〕
ナトリウムポンプに関する問題である。
〔1〕タンパク質の構造，細胞膜の性質に関する基本的な問題である。
〔2〕ナトリウムポンプは，Na^+を細胞外に出し，K^+を細胞内に取り込む。
〔3〕疎水性の部分を内側に向けて，二層のリン脂質が並んでいる。流動モザイクモデルを念頭に描けば良いが，問題文にタンパク質は描かなくて良いとあるので注意する。
〔4〕脂質に溶けやすい物質などは，チャネルを通らなくても単純拡散で通ることができる。
〔5〕らせん構造をとっている部分が細胞膜を貫通しているところであり，この部分は細胞膜のリン脂質の疎水性の部分が存在することから，この膜タンパク質のらせん構造をしている部分では，それに対応する疎水性（非極性）アミノ酸が存在している。
〔6〕問題文で与えられている内容を正しく理解することが大切である。
赤血球数10^{10}，タンパク質全量 5mg，割合2.3%，分子量30000，
$$\frac{(5×10^{-3})×(2.3×10^{-2})×(6×10^{23})}{10^{10}×(3×10^4)}$$
〔7〕ナトリウムポンプは，細胞内にあるATPを分解したエネルギーを用いることが図1から分かる。ここでは細胞の内外が逆転していることに注意する必要がある。
1）緩衝液中のATPを用いて，ナトリウムポンプがはたらく。
2）ナトリウムポンプは，問題文にある通り，Na^+が結合することによりATPアーゼが活性化するので，この場合は，ナトリウムポンプははたらかない。
3）ランダムであることをほぼ1:1の割合で向きがあると考えると，Na^+とK^+の輸送が両方の向きで同じ割合で起こることになるが，ATPが緩衝液にしかないので，1)と同じ結果になる。

2
〔解答〕
〔1〕①緑藻類　②維管束　③造精器　④造卵器　⑤子房
〔2〕(あ)・(い)
〔3〕クロロフィルa，クロロフィルb
〔4〕乾燥に耐えることが出来る。根や仮根で地面に付き，吸水できる。
〔5〕(ア)花粉管(花粉)　(イ)胚のう
〔6〕花粉四分子，胚のう細胞
〔7〕1）Aa
　2）モチ=25%，ウルチ=75%
　3）AAA=25%　AAa=25%　Aaa=25%
　　aaa=25%
　4）Aa 100%
〔8〕1）子葉　2）(え)・(か)・(さ)

〔出題者が求めたポイント〕
植物の系統，生活環に関する問題である。
〔2〕緑藻類に属するものを選ぶ。コンブ，ワカメは褐藻類，テングサは紅藻類である。
〔3〕クロロフィルaとbを持っている。
〔4〕コケ，シダ，種子植物に共通する点というところに注意する。
〔5〕〔6〕生活環は減数分裂と受精が行われる部分に着目して理解する。
〔7〕2），3）F_1(Aa)の自家受精によって生ずるF_2の胚乳の遺伝子型は，AAA, AAa, Aaa, aaa である。
　4）F_2種子の籾殻の細胞は，すべてF_1の細胞でできている。
〔8〕有胚乳種子と無胚乳種子に関する問題である。
　1）無胚乳種子の栄養は子葉に蓄えられる。

3
〔解答〕
〔1〕(ウ)
〔2〕1）①1.00　②1.56(1.75)　③1.56(1.75)　④1.00
　　⑤1.00　2）(ウ)
〔3〕1）(ウ)　2）(オ)　3）半保存的複製　4）(オ)
　5）大学発表により削除
〔4〕1）①P　②E　2）変異前=E　変異後=V
　3）AA=0.64　Aa=0.32

4) マラリアに対する抵抗性があり、自然選択で有利となる。

〔出題者が求めたポイント〕
〔1〕精子のDNA量は、体細胞の半分である。
〔2〕1)「シャルガフの規則で、A＝T、C＝Gより、
① A/T＝1.00 ② A/C＝A/G＝1.56 ③ T/G＝T/C＝1.75 ④ C/G＝1.00 ⑤ A＋G/T＋C＝A＋G/A＋G＝1.00と計算できる。
　　しかし、与えられたA/G＝1.56、T/C＝1.75から考えるとA＝1.56G、T＝1.75Cとなりシャルガフの規則から考えると合わなくなってしまう。そのため、例えば①はA/G＝1.56よりA＝T＝1.56G、T/C＝1.75よりT＝A＝1.75C＝1.75Gと考えることができるので、A/T＝1/1の他に、1.56/1.75≒0.89や1.75/1.56≒1.12と考えることもできる。④も同じ数値、③は1.56と1.75 ⑤は0.93や1.07などと考えることもできる。
〔3〕DNAの半保存的複製に関する頻出事項の問題である。
〔4〕タンパク質合成に関する問題である。鎌状赤血球貧血症に関しては、この問題のようにマラリアとの関わりでもよく扱われる。
1) 示された塩基配列は、転写されたDNA鎖と対になった鎖である。そのため、この鎖のTをUに変えたものが翻訳されたmRNA鎖となる。
2) 示された鎌状赤血球貧血症塩基配列の1文字目は、正常塩基配列の3文字目に対応している。そのため、6文字目がAからTに変わっていることが分かる。mRNAで、GAGからGUGに変わっている。
3) A、aの遺伝子頻度をそれぞれp、qとすると、AAの割合はp^2、Aaの割合は2pq、aaの割合はq^2である。aaの割合が$\frac{4}{100}$であることから、q=0.2となる。このことより、p=0.8、AAは0.64、Aaは0.32となる。
4) 鎌状赤血球中ではマラリア原虫が生きていけないためマラリアに抵抗性をもつことが知られている。本来はそれぞれの頻度に対応する死亡者の割合になるはずである。

〔出題者が求めたポイント〕
〔1〕原核生物は、細菌やラン藻類（シアノバクテリア）が相当する。
〔2〕原核生物と真核生物の遺伝子発現に関する問題である。その特徴に関する内容は、頻出である。ジャコブとモノーはオペロン説の提唱者、ニーレンバーグはタンパク質合成のしくみを明らかにした。
〔3〕ES細胞やiPS細胞に関しては特徴などがよく出題される。
〔4〕好気呼吸との比較をしながら述べると良い。

4

〔解答〕
〔1〕(ア)・(イ)・(エ)・(キ)
〔2〕(エ)・(カ)
〔3〕(ア)A　(イ)○　(ウ)B　(エ)○　(オ)B
〔4〕嫌気呼吸は、酸素を用いずにグルコースなどを分解してエネルギーを得るはたらきで、代表的なものに酵母菌のアルコール発酵や乳酸菌の乳酸発酵、それと同じ反応で起こる筋肉における解糖がある。ピルビン酸になるまでは好気呼吸の解糖系と共通であり、1分子のグルコースあたり2分子のATPをつくる。

平成25年度

問　題　と　解　答

平成25年度

英　語

問題 25年度

1 以下の [A] 及び [B] は、それぞれニューカレドニアカラスに対して行った実験である。それぞれの英文を読み、問題に答えなさい。

[A]

　　The New Caledonian crow is one of the few birds that searches for food with twigs, a form of tool use. Now, three English researchers have discovered that one such crow, a captive female, has gone a step further. To obtain out-of-reach food, the crow repeatedly took a piece of straight wire and bent it to create a hook. New Caledonian crows living in the wild do create hooked tools from twigs or small branches, but this captured crow did something very different. "To our knowledge, there are no confirmed reports of any animal making a hook out of unnatural material, such as wire, to solve a new problem," said one of the researchers. "The surprising thing about our crow is that, faced with a new problem, she worked out a new solution by herself," he continued. "In the wild, New Caledonian crows make hooks by working on twigs, but they live in social groups and follow age-old techniques in response to problems that the species may have been exposed to for thousands of years."

　　The crow, named Betty, was caught as a young bird in Yaté, New Caledonia, in March 2000. Since then, she has shared a large indoor room and a small outdoor birdcage with a male crow, Abel (Abel spent ten years in a New Caledonia zoo). An opening leads from the indoor room to a testing area. (a)Betty's toolmaking abilities were discovered by accident during an experiment in which she and Abel had to choose between a hooked and a straight wire for retrieving small pieces of their favorite food. When Abel took the hooked wire, Betty bent the straight wire into a hook and used the tool to remove the piece of meat from a test tube. This experiment was the first time the crows had been given a wire.

　　The researchers then designed (b)a new experiment to test Betty's surprising behavior systematically. They placed one straight piece of wire on top of the tube and waited for either crow to try retrieving the food. In her ten successful tries, Betty bent the wire into a hook nine times. Abel retrieved the food once, without bending the wire. Betty almost always tried to get the food with the straight wire first. She then made hooks of varying shapes by sticking one end of the wire under some sticky tape, or by holding it in her feet, while pulling the other end with her beak.

　　The researchers say that Betty's creation of hooks cannot be explained as random or unplanned behavior that has been strengthened through successful use. And since she had no other crows to model, no training with flexible objects, and very limited experience with wire before the experiment, they see her actions as (A). "To solve a new problem, she did something she had never done before," said one of the researchers. "Naturally, she must have used skills she acquired doing other tasks in the past, but she showed the ability to solve a new problem in a creative way by using her experience. Betty's accomplishment—modifying objects with intention into tools without earlier experience—is almost unknown in the animal world."

〔1〕下線部(a)を日本語に訳しなさい。

〔2〕下線部(b)の具体的な内容と、その結果を述べなさい。

〔3〕空所(A)に入る最も適切な英語を、選択肢から選び、記号で答えなさい。

(ア) creative and systematic
(イ) wild and essential
(ウ) critical and scientific
(エ) potential and surprising
(オ) unique and purposeful

[B]

　　New Caledonian crows are known for their intelligent and creative use of tools, such as twigs, which they use to fish nutritious insects out of holes and cracks. In (a)this study, psychologists examined the recognition skills of the famously clever New Caledonian crows. Scientists captured ten wild birds and placed them in large cages in order to record their behavior in response to mirrors.

　　(b)カラスは皆、あたかも別のカラスを見ているかのように、鏡に映った自分の姿に反応した; the birds made rapid head movements, raised their tails and even attacked the reflection. The head researcher said (c)the crows' strong reaction to their mirror image "was not surprising." He explained that an animal usually has frequent exposure to mirrors before it begins to display an understanding that the image it is seeing is itself. When the crows moved away from the mirror and lost sight of their reflection, they frequently searched behind the mirror to locate the "other" bird. The researchers point out that similar reactions have been recorded in primate infants and two-year-old children. (d)The second part of the experiment, though, showed some surprising findings. The scientists designed a task to test whether the crows could use mirrors to locate pieces of meat that were hidden from direct view. They placed a mirror on the ground and a perch* above that mirror. Then, they hung the meat underneath the perch so that the crows would see the reflection of the meat in the mirror.

　　These tested crows appeared to understand how the meat's reflection was related to its location. "We were amazed at how quickly the crows learned to use a mirror reflection to locate hidden food. Usually, it takes longer for an animal to start using the characteristics of mirrors to find otherwise unseeable objects," the researchers said. Some of the crows were more skillful than others. One of the researchers suggested that the difference in ability proved that they were not using their sense of smell to find the food. Importantly, the best crow was not able to find the food when the mirror was turned over, thus removing the reflection. This showed that the crows were probably solving the problem by relying only on the visual information available in the mirror. The results put the birds in an elite group of species—which includes primates and elephants—known to be able to process mirror information.

　　Previous studies have shown that African grey parrots, great apes, dolphins, monkeys and Asian elephants all share the ability to process mirror information. (　A　) they say the New Caledonian crows are unique in the group (　B　) they are wild animals. According the researchers, the other tested animals are usually kept in environments such as a zoo or an aquarium. (C) it is difficult to know how much of their problem solving skill comes from their experience and training with humans and how much would develop naturally in the wild.

注) perch* 止まり木

〔1〕 下線部 (a) を具体的に説明しなさい。

〔2〕 下線部 (b) の日本語を英語に訳しなさい。

〔3〕 下線部 (c) に関して、研究者がこのように述べた理由を答えなさい。

〔4〕 下線部 (d) が示す内容を 2 つあげなさい。

〔5〕 空所 (A) 〜 (C) に入る最も適切な英語を、選択肢から選び、記号で答えなさい。
　　　（文頭にくるものも、すべて小文字で表記してある。）

　　　(ア) because　　　　(イ) besides　　　　(ウ) but　　　　(エ) therefore
　　　(オ) unless　　　　　(カ) while

〔6〕 [A] 及び [B] の両方の内容を基に、最も適切なものを選択肢から 1 つ選び、記号で答えなさい。

　　　(ア) 野生で集団生活をするニューカレドニアカラスの方が、捕獲されたものよりも、様々な道具を使いこなすことができる。
　　　(イ) 野生のニューカレドニアカラスとしての能力を発揮できる状況は、限られている。
　　　(ウ) ニューカレドニアカラスは、小枝や鏡など道具を使った遊びを通して、知性を高めている。
　　　(エ) ニューカレドニアカラスは、ある状況下での経験を、環境に適応するために短期間で工夫する能力がある。
　　　(オ) ニューカレドニアカラスは、道具を工夫して使うことにおいて、鳥類カラス科の中では、知性が高く、エリートである。

2　次の英文を読み、問題に答えなさい。

　Half of all plant-based medicines are derived from plants in tropical rain forests around the world. In fact, 70% of medicines for cancer come from rain forest plants. Aspirin and many other drugs come from rain forest plants, too. These plants are valuable in that they are composed of unique chemicals that have been synthesized (A) millions of years. The wide diversity of plant species found in rain forests provides scientists a great resource for many new medicines. However, scientists have tested only one percent of rain forest plants.

　How are plants in the rain forest used to make drugs? When a plant with possibilities is discovered in the rain forest, it is harvested and then analyzed for its chemical structure. Chemical compounds are extracted from the plant and broken (B) into components that are scientifically investigated (C) their potential use. Chemists compare the molecules in the tropical plant compound to the molecular structure of other known chemicals. The plant molecules may be altered to produce the required effect.

　Even if the plant molecules have potential as a drug, the plants might not be available (D) quantities sufficient to produce enough of the necessary chemicals to make a medicine. Or, in some cases, there is enough of a particular compound, but it has some toxic side effects. In such cases, drug development companies are using synthetic support to further examine the chemicals they need from the rain forest plant. The natural product from the rain forest plant is used as a model and then modified to reduce toxicity and/or improve the potency of the compound. (E) a result of this process, new chemicals can be developed to be used as a medicine.

　The process of getting a plant from the rain forest to the market as a safe and effective drug is long and costly. It could cost a company more than $800 million and take as many as 12 years to produce a successful drug. For every 10,000 to 20,000 tropical plant compounds discovered and tested, only one is approved and makes it to the market.

〔1〕空所(A)〜(E)に入る最も適切な英語を選択肢から選び、記号で答えなさい。但し、同じ選択肢を重複して使用してはならない。
　　（文頭にくるものも、すべて小文字で表記してある。）

(ア) as	(イ) at	(ウ) down	(エ) for	(オ) from
(カ) in	(キ) of	(ク) on	(ケ) over	(コ) to

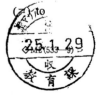

〔2〕本文と内容が合致するものを、選択肢から２つ選び記号で答えなさい。

(ア) Rain forests are precious because ingredients from tropical plants may have medicinal value.

(イ) Only one percent of tropical plants have the potential to be produced as a medicine for treating cancer.

(ウ) The key to producing a new medicine from a tropical plant is that some chemicals in the plant should cause toxic side effects.

(エ) One of the conditions is that the amount available of the plants has to be large enough to produce a new medicine.

(オ) Each plant-based drug may contain 10,000 to 20,000 chemical components which are carefully examined by scientists.

---

3 次の〔1〕～〔5〕には、それぞれ１箇所間違いがある。間違いのある箇所を記号で答えなさい。

〔1〕 The causes of (a)most of the (b)phenomena that we had to consider carefully (c)are required (d)more investigation.

〔2〕 The important fact we (a)should know (b)is that chlorine (Cl) is (c)harmful, not the substances (d)which it reacts.

〔3〕 The university (a)where you are going to study from now on (b)is locating in the city (c)which is famous for its beautiful (d)landscapes.

〔4〕 (a)Get more exercise (b)appears to (c)be the best way (d)to lose weight.

〔5〕 (a)Taking a walk along a hillside, I found (b)it (c)covering with beautiful flowers that I (d)had never seen before.

4 次の英文の(　)に入る最も適切なものを枠内から選び、必要があれば正しい形に直して書きなさい。

[1] We spent the afternoon (　　) an old castle.

[2] When we discussed how much our wedding was going to cost, it eventually (　　) over 1 million yen.

[3] Students can wear what they like now. The principal of the school has (　　) the school uniform.

[4] I gave her a present to (　　) all the trouble I had caused.

[5] How could I have (　　) such an obvious trick? I'm not usually taken in like that.

add up to	give away to
catch up with	look around
do away with	make up for
fall back	stand for
fall for	turn around

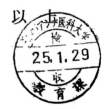

数 学

問題

1 e を自然対数の底，b を実数として，数列 $\{a_n\}$ ($n=1, 2, 3, \cdots$) が条件(1)および(2)を満たしているとき，設問 [1] および [2] に答えなさい。

$$a_1 = \frac{e - e^2 + b}{1 - e} \quad (1)$$

$$a_{n+1} = e a_n + b \quad (2)$$

[1] $b = 11$ のとき，a_n を n の式で表すと，

$a_n = \boxed{①}$ となる。

また，

$\displaystyle\sum_{k=1}^{n} \log_e \left(a_k + \frac{11}{e-1} \right) = \boxed{②}$ となる。

[2] $b = e^{11}$ のとき，$\displaystyle\sum_{k=1}^{n} a_k$ の値は $n = \boxed{③}$ のとき最小となる。

2 負の実数 a, b は，u についての2次方程式 $u^2 - su + t = 0$ の解で，$a^3 + b^3 - 2ab = -4$ を満たしている。このとき，設問 [1]〜[3] に答えなさい。

[1] $a + b$, ab および $a^3 + b^3 - 2ab$ を s, t を用いて表すと，

$a + b = \boxed{①}$, $ab = \boxed{②}$, $a^3 + b^3 - 2ab = \boxed{③}$

となる。

[2] 以下の s, t に対する記述（イ），（ロ），（ハ）のうち正しいものを選び，その記号を解答欄に記入しなさい。

(イ) s, t は $s > 0$, $t > 0$, $s^2 - 4t \geqq 0$ を満たしている。
(ロ) s, t は $s < 0$, $t > 0$, $s^2 \geqq 4t$ を満たしている。
(ハ) s, t は $s < 0$, $t > 0$, $s^2 < 4t$ を満たしている。

[3] $a + b$ のとりうる値の範囲を求めなさい。

3 Oを中心とする半径1の円周上に相異なる3点 A, B, C がある。$\vec{OA}=\vec{a}$, $\vec{OB}=\vec{b}$, $\vec{OC}=\vec{c}$ とおき, $\vec{a}+\vec{b}+\vec{c}\neq\vec{0}$ とする。線分 AB, BC, CA の中点を, それぞれ P, Q, R とし, $\vec{OP}=\vec{p}$, $\vec{OQ}=\vec{q}$, $\vec{OR}=\vec{r}$ とおく。

このとき, 以下の ① ～ ⑥ について適切な値を, イ には適切な式を解答欄に答えなさい。また, ア , ウ には下部の選択肢からもっともふさわしいものを選択して, 解答欄に記入しなさい。

ベクトル $\vec{d}=\dfrac{1}{2}(\vec{a}+\vec{b}+\vec{c})$ とすると,
$$|\vec{d}-\vec{p}|=|\vec{d}-\vec{q}|=|\vec{d}-\vec{r}|=\boxed{①}$$
となり, $\vec{OD}=\vec{d}$ によって定まる点 D は△PQR の ア となることがわかる。

いま, 線分 AB の長さを1, 線分 AC の長さを $\sqrt{3}$ とし, $\vec{a},\vec{b},\vec{c}$ は, どの2つも平行ではないとする。このとき, 線分 BC の長さは ② であり, $\vec{a}\cdot\vec{c}=$ ③ である。また, $\vec{b}$ を $\vec{a}$ と $\vec{c}$ で表すと, $\vec{b}=$ イ となる。

また, △PQR について, ∠QPR の二等分線と辺 QR の交点を S とおき, $\vec{PS}$ を $\vec{a}$ と $\vec{c}$ で表すと,
$$\vec{PS}=\boxed{④}\vec{a}+\boxed{⑤}\vec{c}$$
とかける。同様にして, ∠PQR の二等分線と辺 PR の交点を T とおく。線分 PS と線分 QT の交点を U とおくと, U は△PQR の ウ となり,
$$\vec{OU}=\boxed{⑥}\vec{b}$$
となることがわかる。

```
-------- 選択肢 --------
   重心,   内心,   外心
------------------------
```

4 以下の命題が真であれば証明し, 偽であれば反例をあげて偽であることを説明しなさい。

〔1〕p を, 4で割ると3余る素数とする。このとき, $2p+1$ は3の倍数であるか, または素数である。

〔2〕行列 $A=\begin{pmatrix} a & b \\ c & d \end{pmatrix}$ の成分と, A の逆行列 A^{-1} の成分がすべて整数であるとする。

このとき, $|ad-bc|=1$ である。

以上

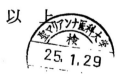

物　理

問題　　　　25年度

以下の各問題の解答はすべて解答欄に記入し、$\boxed{2}$、$\boxed{4}$ は解答の過程も示しなさい。

$\boxed{1}$ 以下の文章の（　①　）から（　⑳　）に適切な語句、数値または式を入れなさい。

〔1〕　質量をもつ物体の間には常に引力がはたらく。これを（　①　）の法則という。質量 M の地球と、地表上の質量 m の物体との間にはたらく（　①　）の大きさは、地球の半径を R、（　①　）定数を G とすると（　②　）と書ける。地表での重力加速度を g とすると、地表の近くでは質量 m の物体にはたらく重力は（　③　）と書けるので、地球の質量 M を G、R、g で表すと（　④　）となる。$R = 6.4 \times 10^6$ m、$g = 9.8$ m/s^2、$G = 6.7 \times 10^{-11}$ N・m^2/kg^2 とすると、$M = $（　⑤　）kg となる。

〔2〕　音（音波）は、空気などの（　⑥　）中を進行方向に粗密を繰り返しながら伝わるので粗密波、または（　⑦　）波と呼ばれる。空気中の音速を 340 m/s とすると、2000 Hz の音波（正弦波）の空気中の密の部分の繰り返し間隔は、（　⑧　）cm である。楽器の違いや「あ」や「い」などの母音の違いを聞き分けられるのは、（　⑨　）が異なるからである。また、人が相手の位置を把握できるのは、左右の耳の位置が会話の音声の波長程度に離れていることで、左右の耳に音声が到達する時刻がわずかに異なるからである。このように位置や時刻によって波の変位が異なることを（　⑩　）が異なるという。

〔3〕　コイルに流れる電流の変化によって、コイルを貫く磁束が変化してそのコイル自身に起電力が誘起される。この現象を（　⑪　）という。この起電力は電流の変化する速さに比例し、この比例定数を（　⑫　）と呼ぶ。（　⑫　）の単位は（　⑬　）と呼ばれ、コイルの断面積を大きくすると（　⑫　）は（　⑭　）くなる。（　⑫　）が 0.2（　⑬　）のコイルに 0.1 A の電流が流れるとき、コイルに蓄えられるエネルギーは（　⑮　）J である。

〔4〕　異なる温度の物体を接触させておくと、やがて両者の温度は等しくなる。等しい温度になったとき、物理の用語では「両者は（　⑯　）の状態にある」という。この状態になるためには両者の間で何かが受け渡されていることになる。この受け渡されるものを（　⑰　）と呼んでおり、その量を（　⑱　）と呼ぶ。ある物体の温度を 1 K だけ上昇させる（　⑱　）のことをその物体の（　⑲　）といい、1 種類の物質でできている物体 1 g あたりの（　⑲　）はその物質の（　⑳　）と呼ばれる量である。

2 ヒトの腕の質量を計測する方法を考える。簡単のために図1(a)のような一部が欠けた直方体の胴体に、2本の角錐台の腕が接続されているヒト型剛体模型を考える。2本の腕はまったく同じものとする。腕は軸Sを中心としてxz平面上でのみ動かせる。図1(b)のように両腕をx軸に平行に固定し、模型が静止した状態でくさびBを支点として、くさびBと平行な辺Aに作用する重力を計測すると、計測値は$w_b \times 9.8$ [N]であった。模型全体の質量をM [kg]、腕1本の質量をm [kg]とし、図1(b)のように、胴体の長さをL [m]、腕の長さをℓ [m]（ただし$\ell < L$）、辺Aと軸Sとの距離をr [m]とする。重力加速度を9.8 m/s^{2}として以下の各問に答えなさい。ただし、〔1〕から〔4〕までは、腕の重心は、図1(b)の状態で軸Sからx軸方向に0.5ℓの位置にあるとする。

〔1〕 図1(b)の状態で、くさびBに作用する重力の大きさを求めなさい。

〔2〕 図1(b)の状態で、くさびBから模型全体の重心の位置までのx軸方向の距離を、与えられた変数を用いて表しなさい。

〔3〕 くさびBから胴体の重心の位置までのx軸方向の距離を、与えられた変数を用いて表しなさい。

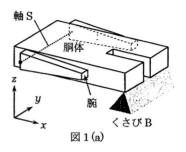

図1(a)

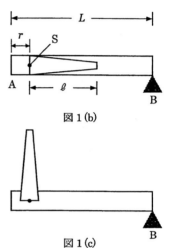

図1(b)

図1(c)

次に、図1(c)のように両腕をz軸に平行に固定した。模型が静止した状態でAに作用する重力を計測すると、計測値は$w_c \times 9.8$ [N]であった。

〔4〕 腕1本の質量mを与えられた変数を用いて表しなさい。また、$w_b = 30.2$ kg、$w_c = 31.1$ kg、$M = 65.0$ kg、$L = 1.65$ m、$\ell = 0.75$ mとして、腕1本の質量を求めなさい。

〔5〕 実際に腕1本の質量を計測したら2.20 kgであった。図1(b)の状態で、腕の重心位置から軸Sまでのx軸方向の距離はℓの何倍かを求めなさい。

3 以下の文章の（ ① ）から（ ⑮ ）に適切な式を入れなさい。

図2(a)に示される回路において、電池Vの起電力をV [V]、間隔d [m]の極板A、Bからなる平行板コンデンサーCの静電容量をC [F]とする。まずスイッチSを閉じて電流を流し、十分時間がたってからSを開いた。以後Sは開いた状態とし、接地面の電位を0 Vとする。また、A、Bの面積は十分大きく、AB間につくられる電場（電界）は一様であ

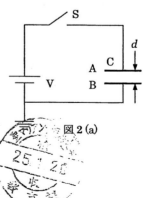

図2(a)

り、空気中の比誘電率を1とする。このときAB間の電場（電界）の大きさは（ ① ）[V/m]、静電エネルギーは（ ② ）[J]であり、Aにたまる電気量（電荷）は（ ③ ）[C]である。

AとBとの間隔をd[m]から$3d$[m]にした。このときCの静電容量は（ ④ ）[F]であり、AB間の電場（電界）の大きさは（ ⑤ ）[V/m]、静電エネルギーは（ ⑥ ）[J]、Aの電位は（ ⑦ ）[V]である。

次に図2(b)に示されるように、$3d$[m]の極板間隔のまま、電気量（電荷）の蓄えられていない絶縁された厚さd[m]の導体板をAB間の中央に、両極板に触れないように挿入した。このときCの静電容量は（ ⑧ ）[F]、Aと導体間との電場（電界）の大きさは（ ⑨ ）[V/m]、AB間の静電エネルギーは（ ⑩ ）[J]、Aの電位は（ ⑪ ）[V]である。

導体板を抜き、図2(c)に示されるように比誘電率ε_rの誘電体をAB間にすきまなく挿入した。このときCの静電容量は（ ⑫ ）[F]、誘電体中の電界（電場）の大きさは（ ⑬ ）[V/m]、AB間の静電エネルギーは（ ⑭ ）[J]、Aの電位は（ ⑮ ）[V]である。

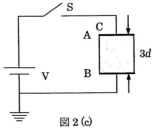

図2(b)

図2(c)

4 水平の台があり、その台上中央に直径3.0 cmの赤色の印が貼り付けてある。屈折率n_1、底の厚さh_1[cm]の透明ガラス板でできた水槽を印が底面の中央になるように置いた。$h_1 < 50$とし、空気の屈折率を1.0として、以下の各問に答えなさい。ただし、角度θが十分小さいとき $\sin\theta \fallingdotseq \tan\theta$ という近似を用いてよい。

〔1〕 光の屈折の定義を、図を描いて示しなさい。

〔2〕 幾何学的に定義された屈折率は、速さや波長の比でも表せる。このことから光の屈折という現象は、光のどのような性質によって起こるのか説明しなさい。

〔3〕 印の真上50 cmから、印を観察すると、見かけの距離はいくらか。作図して求めなさい。

次に、水槽に水（屈折率n_2）を深さがh_2[cm]になるまで満たした。ただし$h_1 + h_2 < 50$とする。

〔4〕 印の真上50 cmから見ると、水面から印までの見かけの距離はいくらか。

5 以下の文章の（ ① ）から（ ⑩ ）に適切な式または数値を入れなさい。

単原子分子理想気体が図3のように一辺の長さ L [m] の立方体に閉じこめられている。この理想気体分子のうち、壁Aに垂直に向かう速さ v [m/s] をもつ1個の分子Mを考え、このMが壁Aに完全弾性衝突したとする。Mの質量を m [kg] としたとき、Mの衝突前後の運動量の変化の大きさは（ ① ）[kg・m/s] である。Mはその後、壁Aと平行な壁Bに向かい、壁Bと完全弾性衝突後にふたたび壁Aへ向かうという往復運動を行う。Mが壁Aと衝突する回数は毎秒（ ② ）回となるため、Mが壁Aから1秒あたりに受ける運動量の変化の大きさは（ ③ ）[kg・m/s²] である。

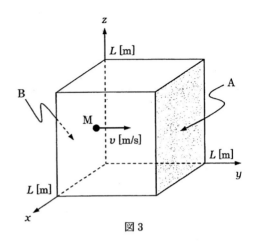

図3

実際の分子の速度ベクトルは大きさも方向もさまざまだが、方向によって条件は変わらないので、各壁に対して垂直な速度成分を考えれば、衝突する壁による分子の運動量の変化のしかたに違いはない。そのため立方体中の全分子の運動量の変化は、全分子の（ ④ ）ずつがそれぞれの速さで図3の x, y, z の各軸に平行に運動している場合に等しい。

さて、立方体中の分子の総数 N をきわめて大きな数とすると、これらの分子が壁Aに1秒あたりに衝突する回数はほとんど変動せず一定であると考えられる。そのため、各分子の速さの2乗を平均したものを $\overline{v^2}$ [m²/s²] とすると、壁Aが1秒あたりに分子に与える運動量の変化の総和の大きさは（ ⑤ ）[kg・m/s²] となる。

単位時間あたりに物体が受ける運動量の変化は物体の受ける外力に等しいため、壁Aが1秒あたりに分子に与える運動量の変化の総和は壁Aが分子に及ぼす力の総和であり、これはその反作用として気体分子が壁Aに及ぼす力の総和を与える。

次に、気体分子が壁Aに及ぼす単位面積あたりの力、つまり圧力を考えよう。壁Aの面積は（ ⑥ ）[m²] であり、この立方体内の気体の体積 V は（ ⑦ ）[m³] なので、V を用いると壁Aには（ ⑧ ）[Pa] の圧力が生じている。式（ ⑧ ）では分子が閉じこめられている領域の x, y, z 方向の長さが消え、もはや領域の大きさや形によらないものとなっている。

最後に、この立方体内部について、気体の圧力 P [Pa] が一定の場合にその体積 V [m³] が絶対温度 T [K] に比例するというシャルルの法則を考える。この法則は、比例定数を k [m³/K] と置けば

  $V = kT$

と書けるので、これを（ ⑧ ）に当てはめると

  $T = $ （ ⑨ ）

となり、P が一定という条件なら T は（ ⑩ ）にのみ影響を受けることが導かれる。

化 学

問題　　　　　　25年度

[注意] 必要な場合は、次の数値を用いなさい。気体定数 $R=8.3\times10^3\,Pa\cdot L/(mol\cdot K)$
原子量：H＝1.0，C＝12.0，O＝16.0，Na＝23.0，Cl＝35.5，Ca＝40.0，Cu＝63.6
分子量：アルブミン＝66000

1　次の問いに答えなさい。ただし〔3〕、〔4〕の設問中の気体は理想気体であるとしなさい。

〔1〕天然の銅原子には、2種類の同位体^{63}Cu（相対質量62.9）と^{65}Cu（相対質量64.9）がある。

　1）同位体とは何か。同素体との違いが分かるように2行以内で説明しなさい。

　2）天然の銅原子に占める^{63}Cuの存在比（%）を有効数字2桁で求めなさい。

〔2〕二酸化炭素1分子の質量に最も近いものを［選択肢］から1つ選び、記号で答えなさい。

　［選択肢］（ア）40g　（イ）10^{-13}g　（ウ）10^{-16}g　（エ）10^{-19}g　（オ）10^{-22}g　（カ）10^{-25}g

〔3〕一辺 X cm の立方体のドライアイスを0℃、1気圧（atm）に置いたところ、すべて昇華して
一辺 Y cm の立方体を占める気体となった。ドライアイスの密度（g/cm³）を求めなさい。

〔4〕大理石1.00gを充分量の希塩酸と反応させたところ、標準状態で196mLの気体が発生した。
大理石の主成分である炭酸カルシウムがすべて反応したものとして、次の問いに答えなさい。

　1）炭酸カルシウムと希塩酸から気体が発生する化学変化を反応式で表しなさい。

　2）炭酸カルシウムが大理石に占める割合（質量%）を有効数字3桁で求めなさい。

2　気体の発生を伴うものを［選択肢］から4つ選び、記号で答え、反応式で表しなさい。

　［選択肢］　（ア）酢酸を水酸化ナトリウム水溶液で中和した。

　　　　　　（イ）酸化マンガン(Ⅳ)を触媒として、塩素酸カリウムを熱分解した。

　　　　　　（ウ）ヨウ化カリウムの硫酸酸性溶液に過酸化水素を加えたところ、溶液は無色
　　　　　　　　　から褐色に変化した。

　　　　　　（エ）過マンガン酸カリウムの硫酸酸性溶液に過酸化水素を加えて反応させた。

　　　　　　（オ）カルシウムの単体を冷水に入れて反応させた。

　　　　　　（カ）マグネシウムの単体を湿った空気中に置いて反応させた。

　　　　　　（キ）次亜塩素酸ナトリウムに濃塩酸を加えて反応させた。

3 次の問いに答えなさい。

〔1〕浸透とは何か。逆浸透との違いが分かるように4行以内で説明しなさい。

〔2〕正しい記述を〔選択肢〕からすべて選び、記号で答えなさい。ただし、いずれも該当しない場合は、（キ）としなさい。

〔選択肢〕（ア）濃度の異なるショ糖の水溶液を半透膜で隔てると、濃度の高い側から低い側へ、より多くの水分子が膜を透過する。

（イ）凝固点の異なるショ糖の水溶液を半透膜で隔てると、凝固点の低い側から高い側へ、より多くの水分子が膜を透過する。

（ウ）浸透圧の異なるショ糖の水溶液を半透膜で隔てると、浸透圧の高い側から低い側へ、より多くの水分子が膜を透過する。

（エ）水溶液中の溶質のモル濃度が同じなら、溶質の分子量が大きいほど水溶液の浸透圧は高い。

（オ）純水の浸透圧は37℃で0 Paである。

（カ）水溶液の浸透圧は温度が上昇しても変化しない。

〔3〕ヒトの血液から血しょうを調製した。血しょうは血液の液体成分で、その主成分は水である。次の問いに答えなさい。

1）血しょうの浸透圧を測定したところ、37℃で7.4×10^5 Paであった。同温・同浸透圧のグルコース水溶液1.0 Lに含まれる溶質は何gか。この溶液は希薄溶液であるとして、有効数字2桁で求めなさい。

2）血しょう100 mLから得られた成分（ア）～（エ）を以下に示す。これらを各々水に溶解した37℃の溶液100 mLについて、浸透圧の大きいものから順に記号で答えなさい。ただし、すべての成分は完全に溶解し、NaClとCaCl$_2$は完全に電離するものとする。

（ア）グルコース　　100 mg

（イ）アルブミン　　5.0 g

（ウ）NaCl　　360 mg

（エ）CaCl$_2$　　7.0 mg

4 次の実験を行った。下記の問いに答えなさい。

実験1：フェノールにナトリウムの単体を加えると、フェノールの塩である A が生じた。

実験2： A を高温・高圧下で二酸化炭素と反応させると、サリチル酸ナトリウムが生じた。

実験3：サリチル酸ナトリウムに希硫酸を作用させるとサリチル酸が生じた。

実験4：①サリチル酸を無水酢酸に溶解し、少量の濃硫酸をかき混ぜながら加えた後、60℃で10分間加熱した。この反応液を冷却して得られる結晶をろ過し、冷水で数回洗浄した後に乾燥して無色の結晶である B が得られた。 B は解熱鎮痛剤として内服薬に用いられる。

実験5：サリチル酸をメタノールに溶解し、少量の濃硫酸を加えて穏やかに数分間加熱した後、冷却し、②炭酸水素ナトリウム飽和水溶液に、少量ずつかき混ぜながら加えると気体が発生した。次に、この溶液を分液漏斗に入れ、ジエチルエーテルを加えてよく振り混ぜ、静置した。エーテル層を水層から分離した後、エーテルを蒸発させると油状物質である C が得られた。 C は鎮痛用外用塗布剤（湿布薬）に用いられる。

〔1〕単体とは何か、純物質との違いが分かるように1行で説明しなさい。

〔2〕塩とは何か、塩基との違いが分かるように3行以内で説明しなさい。

〔3〕実験1で A が生じる反応を反応式で表しなさい。

〔4〕実験3でサリチル酸が生じる理由を3行以内で説明しなさい。

〔5〕下線部①で起こった反応を反応式で表しなさい。ただし、化合物は示性式を用いること。

〔6〕下線部②の操作が C の精製に必要な理由を3行以内で説明しなさい。

〔7〕 A 、 B 、 C のうち、炭酸水素ナトリウム水溶液に溶解しないものを1つ選び、記号で答え、構造式を元素記号と原子間の結合を省略しないで書きなさい。

〔8〕 B と C は、塩化鉄（Ⅲ）水溶液を用いて定性的に区別できる。どのように区別できるか、理由を示して3行以内で説明しなさい。

〔9〕実験5でサリチル酸から C を生じる反応の一般的な名称を、〔選択肢〕から1つ選び、記号で答えなさい。

〔選択肢〕（ア）アセチル化　（イ）アルキル化　（ウ）エステル化　（エ）けん化　（オ）酸化
　　　　　（カ）ジアゾ化　（キ）スルホン化　（ク）ニトロ化　（ケ）乳化

5 次の文を読み、下記の問いに答えなさい。

　ヒトの小腸では、①デンプンは②アミラーゼにより加水分解されて③マルトースを生じる。マルトースは、④マルターゼにより⑤グルコースへと加水分解され、吸収される。グルコースはエネルギー代謝の主要な基質となり、呼吸により得られるエネルギーはATPの形に変えられて、あらゆる生命活動に用いられる。また、1分子の（ a ）に3分子の（ b ）がエステル結合した単純脂質も、ヒト細胞のエネルギー源として重要である。

〔1〕下線を施した物質①〜⑤から、下記 1）〜 4）の各々に該当するものをすべて選び、番号で答えなさい。ただし、いずれも該当しない場合は⑥としなさい。

　1）混合物

　2）多原子分子

　3）高分子

　4）成分に硫黄をもつ分子

〔2〕物質①〜⑤に共通する元素からなり、殺菌作用をもつ単体の物質名と分子式を答えなさい。

〔3〕ATPを構成するすべての元素を、原子量の小さい順に元素記号で答えなさい。

〔4〕ATP 1 molが加水分解されてADPを生じると31 kJの熱量が放出される。この発熱反応の熱化学方程式を書きなさい。

〔5〕文中の（ a ）、（ b ）に適切な化合物の名称を答えなさい。

以 上

生　物

問題　　　　　25年度

1　次の情報伝達物質A〜Cに関して、以下の質問に答えなさい。

　　　　　　A．アセチルコリン　　　　B．インスリン　　　　C．鉱質コルチコイド

〔1〕情報伝達物質A〜Cを分類する名称を、次の（　　　）に適当な語句を入れて答えなさい。
　　A：（　①　）物質　　　B：（　②　）溶性ホルモン　　　C：（　③　）溶性ホルモン

〔2〕情報伝達物質A〜Cの情報発信細胞（分泌細胞）を次の（ア）〜（オ）から1つずつ選んで解答欄にそれぞれ記号で記入しなさい。
　　（ア）外分泌細胞　　（イ）筋細胞　　（ウ）血管内皮細胞　　（エ）神経細胞　　（オ）内分泌細胞

〔3〕情報伝達物質A〜Cのうちで、情報発信細胞で分泌されてから標的細胞の受容体と結合するまでの時間が最も短いのはどれか、A〜Cの記号で答えなさい。

〔4〕情報伝達物質A〜Cについて、受容体が細胞表面に存在するものは（カ）、細胞質基質中に存在するものは（キ）を解答欄にそれぞれ記入しなさい。

〔5〕次の（ア）〜（ウ）は情報伝達物質A〜Cのどれについて述べた文章か、解答欄にA〜Cの記号で答えなさい。また、文中の（　a　）〜（　e　）にあてはまる語句を答えなさい。

　　（ア）受容体と結合して生じた複合体は、核膜を通過して標的遺伝子の（　a　）調節領域と結合し、標的遺伝子の発現を活性化する。
　　（イ）受容体と結合すると、標的細胞での（　b　）の生合成と糖の取り込みが促進される。
　　（ウ）受容体と結合すると、受容体と連結している（　c　）が開き、標的細胞内へのイオンの（　d　）輸送が生じ、標的細胞の（　e　）の変化が起こる。

2　次の文章を読んで、以下の質問に答えなさい。

　私たちの体を守る免疫には（　①　）免疫と（　②　）免疫とがある。（　①　）免疫は生来備わっている免疫で、健康体の皮膚や粘膜は酸や抗菌ペプチドなどが存在することなどにより、異物の侵入を許さない構造を保っている。それでも侵入してくる病原体などに対しては、マクロファージや好中球などの（　③　）をもつ細胞が働き、異物除去が行われる。（　②　）免疫は生後得られる免疫で、各種のリンパ球の働きが複雑に関与している。

リンパ球のうち、B細胞が関わる（ ④ ）免疫は（ ⑤ ）とも呼ばれる抗体の働きが大きい。もう一つの細胞性免疫はウイルスに感染した細胞やがん細胞を攻撃したり、(a)臓器移植の際に臓器の定着を妨げる（ ⑥ ）反応にも働く免疫である。

〔1〕文中の空欄（ ① ）ー（ ⑥ ）に当てはまる語句を解答欄に記入しなさい。

〔2〕解答用紙の抗体の模式図に、以下のものを分かりやすく示しなさい。

　　　　H鎖、L鎖、可変部、定常部、抗原と結合する部位

〔3〕無数に存在するともいえる抗原に対して、それらと結合できる抗体が作りだされる仕組みについて、利根川進博士の研究（1987年ノーベル生理学・医学賞受賞）に基づいて30字以内で説明しなさい。

〔4〕免疫細胞について説明した文章（ア）ー（カ）のうち、T細胞に該当するものをすべて選び、記号で答えなさい。

　（ア）異物を取り込んで抗原として提示する。

　（イ）抗原提示を受け、その他の免疫細胞を活性化する。

　（ウ）抗体を産生する細胞に分化する。

　（エ）異物と判定された細胞の細胞膜に穴を開けて、直接破壊を行う。

　（オ）ＨＩＶ（ヒト免疫不全ウイルス）により破壊される。

　（カ）ヒスタミンを分泌してアレルギー反応を引き起こす。

〔5〕上記設問〔4〕（イ）の細胞がその他の免疫細胞を活性化する際に分泌する生理活性物質の総称を答えなさい。

〔6〕細胞性免疫で働く細胞が成熟する器官名を答えなさい。

〔7〕下線部(a)の臓器移植の際には、自己と非自己の識別を可能にするものとして、身体を構成する細胞表面にある抗原が問題になる。ヒトの場合、これを主要組織適合抗原（MHC）と呼び、この抗原は同じ染色体上にある6つの遺伝子座からつくられる。これらの遺伝子座は近接した位置にあるため、交差はほとんど起こらないと言われている。それぞれの遺伝子座に多数の対立遺伝子が存在するため、赤の他人でこのMHCが一致する確率は極めて低い。

　　同じ両親から生まれた兄弟がいる場合、自分以外の兄弟のうち少なくとも一人と自分のMHCが一致する確率は何％か。2人兄弟（自分以外に1人）、4人兄弟（自分以外に3人）のそれぞれの場合において確率（％）を計算し、少数第1位を四捨五入して整数で答えなさい。（MHCをコードする6つの遺伝子座において組換えは起こらないものとする）

3 次の[実験1]〜[実験3]に関して、以下の質問に答えなさい。

[実験1]　ハツカネズミには体色が黒、白および灰色の純系がある。灰色の純系と白色のある純系とを交雑するとF1はすべて灰色となり、F1同士の交配で得られたF2では灰色：黒色：白色が9：3：4の比で生まれた。

[実験2]　ハツカネズミには黄色の体色をしたものもあり、黄色の個体Ⅰと黒色の個体Ⅱを交配すると黄色と黒色が常に1：1の比で生まれ、この交配で生まれた黄色の個体同士を交配すると黄色と黒色の個体が常に2：1の比で生まれた。

[実験3]　実験2で用いた黄色の個体とは別の黄色の個体Ⅲと灰色の個体Ⅳを交配すると黄色と灰色の個体が常に1：1の比で生まれ、この交配で生まれた黄色の個体同士を交配すると黄色と灰色の個体が常に2：1の比で生まれた。

〔1〕実験1では体色を黒くする1対の遺伝子B(優性)及びb（劣性）ともう1対の遺伝子G（優性）及びg（劣性）の相互作用でネズミの体色が現れたと仮定すると、遺伝子Gのような働き方をする遺伝子を何というか、答えなさい。

〔2〕上記〔1〕の仮定で体色が黒色、灰色及び白色となる遺伝子型をB、b、G、gを用いてそれぞれすべて記入しなさい。

〔3〕ハツカネズミの体色が黄色になる場合、〔1〕で仮定した2対の遺伝子以外にさらに1対の遺伝子Y（優性）及びy（劣性）が関与していると仮定すると、実験2及び実験3で用いた個体Ⅰ〜Ⅳの遺伝子型をすべてB、b、G、g、Y、yを用いてそれぞれ答えなさい。

4 次の文章を読んで、以下の質問に答えなさい。

　緑色植物における光合成は、葉緑体の（　①　）で起こる反応と（　②　）で起こる反応に分けることができる。（　①　）では、光エネルギーを吸収し、ＡＴＰや還元型補酵素（X・2[H]）を産生する反応が進む。（　②　）では、これらの物質を用いてカルビン・ベンソン回路により二酸化炭素を固定する反応が進む（図1）。

　野外では多くの場合、植物は群落を形成している。太陽の直射光が葉に当たれば、その葉の光合成は多くの場合、光飽和の状態になるが、植物群落内においては個々の植物が生長すると葉の重なりが多くなり、群落内の下層ほど受光量が低下する。このことが植物群落内における光合成器官と非光合成器官の垂直的な分布に影響を及ぼす。

〔1〕文中の空欄（ ① ）および（ ② ）に入る適切な語を答えなさい。

〔2〕下の図1は、カルビン・ベンソン回路の概要を示したものである。また、図2は、植物に様々な条件で光合成を行わせ、図1に示した反応のホスホグリセリン酸（PGA）とリブロース2リン酸（RuBP）の量の経時的変化を観察した結果である。ただし、実線はPGA、破線はRuBPの量の変化であり、t_2以降の記録は空欄になっている。

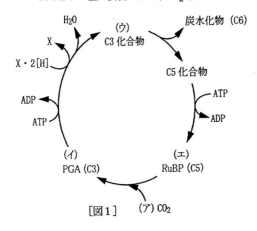

[図1]

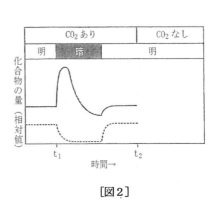

[図2]

1) 図1で、二酸化炭素がカルビン・ベンソン回路に取り込まれ、C6化合物が1分子生成されるとき、図中の（ア）、（イ）、（ウ）、（エ）はそれぞれ何分子か、整数で答えなさい。

2) 図2のt_1の時点で光照射をやめ暗条件下にした。そのとき、PGAが増加し、RuBPが減少した。これは何故か、その理由を説明しなさい。

3) 図2のt_2の時点で二酸化炭素の供給を遮断した。この後RuBP量、およびPGA量はどのように変化するか、回答欄に増加、減少、変化しない、のいずれかをそれぞれ答えなさい。

〔3〕下の図3は、温度と二酸化炭素濃度が限定要因にならないような一定の条件下で、光の強さを変えたときの、ある植物の二酸化炭素吸収量〔mg／(100 cm²・時)〕を示したものである（負の値は放出量を意味する）。

1) 光飽和とはどのような状態か、説明しなさい。

2) 図3の点Aにおいて、見かけ上二酸化炭素吸収量が0になるのは何故か、簡潔に述べなさい。

3) 面積400 cm²の葉に40000ルクスの光を12時間照射したとき、光合成によってグルコースが何mg産生されたか答えなさい。ただし、光合成に用いられた二酸化炭素は全てグルコースになるものとする。原子量はC=12、H=1、O=16とし、小数第1位まで求めなさい。

〔4〕植物群落内の葉（光合成器官）や茎・花など（非光合成器官）の分布を高さ別に調べたものを生産構造図という。図4はある植物AとBの群落について調べた生産構造図である。

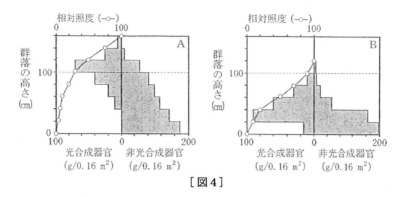

［図4］

1）植物AとBには形態的にそれぞれどのような特徴がみられるか、葉の形態とつき方について説明しなさい。

2）植物Aの群落の下層では光合成器官が枯死脱落している。このことによって群落全体の物質生産の効率が上がると考えられるが、その理由を説明しなさい。

英　語

解答　25年度

1　出題者が求めたポイント

[A]

[全訳]

　ニューカレドニアカラスは枝を使ってえさを探す数少ない鳥のひとつである。これは道具使用の形態と言える。今、3人のイギリスの研究者たちが、このようなカラスの1羽、捕獲されたメスのカラスが、さらに先の段階まで進んでいることを発見した。このカラスは届かない所にあるえさを得るために、何回も真っ直ぐな針金をつかみ、それを曲げてフックを作ろうとした。野生に生きるニューカレドニアカラスは確かに、細枝や小枝でフック状の道具を作ることはあるが、この捕獲されたカラスは、非常に異なることをやったのだ。「私たちの知る限り、新しく生じた問題を解決するために針金などの自然にない材料からフックを作るという動物の、確認された報告はありません。」と、研究者のひとりは言った。「このカラスの驚くべきところは、彼女は新しい問題に直面して、自分で新しい解決策を編み出したことです。」と、彼は続けた。「野生ではニューカレドニアカラスは小枝を加工してフックを作ります。しかし、彼らは社会集団の中で生き、カラスが種として数千年もの間直面してきたと思われる問題に反応して、はるか昔からある技に従うのです。」

　このベティという名のカラスはまだひなであった、2000年の3月に、ニューカレドニアのヤテで捕らえられた。それ以来彼女はアベルというオスのカラス(アベルはニューカレドニア動物園で10年過ごした。)と、大きな屋内の部屋と小さな屋外の鳥かごを共有している。通路があって屋内の部屋からテスト区域まで行けるようになっている。(a)好きな食べ物を得るためには彼女とアベルはフック状の針金か真っ直ぐな針金かのどちらかを選ばなければならないという実験の時に、ベティーの道具製作能力は偶然発見された。アベルはフック状の針金を取り上げたが、ベティーは真っ直ぐな針金を曲げて、これを道具にしてテストのチューブから肉を1片取り外した。この実験はカラスたちが初めて針金を与えられた実験だった。

　研究者たちはそれから、ベティーの驚くべき行動を系統立って調べるために、(b)新しい実験を考案した。彼らはチューブの上に真っ直ぐな針金を1本置き、どちらかのカラスが食べ物を取りに来ようとするのを待った。ベティーは10回成功したが、その内の9回は針金を曲げてフックを作った。アベルは食べ物を1回、針金を曲げないで取った。ベティーはほとんどいつも、最初は真っ直ぐな針金を使って食べ物を得ようとした。それから、針金の一端をベタベタしたテープの下にくっつけるか足で支えるかし、反対の端をくちばしで引っ張って、さまざまな形のフックを作った。

　ベティーのフックの制作は、成功経験によって強化されてきた出まかせあるいは無計画な行動であるはず

はないと、研究者たちは言っている。そして、実験前、彼女には手本にする他のカラスもいず、曲げやすい物での訓練もなく、針金の経験は非常に限られたものだったから、彼らは彼女の行動を(A)創造的で系統的と見なしている。「彼女は新しい問題を解決するために、それまでやったことがなかったことをやったのです。」と研究者のひとりが言った。「当然彼女は、獲得した技を過去において別の課題をやるときに使ったに違いありません。しかし、彼女は、経験を利用することによって新しい問題を創造的な方法で解決するという能力を見せたのです。ベティーが達成したこと―以前の経験なしに意図を持って物に変化を加えること―は動物の世界ではほとんど知られていないことである。

[解答]

[1]「好きな食べ物を得るためには彼女とアベルはフック状の針金か真っ直ぐな針金かのどちらかを選ばなければならないという実験の時に、ベティーの道具製作能力は偶然発見された。」

[2] チューブの上に真っ直ぐな針金を1本置き、どちらかのカラスが食べ物を取りに来るのを待つ実験。ベティーは食べ物を得るのに10回成功したが、その内の9回では針金を曲げてフックを作って取った。アベルは食べ物を1回、針金を曲げないで取った。

[3] (ア)

[B]

[全訳]

　ニューカレドニアカラスはその頭の良さと道具の創造的な使用で知られている。道具とは小枝などであるが、彼らはそれをえさとなる虫を穴や割れ目から釣り出すのに使う。(a)次のような研究で、心理学者たちは、賢いことで有名なニューカレドニアカラスの認識術を調査した。科学者たちは10羽の野生のカラスを捕獲し、10個の鏡に対する彼らの行動を記録するために、大きい鳥かごの中に彼らを1羽ずつ置いた。

　(b)カラスは皆、あたかも別のカラスを見ているかのように、鏡に映った自分の姿に反応した。カラスたちはすばやく頭を動かし、尾羽を上げ、鏡の像に攻撃させたのだ。主任研究者は、(c)カラスたちの鏡の像に対する強い反応は「驚かされることではなかった」と言った。動物が、自分の見ている像が自分自身であると理解した様子を見せるまでには、普通は頻繁に鏡に対面させられるものだ。カラスたちは鏡から離れて鏡に映った像が見えなくなると、他の鳥を確認しようとしてたびたび鏡の裏側を探した。研究者たちは、同じような反応が霊長類の子どもたちや2歳の人間の子どもたちで記録されていると指摘している。(d)だが、実験の2番目の部分はある驚くべき発見を明らかにした。科学者たちが考案したテストは、カラスが直接見えるところから隠された肉のかけらの場所を知るのに、鏡を使うことができるかどうかを調べるためのものだった。

聖マリアンナ医科大学 25年度 (24)

彼らは地面の上に鏡を置き、鏡の上方に止まり木を置いた。それから、カラスが鏡に映る像を見るように、止まり木の下に肉片をひっかけた。

テストされたカラスたちは、鏡に映る肉片の像が実際の位置とどのように関係しているのかを理解しているように見えた。「カラスたちが隠れた食べ物の位置を知るのに、どんなにすばやく鏡の使い方を覚えるのかに、私たちは驚きました。通常、動物が鏡がなければ見えない物を見つけるのに鏡というものの性質を利用し始めるには、もっと長い時間がかかります。」と、研究者たちは言った。中には他より抜きん出て巧みなカラスもいた。能力の差はカラスが食べ物を見つけるのに臭覚を使っているのではないことを証明していると、研究者のひとりが示唆した。大事なことは、もっとも優秀なカラスでも、鏡を裏返しにして像を見えなくすると、食べ物を見つけることができなかったということだ。このことで、カラスはおそらく鏡を通して見られる視覚情報に頼って、問題を解決しているということがわかった。この実験結果によって、この鳥は、鏡の情報を処理することが出来ると知られている、霊長類やゾウを初めとする種のエリート集団の仲間に入った。

これ以前の研究で、アフリカハイイロオウム、大型類人猿、イルカ、サル、アジアゾウにはすべて、鏡情報を処理する能力のあることがわかっている。(A)しかし、ニューカレドニアカラスは野生動物(B)なので、この集団の中ではユニークである。研究者たちによれば、テストされた他の動物たちは、たいていは動物園や水族館などの環境の中で飼われているのだという。(C)よって、彼らの問題解決力のどれくらいが人間との経験と訓練から来ているのか、どれくらいが野生で自然に発達するのかを知るのは難しい。

[解答]
〔1〕野生の10羽のカラスを1羽ずつ大きい鳥かごに入れ、それぞれのかごの中に鏡を置いて、カラスが鏡にどう反応するのかを調べた研究。
〔2〕All the crows responded to their reflection in the mirror as if they had been seeing another crow.
〔3〕鏡に対する同じような反応は、霊長類の子どもたちや2歳の人間の子どもたちでも見られることがわかっているので。
〔4〕カラスが見えないところにある食べ物を取るために鏡の使い方をすばやく習得するということと、嗅覚に頼っているのではないということ。
〔5〕(A)ウ (B)ア (C)エ
〔6〕エ

2 出題者が求めたポイント

[全訳]
すべての植物由来の薬の半分は、世界中の熱帯雨林から得られたものである。実際、がんの治療薬の70％は熱帯雨林の植物から来ている。アスピリンやその他

多くの薬も熱帯雨林の植物から来ている。これらの植物は、数百万年に(A)わたって合成されてきた独特の化学物質で構成されているという意味で、貴重なものである。熱帯雨林に見られる植物種の多様性は、科学者たちにたくさんの新しい薬を作り出すためのすばらしい資源となっている。しかし、科学者たちは熱帯雨林の植物のわずか1パーセントを試したに過ぎない。

熱帯林の植物はどのようにして薬を作るのに使われるのだろうか。熱帯雨林で可能性のある植物が発見されると、採取されて化学構造を分析される。化合物は植物から抽出され、成分に(B)分解されて、(C)使えるかどうかが科学的に検討される。化学者たちは熱帯植物の化合物に含まれる分子を、他の知られている化学物質の分子構造と比較する。植物の分子は求められる効果を出すために変えられることもある。

植物の分子が薬としての可能性を持っていたとしても、薬を作るのに必要な化学物質を十分に生産できるのに足りる(D)量という点から見ると、まだ使えるものとはならない。またある場合には、ある特殊な化合物の量は足りているのだが、毒性の副作用を持っていることがある。このような場合、薬品開発会社は、熱帯雨林の植物から取られた、彼らが必要とする化学物質のさらなる調査に、総合的な援助をしている。熱帯雨林の植物から取られた天然の生産物はモデルとして使われ、毒性を低めて化合物の効能を高めるように変えられる。この過程を経た(E)結果、新しい化学物質の開発ができるようになり、薬として使えるようになるのである。

熱帯雨林からの植物を安全で効果のある薬として市場に出す過程は、長くて費用のかかることだ。薬の生産が成功するためには、会社には8億ドル以上の負担がかかり、12年もの時間がかかる。発見されてテストされた熱帯植物の化合物のうち、承認され市場に出されるのは10000から20000件にわずか1件しかない。

[選択肢の訳]
〔2〕(ア)熱帯植物からの成分は薬としての価値があるので大事である。
(イ)熱帯植物のたった1パーセントだけが、がんの治療薬として生産される可能性を持っている。
(ウ)熱帯植物から新しい薬を生産するのに大事なことは、植物の中のいくつかの化学物質は毒性の副作用を起こすべきだということである。
(エ)条件のひとつは、植物の利用できる量が、新しい薬を生産するのに十分多くなければならないということである。
(オ)それぞれの植物ベースの薬は、科学者たちに慎重に調べられた10000から20000の化学物質を含んでいるだろう。

〔1〕(A)ケ (B)ウ (C)エ (D)カ (E)ア
〔2〕(ア) (エ)

3 出題者が求めたポイント

[英文の意味と語の訂正]
〔1〕私たちが注意深く検討しなければならなかったほ

とんどの現象の原因は、更なる検討を要する。

　　are required → require

〔2〕私たちが知るべき大事な事実は、塩素(Cl)は有害で、それに反応を起こさせる物質ではないということだ。

　　which → to which

〔3〕あなたがこれから勉強しようとしている大学は、美しい風景で有名な町にある。

　　is locating → is located

〔4〕もっと運動をすることが、体重を落とすのに最もいい方法のようだ。

　　Get → Getting または To get

〔5〕私は丘の中腹を散歩している時に、そこが今までに見たことのないような美しい花におおわれているのに気がついた。

　　covering → covered

[解答]
〔1〕c　〔2〕d　〔3〕b　〔4〕a　〔5〕c

4　出題者が求めたポイント

[正解を入れた英文の意味]
〔1〕私たちは午後をつかって古いお城を<u>見てまわった</u>。
〔2〕私たちが結婚式にどれくらい費用がかかるか話し合ってみると、最後には<u>合計で</u>100万円を越える<u>額になった</u>。
〔3〕生徒は今では好きな服を着ることができる。学校長は制服を<u>廃止にした</u>。
〔4〕私は迷惑をかけたことの<u>償いに</u>彼女にプレゼントをあげた。
〔5〕なんでそんなわかりきった手口に<u>引っかかってしまった</u>んだろう。いつもはそんなふうにだまされることはないのに。

[解答]
〔1〕looking around　　〔2〕added up to
〔3〕done away with　　〔4〕make up for
〔5〕fallen for

数 学

解答　25年度

1 出題者が求めたポイント
（数学Ⅱ・指数対数，数学B・数列）

〔解答〕

(1) $\alpha = e\alpha + 11$　より　$\alpha = \dfrac{11}{1-e}$

$a_{n+1} - \dfrac{11}{1-e} = ea_n + 11 - \dfrac{11}{1-e}$

$\qquad\qquad = e\left(a_n - \dfrac{11}{1-e}\right)$

よって，$a_n - \dfrac{11}{1-e} = e^{n-1}\left(a_1 - \dfrac{11}{1-e}\right)$

$\qquad\qquad = e^{n-1}\left(\dfrac{e-e^2+11}{1-e} - \dfrac{11}{1-e}\right)$

$a_n = e^n - \dfrac{11}{e-1}$

$\quad = e^n + \dfrac{11}{1-e}$　　　　　………（①の答）

また，$a_k + \dfrac{11}{e-1} = e^k$　より

$\displaystyle\sum_{k=1}^{n} \log_e\left(a_k + \dfrac{11}{e-1}\right) = \sum_{k=1}^{n} \log_e e^k$

$\displaystyle = \sum_{k=1}^{n} k = \dfrac{1}{2}n(n+1)$　　　………（②の答）

(2) $a_1 = \dfrac{e-e^2+e^{11}}{1-e}$，$a_{n+1} = ea_n + e^{11}$

$\alpha = a\alpha + e^{11}$　より　$\alpha = \dfrac{e^{11}}{1-e}$

$a_{n+1} - \dfrac{e^{11}}{1-e} = ea_n + e^{11} - \dfrac{e^{11}}{1-e}$

$\qquad\qquad = e\left(a_n - \dfrac{e^{11}}{1-e}\right)$

よって，$a_n - \dfrac{e^{11}}{1-e} = e^{n-1}\left(a_1 - \dfrac{e^{11}}{1-e}\right) = e^n$

$a_n = e^n + \dfrac{e^{11}}{1-e}$

このとき　$e \fallingdotseq 2.7$　より　$1-e<0$

すると　$a_1 = e + \dfrac{e^{11}}{1-e} = e\left(1 + \dfrac{e^{10}}{1-e}\right) < 0$　より

a_nの値が負から正になるとき　$\displaystyle\sum_{k=1}^{n} a_k$ は最小になる。

$a_{10} = e^{10} + \dfrac{e^{11}}{1-e} = \dfrac{e^{10}}{1-e} < 0$

$a_{11} = e^{11} + \dfrac{e^{11}}{1-e} = \dfrac{(2-e)e^{11}}{1-e} > 0$

よって，和が最小となるのは　$n=10$　………（③の答）

2 出題者が求めたポイント
（数学Ⅰ・方程式と不等式，2次関数，数学Ⅲ・微分積分）

〔解答〕

(1) 解と係数の関係より

$a+b=s,\ ab=t$……（①，②の答）

また，$a^2+b^2 = (a+b)^2 - 2ab = s^2 - 2t$

$a^3+b^3 = (a+b)(a^2-ab+b^2) = s(s^2-2t-t)$

よって，$a^3+b^3-2ab = s(s^2-3t) - 2t$……（③の答）

(2) $a<0,\ b<0$　だから　$s=a+b<0,\ t=ab>0$

また，$u^2 - su + t = 0$ の判別式をDとおくと

D $= s^2 - 4t \geqq 0$　よって　$s^2 \geqq 4t$

以上から（ロ）　　　………………………（答）

(3) 条件式　$a^3+b^3-2ab = -4$　より

$s(s^2-3t) - 2t = -4$……①

$s = -\dfrac{2}{3}$　は上記の①を満たさないので，$s \neq -\dfrac{2}{3}$

よって，①より　$t = \dfrac{s^3+4}{3s+2} = f(s)$　……②

題意より　$s<0,\ t>0,\ t \leqq \dfrac{1}{4}s^2$　および②を満たすsの値の範囲を求める。

$f'(s) = \dfrac{6(s-1)(s^2+2s+2)}{(3s+2)^2}$

増減表をかくと

s		$-\dfrac{2}{3}$		1	
$f'(s)$	$-$		$-$	0	$+$
$f(s)$	↘		↘	1	↗

次に，$t=f(s)$ と $t = \dfrac{1}{4}s^2$
との交点の座標を求める。

$\dfrac{s^3+4}{3s+2} = \dfrac{1}{4}s^2$

$(s+2)(s^2-4s+8) = 0$

上図より，$0 < t \leqq \dfrac{1}{4}s^2$ を満たす s の範囲だから

$-2 \leqq a+b < -\sqrt[3]{4}$ ……（答）　　　……（答）

3 出題者が求めたポイント（数学B・ベクトル）

〔解答〕

条件より

$\vec{p} = \dfrac{1}{2}(\vec{a}+\vec{b}),\ \vec{q} = \dfrac{1}{2}(\vec{b}+\vec{c}),\ \vec{r} = \dfrac{1}{2}(\vec{c}+\vec{a})$

よると　$\vec{d}-\vec{p} = \dfrac{1}{2}(\vec{a}+\vec{b}+\vec{c}) - \dfrac{1}{2}(\vec{a}+\vec{b}) = \dfrac{1}{2}\vec{c}$

$\vec{d}-\vec{q} = \dfrac{1}{2}(\vec{a}+\vec{b}+\vec{c}) - \dfrac{1}{2}(\vec{b}+\vec{c}) = \dfrac{1}{2}\vec{a}$

$\vec{d}-\vec{r} = \dfrac{1}{2}(\vec{a}+\vec{b}+\vec{c}) - \dfrac{1}{2}(\vec{c}+\vec{a}) = \dfrac{1}{2}\vec{b}$

$|\vec{a}| = |\vec{b}| = |\vec{c}| = 1$　より

$|\vec{d}-\vec{p}| = |\vec{d}-\vec{q}| = |\vec{d}-\vec{r}| = \dfrac{1}{2}$……（①の答）

距離が等しいので，外心………………………（アの答）

AB=1より△OABは正三角形となる

AC=$\sqrt{3}$ より AR=$\frac{\sqrt{3}}{2}$

よって，△ABR，△CBRの辺の比が1：$\sqrt{3}$：2の直角三角形となる。
よって，四角形ABCO，PBQRは1辺の長さがそれぞれ1，$\frac{1}{2}$のひし形
よって BC=1……（②の答）

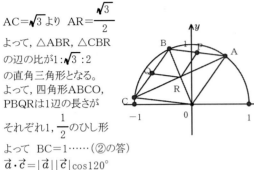

$\vec{a}\cdot\vec{c}=|\vec{a}||\vec{c}|\cos 120°$
$=1\times 1\times\left(-\frac{1}{2}\right)=-\frac{1}{2}$ ……（③の答）

$\vec{b}=\vec{a}+\vec{c}$ ……（イの答）

△PQRについて
PQ=$\frac{\sqrt{3}}{2}$，PR=$\frac{1}{2}$

$\overrightarrow{PS}=\dfrac{\frac{1}{2}\overrightarrow{PQ}+\frac{\sqrt{3}}{2}\overrightarrow{PR}}{\frac{\sqrt{3}}{2}+\frac{1}{2}}$

$=\dfrac{\overrightarrow{PQ}+\sqrt{3}\overrightarrow{PR}}{\sqrt{3}+1}$

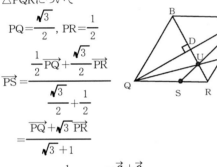

ここで，$\overrightarrow{PQ}=\frac{1}{2}\overrightarrow{AC}=\dfrac{-\vec{a}+\vec{c}}{2}$

$\overrightarrow{PR}=-\frac{1}{2}\overrightarrow{OA}=-\frac{1}{2}\vec{a}$

を代入して

$\overrightarrow{PS}=-\frac{1}{2}\vec{a}+\dfrac{\sqrt{3}-1}{4}\vec{c}$ ………（④，⑤の答）

また，Uは△PQRの内心 ……………（ウの答）

△PQRの内接円の半径をrとして，△PQRの面積Mを2通りの方法で表わす。

M=$\frac{1}{2}\left(\frac{1}{2}+\frac{1}{2}+\frac{\sqrt{3}}{2}\right)r=\dfrac{2+\sqrt{3}}{4}r$

M=$2\times\frac{1}{2}\times\frac{1}{4}\times\frac{\sqrt{3}}{4}=\dfrac{\sqrt{3}}{16}$

よって，$\dfrac{2+\sqrt{3}}{4}r=\dfrac{\sqrt{3}}{16}$ より $r=\dfrac{2\sqrt{3}-3}{4}$

辺BRとPQの交点をDとおくと，DU=r となる。

また，RU=RD－DU=$\frac{1}{4}-r=\dfrac{2-\sqrt{3}}{2}$

4点 O，R，U，Bは同一直線上にあるから

$\overrightarrow{OU}=\left(\frac{1}{2}+\dfrac{2-\sqrt{3}}{2}\right)\vec{b}=\dfrac{3-\sqrt{3}}{2}\vec{b}$ ……（⑥の答）

4 出題者が求めたポイント
（数学A・係数，倍数，数学C・行列）
〔解答〕
(1) 偽　反例 P=4×11+3=47のとき，2p+1=95は3の倍数でもなく，素数でもない。

(2) 真（証明）
$k=ad-bc\neq 0$とする

$A^{-1}=\dfrac{1}{ad-bc}\begin{pmatrix}d & -b\\ -c & a\end{pmatrix}=\begin{pmatrix}\frac{d}{k} & -\frac{b}{k}\\ -\frac{c}{k} & \frac{a}{k}\end{pmatrix}$

$=\begin{pmatrix}m_4 & m_2\\ m_3 & m_1\end{pmatrix}$

すべての成分が整数のとき整数m_1, m_2, m_3, m_4を使って，
$a=m_1 k, b=-m_2 k, c=-m_3 k, d=m_4 k$
と表わせる。
すると，$k=ad-bc=(m_1 m_4-m_2 m_3)k^2$
$1=(m_1 m_4-m_2 m_3)k$
ここで，kも$m_1 m_4-m_2 m_3$も整数なので，$k=\pm 1$
となる。よって，$|k|=|ad-bc|=1$
また，$|k|=|ad-bc|=1$ のとき
A^{-1}の成分はすべて整数となる。

物 理

解答　25年度

1 出題者が求めたポイント…万有引力と重力　音波と縦波，自己インダクタンス，比熱と熱容量

[1]（答え）①万有引力　②$G\dfrac{mM}{R^2}$　③mg　④$\dfrac{gR^2}{G}$

　　　⑤$6.0\times10^{24}$

[2]（答え）⑥媒質　⑦縦　⑧17　⑨音色（または波形）
　　　⑩位相

[3]（答え）⑪自己誘導　⑫自己インダクタンス
　　　⑬ヘンリー　⑭大き　⑮1×10^{-3}

[4]（答え）⑯熱平衡　⑰熱　⑱熱量　⑲熱容量　⑳比熱

2 出題者が求めたポイント…剛体のつりあい　力のモーメント

[1]鉛直方向の力のつりあいより
　　$F_B+wb\times9.8=M\times9.8$　∴$F_B=(M-wb)\times9.8$
　　　　　　　　　　（答え）$(M-wb)\times9.8$[N]

[2]

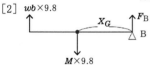

点Bのまわりの力のモーメントの和=0 より
$M\times9.8\times X_G-wb\times9.8\times L=0$

∴$X_G=\dfrac{wbL}{M}$　　（答え）$\dfrac{wbL}{M}$[m]

[3]

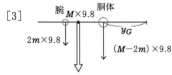

腕と胴体にはたらく重力のモーメント＝模型全体にはたらく重力のモーメント
だから，点Bのまわりで考えると

$(M-2m)\times9.8\times y_G+2m\times9.8\left\{L-\left(r+\dfrac{\ell}{2}\right)\right\}$

　　$=M\times9.8\times\dfrac{wbL}{M}$

∴$y_G=\dfrac{wbL-2m(L-r-\dfrac{\ell}{2})}{M-2m}$

（答え）$\dfrac{wbL-2m(L-r-\dfrac{\ell}{2})}{M-2m}$[m]

(4)

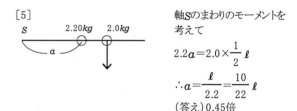

点Bのまわりの力のモーメントの和=0 より
$(M-2m)\times9.8 y_G+2m\times9.8\times(L-r)-w_C\times9.8\times L=0$
(3)の答えを代入して

$wbL-2m\left(L-r-\dfrac{\ell}{2}\right)+2m(L-r)-w_CL=0$

$wbL+m\ell-w_CL=0$

∴$m=\dfrac{w_C-wb}{\ell}L$

数値を代入して，$m=\dfrac{31.1-30.2}{0.75}\times1.65=1.98$

（答え）2.0[kg]

[5]

軸Sのまわりのモーメントを考えて
$2.2a=2.0\times\dfrac{1}{2}\ell$

∴$a=\dfrac{\ell}{2.2}=\dfrac{10}{22}\ell$

（答え）0.45倍

3 出題者が求めたポイント…コンデンサーの内部電場，エネルギー電荷保存則

①$E=\dfrac{V}{d}$…（答え）

②$U=\dfrac{1}{2}CV^2$…（答え）

③$Q=CV$…（答え）

④静電容量Cは極板間距離に反比例する。

　　$C'=\dfrac{1}{3}C$…（答え）

⑤電荷は保存されているので，$Q=CV=\dfrac{1}{3}C\times V'$

　　∴$V'=3V$　したがって，$E'=\dfrac{3V}{3d}=\dfrac{V}{d}$…（答え）

⑥$U'=\dfrac{1}{2}\times\left(\dfrac{C}{3}\right)\times V'^2=\dfrac{1}{2}\times\dfrac{C}{3}\times(3V)^2=\dfrac{3}{2}CV^2$（答え）

⑦$3V$…（答え）

⑧静電容量Cのコンデンサーの直列合成容量に等しい。

　　$C''=\dfrac{C}{2}$…（答）

⑨電場の強さ$E=\dfrac{Q}{\varepsilon S}$で表わされるが，電荷は保存されているので，電場の強さは変化しない。

　　$E''=\dfrac{V}{d}$…（答え）

⑩$U'=\dfrac{Q^2}{2C''}=\dfrac{(CV)^2}{2\times\left(\dfrac{C}{2}\right)}=CV^2$　…（答え）

⑪導体板内に電場は存在しないから，
　　$V''=E''\times2d=2V$…（答え）

⑫$C'''=\varepsilon_r\times C'=\dfrac{1}{3}\varepsilon_rC$…（答え）

⑬電荷保存より $\dfrac{1}{3}\varepsilon_r C \times V''' = CV$　　∴ $V''' = \dfrac{3}{\varepsilon_r}V$

$E''' = \dfrac{V'''}{3d} = \dfrac{V}{\varepsilon_r d}$　…(答え)

⑭$U = \dfrac{1}{2}\times(CV)\times V''' = \dfrac{1}{2}\times CV \times \dfrac{3V}{\varepsilon_r} = \dfrac{3CV^2}{2\varepsilon_r}$…(答え)

⑮$V''' = \dfrac{3V}{\varepsilon_r}$　…(答え)

4 出題者が求めたポイント…光の屈折率，みかけの深さ

[1]
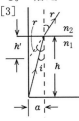
真空中から物質中に光が進むときの相対屈折率をその物質の屈折率nという。

$n = \dfrac{\sin\theta_1}{\sin\theta_2}$

[2] $\dfrac{\sin\theta_1}{\sin\theta_2} = \dfrac{c}{v} = \dfrac{\lambda}{\lambda'}$

（ただし，c：真空中の光速，v：物質中の光速，λ：真空中の波長，λ'：物質中の波長）と表わせる。したがって，光の屈折は光速の変化によって起こる現象であるといえる。…(答え)

[3]
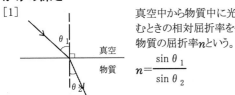
屈折率n_1，厚さhの物質の底にある目印を屈折率n_2の真上からみたときのみかけの深さをh'とする。
屈折の法則より $n_1\sin i = n_2\sin r$
また，$i, r \ll 1$ のとき
$\tan i = \dfrac{a}{h} \fallingdotseq \sin i$, $\tan r = \dfrac{a}{h'} \fallingdotseq \sin r$

$n_1 \times \dfrac{a}{h} = n_2 \times \dfrac{a}{h'}$　∴ $h' = \left(\dfrac{n_2}{n_1}\right)h$

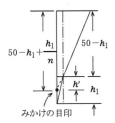

題意より
みかけの距離 $= (50-h_1) + h'$
$= 50 - h_1 + \dfrac{h_1}{n_1}$ （∵ $n_2 \fallingdotseq 1$）
　…(答え)

[4]
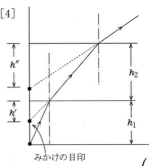

水面から印までの見かけの距離をh''とする。水上に出るまでは水面から深さ(h_2+h')の点から出たように進むので[3]の結果を用いて，

$h'' = \left(\dfrac{1}{n_2}\right)(h_2+h')$
$= \dfrac{h_2}{n_2} + \dfrac{1}{n_2}\left(\dfrac{n_2}{n_1}\right)h_1$
$= \dfrac{h_1}{n_1} + \dfrac{h_2}{n_2}$　…(答え)

5 出題者が求めたポイント…気体分子運動論

(答え)

① $2mv$　② $\dfrac{v}{2L}$　③ $\dfrac{mv^2}{L}$　④ $\dfrac{1}{3}$　⑤ $\dfrac{m\overline{v^2}}{L}\times\dfrac{N}{3}$

⑥ L^2　⑦ L^3　⑧ $\dfrac{Nm\overline{v^2}}{3V}$　⑨ $\dfrac{Nm\overline{v^2}}{3kP}$　⑩ 分子の速さ

化 学

解答   25年度

1 出題者が求めたポイント……同位体、1分子の質量、ドライアイスの密度、化学反応の量的関係

[1] 1) 同位体、同素体をそれぞれ明確に定義を書けなければいけない。

同位体とは？
　原子番号が同じで質量数が異なる原子を互いに同位体という。質量数＝陽子＋中性子、であるから、中性子数が異なっている。
　同位とは、周期表で同じ位置にあるということを意味する。

同素体とは？
　同じ元素から成る単体で、性質が異なる物質を互いに同素体という。
　同素とは、同じ元素から成るということである。

2) ^{63}Cu の存在比を $x\%$ とすると、
$$62.9 \times \frac{x}{100} + 64.9 \times \frac{100-x}{100} = 63.6$$
$$\therefore x = 65.0 \fallingdotseq 65\%$$

[2] $\dfrac{44}{6.0 \times 10^{23}} = 7.31 \times 10^{-23} \fallingdotseq 10^{-22}$ (g)

[3] 気体の質量は、
$$\frac{Y(cm^3)}{22.4 \times 10^3 (cm^3/mol)} \times 44(g/mol) = \frac{44Y}{22.4} \times 10^{-3} (g)$$
ドライアイスの密度を $d(g/cm^3)$ とすると、
$$d \times X^3 = \frac{44Y}{22.4} \times 10^{-3} \quad \therefore d = 1.96 \times 10^{-3} \times \frac{Y^3}{X^3}$$

[4] $CaCO_3 + 2HCl \rightarrow CaCl_2 + H_2O + CO_2$
発生した CO_2 は、
$$\frac{0.196(L)}{22.4(L/mol)} = 8.75 \times 10^{-3} (mol)$$
したがって、反応した $CaCO_3$ は、
$$8.75 \times 10^{-3} (mol) \times 100 (g/mol) = 8.75 \times 10^{-1} (g)$$
大理石に占める $CaCO_3$ の割合は、
$$\frac{8.75 \times 10^{-1}}{1.00} \times 100 = 87.5\%$$

[解答]
[1] 1) 同位体は原子番号が同じで質量数が異なる原子で、同素体は同じ元素から成る単体で性質が異なる物質である。
2) 65%

[2] オ　　[3] $1.96 \times 10^{-3} \times \dfrac{Y^3}{X^3}$ [g/cm³]

[4] 1) $CaCO_3 + 2HCl \rightarrow CaCl_2 + H_2O + CO_2$
2) 87.5 [%]

2 出題者が求めたポイント……気体の発生と化学反応式

(ア) $CH_3COOH + NaOH \rightarrow CH_3COONa + H_2O$ （中和）
(ウ) $2KI + H_2O_2 + H_2SO_4 \rightarrow K_2SO_4 + I_2 + 2H_2O$

(エ) $MnO_4^- + 8H^+ + 5e^- \rightarrow Mn^{2+} + 4H_2O$
　　　$H_2O_2 \rightarrow O_2 + 2H^+ + 2e^-$
　2式から e^- を消去して
　　　$2MnO_4^- + 6H^+ + 5H_2O_2 \rightarrow 2Mn^{2+} + 8H_2O + 5O_2$

(カ) H_2 の発生はほとんどない。

(キ) $ClO^- + 2H^+ + 2e^- \rightarrow Cl^- + H_2O$
　　　$2Cl^- \rightarrow Cl_2 + 2e^-$
　2式から e^- を消去して、
　　　$ClO^- + 2HCl \rightarrow Cl_2 + Cl^- + H_2O$

[解答]
(イ) $2KClO_3 \rightarrow 2KCl + 3O_2$
(エ) $2KMnO_4 + 3H_2SO_4 + 5H_2O_2$
　　　$\rightarrow K_2SO_4 + 2MnSO_4 + 8H_2O + 5O_2$
(オ) $Ca + 2H_2O \rightarrow Ca(OH)_2 + H_2$
(キ) $NaClO + 2HCl \rightarrow NaCl + Cl_2 + H_2O$

3 出題者が求めたポイント……浸透現象、浸透圧

[1]
　下図のように半透膜を境にして溶媒と溶液または薄い溶液と濃い溶液を入れて放置すると、左側から右側へ溶媒分子がより多く浸透する。溶液の濃度を低くするように浸透していく。

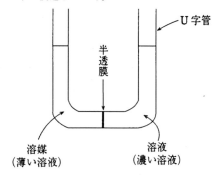

　逆浸透は、溶液側に圧力を加えることにより溶媒側からの浸透を防ぎ、逆に溶液側から溶媒側に溶媒を浸透させることである。海水の淡水化に用いられている原理である。

[2] (ア) ×
(イ) ×…凝固点が低いということは、溶液の濃度がより高いことを示している。したがって、高い側から低い側により多くの水分子が通過する。
(ウ) ×
(エ) ×…モル濃度が同じなら浸透圧も同じである。分子量の大小に関係ない。
(オ) ×…純水なら20℃でも $\pi = 0$ になる。
(カ) ×…$\pi = CRT$ の式からわかるように、T（絶対温度）に比例する。

[3] 1) 血しょうの濃度を $C(mol/L)$ とすると、
$$7.4 \times 10^5 = C \times 8.31 \times 10^3 \times (273 + 37)$$

$\therefore C = 0.287 \, (mol/L)$
グルコースの質量は，
$0.287 \, (mol/L) \times 180 \, (g/mol) = 51.7 \fallingdotseq 52 \, (g/L)$

2) それぞれの物質量を求め，電解質はイオンの総物質量とする。

(ア) $0.100/180 = 5.6 \times 10^{-4} \, (mol)$

(イ) $5.0/6.6 \times 10^4 = 0.76 \times 10^{-4} \, (mol)$

(ウ) $\dfrac{0.36}{58.5} \times 2 = 0.012 \, (mol)$

(エ) $\dfrac{7.0 \times 10^{-3}}{111} \times 3 = 1.9 \times 10^{-4} \, (mol)$

大小関係は，(ウ)＞(ア)＞(エ)＞(イ)

[解答]

[1] 半透膜を境にして，一方に水溶液を，他方に水を入れておくと，水が半透膜を通過してくる。この現象を浸透という。同じ条件で，水溶液側に圧力を加えると逆に水溶液側の水がより多く水の方へ移動する。これを逆浸透という。

[2] (キ)

[3] 1) 52 [g]　2) (ウ)＞(ア)＞(エ)＞(イ)

4 出題者が求めたポイント……サリチル酸の合成と誘導体，化学反応式

[1] 単体は1種類の元素から成る純物質である。純物質は1種類の物質で，単体でも化合物でもよい。

[2] 塩は，酸と塩基の中和で生じる化合物で，塩基の陽性成分と酸の陰性成分とから成る。塩基は，水溶液中で水酸化物イオンを出す物質で酸を中和する働きがある。

[3] Aをナトリウムフェノキシドという。フェノールを水酸化ナトリウム水溶液で中和しても生じる。

⌬OH + NaOH → ⌬ONa + H₂O

(4) ⌬(OH)(COONa) + H⁺ → ⌬(OH)(COOH) + Na⁺

弱酸の塩に強酸を作用させると弱酸が遊離する。

[5] アセチルサリチル酸の合成で，アセチル化という。

[6] 未反応のサリチル酸がサリチル酸メチルに溶けているので，これを除く必要がある。

⌬(OH)(COOH) + NaHCO₃ → ⌬(OH)(COONa) + H₂O + CO₂

H₂SO₄は水に溶けるのでかき混ぜると除ける。
NaHCO₃と反応させれば完全に除くことができる。

$H_2SO_4 + 2NaHCO_3 \rightarrow Na_2SO_4 + 2H_2O + 2CO_2$

(7) A. ⌬ONa　B. ⌬(OCOCH₃)(COOH)　C. ⌬(OH)(COOCH₃)

Bは反応して溶解する。
AはNaHCO₃と反応しないが，ナトリウム塩なので水によく溶ける。

[8] フェノール性ヒドロキシ基をもっているか否かで区別できる。Bはないが，Cはある。Cが呈色反応を示す。その色は赤紫色である。

(9) ⌬(OH)(COOH) + CH₃OH → ⌬(OH)(COOCH₃) + H₂O

エステル化反応

[解答]

[1] 単体は1種類の元素から成る物質で，純物質は1種類の物質である。

[2] 塩は酸と塩基の中和反応で生じる化合物で，塩基の陽性成分と酸の陰性成分から成る。塩基は水溶液中で水酸化物イオンを出し酸を打ち消す働きをもつ。

[3] 2 ⌬OH + 2Na → 2 ⌬ONa + H₂

[4] サリチル酸ナトリウムは弱酸の塩で，これに強酸である希硫酸を作用させると，弱酸であるサリチル酸が遊離するため。

[5] ⌬(OH)(COOH) + (CH₃CO)₂O

→ ⌬(OCOCH₃)(COOH) + CH₃COOH

[6] 生成したサリチル酸メチルに未反応のサリチル酸が溶けているので，炭酸水素ナトリウムと反応させ，ナトリウム塩として水に溶けるようにし除くため。

[7] C，

[構造式]

[8] フェノール性ヒドロキシ基をもたないアセチルサリチル酸は呈色しないが，もっているサリチル酸メチルは赤紫色に呈色するので区別できる。

[9] ウ

5 出題者が求めたポイント……糖，ATP，油脂

[1] 1) 酵素の多くは，複合タンパク質であり，補助因子として知られている非タンパク質の部分を必要としている。補助因子には金属イオンあるいは補酵素とよばれる非タンパク質の有機分子がある。このようなことから，酵素は混合物としてよい。

2) すべて該当する。

3) デンプンと酵素が該当する。

4) タンパク質は一般に硫黄を含むアミノ酸を成分としてもっている。タンパク質が含まれているのは酵素だけである。

[2] 共通する元素は，Oで，殺菌作用をもつ単体はO₃である。

[3] ATPは，アデノシン三リン酸で，構成要素は，
アデニン，リボース，リン酸
の三つである。
　アデニンは，C，H，N
　リボースは，C，H，O
　リン酸は，H，O，P　をそれぞれ含む。

[4] いろいろな書き方が考えられるが，解答欄には最も

簡単な書き方を示した。

厳密には次のように表される。

$$ATP + H_2O = ADP + HPO_4{}^{2-} + H^+ + 31\,kJ$$

[5] 油脂は，グリセリンと高級脂肪酸から成るトリグリセリドである。一般式は，$C_3H_5(OCOR)_3$ と表される。

[解答]

[1] 1)①，②，④　　2)①，②，③，④，⑤
　　3)①，②，④　　4)②，④

[2] オゾン，O_3

[3] H，C，N，O，P

[4] $ATP + H_2O = ADP + H_3PO_4 + 31\,kJ$

[5] a. グリセリン(または，1,2,3-プロパントリオール)
　　b. 脂肪酸(または，高級脂肪酸)

生 物 解答 25年度

1 出題者が求めたポイント（Ⅰ 神経伝達物質とホルモン）

アセチルコリンはシナプス間隙での神経伝達物質。インスリンと鉱質コルチコイドは血液によって標的器官に運ばれるホルモンである。

〔4〕アセチルコリンはシナプスの情報を受ける側の細胞膜(シナプス後膜)に受容体がある。インスリンは水溶性のホルモンで、肝細胞などの標的細胞の細胞膜に受容体がある。脂溶性ホルモンである鉱質コルチコイドは標的細胞の細胞膜を通過して細胞内に入り、核内での遺伝子の発現を調節する。

〔5〕(ア)鉱質コルチコイドは標的細胞の細胞内で受容体と結合して、核内に入り、遺伝子の転写調節領域に結合することで遺伝子の発現を調節する。
(イ)インスリンが受容体に結合すると細胞のグルコースの取り込みが促進される。肝細胞では取りこんだグルコースは貯蔵物質であるグリコーゲンになる。
(ウ)ニューロンの軸索の神経終末にあるシナプス小胞からアセチルコリンが分泌される。シナプス後膜の受容体はナトリウムイオンのチャネルとしても働く膜タンパク質で、アセチルコリンが結合するとチャネルが開き、ナトリウムイオンの流入が起こる。これがきっかけとなって活動電位が生じる。

〔解答〕
〔1〕①神経伝達　②水　③脂
〔2〕A(エ)　B(オ)　C(オ)
〔3〕A　〔4〕A(カ)　B(カ)　C(キ)
〔5〕(ア)C　(イ)B　(ウ)A
(a)転写　(b)グリコーゲン　(c)イオンチャネル
(d)受動　(e)膜電位

2 出題者が求めたポイント（ⅠⅡ・免疫）

〔3〕B細胞が分化する過程で、それぞれの細胞の抗体タンパク質の可変部の遺伝子の再構成が行われ、多様なB細胞が生じる。抗原の侵入によって特異的な抗体を産生するB細胞が選択的に活性化する。

〔4〕(ア)異物を取りこんで抗原提示を行うのはマクロファージ(樹状細胞)である。
(ウ)抗体産生細胞に分化するのはBリンパ球である。
(カ)ヒスタミンを放出し、アレルギー反応を引き起こすのは肥満細胞(マスト細胞)である。

〔5〕免疫や炎症反応で、細胞間の情報伝達物質として働く物質をサイトカインと呼ぶ。その中で白血球が分泌し、情報伝達に働くものをインターロイキンという。

〔6〕T細胞(Tリンパ球)は骨髄で作られて、胸腺で成熟する。Tは胸腺(Thymus)のTである。

〔7〕交差はほとんど起こらないという前提なので、子が両親からもらう染色体の組み合わせは4通りである。

〔解答〕
〔1〕①自然　②獲得　③食作用　④体液性
　　⑤免疫グロブリン　⑥拒絶
〔2〕

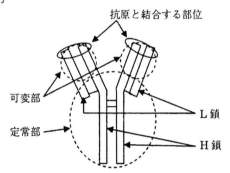

〔3〕抗体の可変部の遺伝子の再構成により多様な抗体が作られる。
〔4〕(イ)(エ)(オ)　〔5〕インターロイキン　〔6〕胸腺
〔7〕2人兄弟25％, 4人兄弟58％

3 出題者が求めたポイント（Ⅰ遺伝）

毛色を黄にする遺伝子は、(劣性の)致死遺伝子で、毛色を黒・灰・白にする遺伝子の働きよりも優位に表現型に現れると考える。

〔解答〕
〔1〕条件遺伝子
〔2〕黒：BBgg, Bbgg
　　灰色：BBGG, BBGg, BbGG, BbGg
　　白：bbGG, bbGg, bbgg
〔3〕Ⅰ(黄)：YyBBgg, Ⅱ(黒)：yyBBgg
　　Ⅲ(黄)：YyBBGG, Ⅳ(灰)：yyBBGG

4 出題者が求めたポイント（Ⅱ光合成）

〔2〕3) 6×44：180＝(12＋2)×4×12：x
　　　　　　x＝458.18

〔解答〕
〔1〕①チラコイド　②ストロマ
〔2〕1)(ア)6　(イ)12　(ウ)12　(エ)6
　　2) チラコイドでの光化学反応が停止して、PGAから先への反応が止まるので、PGAは増加し、反応が進むRuBPは減少する。
　　3) RuBP量：増加　PGA量：減少
〔3〕1) 光の強さが強くなっても、光合成速度がほとんど増加しない状態。
　　2) 二酸化炭素の呼吸による放出量と、光合成による吸収量が同量になるため、見かけの出入りは0となる。
　　3) 458.2g

〔4〕1) 植物Aは高い位置に葉を広げる広葉型、植物B
　　はイネ科型で低い位置から葉が展開する。
　2) 低い位置では相対照度が低く光合成速度が上がら
　　ない。この位置の葉を落とすことで植物全体の生
　　産効率を高めることができる。

平成24年度

問　題　と　解　答

平成24年度

英 語

問題 24年度

1 英文を読み、問題に答えなさい。

　In a land swept by typhoons and shaken by earthquakes, how have Japan's tallest and seemingly flimsiest old buildings—500 or so wooden pagodas—remained standing for centuries? Records show that only two have collapsed during the past 1,400 years. Those that have disappeared—and many have—were destroyed by fire as a result of lightning or civil war. The disastrous Hanshin earthquake in 1995 killed 6,400 people, toppled elevated highways, flattened office blocks and devastated the port area of Kobe. Yet it left the magnificent five-story pagoda at the Toji Temple in Kyoto undamaged.

　Japanese scholars have been mystified for ages about why these tall, slender buildings are so stable. In "earthquake country" Japan, it was only 30 years ago that the building industry felt confident enough to erect office blocks of steel and reinforced concrete that had more than a dozen floors. Yet in 826, with only pegs and wedges* to keep his wooden structure upright, the master builder Kobodaishi built Toji pagoda soaring 55 meters into the sky—nearly half as high as the Kasumigaseki skyscraper built some eleven centuries later. Though it burned down four times after being struck by lightning, the latest version of Kobodaishi's classic structure has stood its ground since 1644. Clearly, 1)Japanese carpenters of the day knew a few tricks about allowing a building to swing and settle itself rather than fight nature's forces and fall apart into pieces. But what sort of tricks?

　The multi-story pagoda came to Japan from China in the sixth century as the stone-built watch towers or towers for worship, with the introduction of Buddhism. In Japan, however, the architecture was freely adapted to meet the local conditions. 2)The Japanese pagoda has evolved from an observation tower to a tower that is itself observed.

　In addition to earthquakes, the Japanese islands get battered by a couple of dozen typhoons in the summer. Japanese builders have learned to extend the eaves** of pagodas much further out from the walls. This prevents rainwater from gushing down the walls and into the foundations, softening the soil and causing the building eventually to subside or even collapse. For centuries, many thought that, like a tall pine tree, the Japanese pagoda—with its massive trunk-like central pillar known as a *shinbashira*—simply flexes and swings when riding out a typhoon or an earthquake. But the answer is not so simple.

　A number of things ensure that a pagoda works nothing like a pine tree. The most startling one is that the trunk-like *shinbashira* carries no load at all. In some pagoda designs, it does not even rest on the ground, but is suspended from the top of the pagoda—hanging loosely in a well down (A) the middle of the building. Also, a five-story pagoda contains not even one pillar that travels right up (A) the building to carry the structural loads from the top to the bottom (under Japan's current building codes, wooden buildings with two or three stories must have pillars connecting the roof firmly to the foundations).

Second peculiarity is that the wide eaves that overhang their individual stories are deliberately loaded down with heavy roof tiles. Imagine the branches of a tree weighed down with snow. They would be torn from the trunk in the first breeze. So the (B) as well as the size of the eaves must be a clue to the pagoda's ability to survive.

Another feature that makes a pagoda unlike a tree is that its individual stories are not actually attached to one another. They are simply stacked one on top of another like a pile of hats. What joints there are between the floors are loosely fitting wooden brackets*** that allow each story to slide.

Now, let's solve the tricks of the pagoda's stability based on the above features. If the *shinbashira* plays no structural role, what on earth does it actually do? It is by far the largest piece of timber in the building, and *hinoki tree*—building material of *shinbashira*—is an incredibly expensive piece of wood. Furthermore, the *shinbashira* is strictly a Japanese invention. It is not found in pagodas elsewhere. What the early craftsmen had found by (C) was that a pagoda's loose stack of individual floors could be made to slide sideways to and fro independent of one another. In other words, viewed from the side, the pagoda appeared to being doing a snake dance—with each consecutive floor moving in the opposite direction to the ones immediately above and below. In short, the *shinbashira* was acting like an enormous stationary pendulum, such as seen in "old grandfather clock."

And what of the extra-wide eaves with their heavy tiles? Think of them as a tightrope walker's balancing pole. Because of inertial effects, the bigger the mass at each end of the pole, the easier it is for the tightrope walker to maintain his balance. 3)<u>The same holds true for a pagoda.</u> With the eaves extending out on all sides like balancing poles, the building responds to even the most powerful jolt of an earthquake with a graceful swaying.

The secret of the Japanese pagoda's enduring strength and stability is exposed. It is in effect 4)<u>the sum of three mutually reinforcing factors</u>. Together, the whole is a quite extraordinary feat of structural engineering, using poise and balance in place of brute strength.

注) ＊杭とくさび 　　＊＊（家の）軒、ひさし 　　＊＊＊Ｌ字型の取り付け用具

[1] 下線部 1)を日本語に訳しなさい。

[2] 下線部 2)において、筆者はどのようなことを述べようとしているか、説明しなさい。

[3] 下線部 3)が示す内容を、説明しなさい。

[4] 下線部 4)は、具体的には何を指すのか、50〜80字以内で述べなさい。

[5] (A)に入る最も適切なものを、選択肢から選び記号で答えなさい。
    (a) along   (b) from   (c) on   (d) through   (e) with

[6] (B)に入る英語一語を答えなさい。

[7] (C)に入る最も適切なものを、選択肢から選び記号で答えなさい。
    (a) comparison and contrast   (b) point and purpose
    (c) question and answer   (d) trial and error

2 英文を読み、問題に答えなさい。

    Freshwater is the liquid of life. Without it the planet would be a 1)barren wasteland. あ)When water is plentiful, it's taken for granted and a great deal of it is wasted. However, water is a precious and often scarce resource in many parts of the world. The supply of water is finite, but demand is rising rapidly as population grows and as water use per person increases. In an effort to spur action to meet the 2)impending crisis, the UN General Assembly has proclaimed the period from 2005 to 2015 as the International Decade for Action, "Water for Life".

    In theory, some 34,000 km^3 of freshwater are available globally for human use every year. If evenly distributed this would provide each person with roughly 8,000 m^3 of water per year (based on the population in 2000). This amount would be enough to 3)meet human needs, if freshwater were evenly distributed. But 4)available freshwater supplies are not distributed evenly around the globe, throughout the seasons, or from year to year. For instance, the Congo River and its tributaries account for about 30 % of the entire African continent's annual runoff, but the watershed contains only 10 % of Africa's population. Two-thirds of the world's population—around 4 billion people—live in areas receiving only one-quarter of the world's annual rainfall.

    多くの開発途上国において、真水の供給は季節性の降雨により提供される。このような雨は、とても急激に流れ出るので、効率よく使用できない。India, for example, gets 90% of its annual rainfall during the summer monsoon season, which lasts from June to September. For the other eight months the country gets barely a drop.

Pollution of rivers and lakes reduces accessible freshwater supplies. Each year roughly 450km^3 of wastewater are discharged into rivers, streams and lakes. Having safe drinking water would 4)impact people's lives and health. More than 80% of diseases, including typhoid fever and cholera, are associated with b)foul water and improper sanitation. Each year, more than 5 million people die from water pollution-related illnesses. This is the leading cause of death for children under five. To 5)clean and transport dirty water before it can be used again, another 6,000 km^3 of clean water are needed—an amount equal to about two-thirds of the world's total annual useable fresh water runoff.

The amount of water that people use depends not only on basic needs and how much water is available but also on levels of urbanization and economic development. Withdrawals of water* have grown to meet demand for all types of use—or irrigated agriculture, industry, and other public purposes. As the world continues to urbanize at rapid rates, the demand for potable water for public use is expected to increase, outpacing the capacity of most cities to provide it.

注)

*The removal of water from some type of source, like groundwater, for some use by humans

[1] 下線部 1)〜5)に関して、本文に基づき、最も近い意味の語彙を選択肢から選び、記号で答えなさい。

   1) (a) destructive   (b) ineffective   (c) irregular   (d) unproductive

   2) (a) approaching   (b) preventing   (c) proceeding   (d) surprising

   3) (a) demand   (b) confront   (c) keep   (d) satisfy

   4) (a) act on   (b) affect   (c) depend on   (d) strike

   5) (a) collect   (b) dilute   (c) store   (d) weaken

[2] 下線部 a)と b)に関して、最も近い意味の語彙を、本文から選び答えなさい。

[3] 下線部あ)を日本語に訳しなさい。

[4] 下線部の日本語を英語に訳しなさい。

3 次の英文において、下線部には1カ所間違いがある。間違いのある箇所を記号で答えなさい。

1) Hanako a)advised Betty b)joining a club or c)take a class, and she decided d)to become a member of the school's Japanese flower arrangement club.

2) Yesterday I went to a department store to buy a dress for my sister's wedding. I found one that looked really a)elegant and b)sophisticated, and the sales clerk told me that it c)suited me d)perfect.

3) The tourists are always a)amazing by the incredible beauty of this b)astonishing place, and they are so c)oblivious to the danger of d)getting closer to wildlife.

4) We had a big storm last week, and we lost the electricity for a)a few days. Once I got over b)scared, it was a lot of fun. We slept in our sleeping bags c)around the fireplace. We sure consumed d)a lot of wood.

5) Spine surgery is usually reserved a)for treatment of back pain b)that does not resolve c)with simple steps. However, there are some conditions d)which surgery may be necessary.

6) The house looked a)great. Mom and Dad had all the windows and floors b)clean c)professionally so everything d)sparkled.

4 次の( )に、与えられた語句とほぼ同じ意味になるように、最も適切な一語を入れ、英文を完成させなさい。

1) When she didn't turn (   ) on Sunday, we tried to get in touch with her.
   appear

2) Could we talk it (   ) before you turn the whole idea down at the meeting.
   discuss

3) If you don't use (   ) the eggs by Monday, please throw them away.
   consume

4) At around two o'clock my instructor called to call (   ) the lesson due to bad weather.
   cancel

5) I had a big fight with my best friend yesterday. What should I do if I run (　　　　　)
　　her on campus?
　　　　<u>meet accidentally</u>

6) What cultural and social changes were brought (　　　　　) by the printing press that
　　changed modern history?
　　　　<u>caused</u>

数 学

問題 24年度

1 空間内に，同じ平面上にない 4 つの点 O, A, B, C がある。$\triangle$OAB, $\triangle$OAC の重心をそれぞれ G, G′ とし，線分 OC を $2:3$ に内分する点を P，線分 AB を $t:(1-t)$ に内分する点を Q とする。ただし，t は $0 < t < 1$ なる定数である。また，$\vec{a} = \overrightarrow{OA}$, $\vec{b} = \overrightarrow{OB}$, $\vec{c} = \overrightarrow{OC}$ とおく。以下の ① から ⑩ に答えなさい。

このとき，$\overrightarrow{OQ} = \boxed{①}\,\vec{a} + \boxed{②}\,\vec{b} + \boxed{③}\,\vec{c}$, $\overrightarrow{OG} = \boxed{④}\,\vec{a} + \boxed{⑤}\,\vec{b} + \boxed{⑥}\,\vec{c}$ である。また線分 GG′ と線分 PQ が交わるとき $t = \boxed{⑦}$ であり，線分 GG′ と線分 PQ の交点 R は線分 PQ を $\boxed{⑧}:\boxed{⑨}$ に内分する。さらに，$\vec{a} \cdot \vec{c} = \dfrac{2}{5}$, $\vec{b} \cdot \vec{c} = \dfrac{4}{15}$ で，線分 PQ と線分 OP が直交するならば，$|\vec{c}| = \boxed{⑩}$ である。

なお，この空間の任意のベクトル $\vec{m}$ は，実数 u, v, w を用いて，

$$\vec{m} = u\vec{a} + v\vec{b} + w\vec{c}$$

の形に表すことができ，しかも，表し方はただ 1 通りである。

2 n を自然数，c および d を実数として，数列 $\{a_n\}$ を初項 c，公差 d の等差数列，数列 $\{b_n\}$ を初項 3，公差 2 の等差数列とするとき，以下の設問に答えなさい。

〔1〕 $d \neq 0$ のとき，

$$\sum_{k=1}^{n} e^{a_k} = \boxed{\qquad ① \qquad}$$

となる。ただし，e は自然対数の底とする。

〔2〕 数列 $\{f_n\}$ の第 n 項を $f_n = b_n e^{a_n}$ と定義する。

$d = -0.08$ のとき，f_n の値が最大になるのは $n = \boxed{②}$ のときである。

3 関数 $f(x)$ は,

(i) $f\left(\dfrac{\sqrt{3}}{3}\right)=2$

(ii) $\displaystyle\int_0^t \sqrt{1+\{f'(x)\}^2}\,dx = t^3+t \quad (t>0)$

を満たすものとする。

このとき，以下の設問に答えなさい。

〔1〕 この条件を満たす関数 $f(x)$ は

$f(x)=\boxed{\quad ① \quad}$

または

$f(x)=\boxed{\quad ② \quad}$

である。

〔2〕 曲線 $y=\boxed{\quad ① \quad}$ および曲線 $y=\boxed{\quad ② \quad}$ の交点の座標をすべて求め

なさい。

ただし，$\boxed{\quad ① \quad}$，$\boxed{\quad ② \quad}$ は上問〔1〕で求めた関数とする。

〔3〕 点 (x,y) が上問〔2〕の 2 曲線 $y=\boxed{\quad ① \quad}$ および $y=\boxed{\quad ② \quad}$ で囲まれ

た範囲（境界を含む）を動くとき，$\sqrt{7}x+3y$ の最小値を求めなさい。

4 行列 $A=\begin{pmatrix} a & b \\ c & d \end{pmatrix}$ $(ad-bc\neq0)$ は，$\begin{pmatrix} a & b \\ c & d \end{pmatrix}\begin{pmatrix} a & c \\ b & d \end{pmatrix}=\begin{pmatrix} e & 0 \\ 0 & f \end{pmatrix}$ $(a,b,c,d,e,f$ は実数$)$,

および $ad-bc=f$ を満たすものとする。

このとき，以下の設問に答えなさい。

〔1〕 $a-d=0$ および $b+c=0$ が成り立つことを示しなさい。

〔2〕 行列 A が，$A^4=\begin{pmatrix} -4 & 0 \\ 0 & -4 \end{pmatrix}$ を満たしているとき，このような A をすべて求め

なさい。

物　理

問　題　24年度

1　以下の文章の（　①　）から（　⑳　）に適切な語句または式を入れなさい。

〔1〕　大きさをもち変形を無視できる物体を一般に（　①　）と言う。（　①　）のつりあいの条件は、作用する力のベクトルの和が $\vec{0}$ になることと、任意の点のまわりの（　②　）の和が0になることである。いま質量 m [kg]の（　①　）に、向きは反対だが大きさはともに F [N]で、作用線が一致しない2つの力がはたらいた場合を考える。作用線間の距離を a [m]とすると、この物体に作用する力のベクトルの和は $\vec{0}$ であるが、力の作用点のまわりの（　②　）の和は双方とも（　③　）[N m]であり、重心のまわりの（　②　）の和は（　④　）[N m]である。このような一組の力を（　⑤　）という。

〔2〕　救急車が目の前を通過する前後ではサイレンの音が変化する。動いている音源からの音の（　⑥　）が変化して聞こえる現象を（　⑦　）効果という。音源が移動しても、出された音が（　⑧　）を伝わる（　⑨　）に変化は生じない。移動する音源の前方では音の波形が圧縮され、波長が（　⑩　）なる。

〔3〕　金属のような導体中で t 秒間に q [C]の電荷が運ばれたとすると、電流 I [A]は（　⑪　）と表される。このとき、運ばれる電荷は（　⑫　）電子が担う。一方、導体内の金属イオンは移動する電子からエネルギーを受け取り熱運動する。この熱を（　⑬　）熱と呼ぶ。抵抗に電圧 V [V]をかけて電流 I [A]を t 秒間流したとき、（　⑫　）電子が失ったエネルギーがすべて（　⑬　）熱に変わったとすると、その発熱量 Q [J]は（　⑭　）である。$\dfrac{Q}{t}$ を一般に仕事率と呼ぶが、電気の場合は特に（　⑮　）という。

〔4〕　赤色レーザー光を空気中や水中、ガラス中に通すとそれぞれの中で波長は変わるが（　⑯　）は変わらない。赤色レーザー光がどこを通過していても赤色に見えるのは（　⑯　）が光の色を決めているからである。太陽光をプリズムに入射させると（　⑯　）の違いによって曲がり方が異なるため光の帯（虹）が観察できる。この帯ができる現象を光の（　⑰　）という。プリズムを通過する紫色の光と赤色の光を比べると、（　⑱　）色の光の方が曲がり方が小さい。紫色の光よりも（　⑯　）が大きな光は（　⑲　）と呼ばれており、化学作用が強く殺菌などに利用される。一方、赤色よりも（　⑯　）が小さい光は（　⑳　）といい、この光を吸収した物体は一般的に温度が上昇するので熱線とも呼ばれている。

2　長さが ℓ [m]の軽いひもの一端に質量 m [kg]の小さいおもりをつけ、他端を天井の一点につけて静かにつるした。重力加速度を g [m/s^2]とし、空気抵抗は無視できるとして、以下の各問に答えなさい。

〔1〕　おもりがつりあって静止しているときの、ひもの張力の大きさを求めなさい。

〔2〕　〔1〕の状態からおもりに水平方向に力を加えたところ、おもりは水平方向には $\dfrac{\ell}{2}$ [m]だけ移動し、つりあって静止した。加えた力の大きさと、ひもの張力の大きさを求めなさい。

〔3〕 〔2〕の状態から水平方向の力を静かに取り去った。取り去った瞬間のひもの張力の大きさを求めなさい。

〔4〕 〔3〕の状態の後、おもりは周期運動をはじめた。おもりが最初に最下点に到達したとき、〔3〕の状態からひもの張力がおもりにした仕事を求め、このときのおもりの速さを求めなさい。

〔5〕 〔4〕の状態において、最下点を通る瞬間のひもの張力の大きさを求めなさい。

〔6〕 おもりが〔5〕の最下点に到達した瞬間にひもを切断したところ、おもりは放物運動を始めた。おもりの鉛直方向の速度の大きさが〔4〕で求めた速さに等しくなったとき、おもりはひもを切断したときの位置からどれくらいの距離にあるかを求めなさい。

3 図1に示すように、3つの抵抗と電池、スイッチなどからなる回路を作成した。スイッチをONにすると、6.0 kΩには0.80 mAの電流が流れた。以下の各問に答えなさい。

〔1〕 3つの抵抗の合成抵抗を求めなさい。
〔2〕 並列接続の抵抗にかかる電圧を求めなさい。
〔3〕 3.0 kΩに流れる電流を求めなさい。
〔4〕 電池の端子電圧を求めなさい。
〔5〕 電池の内部抵抗を電流計で求めるためには、どのように回路を変更し、どのような計算で求めるかを示しなさい。

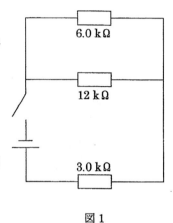

図1

4 なめらかに動くピストンで仕切られているシリンダーがあり、ヘリウムが閉じこめられている。このシリンダーと、バルブを閉じた酸素ボンベを図2のように丈夫なパイプでつないだ。すべての機器と内部の気体の温度は気温と同じであり、シリンダー内の圧力は大気圧である。ヘリウムは大気と自由に熱のやりとりができるものとする。ヘリウムが単原子分子理想気体とし

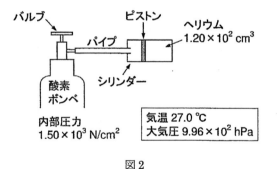

図2

てふるまうと仮定して、このボンベのバルブを開いたとき、図2のピストン右側で生じる現象について以下の各問に答えなさい。バルブの開閉でのボンベ内の温度・圧力変化は無視でき、圧力変化による変形や破損は機器のどこにも生じないものとする。気体定数 $R = 8.3$ [J/mol・K]とする。なお、1 hPa = 100 Pa である。

〔1〕 シリンダー内のヘリウムは何molかを数値で求めなさい。
〔2〕 バルブをきわめてゆっくりと開いて全開にした。このときシリンダー内のヘリウムは何という状態変化をしたかを気体の状態変化の名称で答えなさい。また、この状態変化でヘリウムの体積は何m^3になったかを数値で求めなさい。
〔3〕 〔2〕を行った後で元の状態に組み直してから、バルブを一気に全開にした。このときのヘリウムの温度を知るために、理想気体の断熱変化で知られている関係式

(圧力)×(体積)$^\gamma$＝一定

を利用したい。ここで

$$\gamma = 1 + \frac{R}{C_v}$$

R：気体定数

C_v：定積モル比熱

である。単原子分子理想気体のγを数値で求めなさい。

〔4〕　〔3〕のときのヘリウムの温度が何Kになるかを、ヘリウムの元の温度とバルブを開ける前後の圧力だけから知りたい。ヘリウムの温度にT[K]、圧力にP[Pa]の記号を用い、この記号にバルブ閉鎖時を0、バルブ全開時を1とした添字を使うこととして、バルブ全開時のヘリウムの温度T_1を求める式を〔3〕の式を利用してT_0、P_0、P_1、γを用いて書きなさい。

〔5〕　以下の表の適切な値を用い、〔4〕のT_1が何Kになるかを数値で求めなさい。

x^yの表

		x							
		1.51×10^1	1.80×10^1	3.32×10^1	7.97×10^1	1.51×10^2	1.80×10^2	3.32×10^2	7.97×10^2
	0.286	2.17×10^0	2.29×10^0	2.72×10^0	3.50×10^0	4.20×10^0	4.42×10^0	5.26×10^0	6.76×10^0
	0.400	2.96×10^0	3.18×10^0	4.06×10^0	5.76×10^0	7.44×10^0	7.98×10^0	1.02×10^1	1.45×10^1
	0.600	5.10×10^0	5.66×10^0	8.18×10^0	1.38×10^1	2.03×10^1	2.26×10^1	3.26×10^1	5.51×10^1
	0.667	6.11×10^0	6.87×10^0	1.03×10^1	1.85×10^1	2.84×10^1	3.19×10^1	4.80×10^1	8.62×10^1
y	0.714	6.95×10^0	7.88×10^0	1.22×10^1	2.28×10^1	3.60×10^1	4.08×10^1	6.31×10^1	1.18×10^2
	1.29	3.31×10^1	4.16×10^1	9.17×10^1	2.84×10^2	6.47×10^2	8.12×10^2	1.79×10^3	5.53×10^3
	1.40	4.47×10^1	5.72×10^1	1.35×10^2	4.59×10^2	1.12×10^3	1.44×10^3	3.39×10^3	1.15×10^4
	1.60	7.70×10^1	1.02×10^2	2.72×10^2	1.10×10^3	3.06×10^3	4.06×10^3	1.08×10^4	4.39×10^4
	1.67	9.31×10^1	1.25×10^2	3.47×10^2	1.50×10^3	4.35×10^3	5.84×10^3	1.62×10^4	7.01×10^4
	1.71	1.04×10^2	1.40×10^2	3.99×10^2	1.78×10^3	5.32×10^3	7.19×10^3	2.05×10^4	9.15×10^4

5　図3(a)のように屈折率1の空気中から屈折率1.3の薄い石けんの膜に入射角30度で白色光を入射し、その反射光をプリズムに通したら虹が観察された。その虹を肉眼で観察したところ暗線が1本確認でき、その暗線の波長は$0.66\,\mu\mathrm{m}$（ただし$\mu = 10^{-6}$）であった。これらの観測から以下の考察によって薄い膜の厚さdを求めよう。以下の考察において、〔　　〕に当てはまる記号、または数値を答えなさい。数値は分数を使っても良い。必要なら図3(b)を用いなさい。

図3(a)中の(ア)の経路の光と(イ)の経路の光が干渉したとする。また、(イ)の経路において入射角をi、屈折角をjとする。暗線が生じる条件は

　　　「光路長の差 $= m\lambda$（$m = 1, 2, 3, \cdots$）、ただしλは干渉現象により生じた暗線の波長」

である。まずは光路長の差を求めよう。ここで、光路長とは、光の進む距離を真空中で進む距離に換算した量のことである。たとえば光が屈折率nの媒質中をLだけ進んだとすると、真空中では同じ時間内で〔　①　〕だけ進む。このときLを幾何学的距離、〔　①　〕を光路長という。図3(a)中の(ア)の経路と(イ)の経路との幾何学的距離の差は図3(a)中の太線で示されている。したがって、膜の屈折率をnとすると、光路長の差はd、n、jを用いて〔　②　〕と表せる。屈折の法則よりi、j、nの関係は$n = $〔　③　〕であり、$n = 1.3$、$i = 30$度を代入すると$\cos j$は〔　④　〕と書ける。以上より、膜の厚さ$d$は、暗線の波長$\lambda$、および$m$（$m = 1, 2, 3, \cdots$）を用いて〔　⑤　〕と書ける。

　　観察された暗線が $m = 1$ に対応すると仮定すると、肉眼で確認できる暗線の波長は $0.66\,\mu\mathrm{m}$

の1本のみである。観察された暗線が $m = 2$ に対応すると仮定すると、肉眼で確認できる暗線の波長は $0.66\mu\mathrm{m}$ および〔 ⑥ 〕$\mu\mathrm{m}$ の2本であり、観察結果と異なることになる。観察された暗線が $m = 3$ に対応すると仮定すると肉眼で確認できる暗線の数は〔 ⑦ 〕本となる。$m = 1、2、3$ を計算してみると $m = 3$ 以降の考察は必要ないことがわかる。以上の考察より、膜の厚さは〔 ⑧ 〕$\mu\mathrm{m}$ である。

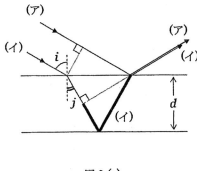

図3(a)

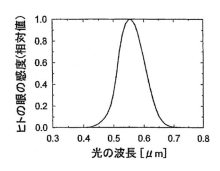

図3(b)

化 学

問題

24年度

---

1 元素について、次の問いに答えなさい。

〔1〕元素とは何か。原子との違いが分かるように2行以内で説明しなさい。

〔2〕正しい記述を〔選択肢〕（ア）〜（カ）からすべて選び、記号で答えなさい。

　　〔選択肢〕　（ア）元素は金属元素と非金属元素に類別される。

　　　　　　　（イ）元素は典型元素と遷移元素に類別される。

　　　　　　　（ウ）遷移元素は金属元素である。

　　　　　　　（エ）金属元素は遷移元素である。

　　　　　　　（オ）非金属元素は典型元素である。

　　　　　　　（カ）典型元素は非金属元素である。

〔3〕地殻と人体の元素組成（質量%）を下表に示す。ただし、微量な成分については省略した。
表中の元素について、問いに答えなさい。

〔地殻〕		〔人体〕	
酸素	46.1	酸素	61.0
ケイ素	28.2	炭素	23.0
アルミニウム	8.2	水素	10.0
鉄	5.6	窒素	2.6
カルシウム	4.1	カルシウム	1.4
ナトリウム	2.4	リン	1.1
マグネシウム	2.3	硫黄	0.2
カリウム	2.1	カリウム	0.2
チタン	0.6	ナトリウム	0.1
水素	0.1	塩素	0.1

1）非金属元素が人体に占める割合（質量%）を求めなさい。

2）遷移元素を1つ選び、元素記号で答えなさい。

3）第2周期の元素を3つ選び、元素記号で答えなさい。

4）同族の非金属元素を2組選び、元素記号で答えなさい。

5）イオンがネオンと同じ電子配置をもつ金属元素を3つ選び、元素記号で答えなさい。

6）価電子数が最大となる元素を1つ選び、元素記号と価電子数を答えなさい。

---

2 化学反応について、次の問いに答えなさい。

〔1〕化学反応では物質の化学組成が変化する。化学反応を伴う現象を〔選択肢〕（ア）〜（ケ）から

4つ選び、記号で答え、それぞれ反応式を書きなさい。

[選択肢]　（ア）ドライアイスを空気中で室温に置くと、小さくなり消失した。

　　　　　（イ）ダイヤモンドを空気中で加熱すると、小さくなり消失した。

　　　　　（ウ）生石灰を水に入れると発熱した。

　　　　　（エ）エタノールを水に混合すると発熱した。

　　　　　（オ）砂糖を水に溶解した。

　　　　　（カ）食塩を水に溶解した。

　　　　　（キ）洞窟に氷柱が形成された。

　　　　　（ク）鍾乳洞に鍾乳石が形成された。

　　　　　（ケ）水溶液中の2本鎖DNAを穏やかに熱すると1本鎖になった。

〔2〕酸化数の増減を伴うのはどれか。［選択肢］（ア）～（カ）からすべて選び、記号で答えなさい。

[選択肢]　（ア）塩化水素とアンモニアが気体状態で反応し、白煙が生じた。

　　　　　（イ）ヨウ素溶液に硫化水素を通じると白濁した。

　　　　　（ウ）火山ガス中の硫化水素が空気中の酸素と反応して黄色い結晶を生じた。

　　　　　（エ）銅線をガスバーナーで加熱後、空冷すると黒くなった。

　　　　　（オ）銅線をガスバーナーで加熱後、塩素中に入れると煙が発生した。

　　　　　（カ）水酸化ナトリウム水溶液を酢酸で中和した。

〔3〕水素の発生を伴うのはどれか。［選択肢］（ア）～（カ）からすべて選び、記号で答えなさい。

[選択肢]　（ア）石灰石を希塩酸と反応させた。

　　　　　（イ）炭酸ナトリウムを濃塩酸と反応させた。

　　　　　（ウ）メタンを空気中で完全燃焼させた。

　　　　　（エ）酸化マンガン（IV）を触媒として、過酸化水素を分解した。

　　　　　（オ）ボルタ電池（−）$Zn | H_2SO_4 aq | Cu$（＋）に通電した。

　　　　　（カ）ニッケル片を希塩酸に入れると溶液は緑色に変わった。

3　　台所にガス漏れ警報器を設置したい。都市ガスとプロパンガスについて、天井付近または床面付近のいずれに設置すべきかを、計算式と理由を示して答えなさい。ただし、台所の湿度は0％とし、乾燥空気、可燃性ガスの主成分とその体積％は下表のとおりとする。

乾燥空気		都市ガス		プロパンガス	
窒素	78.0	メタン	90.0	プロパン	95.0
酸素	21.0	エタン	6.0	ブタン	5.0
アルゴン	1.0	プロパン	3.0		
		ブタン	1.0		

4 ニトログリセリンについて、次の問いに答えなさい。

〔1〕グリセリンに混酸を作用させると、ニトログリセリンが生じる。

1）この変化を反応式で示しなさい。

2）この反応の一般的な名称を、[選択肢]（ア）～（オ）からすべて選び、記号で答えなさい。

　　[選択肢]　（ア）エステル化　　（イ）加水分解　　（ウ）けん化　　（エ）縮合　　（オ）付加

〔2〕ニトログリセリンは狭心症の治療薬として用いられ、この薬剤の分解で生じる分子Aは血管
　　拡張作用をもつ。分子Aを [選択肢]（ア）～（オ）から1つ選び、記号で答えなさい。
　　ただし、いずれも該当しない場合は、（カ）としなさい。

　　[選択肢]　（ア）NH_3　　　（イ）NO　　　（ウ）NO_2　　　（エ）CO　　　（オ）CO_2

5 フェーリング液^(注)にグルコースを加えて加熱すると赤色の化合物Aが析出する。
　次の問いに答えなさい。
　　（注）フェーリング液はA液（硫酸銅（Ⅱ）水溶液）とB液（酒石酸ナトリウムカリウムと
　　　　水酸化ナトリウムの混合水溶液）の混合溶液である。

〔1〕化合物Aの組成式を示しなさい。

〔2〕文中のグルコースの代わりにスクロースを用いると化合物Aは析出しない。
　　この理由を3行以内で説明しなさい。

6 タンパク質に関する次の文を読み、下の問いに答えなさい。

　タンパク質の（a）で得られるα-アミノ酸には約20種類が知られている。このうち（b）以外
のアミノ酸には（c）原子があるので、2種類の光学異性体（鏡像異性体）が存在する。天然の
α-アミノ酸のほとんどは、光学異性体の一方の（d）型である。

　毛髪の主成分であるケラチンは繊維状タンパク質で、分子どうしは（e）結合により、ところどころで
結ばれている。この結合により毛髪は一定の形を保ち、カールしてもカーラーを外せば元に戻って
しまう。パーマネントウェーブでは、チオグリコール酸アンモニウム$HSCH_2COONH_4$などを用いて、
①（e）結合を切断してから髪をセットし、その状態のまま臭素酸ナトリウム$NaBrO_3$などを用いて、
別の位置で②（e）結合を再生させ、毛髪に好みのウェーブをつけてその形を保つことができる。

〔1〕 文中の（ a ）に入る適切な語句を［選択肢］（ア）～（オ）から１つ選び、記号で答えなさい。

　　 ただし、いずれも該当しない場合は、（カ）としなさい。

　　 ［選択肢］　（ア）加水分解　　（イ）電気泳動　　（ウ）電気分解　（エ）透析　（オ）変性

〔2〕 文中の（ b ）、（ c ）、（ d ）に入る適切な語句を答えなさい。

〔3〕 アミノ酸に共通する２種類の官能基の名称を答え、構造を示しなさい。構造は原子間の結合
　　 を省略せずに表すこと。

〔4〕 α-アミノ酸とは何か。１行で説明しなさい。

〔5〕 文中の（ e ）結合は、硫黄原子をもつアミノ酸間の共有結合である。

　 1）（ e ）に入る適切な語句を［選択肢］（ア）～（オ）から１つ選び、記号で答えなさい。

　　　 ただし、いずれも該当しない場合は、（カ）としなさい。

　　 ［選択肢］（ア）アミド　（イ）エステル　（ウ）エーテル　（エ）ジスルフィド　（オ）ペプチド

　 2）（ e ）結合を形成するアミノ酸の名称を答え、構造を示しなさい。

　　　 構造は原子間の結合を省略せずに表すこと。

〔6〕 下線部①と下線部②に当てはまる反応を、それぞれ［選択肢］（ア）～（オ）から１つずつ
　　 選び、記号で答えなさい。ただし、いずれも該当しない場合は、（カ）としなさい。

　　 ［選択肢］　（ア）加水分解　　　（イ）還元　　　（ウ）酸化　　　（エ）重合　　　（オ）転化

〔7〕 下線部①は、ケラチンの三次構造に影響を与え、変性させる。

　 1）タンパク質の三次構造とは何か。構造の形成に関わる各種結合やその他の要因を挙げて、
　　　 ３行以内で説明しなさい。

　 2）タンパク質の変性とは何か。変性の要因を挙げ、プロテアーゼによるタンパク質の分解との
　　　 違いを明らかにして、４行以内で説明しなさい。

生 物　問題　24年度

1　次の〔1〕と〔2〕の問題に答えなさい。

〔1〕次の文章を読んで下の質問に答えなさい。

　脊椎動物の眼の発生においては、連鎖的な誘導が起こる。発生途上にある胚の脳の左右両側に（　ア　）という膨らみが生じると、この（　ア　）は表皮に接近し、前端部はくぼみを形成して（　イ　）になる。すると表皮からは（　ウ　）が誘導される。さらに（　ウ　）は表皮に働きかけて（　エ　）の形成を誘導する。（　イ　）はやがて網膜に分化する。

　完成したヒトの網膜には、形と性質の異なる2種の視細胞が存在する。以下の図1は（　オ　）眼の水平断面を上から見た時の、網膜上の2種の視細胞AおよびBの分布の様子を示したものである。視細胞Aが集中している黄斑部はとくに、細かな形や色の違いを識別できる場所で、ヒトは物を注視し色を認識するときには、頭や眼を動かして対象の像を視野の中央に結ぶようにしている。

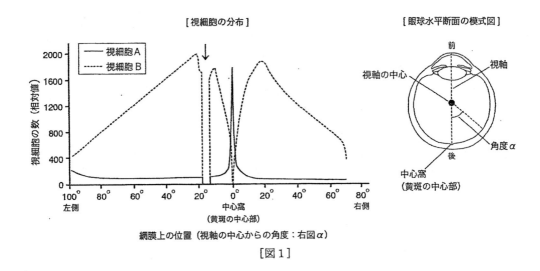

[図1]

1) 文中の空欄（　ア　）－（　オ　）に入る適切な語を答えなさい。ただし、（　オ　）は右または左のどちらかを答えなさい。

2) 図1に矢印で示された部分を何と称するか、名称を答えなさい。

3) 視細胞AおよびBの名称を答えなさい。

〔2〕次の文章を読んで下の質問に答えなさい。

　動物の性は、持っている染色体の違いによって決められることが多い。ヒトの染色体は性決定に関与する性染色体とそれ以外の常染色体に大きく分けることができる。ヒトの性染色体にはX染色体とY染色体の2種類がある。女性は2本のX染色体を持ち、男性はX染色体とY染色体を1本ずつ持っ

ている。このような性決定様式を雄ヘテロのＸＹ型という。

　ヒトでは男女でＸ染色体の数が異なるので、そのままではＸ染色体上の遺伝子の発現量に男女間で２倍の差が生じると考えられるが、女性においては、発生のある時期に胚を構成する細胞それぞれのＸ染色体のうちの１本が独立かつ無作為に不活性化される。

　性染色体上の遺伝子による遺伝を伴性遺伝という。ヒトの伴性遺伝の例として赤緑色覚異常が知られている。赤緑色覚異常は、視細胞がもつ光を吸収する色素の遺伝子の突然変異によるもので、この遺伝子はＸ染色体上に載っている。赤緑色覚異常の原因遺伝子は、色覚異常をもたらさない対立遺伝子に対して劣性であり、女性の場合、ホモ接合にならないと色覚異常が現れないとよく説明される。しかし、ヘテロ接合の女性が赤緑色覚異常を示す場合があることが知られている。また、ヘテロ接合の女性において、片方の眼でのみ赤緑色覚異常が認められることもあるが、両眼で行われる通常の色覚検査では色覚異常とは判定されないことが多い。

1）性染色体による性決定様式には、雄ヘテロ型に加え、雌ヘテロ型が知られている。雌ヘテロ型とはどのような性決定様式か、説明しなさい。

2）雌ヘテロ型に属する生物はどれか、以下の選択肢の中から該当するものを全て選び、記号で答えなさい。
　　選択肢：　（あ）ハツカネズミ　　　（い）ニワトリ　　　（う）トンボ
　　　　　　　（え）トノサマバッタ　　（お）カイコガ　　　（か）キイロショウジョウバエ

3）赤緑色覚異常の遺伝子に関してヘテロ接合の女性の網膜では、一般に視細胞における赤緑色覚異常の遺伝子の発現にどのような特徴があると考えられるか、説明しなさい。

4）赤緑色覚異常の遺伝子に関してヘテロ接合であって、かつ赤緑色覚異常の表現型を示す女性の網膜では、視細胞における赤緑色覚異常の遺伝子の発現にどのような特徴があると考えられるか、説明しなさい。

2　次の文章を読んで下の質問に答えなさい。

　脊椎動物の筋は平滑筋と（　ア　）に分けられる。平滑筋は小腸や膀胱等の内臓の壁を構成する。（　ア　）はさらに骨格筋と心筋とに分類される。骨格筋は平滑筋や心筋とは異なり、意識的に制御可能であることから（　イ　）ともいう。これに対し、平滑筋や心筋は意識的に制御できず、主に自律神経によって制御されている。自律神経には交感神経と副交感神経があり、いずれも（　ウ　）によって統合的に調節されている。

　骨格筋は運動神経によって制御されており、中枢から興奮が伝えられることにより収縮が起こる。運動神経の軸索末端は骨格筋の表面に到達し、シナプスを形成している。この部分では、神経伝達物質である（　エ　）によって細胞間の情報伝達が行われている。神経からの興奮が筋細胞に伝わり、さらにその興奮が筋小胞体に伝わると、筋小胞体から細胞質基質へ（　オ　）が放出され、筋の収縮が誘起される。

骨格筋の筋細胞の中には筋原繊維が多数並んでいる。これを顕微鏡で観察すると、明るい領域（明帯）と暗い領域（暗帯）が交互に配列していることが分かる。明帯の中央部にあるZ膜から隣のZ膜までは構造上の単位としてサルコメア（筋節）と呼ばれている。筋原繊維にはミオシンフィラメントとアクチンフィラメントという2種類のフィラメントがあり、筋細胞に伝えられた興奮によって、2種のフィラメントの相互作用が誘起され、筋肉が収縮する。

〔1〕文中の空欄（ア）〜（オ）に入る適切な語を答えなさい。ただし、（エ）および（オ）は物質の名称を正確に答えなさい。

〔2〕副交感神経は中枢神経のどの部位から出ているか、答えなさい。

〔3〕筋の収縮時および弛緩時のサルコメアの様子をその違いがわかるように模式的に図示しなさい。その際、アクチンフィラメント、ミオシンフィラメント、Z膜を指し示し、どちらの図が収縮時および弛緩時のものか、明示すること。

〔4〕筋肉の長さを人為的に変え、1回の刺激によって発生する筋繊維の張力を測定した。右の図2に、サルコメアの長さと、刺激を与えたときの張力との関係を示した。なお、サルコメアの長さが2.0 μmより短くなると、フィラメント同士が重なり合い、筋の張力が低下することが分かった。

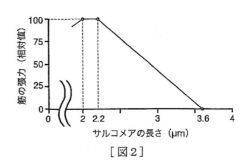
［図2］

1）サルコメアの長さが2.2 μmから3.6 μmの間では、サルコメアが長くなるにつれて刺激を与えたときの張力が低下している。これは何故か、説明しなさい。
2）暗帯の長さを求めなさい。
3）サルコメアの長さが2.2 μmのときの、明帯の長さを求めなさい。

3 次の文章を読んで下の質問に答えなさい。

ヒトの身体は成人では約60兆個の細胞で構成されている。これらの細胞は酸素を必要とするので、ヒトにおいては、その身体を構成する各細胞に酸素を供給するための仕組みとして、呼吸系に加えて心臓および血管などで構成される循環系が発達している。

血液は体液の一種で、ヒトの成人の場合、体重の約8％を占めている。血液は有形成分である血球と液体成分である血しょうから成り、血しょうが血液の重さの55％を占めている。体液には、その他に（ア）液と（イ）液がある。（ア）液は血管から血しょうの一部がしみ出して細胞間を満たしたもので、細胞との物質交換を担う。（ア）液はその大半が毛細血管に吸収されるが、一部は（イ）管に吸収される。

血球のひとつには、ヘモグロビンが含まれている。ヘモグロビンは（　ウ　）イオンを含むヘムという分子とグロビンというポリペプチドの複合体で、酸素と可逆的に結合し、全身へ酸素を運搬する役目を担っている。

[1] 文中の空欄（　ア　）～（　ウ　）に入る適切な語を答えなさい。

[2] ヒトの心臓とカエルの心臓を比較すると、構造上大きく異なる点がある。
　　1）どのような点が異なるか、説明しなさい。
　　2）ヒトの心臓とカエルの心臓における構造上の大きな違いは、心臓による全身への酸素の供給能力に差を生じさせると考えられる。心臓による酸素の供給能力にどのような差があると考えられるか説明しなさい。

[3] ヒトの血液に含まれる血球について、以下の表1にそれぞれの特徴をまとめた。これについて、以下の質問に答えなさい。

血球	核の有無	直径（μm）	形状	個数／mm³
（あ）	有	5 〜 20	球形	4000 〜 8000
（い）	無	2 〜 3	不定形	10万 〜 40万
（う）	無	7 〜 8	円盤形	450万 〜 500万

[表1]

1）表1の（あ）～（う）に当てはまる血球の名称を答えなさい。
2）ヘモグロビンを含むのはどの血球か、記号で答えなさい。
3）表1の（う）について、ヒトの成人1人に存在するおよその個数を求め、以下の選択肢から最も近い数値を選び、答えなさい。
（必要であれば次の数値を参考にしなさい。血液の比重：1.05）

　　選択肢：　200兆　　20兆　　2兆　　2000億　　200億
　　　　　　　20億　　2億　　2000万　　200万

[4] 右の図3は、ヘモグロビンと酸素との結合が、酸素分圧によってどのように影響されるかを示したものである。これを酸素解離曲線という。2本の酸素解離曲線のうち、一方の曲線は二酸化炭素分圧が 60 mmHg、もう一方の曲線は二酸化炭素分圧が 40 mmHg のときに得られたものである。
　ここで分圧とは、混合気体において、ある1つの成分が混合気体と同じ体積を占めたときの圧力のことをいう。例えば、大気圧1気圧は 760 mmHg と表され、大気中には21%の酸素が含まれるので、大気中

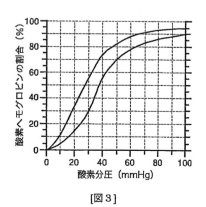

[図3]

の酸素分圧は $760 \times (21/100) = 160$ mmHg となる。

1）いま、ある器官に入る動脈血の酸素分圧が 100 mmHg、二酸化炭素分圧が 40 mmHg、この器官から出る静脈血の酸素分圧が 30 mmHg、二酸化炭素分圧が 60 mmHg であったとする。このとき、この器官を通る間に酸素ヘモグロビンの何%が酸素を解離したか、少数第一位まで求めなさい。なお、ここに挙げた条件以外は同じ条件であるとする。

2）酸素分圧、二酸化炭素分圧以外に、どのような条件がヘモグロビンと酸素の結合に影響を及ぼすか、その条件を1つ挙げなさい。

3）ヒトにおいて、胎児がもつヘモグロビンは、成人のそれと比較してどのような特徴を有するか。解答欄に成人のヘモグロビンのある条件における酸素解離曲線を破線で示してあるので、それを参考に胎児ヘモグロビンの酸素解離曲線をその特徴が分かるように実線で描きなさい。

$\boxed{4}$ 次の文章を読んで下の質問に答えなさい。

　動物の分類では、発生様式が系統関係を認識するうえで重要視されている。胚葉に着目すると動物は、明瞭な胚葉を持たないものや、外胚葉と内胚葉とが分化する二胚葉性のもの、さらに中胚葉が加わった三胚葉性のものに分けられる。さらに三胚葉性の動物は、旧口（前口）動物と新口（後口）動物とに大別される。新口動物には、棘皮動物、原索動物（頭索動物、尾索動物）、脊椎動物などが含まれる。一方、旧口動物に属する動物門には、環形動物、軟体動物、節足動物などがある。また、動物は、体腔の有無や体腔と胚葉との関連から、体腔を持たないもの、偽体腔をもつもの、真体腔を持つものに分けることができる。

〔1〕1）明瞭な胚葉を持たない動物、及び2）二胚葉性の動物に当てはまる動物門の名称をそれぞれ1つずつ答えなさい。さらに、それぞれの動物門に属する生物を1つ挙げなさい。

〔2〕旧口動物と新口動物の発生学的な特徴をそれぞれ簡潔に、両者の違いが明確になるよう述べなさい。

〔3〕体腔について、以下の質問に答えなさい。

　　1）体腔とは何か説明しなさい。

　　2）真体腔とはどのような体腔をいうのか、胚葉との関連に着目し説明しなさい。

　　3）三胚葉性の動物のうち、真体腔を持たない動物門を1つ挙げなさい。

〔4〕脊索について、以下の質問に答えなさい。

　　1）脊索は体のどこに位置するか、説明しなさい。

　　2）脊索はどの胚葉から作られるか、答えなさい。

　　3）生涯にわたって脊索をもつ生物を1つ挙げなさい。

〔5〕環形動物と軟体動物は発生の過程で共通の幼生期を経るので系統的に近縁だと考えられている。この幼生の名称を答えなさい。さらに、幼生の外部形態をとくに繊毛の生え方に着目して模式図で示しなさい。幼生内部の様子を示す必要は無い。

英　語

解答　24年度

1　出題者が求めたポイント

[全訳]

　台風に襲われ地震に揺さぶられる土地にあって、日本の最も高く、見たところ最ももろそうな古い建物－500ほどの木造の塔－は、どのようにして数世紀も立ち続けてきたのだろうか。記録によると、過去1400年間でわずか2個しか崩れていないという。消失してしまったこれら－そして多く－は雷や内乱の結果の火事によって破壊された。1995年の阪神大震災は6400人の人を殺し、高架の高速道路を倒し、オフィスビルを平らにつぶし、神戸の港湾地区を荒廃させた。しかし、京都にある東寺の荘厳な五重塔は壊されないで残った。

　日本の学者たちは、これらの高いすらりとした建物がどうしてそう安定しているのかに長年困惑してきた。「地震国」日本で、建築産業が自信を持って12階以上の鉄鋼と強化コンクリートのオフィスビルを建てるようになったのは、たった30年前であった。しかし826年に、木造の構造物を直立させるのに杭とくさびだけを使って、建立主の弘法大師は、空に向かって55メートルの高さにそびえる東寺の五重塔を造った。これは11世紀あまり後に造られた霞ヶ関高層ビルのほぼ半分の高さである。雷に打たれて4回燃え落ちたけれども、弘法大師の古典的な構造を持つ一番新しい版の建築は、1644年以来そこに建ち続けている。明らかに、(1)当時の日本の大工たちは、建物が自然の力と戦って粉々に砕け散るのではなく、ゆれて自然に安定できるようになるようないくつかの技を心得ていたのだ。だが、どのような技なのだろうか。

　複数の階を持つ塔は、6世紀に、石造りの監視塔あるいは拝礼のための塔として、仏教の伝来と共に中国から日本に来た。しかし日本においてこの建築物は、この地の状況に合うよう自由に改造された。(2)日本の塔は、眺めるための塔から、それ自身が眺められる塔へと進化した。

　地震に加えて、日本列島は夏には20くらいの台風に襲われる。日本の建築家たちは、塔のひさしを、壁からずっと先の方まで伸ばすことを学んだ。ひさしは、雨水が壁を伝って流れ落ちて基礎に入り込み、土を柔らかくし、建物をついに沈下あるいは崩壊させてしまうことを防いでいる。何世紀もの間多くの人々は、高い松の木のように、日本の塔－「心柱」として知られる太い幹のような中央の柱がある－は、台風や地震に耐えているとき単にたわんでゆれているだけなのだと考えていた。ところが、答えはそれほど簡単ではない。

　いくつもの事から、塔は松の木のように動くのではないと確実にわかっている。もっとも驚くのは、幹のような「心柱」には荷重が全くかかっていないことである。塔の形によっては、地面についてさえいなくて、塔のてっぺんから吊り下げられているのもある。建物の真ん中をだらりと下に垂れ下がっているのである。

　また、ある五層の塔は、一番上から底まで構造上の荷重を支えるために建物の中をまっすぐに通る、1本の「心柱」さえ持っていない。(日本の最近の建築基準では、2階または3階建ての木造建築は、屋根をしっかり基礎と結びつけるための柱を持っていなければならない。)

　ふたつ目の特殊性は、それぞれの階から突き出している広いひさしが、意図的に上に重い屋根瓦を載せられていることである。雪の重みで垂れている木の枝を想像してみるとよい。ちょっと風が吹けば幹から引き裂かれそうである。よって、ひさしの大きさと共に重さも、塔の耐え忍ぶ力の手がかりであるに違いない。

　塔を樹木と違うものにしているもうひとつの特徴は、塔のそれぞれの階が、実は互いにくっつけられているのではないということだ。それらはちょうど重ねた帽子のように、単に重なり合っているだけなのである。床と床の間にあって結び付けているものは、それぞれの階が横滑りするのを許す、ゆるく取り付けられた木製のL字器具である。

　さあ、そこで、上の特徴を基にした塔の安定性の技を解明してみよう。もし「心柱」が構造上何の役割も果たしていないのなら、実際にはいったいどんなことをやっているのだろうか。これは建物の中ではとびぬけて太い木材である。そして、「心柱」の材料であるヒノキの木は、信じられないほど高価な木材なのである。さらに言うと、「心柱」は完璧に日本の発明なのだ。他のところの塔には見られないものだ。初期の頃の職人たちが(C)試行錯誤の果てに発見していたのは、塔の個々の階のゆるい積み重なりは、他と関係なく前後左右に滑るようにすることができるということであった。別の言い方をすれば、横から見ると、塔はスネークダンスをしているように見えたということである。つまり、それぞれの連続した階は、すぐ上あるいは下の階と反対方向に動いたということである。要約すると、「心柱」は、「おじいさんの古時計」の中に見られるような静止した巨大な振り子のように作用していた。

　そして、重い屋根瓦の載った超広大なひさしはどうだろうか。これを綱渡り師のバランス棒と考えてみよう。慣性の効果によって、棒のそれぞれの端の質量が大きくなればなるほど、綱渡り師がバランスを取るのは易しくなる。(3)同じことが塔についてもあてはまる。ひさしが四方からバランス棒のように突き出していれば、地震のもっとも激しい衝撃に対してさえも、建物の反応は、優しい揺れといったものになる。

　日本の塔の耐える力と能力の秘密が明らかになっている。これは基本的には、(4)互いに強化し合う3つの要素の総体である。一緒になった全体が、野蛮な力技の代わりに平衡とバランスを使った、土木工学の並外れた妙技となっている。

[解答]

[1]「当時の日本の大工たちは、建物が自然の力と戦っ

て粉々に砕け散るのではなく、ゆれて自然に安定できるようになるようないくつかの技を心得ていたのだ。」

[2] 「眺めるための塔」とは、塔が中国で監視のために使われていたことを指し、「眺められる塔」とは、日本に伝えられた塔が美しい観賞用建築になったことを指す。

[3] 綱渡りのバランス棒は長くて先が重いほうがバランスをとりやすいが、それと同じように、重いひさしが長く張り出していれば、塔のバランスが保たれやすくなる。

[4] 静止した振り子のような働きをする心柱、横滑りするように作られている各階、バランス棒のように働く重くて長いひさし、この3つが合わさって塔のバランスが保たれる。

[5] (d)

[6] weight

[7] (d)

② 出題者が求めたポイント

[全訳]

　水は生命の液体である。それがなければ地球は(1)不毛の荒野となるだろう。(あ)水がふんだんにある時には、それが当然のことと思われ、多くが無駄にされる。しかし、水は世界の多くの地域では、貴重でしばしば不足しがちな資源なのである。水の供給には限りがあるのに、人口が増えるにつれて、また、1人当たりの使用量が増えるにつれて、需要は急速に増大している。(2)迫り来る危機に立ち向かうための活動に拍車をかけようと、国連総会は2005年から2015年までの期間を、国際的行動のための10年「生命のための水」として宣言した。

　理論上は、毎年人間が使用できる真水が地球上に24000 km³あまりある。これが公平に分配されると、ひとりあたり1年に約8000 km³の水が供給されることになる(2000年の人口に基づけば)。この量は公平に分配されるとしたら、人間の必要を(3)満たすのに十分だろう。しかし、(a)使える真水は、世界中に、季節を通して、毎年毎年、変わることなく配給されているわけではない。たとえば、コンゴ川とその支流は、アフリカ大陸全体の年間の流水の約30％を占めているが、その流域にはアフリカの人口のたった10％しかいない。世界の人口の3分の2、約40億人は、世界の年間降雨の4分の1しか降らないような地域に住んでいる。

　多くの開発途上国において、真水の供給は季節性の降雨により提供される。このような雨は、とても急激に流れ出るので、効率よく使用できない。たとえばインドは、6月から9月までの夏のモンスーンシーズンに、年間降雨量の90％を得る。あとの8か月はほとんど一滴も降らない。

　川や湖の汚染は、使える真水の供給を少なくする。毎年、大まかに言って450 km³の廃水が河川や湖に捨てられる。安全な飲み水を得ることは、人々の生活と健康に(4)影響するだろう。腸チフスやコレラなどの病気の80％以上が、(b)汚い水と不適切な衛生設備に関係している。毎年500万人以上が水汚染関連の病気で死んでいる。これが5歳以下の子どもの死因の大きなものである。汚い水を、また使えるようにするためにきれいにして運ぶのには、もう6000 km³のきれいな水が必要となる。これは、世界の年間使用可能な真水の総流量の、約3分の2に等しい。

　人々が使う水の量は、基本的な必要量と使える水がどのくらいあるのかによって違うと同時に、都市化と経済発展のレベルによっても違ってくる。灌漑農業、工業、その他の公共の目的など、あらゆるタイプの水の需要を満たすために、新たな水の引き入れが増えている。世界は速いスピードで都市化し続けるので、公共の使用に供する飲用水の需要が増え、それを供給するほとんどの都市の供給能力を上回ってしまうことが予想される。

[解答]

[1] (1) d　(2) a　(3) d　(4) b　(5) b

[2] (a) accessible　(b) dirty

[3] 「水がふんだんにある時には、それが当然のことと思われ、多くが無駄にされる。しかし、水は世界の多くの地域では、貴重でしばしば不足しがちな資源なのである。」

[4] In many developing countries, freshwater supplies are provided by seasonal rainfall. Such rainfall runs off so rapidly that it cannot be used effectively.

③ 出題者が求めたポイント

[完成した英文の意味と語の訂正]

(1) ハナコがベティにクラブに入るか授業を取るように勧めたので、彼女は学校の華道クラブに入ることに決めた。

　　joining → to join

(2) 昨日私は、姉の結婚式のための服を買いにデパートに行った。実にエレガントで洗練されている服を見つけたが、店員さんは私にぴったりだと言ってくれた。

　　perfect → perfectly

(3) 旅行者はこの驚きの場所の信じがたい美しさにいつもびっくりして、野生動物に近づきすぎてしまう危険をうっかり忘れてしまう。

　　amazing → amazed

(4) 先週大きな台風があって、数日電気が使えなくなった。いったん恐怖を乗り越えるととても楽しかった。私たちは暖炉の周りで寝袋に入って眠った。確かにたくさんの薪を使った。

　　scared → a scare

(5) 脊椎手術は普通、単純な処置では解決しない腰痛の治療のためにとっておかれるのだが、中には手術が必要な場合もある。

　　which → in which

(6) その家は外観がすばらしかった。ママとパパはすべ
ての窓をプロに掃除してもらったので、何もかもが
輝いていた。

        clean → cleaned

[解答]

(1) b　(2) d　(3) a　(4) b　(5) d　(6) b

❹　出題者が求めたポイント

[各英文の意味]

(1) 彼女が日曜日に現れなかった時、私たちは彼女に連
絡を取ろうとした。

(2) あなたが会議でアイディア全体を拒否する前に、私
たちにそれを話し合わせてくれませんか。

(3) 月曜日までに卵を使い切らなければ、捨ててくださ
い。

(4) 2時ごろ私のインストラクターが、悪天候によりレ
ッスンは中止との電話をした。

(5) 私は昨日親友とひどいけんかをした。キャンパスで
彼女に会うようなことがあったら、どうしよう。

(6) 近代史を変えた印刷機によって、どんな文化的社会
的変化がもたらされたのだろうか。

[解答]

(1) up　(2) over　(3) up　(4) off　(5) across

(6) about

数　学

解答　24年度

1 出題者が求めたポイント(数学B・ベクトル)

〔解答〕

$\overrightarrow{OQ} = (1-t)\vec{a} + t\vec{b}$
$= (1-t)\vec{a} + t\vec{b} + 0\vec{c}$
……(①,②,③の答)

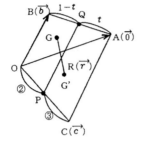

$\overrightarrow{OG} = \frac{1}{3}(\vec{a} + \vec{b})$
$= \frac{1}{3}\vec{a} + \frac{1}{3}\vec{b} + 0\vec{c}$
……(④,⑤,⑥の答)

交点$R(\vec{r})$とおく。

$\overrightarrow{PQ} = \overrightarrow{OQ} - \overrightarrow{OP} = (1-t)\vec{a} + t\vec{b} - \frac{2}{5}\vec{c}$

すると実数s, uを使って

$\overrightarrow{PR} = s\overrightarrow{PQ} = s(1-t)\vec{a} + st\vec{b} - \frac{2}{5}s\vec{c}$ ……①

$\overrightarrow{GR} = u\overrightarrow{GG'} = u\left\{\frac{1}{3}(\vec{a}+\vec{c}) - \frac{1}{3}(\vec{a}+\vec{b})\right\}$
$= \frac{1}{3}u\vec{c} - \frac{1}{3}u\vec{b}$

次に$\overrightarrow{OR}$を2通りの方法で表わす。

$\overrightarrow{OR} = \overrightarrow{OG} + \overrightarrow{GR} = \frac{1}{3}(\vec{a}+\vec{b}) + \frac{1}{3}u\vec{c} - \frac{1}{3}u\vec{b}$
$= \frac{1}{3}\vec{a} + \frac{1}{3}(1-u)\vec{b} + \frac{1}{3}u\vec{c}$

$\overrightarrow{OR} = \overrightarrow{OP} + \overrightarrow{PR} = \frac{2}{5}\vec{c} + s(1-t)\vec{a} + st\vec{b} - \frac{2}{5}s\vec{c}$
$= s(1-t)\vec{a} + st\vec{b} + \frac{2}{5}(1-s)\vec{c}$

$\vec{a} \neq \vec{0}, \vec{b} \neq \vec{0}, \vec{a}$と$\vec{b}$は平行でないので

$\begin{cases} s(1-t) = \frac{1}{3} \\ st = \frac{1}{3}(1-u) \\ \frac{2}{5}(1-s) = \frac{1}{3}u \end{cases}$

これを解いて, $s = \frac{4}{9}, u = \frac{2}{3}, t = \frac{1}{4}$ ……(⑦の答)

このとき①に代入して

$\overrightarrow{PR} = \frac{4}{9}\overrightarrow{PQ}$ より PR:RQ = 4:5 ……(⑧,⑨の答)

また, $\overrightarrow{OP} = \frac{2}{5}\vec{c}, \overrightarrow{PQ} = \overrightarrow{OQ} - \overrightarrow{OP} = \frac{3}{4}\vec{a} + \frac{1}{4}\vec{b} - \frac{2}{5}\vec{c}$

よって, 内積を求めると $\overrightarrow{OP} \cdot \overrightarrow{PQ} = 0$

$\overrightarrow{OP} \cdot \overrightarrow{PQ} = \frac{2}{5}\vec{c} \cdot \left(\frac{3}{4}\vec{a} + \frac{1}{4}\vec{b} - \frac{2}{5}\vec{c}\right)$
$= \frac{2}{5}\left(\frac{3}{4}\vec{a}\cdot\vec{c} + \frac{1}{4}\vec{b}\cdot\vec{c} - \frac{2}{5}|\vec{c}|^2\right)$
$= \frac{2}{5}\left(\frac{3}{4}\times\frac{2}{5} + \frac{1}{4}\times\frac{4}{15} - \frac{2}{5}|\vec{c}|^2\right) = 0$

$|\vec{c}| > $より　$|\vec{c}|^2 = \frac{11}{12}, |\vec{c}| = \frac{\sqrt{33}}{6}$ ……(⑩の答)

2 出題者が求めたポイント(数学B・数列)

〔解答〕

(1) $a_n = c + (n-1)d$

$e^{a_n} = e^{c+(n-1)d} = e^c(e^d)^{n-1}$

これは初項e^c, 公比e^dの等比数列となるので

$\sum_{k=1}^{n} e^{a_k} = e^c \frac{1-(e^d)^n}{1-e^d} = \frac{e^c(1-e^{nd})}{1-e^d}$ ……(①の答)

(2) $f_n = (2n+1) \times e^c(e^d)^{n-1}$

$d = -0.08$のとき, e^dの近似値を求める。

$f(x) = e^x$ とおくと

$f'(0) = \lim_{h \to 0}\frac{f(0+h)-f(0)}{h}$ より $h \doteqdot 0$のとき

$f(h) \doteqdot f(0) + hf'(0) = 1 + h$

ここで $h = -0.08$を代入すると

$e^{-0.08} \doteqdot 1 + (-0.08) = 0.92$

次に f_nとf_{n+1}の大小を調べる

$\frac{f_{n+1}}{f_n} = \frac{(2n+3)e^c(e^d)^n}{(2n+1)e^c(e^d)^{n-1}} = \frac{2n+3}{2n+1}e^d$

$\frac{2n+3}{2n+1}$は減少する点列となる

$\frac{f_{11}}{f_{10}} = \frac{20+3}{20+1}e^d = \frac{23}{21}\times 0.92 = 1.007 > 1$

$\frac{f_{12}}{f_{11}} = \frac{22+3}{22+1}e^d = \frac{25}{23}\times 0.92 = 0.999 < 1$

ここで, e^dの値を詳しく調べる

$e^d > 0.92$

$f(h) \doteqdot f(0) + hf'(0) + \frac{h^2}{2!}f''(0)$より

$f(-0.08) \doteqdot 1 - 0.08 + \frac{1}{2}\times 0.0064$
$= 0.9232$

このとき

$\frac{f(12)}{f(11)} = \frac{25}{23}\times 0.923 \doteqdot 1.003 > 1$

$\frac{f(13)}{f(12)} = \frac{27}{25}\times 0.923 \doteqdot 0.9968 < 1$

よって $f_1 < f_2 < \cdots < f_{11} < f_{12} > f_{13}$

するとf_nが最大になるのは $n = 12$ ……(②の答)

3 出題者が求めたポイント（数学III・微分積分）

〔解答〕

(1) 条件式（ii）の両辺をtで積分する。

$$\sqrt{1+\{f'(t)\}^2}=3t^2+1$$

$$1+\{f'(t)\}^2=(3t^2+1)^2=9t^4+6t^2+1$$

$$\{f'(t)\}^2=9t^4+6t^2=t^2(9t^2+6)$$

$t>0$より $f'(t)=\pm t\sqrt{9t^2+6}$

(ア) $f'(t)=t\sqrt{9t^2+6}$ のとき

$$f(t)=\int f'(t)dt=\int t\sqrt{9t^2+6}\,dt$$

ここで $x=\sqrt{9t^2+6}$ とおくと $dx=\dfrac{18t}{2\sqrt{9t^2+6}}dt$

$$xdx=9tdt$$

よって

$$f(t)=\int x\frac{1}{9}xdx=\int \frac{1}{9}x^2dx=\frac{1}{27}x^3+c$$

$$=\frac{1}{27}(9t^2+6)^{\frac{3}{2}}+c$$

条件より $2=f\left(\dfrac{\sqrt{3}}{3}\right)=\dfrac{1}{27}(3+6)^{\frac{3}{2}}+c=1+c$, $\therefore c=1$

$$f(x)=\frac{1}{27}(9x^2+6)^{\frac{3}{2}}+1 \qquad \cdots\cdots（①の答）$$

(イ) $f'(t)=-t\sqrt{9t^2+6}$ のとき

$$f(t)=-\frac{1}{27}(9t^2+6)^{\frac{3}{2}}+1$$

条件より $2=f\left(\dfrac{\sqrt{3}}{3}\right)=-\dfrac{1}{27}(3+6)^{\frac{3}{2}}+c=-1+c$

$\therefore c=3$ $f(x)=-\dfrac{1}{27}(9x^2+6)^{\frac{3}{2}}+3$ $\cdots\cdots（②の答）$

(2) ①と②より

$$\frac{1}{27}(9x^2+6)^{\frac{3}{2}}+1=-\frac{1}{27}(9x^2+6)^{\frac{3}{2}}+3$$

$$(9x^2+6)^{\frac{3}{2}}=27=3^3 \quad x=\pm\frac{\sqrt{3}}{3}$$

よって交点は $\left(\dfrac{\sqrt{3}}{3},2\right),\left(-\dfrac{\sqrt{3}}{3},2\right)$ $\cdots\cdots\cdots\cdots$（答）

(3) ①のグラフの概形を書く。

$$f'(x)=\frac{1}{27}\times\frac{3}{2}(9x^2+6)^{\frac{1}{2}}\times18x=x(9x^2+6)^{\frac{1}{2}}$$

$$f''(x)=(9x^2+6)^{\frac{1}{2}}+x\times\frac{1}{2}(9x^2+6)^{-\frac{1}{2}}\times18x$$

$$=\sqrt{9x^2+6}+\frac{9x^2}{\sqrt{9x^2+6}}$$

$f''(x)>0$より下に凸の曲線
同様にして②は上に凸の曲線
すると ①上の点$x=\alpha$

$\left(-\dfrac{\sqrt{3}}{3}<\alpha<0\right)$における接線

の傾きが $-\dfrac{\sqrt{7}}{3}$ となるとき
が求める最小値となるから

$$\alpha\sqrt{9\alpha^2+6}=-\frac{\sqrt{7}}{3} \qquad 9\alpha^2(9\alpha^2+6)=7$$

$$(9\alpha^2-1)(9\alpha^2+7)=0 \quad \therefore \alpha=\pm\frac{1}{3}$$

$$-\frac{\sqrt{3}}{3}<\alpha<0 \text{ より } \alpha=-\frac{1}{3}$$

$$f\left(-\frac{1}{3}\right)=\frac{1}{27}(1+6)^{\frac{3}{2}}+1=\frac{7\sqrt{7}}{27}+1=\beta$$

よって，求める最小値は$x=-\dfrac{1}{3}$，$y=\dfrac{7\sqrt{7}}{27}+1$を代入して

$$\sqrt{7}\left(-\frac{1}{3}\right)+3\left(\frac{7\sqrt{7}}{27}+1\right)=3+\frac{4\sqrt{7}}{9} \quad \cdots\cdots\cdots\cdots\cdots（答）$$

4 出題者が求めたポイント（数学C・行列）

〔解答〕

(1) $f=ad-bc\neq0$ よりAは逆行列をもつ。

$$A^{-1}=\frac{1}{f}\begin{pmatrix} d & -b \\ -c & a \end{pmatrix}$$

条件式 $A\begin{pmatrix} a & c \\ b & d \end{pmatrix}=\begin{pmatrix} e & 0 \\ 0 & f \end{pmatrix}$ の左側よりA^{-1}をかける。

$$A^{-1}A\begin{pmatrix} a & c \\ b & d \end{pmatrix}=\frac{1}{f}\begin{pmatrix} d & -b \\ -c & a \end{pmatrix}\begin{pmatrix} e & 0 \\ 0 & f \end{pmatrix}$$

$$\begin{pmatrix} a & c \\ b & d \end{pmatrix}=\begin{pmatrix} \dfrac{de}{f} & -b \\ -\dfrac{ce}{f} & a \end{pmatrix}$$

成分を比べて $c=-b$, $d=a$
よって，$a-d=0$ かつ $b+c=0$ が成り立つ。

(2) $A=\begin{pmatrix} a & b \\ -b & a \end{pmatrix}$にハミルトン・ケーリーの定理を対応さ

せると $A^2=2aA-(a^2+b^2)E$
すると

$$A^4=A^2A^2=\{2aA-(a^2+b^2)E\}\{2aA-(a^2+b^2)E\}$$

$$=4a^2A^2-4a(a^2+b^2)A+(a^2+b^2)^2E$$

$$=4a^2\{2aA-(a^2+b^2)E\}-4a(a^2+b^2)A+(a^2+b^2)^2E$$

$$=4a(a^2-b^2)A+(a^2+b^2)(b^2-3a^2)E$$

ここで，$A^4=-4E$より

$$4a(a^2-b^2)A=\{(a^2+b^2)(3a^2-b^2)-4\}^2E$$

各成分を比べて次の等式を得る

$$\begin{cases} 4a^2(a^2-b^2)=(a^2+b^2)(3a^2-b^2)-4 & \cdots\cdots① \\ 4ab(a^2-b^2)=0 & \cdots\cdots\cdots\cdots② \end{cases}$$

(1) の条件より $0 \neq ad - bc = a^2 + b^2$ より a と b は同時に0にはならない

(ア) $ab \neq 0$ のとき②より $a^2 - b^2 = 0$　∴ $a = \pm b$

　$a = b$ のとき①より $a^4 = 1$
　　　　よって $(a, b) = (1, 1), (-1, -1)$

　$a = -b$ のとき①より $a^4 = 1$
　　　　よって $(a, b) = (1, -1), (-1, 1)$

(イ) $a = 0, b \neq 0$ のとき①より $b^4 + 4 = 0$ (不適)

(ウ) $a \neq 0, b = 0$ のとき①より $a^4 + 4 = 0$ (不適)

(ア)(イ)(ウ)より求める A は

$$\begin{pmatrix} 1 & 1 \\ -1 & 1 \end{pmatrix}, \begin{pmatrix} 1 & -1 \\ 1 & 1 \end{pmatrix}, \begin{pmatrix} -1 & 1 \\ -1 & -1 \end{pmatrix}, \begin{pmatrix} -1 & -1 \\ 1 & -1 \end{pmatrix}$$

　　　　　　　　　　　……………………(答)

物 理

解答　24年度

1 出題者が求めたポイント…小問集合（力のモーメント, ドップラー効果, 自由電子の運動と電流, 光の性質）

[1] ①剛体　②力のモーメント　③Fa　④Fa　⑤偶力

[2] ⑥振動数　⑦ドップラー　⑧媒質（空気）中　⑨音速　⑩短く

[3] ⑪$\dfrac{q}{t}$　⑫自由　⑬ジュール　⑭IVt　⑮電力

[4] ⑯振動数　⑰分散　⑱赤　⑲紫外線　⑳赤外線

2 出題者が求めたポイント…3力のつりあい, 単振り子, 張力, 水平投射

[1] $T-mg=0$　∴$T=mg$[N]…（答）

[2] 図中の$\theta=30°$
力のつりあいより, $T\sin30°=F$
$T\cos30°=mg$

∴$T=\dfrac{mg}{\cos30°}=\dfrac{2}{\sqrt{3}}mg=\dfrac{2}{3}\sqrt{3}\,mg$[N]

$F=T\times\dfrac{1}{2}=\dfrac{\sqrt{3}}{3}mg$[N],

$\left.\begin{array}{l}加えた力の大きさ=\dfrac{\sqrt{3}}{3}mg[N]\\[2mm]張力の大きさ=\dfrac{2}{3}\sqrt{3}\,mg[N]\end{array}\right\}$……（答）

[3] 重力の中心方向成分 $mg\cos30°$ が張力Tとつりあう。

張力の大きさ $\dfrac{\sqrt{3}}{2}mg$[N]…（答）

[4] ひもの張力の向きと移動方向はつねに直角であるので張力は仕事をしない。重力がした仕事が物体の運動エネルギーに等しい。

$\dfrac{1}{2}mv^2=mg\ell\left(1-\dfrac{\sqrt{3}}{2}\right)$ より

$v=\sqrt{g\ell(2-\sqrt{3})}=\sqrt{\dfrac{g\ell(4-2\sqrt{3})}{2}}$

$=\sqrt{\dfrac{g\ell}{2}}(\sqrt{3}-1)$

張力がした仕事$=0$, 速さ$=(\sqrt{3}-1)\sqrt{\dfrac{g\ell}{2}}$

[5] 張力＝重力＋遠心力

$=mg+m\dfrac{v^2}{\ell}=mg+\dfrac{m}{\ell}\times2g\ell\left(1-\dfrac{\sqrt{3}}{2}\right)$

$=mg(3-\sqrt{3})$[N]　…（答）

[6] $\sqrt{\dfrac{g\ell}{2}}\times(\sqrt{3}-1)=gt$ より

$t=\sqrt{\dfrac{\ell}{2g}}(\sqrt{3}-1)$

求める距離$=\sqrt{\left(\sqrt{\dfrac{g\ell}{2}}(\sqrt{3}-1)t\right)^2+\left(\dfrac{1}{2}gt^2\right)^2}$

$=\dfrac{\sqrt{5}}{2}(2-\sqrt{3})\,\ell$[m]　…（答）

3 出題者が求めたポイント…直流回路, 端子電圧と内部抵抗

[1] 電池からみた合成抵抗$=3k\Omega+\dfrac{6\times12}{6+12}k\Omega$
$=7.0$[kΩ]　…（答）

[2] $6k\Omega$の電圧$=12k\Omega$の電圧$=6.0\times10^3\times0.80\times10^{-3}$
$=4.8$[V]

[3] $12k\Omega$の抵抗に流れる電流$=\dfrac{4.8V}{12k\Omega}=0.40mA$

$3.0k\Omega$に流れる電流$=0.80+0.40=1.2$[mA]…（答）

[4] 端子電圧$=3.0$[kΩ]$\times1.2$[mA]$+4.8$[V]
$=8.4$[V]　…（答）

[5] 例えば, $6k\Omega$の抵抗を外し, 回路に直列に電流計を挿入する。起電力をE, 回路に流れる電流をI_1とすれば
$E=rI_1+(3k\Omega+12k\Omega)I_1$
が成り立つ。
また, $12k\Omega$の抵抗もはずすと
$E=rI_2+3k\Omega\times I_2$
が成り立つので, 2式より
$rI_1+(15k\Omega)\times I_1=rI_2+3k\Omega\times I_2$

∴$r=\dfrac{3k\Omega\times I_2-15k\Omega\times I_1}{I_1-I_2}$

I_1とI_2を測定すれば内部抵抗rを求めることができる。

4 出題者が求めたポイント…気体の状態変化（等温変化, 断熱変化）

[1] 状態方程式より

$n=\dfrac{PV}{RT}=\dfrac{9.96\times10^2\times10^2\times1.20\times10^2\times(10^{-2})^3}{8.3\times(27+273)}$

$=0.0048=4.8\times10^{-3}$[mol]　…（答）

[2] 等温変化　…（答）

$1.50\times10^3N/cm^2=1.50\times10^3N/(10^{-2}m)^2$
$=1.50\times10^7$[Pa]

ボイルの法則より

$9.96\times10^4\times1.20\times10^2=1.5\times10^7\times V$

∴$V=9.96\times10^4\times1.20\times10^2/1.5\times10^7$

$=7.968\times10^{-1}$[cm^3]

$=7.968\times10^{-1}\times(10^{-2}m)^3$

$=7.97\times10^{-7}$[m^3]　…（答）

[3] 単原子分子の$C_V=\dfrac{3}{2}R$ であるから,

$\gamma=1+\dfrac{R}{\left(\dfrac{3}{2}R\right)}=\dfrac{5}{3}$　…（答）

[4] $P_0V_0^{\gamma}=P_1V_1^{\gamma}$ …①

ボイル・シャルルの法則より

$$\frac{P_0V_0}{T_0}=\frac{P_1V_1}{T_1} \qquad \therefore V_1=\frac{P_0T_1}{P_1T_0}V_0 \cdots ②$$

②を①に代入

$$P_0V_0^{\gamma}=P_1\times\left(\frac{P_0T_1}{P_1T_0}V_0\right)^{\gamma}=\frac{P_1P_0^{\gamma}T_1^{\gamma}V_0^{\gamma}}{P_1^{\gamma}T_0^{\gamma}}$$

$$\therefore T_1=\left(\frac{P_1}{P_0}\right)^{\frac{\gamma-1}{\gamma}}T_0 \qquad\qquad \cdots (答)$$

[5] $\dfrac{\gamma-1}{\gamma}=\dfrac{\dfrac{5}{3}-1}{\dfrac{5}{3}}=\dfrac{2}{5}=0.4$

また, $\dfrac{P_1}{P_0}=\dfrac{1.50\times10^7}{9.96\times10^4}=1.506\times10^2$ だから

$$\left(\frac{P_1}{P_0}\right)^{\frac{\gamma-1}{\gamma}}=(1.51\times10^2)^{0.4}=7.44$$

$$\therefore T_1=300\times7.44=2232=2.23\times10^3[\mathrm{K}] \quad \cdots(答)$$

---

5 出題者が求めたポイント…薄膜による光の干渉

① nL ② $2nd\cos j$ ③ $n=\dfrac{\sin i}{\sin j}$

④ $\cos j=\sqrt{1-\sin^2 j}=\sqrt{1-\left(\dfrac{\sin i}{n}\right)^2}=\sqrt{1-\left(\dfrac{0.5}{1.3}\right)^2}$

$$=\sqrt{\frac{1.3^2-0.5^2}{1.3^2}}=\frac{1.2}{1.3}=\frac{12}{13} \qquad\qquad \cdots\cdots(答)$$

⑤ $2nd\cos j=m\lambda$ より

$$d=\frac{m\lambda}{2n\cos j}=\frac{m\lambda}{2\times1.3\times\dfrac{12}{13}}=\frac{5}{12}m\lambda \qquad \cdots(答)$$

⑥ $m=2$ に対応するとき

$$d=\frac{5}{12}\times2\times0.66 \text{ だから}$$

⑤の答えより

$$\lambda=\frac{12d}{5m}=\frac{12}{5m}\times\frac{5}{12}\times2\times0.66=\frac{2\times0.66}{m}$$

$m=3$ のとき $\lambda=0.44\,\mu m$　　0.44 $\cdots$(答)

⑦ $m=3$ に対応するとき

$$d=\frac{5}{12}\times3\times0.66 \text{ だから}$$

このとき, $\lambda=\dfrac{12d}{5}=\dfrac{3\times0.66}{m}$

λ が可視光の領域に入るのは

$m=3,\ 4$ のとき　　　　　　　2 $\cdots$(答)

⑧ $d=\dfrac{5}{12}\times1\times0.66=0.275\,\mu m$　　　0.28$\cdots$(答)

化 学 解答 24年度

1 出題者が求めたポイント……元素、元素の分類、地殻と人体の元素組成、周期表

[1]物質を構成する基本的な成分を元素といい，物質を構成している基本粒子を原子という。元素と単体は区別され，単体は1種類の元素から成る物質である。例えば，ダイヤモンドと黒鉛は炭素という元素から成る物質で，単体は具体的な物質である。

[2](エ)典型元素にも金属元素がある。(Na, Ca, etc.)
(カ)典型元素には金属元素もある。

[3]
1) 非金属元素は，O, C, H, N, P, S, Cl である。
合計98.0%となる。
2) 鉄とチタンのいずれかを示す。Fe, Ti が元素記号。
3) 第2周期の元素は，
Li, Be, B, C, N, O, F, Ne
したがって，C, N, O である。
4) 16族…O, S 15族…N, P 14族…C, Si から2組選ぶ。
5) Na^+, Mg^{2+}, Al^{3+} が該当する。
6) 17族元素のClが該当する。

[解答]
[1]元素は物質を構成する成分で，原子はその物質を構成する基本粒子である。
[2]ア，イ，ウ，オ
[3] 1) 98.0%   2) Fe   3) C, N, O
4) OとS，NとP   5) Na, Mg, Al   6) Cl, 7個

2 出題者が求めたポイント……物理変化と化学変化，酸化還元反応，水素の発生

[1]物理変化は，
(ア)昇華 (エ)溶解熱 (オ)溶解 (カ)溶解 (キ)凝固
化学変化は，
(イ)ダイヤモンドの燃焼
(ウ)水と反応し水酸化カルシウムになる。
(ク)炭酸水素カルシウムが分解し，炭酸カルシウムを生じ，鍾乳石を形成する。
(ケ)2本のDNAは水素結合でらせん構造を形成しているが，94℃位に加熱すると，2本の鎖に分かれる。この変化は，化学組成が変ったので化学反応と考えることができる。
ヌクレオチドは次のように表される。

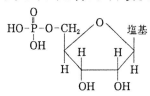

塩基は，A(アデニン)，T(チミン)，G(グアニン)，C(シトシン)のいずれかである。
リン酸とデオキシリボースの—OH間でエステル結

合が形成され，ポリヌクレオチドになったものが，DNAである。
これを化学式で書くのはむつかしいので，長い鎖を1本の線で，塩基をA, T, C, Gで表わし，DNAを表現する。この変化は二本鎖が分かれる変化なので解答のように示す。

[2]それぞれの変化を化学反応式で示す。
(ア) $NH_3 + HCl \rightarrow NH_4Cl$ 中和反応
白煙は塩化アンモニウムの固体である。
(イ) $I_2 + H_2S \rightarrow 2HI + S$
硫黄の生成により白濁する。
(ウ) $2H_2S + O_2 \rightarrow 2H_2O + 2S$
硫黄の生成で黄色結晶ができる。
(エ) $2Cu + O_2 \rightarrow 2CuO$ 酸化銅(II)の生成。
(オ) $Cu + Cl_2 \rightarrow CuCl_2$ 塩化銅(II)の生成。
(カ) $CH_3COOH + NaOH \rightarrow CH_3COONa + H_2O$ 中和反応

[3]それぞれの変化を化学反応式で示す。
(ア) $CaCO_3 + 2HCl \rightarrow CaCl_2 + H_2O + CO_2$
(イ) $Na_2CO_3 + 2HCl \rightarrow 2NaCl + H_2O + CO_2$
(ウ) $CH_4 + 2O_2 \rightarrow CO_2 + 2H_2O$
(エ) $2H_2O_2 \rightarrow 2H_2O + O_2$
(オ)正極で，$2H^+ + 2e^- \rightarrow H_2$
(カ) $Ni + 2HCl \rightarrow NiCl_2 + H_2$

[解答]
[1](イ) $C + O_2 \rightarrow CO_2$
(ウ) $CaO + H_2O \rightarrow Ca(OH)_2$
(ク) $Ca(HCO_3)_2 \rightarrow CaCO_3 + H_2O + CO_2$
(ケ)
```
A G C T C A T      A G C T C A T
⋮ ⋮ ⋮ ⋮ ⋮ ⋮ ⋮   →         +
T C G A G T A      T C G A G T A
```
なお，塩基間の⋮⋮⋮は水素結合を表わし，二本は2カ所で水素結合があることを示している。
[2]イ，ウ，エ，オ
[3]オ，カ

3 出題者が求めたポイント……混合気体の平均分子量

成分気体の体積%が与えられているので，平均分子量を求めることができる。平均分子量をM_{av}と表わすと，混合気体の密度は，

$$d = \frac{M_{av}}{22.4} \text{(g/L)}$$ ただし，標準状態とする。

空気の密度と比較し，設置位置を決定できる。
ここで，22.4 Lは共通であるから，M_{av}の値だけを比較すれば，密度の大小はわかる。

[解答]
各混合気体の平均分子量；
・乾燥空気

$28.0 \times 0.780 + 32.0 \times 0.210 + 40.0 \times 0.010 = 28.96$
$\fallingdotseq 29.0$
・都市ガス
$16.0 \times 0.900 + 30.0 \times 0.060 + 44.0 \times 0.030 + 58.0 \times 0.010$
$= 18.1$
・プロパンガス
$44.0 \times 0.950 + 58.0 \times 0.050 = 44.7$
したがって，気体の密度は，
都市ガス＜空気＜プロパンガス
都市ガスは空気より軽いので上へ拡散しやすい。故に警報器を天井付近に設置する。

4 出題者が求めたポイント……ニトログリセリンの合成と働き

[1]混酸は，濃硝酸と濃硫酸の混合物である。濃硫酸は触媒として働く。
アルコールと無機酸の反応でエステルを生じる。いわゆるエステルでないが硝酸エステルで広義のエステルと言える。

[2]ニトログルセリンは皮膚や粘膜から体に吸収されて，分解してNOを発生し血管を一時的に弛緩させる働きがある。このため血圧降下剤として狭心症発作の治療薬になる。

[解答]
[1] 1) $C_3H_5(OH)_3 + 3HNO_3 \rightarrow C_3H_5(ONO_2)_3 + 3H_2O$
   2) ア，エ
[2] イ

5 出題者が求めたポイント……糖の還元性

[1]グルコースは還元性があり，フェーリング液を還元する。 $Cu^{2+} \rightarrow Cu_2O$ 酸化銅(I)を生成する。

[2]スクロースは還元性をもたない二糖類である。その理由は，水溶液中で開環せず，還元性を示す官能基を生じないからである。スクロースは，グルコースとフルクトースからなり，それぞれが単独で存在するとき，開環し還元性を示す部分が，縮合反応に使われグリコシド結合を形成しているため還元性がないとも言える。

[解答]
[1] Cu_2O
[2]スクロースを構成するグルコースとフルクトースが開環したとき還元性を示す部分が，グリコシド結合の形成に使われ，開環できないため。

6 出題者が求めたポイント……アミノ酸，タンパク質

[1]タンパク質を加水分解すると構成要素のα-アミノ酸が得られる。

[2]最も簡単なグリシンだけが不斉炭素原子をもたない。
（右図）
$$H_2N-\underset{\underset{H}{|}}{\overset{\overset{H}{|}}{C}}-COOH$$
光学異性体は，L型とD型である。

[3]アミノ酸の一般式は，$RCH(NH_2)COOH$ と表わす。"アミノ基をもったカルボン酸"ということで，アミノ酸という。

[4]解答欄参照

[5]システイン中の$-SH$は酸化されやすく，容易に$-S-S-$（ジスルフィド結合）を形成する。

[6]
$$-SH + HS- \underset{還元}{\overset{酸化}{\rightleftarrows}} -S-S-$$
チオグリコース酸アンモニウムが還元剤
臭素酸ナトリウムが酸化剤

[7] 1) タンパク質の
一次構造…アミノ酸の配列順序
二次構造…α-ヘリックス構造のようにペプチド結合の水素結合によって形成される。
三次構造…ジスルフィド結合，イオン結合，水素結合，ファンデルワールス力などにより球状に近い複雑な立体構造。その形に応じた機能をもつ。

2) タンパク質の立体構造は，熱，強酸，強塩基，重金属イオン，紫外線などにより変化する。この変化は不可逆的で，タンパク質の変性という。変性により触媒作用のような特有の機能が失われる。
プロテアーゼは，タンパク質の分解酵素で，ペプシンやトリプシンなどがある。これはタンパク質を加水分解する，すなわちペプチド結合を切断する働きをする。

[解答]
[1] ア [2] b-グリシン，c-不斉炭素，d-L
[3] アミノ基 $-N\big\langle\substack{H\\H}$ ，カルボキシ基 $-C\big\langle\substack{O\\O-H}$
[4] カルボキシ基とアミノ基が同じ炭素原子に結合しているアミノ酸
[5] 1) エ 2) システイン，
$$H-S-\underset{\underset{H}{|}}{\overset{\overset{H}{|}}{C}}-\underset{\underset{\underset{H}{|}}{\overset{N}{|}}}{\overset{\overset{H}{|}}{C}}-C\big\langle\substack{O\\O-H}$$

[6] ① イ ② ウ
[7]
1) 水素結合によりα-ヘリックス構造をとったポリペプチド鎖が，ジスルイド結合や水素結合，ファンデルワールス力などにより複雑な立体構造をとったもの。
2) タンパク質の立体構造が，熱，pH，重金属イオンや紫外線などにより不可逆的に変化することを変性といい，特有の機能が失われる。プロテアーゼによるタンパク質の分解は，ペプチド結合の切断で，高分子が短くなる変化である。

生　物

解答　24年度

Ⅰ　出題者が求めたポイント（ⅠⅡ・眼・染色体）
〔1〕網膜で、色覚に関わる錐体細胞は黄斑に集中している。一方の桿体細胞は黄斑部周囲に分布している。視神経の軸索の束が眼球から出て行く部分には視細胞が配置できないので、この部分が盲斑となる。ヒトの場合盲斑は中心より内側（鼻側）にある。

〔2〕(2)ハツカネズミとキイロショウジョウバエはXY型。トンボ、トノサマバッタはXO型。

(3)(4)女性の持つ二本のX染色体のどちらかが不活性化されるのはランダムにきまる。つまり、個々の細胞ごとに色覚異常遺伝子が発現しているものと、正常遺伝子が発現しているものがある。網膜の形成過程で錐体細胞のもととなる細胞でのX染色体の不活性が起こった場合には、分布する錐体細胞の性質は同じになる。

〔解答〕
〔1〕(1)(ア)眼胞　(イ)眼杯　(ウ)水晶体　(エ)角膜　(オ)右
　　(2)盲斑　(3)A錐体細胞　B桿体細胞
〔2〕(1)雌が性染色体をヘテロにもち、雄が性染色体をホモでもつ。ZW型と表記される。
　　(2)(い)(お)
　　(3)細胞によって赤緑色覚異常遺伝子が発現する細胞と、正常遺伝子が発現する細胞がある。
　　(4)網膜の視細胞の多くが、赤緑色覚異常遺伝子が発現する細胞で占められている。

Ⅱ　出題者が求めたポイント（Ⅰ・筋収縮）
〔3〕アクチンフィラメントとミオシンフィラメントの形は変えずに位置関係をずらした図を書くのが要点。

〔4〕(2)暗帯はミオシンフィラメントの部分である。サルコメアの長さが2.0 μmの時の長さはアクチンフィラメントの長さを示している。3.6 μmの時の長さはアクチンフィラメントとミオシンフィラメントの長さの合計を示している。3.6 − 2.0 = 1.6(μm)
　　(3) 2.2 − 1.6 = 0.6(μm)

〔解答〕
〔1〕(ア)横紋筋　(イ)随意筋　(ウ)間脳視床下部
　　(エ)アセチルコリン　(オ)カルシウムイオン
〔2〕中脳, 延髄, 仙髄
〔3〕下図

（収縮時／弛緩時のアクチンフィラメント・ミオシンフィラメント・Z膜の図）

〔4〕(1)サルコメアの長さが長くなると、筋収縮時に相互作用をするアクチンフィラメントとミオシンフィラメントの重なり部分の長さが短くなる。この部分が短くなるために張力が低下する。
　　(2) 1.6(μm)　(3) 0.6(μm)

Ⅲ　出題者が求めたポイント（Ⅰ・血液）
〔3〕概算で求めることができる。
　　成人の血液量　4.5 L（60kg×0.08÷1.05）
　　赤血球数　血液1 mm^3 に500万個
　　赤血球総数　500万個×4.5L ＝ 約22兆個
〔4〕(1)(95 − 30)÷95×100 ＝ 68.42

〔解答〕
〔1〕(ア)組織液　(イ)リンパ　(ウ)鉄
〔2〕(1)人の心臓は2心房2心室であるが、カエルの心臓は2心房1心室である。
　　(2)カエルの場合、動脈血と静脈血が混合して、全身に送り出される。それに対してヒトの場合は、肺循環を経てきた酸素を多く含む動脈血と全身から戻ってくる静脈血が混合することなく全身に送り出されるので、酸素の供給能力が高い。
〔3〕(1)(あ)白血球　(い)血小板　(う)赤血球
　　(2)う　(3) 20兆
〔4〕(1) 68.4 ％　(2)温度
　　(3)右図

（酸素解離曲線の図）

Ⅳ　出題者が求めたポイント（Ⅱ・分類）
〔解答〕
〔1〕(1)海綿動物　クロイソカイメン
　　(2)刺胞動物　ヒドラ
〔2〕旧口動物は発生過程で生じる原口が口になるのに対して、新口動物は原口またはその付近が肛門となる。
〔3〕(1)体内の腔所で、脊椎動物では胸腔や腹腔。
　　(2)発生過程で中胚葉の側板の内部に生じる空所に由来する体腔　(3)扁形動物
〔4〕(1)体軸の背側の神経管よりも内部に位置する
　　(2)中胚葉　(3)ナメクジウオ
〔5〕トロコフォア

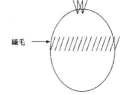

平成23年度

問　題　と　解　答

平成23年度

英　語

問題

23 年度

1　次の英文を読み、問題に答えなさい。

Imagine standing in the produce section of your supermarket. You're shocked to see that there are no apples, cucumbers, broccoli, onions, pumpkins, squash, carrots, blueberries, avocados, almonds, or cherries. This could happen at grocery stores in the future. All the crops mentioned, as well as many others, are dependent on honeybees for pollination. ₁Your diet and $15 billion worth of crops could suffer if the honeybees aren't available to perform their important job of moving pollen. Although there are wild bee populations that pollinate crops, domestic honeybees are easily managed and transported from place to place when their pollination services are needed.

Colonies of honeybees have experienced a number of health problems since the 1980s. However, beekeepers were very alarmed in 2006 when entire colonies of bees began to vanish. Researchers started referring to the phenomenon as Colony Collapse Disorder (CCD). The bee loss has raised alarms because one third of the world's agricultural production depends on the European honeybee. Huge, ₂monoculture farms require intense pollination activity for short periods of the year. Only European honeybees deploy armies of pollinators at almost any time of the year, wherever the weather is mild enough and there are flowers to visit.

Our collaboration has ruled out many potential causes for CCD and found many possible contributing factors. But no single cause has been identified. Bees suffering from CCD tend to be infected with many types of viruses including newly discovered ones, but these infections seem to have no direct influence on their disappearances. The picture now emerging is of a complex condition that can be triggered by different combinations of causes. There may be no easy remedy to CCD. It may require taking better care of the environment and making long-term changes to our beekeeping and agricultural practices. Although CCD probably will not cause honeybees to go extinct, nearly 100 of our crops could be left without pollinators and large-scale production of certain crops could become impossible. We would still have corn, wheat, potatoes and rice. But ₃many fruits and vegetables we consume routinely today such as apples, blueberries, broccoli and almonds could become the food of kings.

As media reports of the disappearances of honeybees surfaced, the public also started expressing concern. Many were eager to share their ideas as to the underlying cause. Various explanations were offered for disappearances but nobody had any evidence for. The first few months of investigation, researchers kept finding things wrong with bees that were not the explanation for CCD.

One theory favored by many concerned citizens was that bees could have been poisoned by pollen from genetically modified crops. Some of these crops may contain a toxin which acts on killing insects produced by the bacterium. When pest caterpillars feed on crops producing these toxins, they die. But already before the disappearances of honeybees, research had shown that these toxins become activated only in the intestines of caterpillars, mosquitoes and some beetles. The digestive tracts of honeybees and of many other insects do not allow them to work.

Another popular theory, and a more credible one, blamed pesticides. The two main suspects were chemicals beekeepers use to kill mites and other pesticides, either in the environment or in the very field crops the bees were pollinating. 4過去の研究は、このような殺虫剤が、ミツバチのコロニーへの戻り方を記憶する能力を低下させることを明らかにした。This seems to be a sign that these pesticides could be a contributor to CCD.

We and other experts also suspected that the bees' natural defenses might be undermined by poor nutrition. Honeybees and wild pollinators, too no longer have the same number or variety of flowers available to them because 5we humans have tried to neaten our environments. We have, for example, planted huge expanses of crops without weedy, flower-filled borders or fencerows. We maintain large green lawns free of any "weeds" such as clover or dandelions. Even our roadsides and parks reflect our desire to keep things neat and weed-free. But to bees and other pollinators, green lawns look like deserts. The diets of honeybees that pollinate large fields of one crop may lack important nutrients, compared with those of pollinators that feed from multiple sources, as would be typical of the natural environment.

The growing consensus among researchers is that multiple factors such as poor nutrition and exposure to pesticides can interact to weaken colonies and make them susceptible to a virus-mediated collapse. Research is now focused on understanding how these factors relate to colony collapse.

Meanwhile many beekeepers have had some success at preventing colony loss by increasing their attempts to improve their colonies' diets, keeping infections and parasites in check, and practicing good hygiene. And simple changes in agricultural practices such as breaking up monocultures could help restore balance in honeybees' diets, while providing nourishment to wild pollinators as well. Humankind needs to act quickly to ensure that the natural relationship between flowers and pollinators stays intact, to safeguard our food supply and to protect our environment for generations to come.

6 These efforts will ensure that bees continue to provide pollination and that our diets remain rich in the fruits and vegetables we now take for granted.

1）下線部1を日本語に訳しなさい。

2）下線部2と同等の意味を表す語句を、本文の中から答えなさい。

3）下線部3はどういうことですか。日本語で説明しなさい。

4）下線部4を英語に訳しなさい。

5）下線部5の結果、何が起こりましたか。日本語で説明しなさい。

6）下線部6に関して、次の問いに答えなさい。
　　1. these efforts とはどのようなことか、90〜100字の日本語で説明しなさい。
　　2. 下線部を日本語に訳しなさい。

2　次の英文は、ある time traveler が中世を訪れ、現代へ向けて送ったレポートである。英文を読み、問題に答えなさい。

How do you define cleanliness? Most people, when asked this question, tend to define it in terms of personal experience. They know when their kitchen work surface is clean because everything which makes it dirty has been cleared off and it has been wiped down with cleaner. What they are thus defining is the completion of a cleaning process, not a state of cleanliness itself. Medieval people do much the same thing, only using different processes. 1To regard a medieval kitchen as 'dirty' because it has not been wiped down with modern cleaner is to apply our own standards inappropriately. It is like someone from the distant future telling us our kitchens are dirty because we have not wiped them down with some super-cleaner invented in the twenty-third century.

Cleanliness operates on several levels. For us, the most important is probably that of killing certain germs. Germ theory has, however, only been around since the late nineteenth century, so medieval people are a long way off understanding what germs are, let alone how they spread. Instead, with the idea that illness is a consequence of God's direction and care for the soul, they have a sense of spiritual cleanliness. For example, when saints die there is supposed to be a smell like the breaking open of many perfume bottles: the odor of holiness. For most people 2this form of cleanliness, this saintly sweetness, is far more important than whether they have washed behind their ears or not. If a man is spiritually clean, and without sin, he is far less likely to have to go through the purifying fires of illness, and seek for God's mercy. He will smell sweet to those around him. In the modern world we have no equivalent to this form of cleanliness. Instead we have antibacterial wipes.

Once you start to break up notions of cleanliness in this way, you begin to realize that there are many varieties of cleanliness. Domestic cleanliness, public sanitation and personal hygiene can be added to spiritual cleanliness. All of them are of great importance, even if some of them are very difficult to control especially public sanitation. When you hear modern people idly refer to the Middle Ages as dirty, spare a thought for the fourteenth-century housewife. She worked hard (A) her sleeves rolled up above her elbows, taking all her time and effort to sweep floors and wash dishes. Imagine her looking up (B) concern as a rain cloud approaches just after she has laid the sheets out on the grass to dry. Of course there are some houses which are not so well cleaned, but dirty homes have implications of sinfulness, corruption and decay. No one wants that sort of label; rather, they want the opposite, (3). In a community in which everyone knows everyone else, they may be more than just a matter of common decency and be an important aspect of your personal identity. In other words, ₄中世の人々にとって、社会における地位、品位、そして誇りは清潔さの概念と強い結びつきがある。

1）下線部1を日本語に訳しなさい。

2）下線部2はどのようなものですか。10字以内の日本語で説明しなさい。

3）（3）に入る最も適切なものを、選択肢から選び、記号で答えなさい。
   (a) antibacterial wipes and cleaners
   (b) cleanliness and respectability
   (c) pride and justice
   (d) public sanitation and private hygiene

4）（A）と（B）には同じ語が入る。その英語1語を答えなさい。

5）下線部4を英語に訳しなさい。

3 次の問題の下線部の語と同じ意味を表すものを、選択肢から選び記号で答えなさい。

1) Sound cannot be conducted in a vacuum because there are no air waves to transmit it.

    (a) absorbed   (b) carried   (c) controlled   (d) returned

2) There is a correlation between heredity and certain diseases, like hemophilia.

    (a) connection   (b) difference   (c) likeliness   (d) similarity

3) The scarcity of oil caused the price to rise.

    (a) abundance   (b) difficulty   (c) sufficiency   (d) shortage

4) Sodium and chlorine are the constituents of salt.

    (a) characteristics   (b) components   (c) natures   (d) members

5) The condition of the patient has degenerated despite the operation.

    (a) approved   (b) recovered   (c) troubled   (d) worsened

4 次の各問題の A, B が同じ意味になるように ( ) に英語 1 語を答えなさい。

1) A: We agreed to try it.

    B: We made an ( ) to try it.

2) A: She applied for work in our office.

    B: She wrote an ( ) for work in our office.

3) A: I continued my work all day.

    B: I worked ( ) all day.

4) A: This bottle is marked "Poison."

    B: This bottle contains something ( ).

5) A: As prices have been reduced, I can buy more goods.

    B: Because of the ( ) in prices, I can buy more goods.

以 上

数 学

問 題

23年度

$\boxed{1}$　a, b, c を正の実数とし，行列 $P=\begin{pmatrix} 2 & a \\ b & c \end{pmatrix}$ とする。

以下の $\boxed{①}$ から $\boxed{⑨}$ に答えなさい。

[1]　$P^2=\begin{pmatrix} 10 & 9 \\ 6 & 7 \end{pmatrix}$ であるならば，

$a=\boxed{①}$ ，$b=\boxed{②}$ ，$c=\boxed{③}$ であり，このとき，

$P^{-1}=\left(\boxed{\quad ④ \quad}\right)$ である。

[2]　行列 $A=\begin{pmatrix} 3 & 3 \\ -1 & 7 \end{pmatrix}$ とする。 上問[1]で求めた a, b, c の値を用いると，

$P^{-1}AP=\left(\boxed{\quad ⑤ \quad}\right)$ である。

行列 A の表す1次変換 f により点 $S_n(x_n, y_n)$ が点 $S_{n+1}(x_{n+1}, y_{n+1})$ $(n=1, 2, 3, \cdots)$ に移されるものとすると，

$x_n= 3\times 2^{n-2}\{(\boxed{⑥})x_1+(\boxed{⑦})y_1\}$

$y_n= 2^{n-2}\{(\boxed{⑧})x_1+(\boxed{⑨})y_1\}$

である。

$\boxed{2}$　t を実数とし，空間内の点 $A(1, 2, 3)$, $B(5, 4, 7)$, $C(t, t+2, 3t+5)$ を考える。

以下の問いに答えなさい。

[1]　△ABC が二等辺三角形となるときの t の値を，小さい方から順にすべて書きなさい。

[2]　△ABC が直角三角形となるときの t の値を，小さい方から順にすべて書きなさい。

3 数列 $\{a_n\}$ に対して初項 a_1 から第 n 項 a_n までの和が，

$$S_n = n^3 - 16n^2 + 8n + 20 \quad (n = 1, 2, 3, \cdots)$$

で表されるものとする。以下の問いに答えなさい。

[1] このとき $a_1 =$ ① ，$a_2 =$ ② である。また，a_n の値が最小となるのは第 ③ 項であり，そのときの a_n の値は $a_n =$ ④ である。

[2] a_n の値が負となる自然数 n を，小さい方から順にすべて書きなさい。

4 関数 $f(x) = 2\log\dfrac{2 + \sqrt{4 - x^2}}{x} - \sqrt{4 - x^2}$ を考える。ただし，対数は自然対数である。

以下の問いに答えなさい。

[1] 関数 $f(x)$ の定義域は $0 < x \leqq a$ である。a の値を求めなさい。

[2] 曲線 $y = f(x)$ の概形をかきなさい。なお，解答用紙には，y の増減およびグラフの凹凸を調べた過程も記載しなさい。

[3] $0 < x_0 < a$ とし，上問[2]の曲線 $y = f(x)$ を C とする。C 上の点 $P(x_0, y_0)$ における C の接線と y 軸との交点を Q とする。線分 PQ の長さを求めなさい。ただし，a は上問[1]で求めた値とする。

物　理

問　題　　　　　　　　23年度

1 以下の文章の （ ① ） から （ ⑳ ） に適当な語句または式を入れなさい。

〔1〕 長距離送電に用いる電圧を直流で考えてみる。発電所などの送り側が決める電圧を V [V]、実際に流れる電流を I [A]とすると、送り出す電力 P = （ ① ）[W]となる。送電線片道分の抵抗を R [Ω]とすると、往路分と復路分の合計の電圧降下 V_1 = （ ② ）[V]となる。電気の届け先で利用できる電力 P_2 [W]を P、V、V_1 を用いて書くと P_2 = （ ③ ）[W]となる。これより、P_2 をなるべく大きくするためには （ ④ ） を小さくしなければならず、したがって I を小さくしなければならないことがわかる。以上より、P が一定なら、P_2 を大きくするためには V を （ ⑤ ）くしなければならないという結果が得られる。

〔2〕 光を空気中から水中に向けて斜めに入射したら、水面ではね返されて空気中に戻る光路と、水面で小さく折れ曲がって水中に入る光路の二つが観察された。前者のはね返される現象を波の （ ⑥ ）、後者の小さく折れ曲がる現象を波の （ ⑦ ）という。平行な光を二重スリットに通すと、それぞれのスリットの直後で光線が広がる。この現象を波の （ ⑧ ）という。広がった光線は、波の （ ⑨ ）の原理にしたがって強めあったり弱めあったりする。この現象を波の （ ⑩ ）という。

〔3〕 観測者が静止しているとき、半径 r [m]、速さ v [m/s]で等速円運動している質量 m [kg]の物体は （ ⑪ ）[rad/s]の大きさの角速度をもち、円の中心に向かう向きに （ ⑫ ）[N]の大きさの力がはたらいていることが観測される。一方、観測者が加速度運動しているとき、加速度の向きと逆向きにはたらく力を （ ⑬ ）という。特に観測者が等速円運動している場合に、円の中心から外向きにはたらく （ ⑬ ）を （ ⑭ ）という。周期 T [s]で等速円運動している観測者は、その円の中心から距離 r [m]にある質量 m [kg]の物体に （ ⑮ ）[N]の大きさの （ ⑭ ）がはたらいていることを観測する。

〔4〕 金属を高温に熱すると金属内部の （ ⑯ ）が激しく運動し、その一部が金属表面から外に飛び出る。ヒーター、陰極、陽極を封入し内部を真空にしたガラス管を用いて、陰極をヒーターで加熱すると陰極の表面から質量 m [kg]、電荷 K [C]の粒子が放出される。陰極と陽極との間に高い電圧 V [V]を印加しておくと、その粒子は陽極に引かれて直線状に飛んでいく。粒子が陽極に到達したときには、両極間の電場（電界）がこの粒子にした仕事は （ ⑰ ）[J]なので、陰極から放出された直後には 0 m/s だった粒子の速さは （ ⑱ ）[m/s]にまで達する。陽極の中央に穴を開けて粒子がその穴を通り抜けることができるようにすれば、粒子の運動は陽極の穴の前後で （ ⑲ ）運動から （ ⑳ ）運動に変わる。

2 静止している観測者に対して、質量 m_A、速度 $\vec{v}_0$ の小球Aが、静止している質量 m_B の小球Bに衝突した。その後、図1に示すように小球Aは衝突前の運動方向から角度 θ_A の向きに速度 $\vec{v}_A$ で運動し、小球Bは角度 θ_B の向きに速度 $\vec{v}_B$ で運動した。ここで θ_A と θ_B はともに正の値とする。また、$\vec{v}_0$ と $\vec{v}_A$ を含む平面と、$\vec{v}_0$ と $\vec{v}_B$ を含む平面とのなす角を α とする。衝突は完全弾性衝突で小球Aと小球Bとの重心の速度

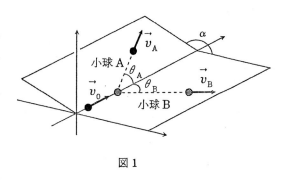

図1

は保存され、重力による運動方向の変化は無視できるとして、以下の各問に答えなさい。解答の過程も示しなさい。

[1] 角度 α が180°であること、すなわち $\vec{v}_0$、$\vec{v}_A$、$\vec{v}_B$ は同一平面上にあることを説明しなさい。
[2] 衝突後の小球Aと小球Bの速さをそれぞれ求めなさい。
[3] 小球Aと小球Bとの重心の速さを求めなさい。

次に観測者が小球Aと小球Bとの重心と一緒に動く場合を考える。

[4] 衝突前の小球Aと小球Bの速さをそれぞれ求めなさい。また、このときの小球Aと小球Bとの運動量の和を求めなさい。
[5] 衝突後、小球Aは衝突前の運動方向から角度 ϕ_A の向きに運動した。ϕ_A を、θ_B を用いて表しなさい。

3 円の中心が一致する半径 5.0×10^{-1} m の2本の円形コイルA、Bが図2(a)のように互いに直交するように配置されている。円形コイルの共通の中心を点Oとして座標系 x、y を図2(a)のようにとり、点Oの座標を $(x, y) = (0, 0)$ とする。A、Bにはそれぞれ時間的に任意に変化する電流 I_A [A] と I_B [A] を流すことができ、互いへの影響はないものとする。また、図2(a)の各円形コイルの隣に描かれている矢印は電流の正の方向を示したものである。ここで、I_A と I_B によって点Oにつくられる合成磁場（磁界）$\vec{H}$ [A/m] を考え、$\vec{H}$ の x 方向と y 方向の成分をそれぞれ H_x と H_y とする。図2(b)は、ある I_A および I_B での、$\vec{H}$ の先端が座標軸 H_x と H_y の平面内で描く図形の例を示したものである。

I_A と I_B に交流電流を流したときの $\vec{H}$ について以下の各問に答えなさい。交流電流は、時刻を t [s] として、位相をラジアン単位で示してある。

[1] $I_A = 1.0 \sin\left(\dfrac{\pi}{6}t\right)$ [A]、$I_B = 2.0$ [A] のとき、H_x と H_y の時間変化を $t = 0$ s から I_A の1周期分について図示しなさい。

[2] $I_A = 3.0 \cos\left(\dfrac{\pi}{6}t\right)$ [A]、$I_B = 3.0 \cos\left(\dfrac{\pi}{6}t\right)$ [A] のとき、座標軸 H_x と H_y の平面内で $\vec{H}$ の先端が描く図形の $t = 0$ s からの1周期分を図示しなさい。このとき、図2(b)にならって、H_x と H_y の最大および最小を座標軸に目盛り、その数値を記入しなさい。

[3] $I_A = 2.0 \cos\left(\dfrac{\pi}{6}t\right)$ [A]、$I_B = 2.0 \sin\left(\dfrac{\pi}{6}t\right)$ [A] のときに $\vec{H}$ の大きさが時刻によってどう変化するかを数式で表しなさい。さらに $t = 2.0$ s から $t = 9.0$ s までの範囲で $\vec{H}$ の先端が描く図形を図示し、

このときの$\vec{H}$の始点と終点、およびこの時刻範囲でのH_xとH_yの最大および最小を座標軸に目盛り、その数値を記入しなさい。

〔4〕 上記の〔3〕のI_AおよびI_Bの振幅を調整し、$\vec{H}$の先端が描く図形の1周期分を調べたら$4.0H_x^2 + 9.0H_y^2 = 144.0$になった。このときの$I_A$および$I_B$を数式で表しなさい。解答の過程も示しなさい。

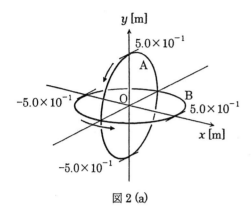

図2(a)

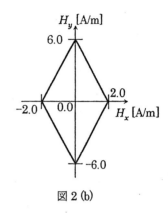

図2(b)

4 比熱の不明な液体Xがある。この比熱を求めるために次のような実験を行った。まず、水の比熱を求める計測を行い、水100 gについて、加えた熱量に対する水の温度上昇として図3の結果を得た。次に、三つの同じ形式の熱量計A、B、Cを用意し、Aには90 gの水、Bには180 gの水、Cには85 gの液体Xを入れ、しばらく放置して熱量計の温度と液体の温度とを等しくした。その後、それぞれの系から同じだけの熱量を取り去ったところ、それぞれの温度が11 ℃、6.0 ℃、15 ℃だけ下がった。以上の結果から、取り去った熱量、熱量計の熱容量、および液体Xの比熱を求めなさい。ただし、図3から得られる水の比熱は分数のまま計算してよい。解答の過程も示しなさい。

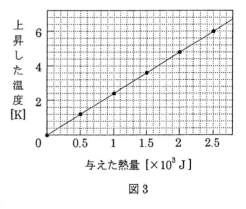

図3

5 図4(a)のように、長さ17 cmの閉管の開口端の近くにスピーカーを設置して、管に向かって一定の振動数の正弦波の音を入射する装置を考える。入射する波の振動数f [Hz]を0 Hzから徐々に大きくしていったところ、ある振動数f_2 [Hz]で2回目の定常波を観測した。定

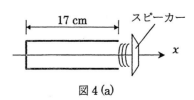

図4(a)

常波が生じている状態における管内の媒質の変位 y [cm]は、図4(a)で示される位置 x [cm]に対しても、時刻 t [s]に対しても正弦波で表すことができる。図4(b)は、$f=f_2$ において定常波の腹の位置における y が最大値 A [cm]を示した時刻での変位の様子を表したものである。ここで、y の正方向は図4(a)の x 軸の正方向と定義した。

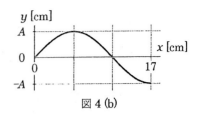

図4(b)

$x = 0$ cm は閉口端の位置、$x = 17$ cm は開口端の位置を表す。入射する波の振動数を更に大きくすると $f=f_3$ [Hz]で3回目の定常波が観測された。振動数を f_3 に固定したとして、以下の各問に答えなさい。ただし、空気中の音速を 340 m/s とし、開口端と腹の位置は一致するものとする。また、変位の様子を描く場合、図4(b)のように開口端の位置（$x = 17$ cm）と、変位の最大値および最小値が明記されていれば、解答欄の罫線は自由に使ってよい。

〔1〕定常波の腹の位置における y が最大値を示す時刻での変位の様子を、図4(b)にならって描きなさい。また、f_3 を数値で求めなさい。

〔2〕管内の定常波の周期を T [s]とする。上記の〔1〕の時刻を $t = 0$ s として、$t = \dfrac{4}{3}T$ における変位の様子を図4(b)にならって描きなさい。

〔3〕$t = \dfrac{T}{4}$ において最大の速さをもつ媒質に着目する。$t = 0$ s から $t = T$ において、着目している媒質の速さが $t = \dfrac{4}{3}T$ のときと等しくなる時刻を求めなさい。解答の過程も示しなさい。

〔4〕管内に一周期分の正弦波だけを入射したとする。入射された波は $t = 0$ ms で $x = 17$ cm の位置から x 軸の負方向に伝わっていった。この波の $t = 0.2$ ms、0.5 ms、0.8 ms、1.1 ms における変位の様子を描きなさい。ただし、$x = 17$ cm の位置では、$t = 0$ ms のとき $y = 0$ cm であり、その直後の y の値は負であった。また、入射された波の振幅を a [cm]とし、管内における波の振幅の減衰は無視してよいものとする。ここで、[ms]は[10^{-3} s]を表す。

化 学

問 題   23 年度

1   下記の問いに答えなさい。

〔1〕天然に存在する塩素原子には、^{35}Cl（相対質量 35.00）と ^{37}Cl（相対質量 37.00）の 2 種類の同位体がある。

1）^{35}Cl と ^{37}Cl で異なるものを〔選択肢〕から 1 つ選び、記号で答えなさい。
   〔選択肢〕（ア）価電子数　（イ）原子番号　（ウ）中性子数　（エ）電子数　（オ）陽子数

2）塩素原子の同位体のうち、^{35}Cl の存在比（%）を求めなさい。ただし、塩素の原子量は35.45とする。

3）塩素分子のうち、^{35}Cl と ^{37}Cl から成る分子の存在比（%）を求めなさい。

〔2〕実験で頻繁に用いる緩衝液は、その濃縮液を常備し、必要に応じて希釈して用いるとよい。
0.100 mol/L リン酸カリウム緩衝液（pH 7.40）の10倍濃縮液を 1.00 L 調製したい。下記のリン酸カリウム緩衝液の調製法を参考にして、用いるリン酸二水素カリウムの質量〔g〕を求めなさい。ただし、原子量は、H = 1.00、O = 16.0、P = 31.0、K = 39.1 とする。

【0.100 mol/L リン酸カリウム緩衝液 200 mL の調製法】
　下表から、調製する緩衝液の pH を選び、その行に記された容量の溶液 A と溶液 B を混合し、これに水を加えて全量を 200 mL とする。

　　　溶液 A：0.200 mol/L　リン酸二水素カリウム KH_2PO_4 水溶液
　　　溶液 B：0.200 mol/L　リン酸水素二カリウム K_2HPO_4 水溶液

緩衝液の pH	溶液 A〔mL〕	溶液 B〔mL〕
7.00	39.0	61.0
7.10	33.0	67.0
7.20	28.0	72.0
7.30	23.0	77.0
7.40	19.0	81.0
7.50	16.0	84.0
7.60	13.0	87.0
7.70	10.5	89.5
7.80	8.5	91.5
7.90	7.0	93.0

2 次の文を読み、下記の問いに答えなさい。

　硫化水素や二酸化硫黄が溶けた温泉水が流れ込む川の水は酸性が強い。そのため、魚が棲めず、橋脚や堤防などの鉄やコンクリートが酸に侵される。そこで、川の水を中和するために、石灰石を原料とした炭酸カルシウムの懸濁液を中和剤として注入している。

〔1〕二酸化硫黄が水に溶けて酸性を示す理由を反応式を示して1行で説明しなさい。

〔2〕下線部による中和では気体が発生する。その理由を反応式を示して2行以内で説明しなさい。

〔3〕炭酸カルシウムは炭酸水に溶解する。この変化を反応式で示しなさい。

〔4〕石灰石に希塩酸を反応させると気体が発生する。この反応で、希塩酸の代わりに希硫酸は使用できない。その理由を反応式を示して3行以内で説明しなさい。

3 下記の問いに答えなさい。

〔1〕血液を採取する前に皮膚をアルコールで消毒する。アルコールには細菌がもつ酵素などのタンパク質を変性させ、細菌を殺す作用がある。またアルコールを皮膚に塗布すると、冷えた感覚が生じるが、これはアルコールが冷却作用をもつことによる。

1）タンパク質の構造を参考にして合成された化合物として適切なものを［選択肢］から1つ選び、記号で答えなさい。またタンパク質のどのような構造を参考にして合成されたか、1行で説明しなさい。
［選択肢］（ア）アミロペクチン　（イ）デオキシリボ核酸　（ウ）6,6-ナイロン
　　　　　（エ）ポリエチレンテレフタラート　（オ）ポリ塩化ビニル

2）タンパク質分子内でジスルフィド結合が形成される場合がある。ジスルフィド結合はどの化学結合に属するか、正しいものを［選択肢］から1つ選び、記号で答えなさい。
［選択肢］（ア）イオン結合（イ）共有結合（ウ）金属結合（エ）疎水結合（オ）配位結合

3）ジスルフィド結合を還元剤で切断して得られる官能基の構造を示し、名称を答えなさい。構造は原子間の結合を省略せずに表すこと。

4）タンパク質分子内で水素結合が形成される場合がある。水素結合とは何か、2行以内で説明しなさい。

5）タンパク質の水溶液はコロイド溶液である。コロイド溶液とは何か、2行以内で説明しなさい。ただし、コロイドとは何かも説明すること。

6）アルコールが冷却作用を示す理由を2行以内で説明しなさい。

〔2〕血しょうは血液の液体成分で、その主成分は水である。

1）採血直後の血しょうのpHは約7.4である。生体内において血しょうのpHはほぼこの値に維持され、pHが著しく変化すると死に至る可能性がある。その理由を酵素の働きと化学的性質に焦点を絞って5行以内で説明しなさい。

2）血しょうを体外に放置したとき、血しょうのpHはどのような変化を示すか、正しいものを〔選択肢〕から1つ選び、記号で答えなさい。また、選択した理由を反応式を用いて4行以内で説明しなさい。ただし、体内のほうが体外よりも二酸化炭素分圧が高いこと以外、生体内外での血しょうが存在する環境は同じであるとみなす。
〔選択肢〕（ア）上昇する　（イ）低下する　（ウ）上昇と低下を周期的に繰り返す

3）血しょうとは異なり、胃液は強い酸性を示す。胃液の水素イオン濃度は、血しょうの水素イオン濃度の何倍であるか、求めなさい。ただし、胃液はpH 2.0、血しょうはpH 7.4とする。また、$[H^+] = 4.0 \times 10^{-8}$ mol/L のとき pH 7.4 である。

4）血しょうは緩衝作用をもつ。緩衝作用とは何か、1行で説明しなさい。

〔3〕血しょうにはグルコース（ブドウ糖）が溶解し、グルコースは生きていくために必要なエネルギーの供給源になっている。またグルコースが脱水縮合した高分子化合物は、肝臓や筋肉の細胞に貯蔵されている。グルコースの状態よりも、高分子化合物の状態で貯蔵したほうが細胞内液の浸透圧の上昇を抑えることができる。

1）グルコース分子には、ある官能基が多数存在するため、水への溶解性が高い。この官能基の構造を示し、名称を答えなさい。構造は原子間の結合を省略せずに表すこと。

2）脱水縮合とは何か、1行で説明しなさい。

3）浸透圧とは何か、4行以内で説明しなさい。

4）下線部の理由を3行以内で説明しなさい。

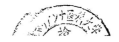

〔4〕血しょうには無機塩類が溶解し、その1つが塩化ナトリウムである。

1）塩化ナトリウムはNaClという化学式で表記される。この化学式に相当するものを〔選択肢〕から1つ選び、記号で答えなさい。また、選択した理由を3行以内で説明しなさい。
〔選択肢〕（ア）イオン式　（イ）示性式　（ウ）組成式　（エ）電子式　（オ）分子式

2）塩化ナトリウムは水に溶解すると、ナトリウムイオンと塩化物イオンがそれぞれ水和された状態で存在している。ナトリウムイオンを例にして水和される仕組みを3行以内で説明しなさい。

〔5〕血しょう中では脂肪酸イオンはミセルを形成している。また、体内に蓄積している中性脂肪は脂肪酸とグリセリンのエステルである。

1）ミセルとは何か、2行以内で説明しなさい。

2）中性脂肪を構成するエステル結合の構造を、原子間の結合を省略せずに表しなさい。

3）脂肪をセッケン水に入れて振ると乳濁液になる。乳濁液になる理由を2行以内で説明しなさい。

〔6〕血しょうからタンパク質を除いた後、<u>フェーリング液^(注)を加えて加熱すると、酸化銅（I）の沈殿が生成した。</u>
（注）フェーリング液はA液（硫酸銅（II）水溶液）とB液（酒石酸ナトリウムカリウムと水酸化ナトリウムの混合水溶液）の混合溶液である。

1）下線部の反応に相当するものはどれか、正しいものを［選択肢］から1つ選び、記号で答えなさい。また、選択した理由を1行で説明しなさい。
［選択肢］　（ア）開環重合　（イ）加水分解　（ウ）還元　（エ）けん化　（オ）酸化

2）下線部の反応から血しょう中に存在すると考えられる物質はどれか、正しいものを［選択肢］から1つ選び、記号で答えなさい。
［選択肢］　（ア）塩化ナトリウム　　（イ）グルコース　　（ウ）パルミチン酸
　　　　　　（エ）フェニルアラニン　（オ）リン酸カルシウム

3）下線部の反応は、上記2）で答えた物質に存在する官能基による。この官能基の構造を示し、名称を答えなさい。構造は原子間の結合を省略せずに表すこと。

4）下線部の反応によって、上記3）の基はどのような官能基に変化するか、その構造を示し、名称を答えなさい。構造は原子間の結合を省略せずに表すこと。

生 物

問題

23年度

1 次の〔1〕と〔2〕の問題に答えなさい。

〔1〕 次の文章を読んで、下の質問に答えなさい。

DNAを構成する4つの塩基の配列の一部は、タンパク質の一次構造を決定する遺伝情報としての働きをもつ。真核細胞におけるタンパク質合成においては、まずDNAの2本鎖の一方を鋳型に（ ア ）が起こり、伝令RNA（mRNA）の前駆体が形成される。このmRNA前駆体はスプライシング等の過程を経てmRNAとなる。細胞質中の（ イ ）はmRNAと結合し、mRNAの塩基配列に従って運搬RNA（tRNA）が運んできたアミノ酸を共有結合でつなげ、タンパク質を合成する。この過程を（ ウ ）という。（ イ ）には小胞体と結合しているものと結合していないものがあり、細胞外に分泌されるタンパク質などは小胞体に結合した（ イ ）で合成され、直ちに小胞体内腔に取り込まれる。

タンパク質は一次構造が様々であり、さらに多くの場合アスパラギン、セリン、スレオニンなどのアミノ酸が様々な糖鎖で修飾されている。このような多様なタンパク質は様々な生命現象を支えている。

1）文中の空欄（ ア ）～（ ウ ）に入る適切な語を答えなさい。
2）DNAとRNAの違いを説明しなさい。
3）スプライシングとは細胞のどこで起こる、どのような過程か説明しなさい。
4）アミノ酸間の共有結合を何と称するか、答えなさい。
5）小胞体に結合した（ イ ）で合成され、小胞体内腔に取り込まれた分泌タンパク質は、細胞外に分泌されるまでに、ある細胞小器官を経由する。その細胞小器官は何か、答えなさい。

〔2〕 次の文章を読んで、下の質問に答えなさい。

細胞小器官の働きや性質は、それらを分離する事によって詳しく調べることができる。細胞を破砕して遠心分離機にかけ、質量や密度の異なる細胞小器官を分離する方法を細胞分画法という。

いま、細胞を氷冷しながら等張液中で破砕し、低温条件で遠心分離機にかけ、小胞体を主に含むミクロソーム画分を得た。これを用いて以下に述べる実験を行った。

実験 ある分泌タンパク質XをコードするmRNAを用いて、試験管内でタンパク質Xを人工的に合成した。このとき、試験管にミクロソーム画分を加えない実験と、ミクロソーム画分を加えた実験を別々

に行ない、反応終了後それぞれの反応液を5等分し（前者は①〜⑤、後者は⑥〜⑩）、それらに以下の処理を施した。

　　①と⑥　何も添加しない
　　②と⑦　プロテアーゼを添加
　　③と⑧　糖加水分解酵素を添加
　　④と⑨　界面活性剤とプロテアーゼを添加
　　⑤と⑩　界面活性剤と糖加水分解酵素を添加

次に、上の①〜⑩のサンプルに対してタンパク質を変性させる薬品処理を行い、下図の①〜⑩に示されたゲルの溝にそれぞれ載せた。その後ゲル電気泳動を行い、タンパク質Xの有無と分子量の違いを調べた。ゲル電気泳動とは、タンパク質を分子量に応じて分離する方法の1つである。サンプルを載せた側を陰極としてゲルを浸した緩衝液に電流を与えると、タンパク質は陽極に向かってゲル内を移動する。このとき、ゲル内におけるタンパク質の移動速度はタンパク質の分子量に依存し、分子量の小さいタンパク質ほどゲルの網目構造をすり抜けて早く陽極側に移動する。

ゲル電気泳動を終えたゲルに対してタンパク質を染色する処理を施したところ、下図に示すような結果が得られた。図中の黒いバンドはタンパク質Xの存在を表し、その位置は相対的な分子量を示す。

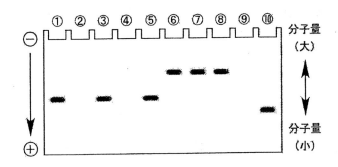

1) 細胞の破砕や遠心を低温で行うのは何故か、説明しなさい。
2) 低張液のもとで細胞を破砕したら何が起こると考えられるか、説明しなさい。
3) ⑦ではタンパク質が検出されるのに、⑨ではタンパク質が検出されないのは何故か、説明しなさい。
4) ①と⑥から分かるように、ミクロソーム画分存在下でタンパク質Xの合成を行わせると、ミクロソーム画分が存在しない条件でタンパク質合成を行ったときと分子量が異なる。これは何故か、理由を述べなさい。
5) ミクロソーム画分が存在する場合と存在しない場合で、合成されたポリペプチド鎖に違いはあるか。判断した根拠とともに述べなさい。

2　次の文章を読んで下の質問に答えなさい。

肝臓は、人体では体重の3%を越える最も大きな臓器であるが、(a)血流量はそれ以上に多く、全身の約1/4を占める。その肝臓は生命活動を支えるさまざまな役割を担っている。たとえばアルコール

などの有害物質を無害な物質に変える（　ア　）という働きがある。アミノ酸が分解されたときには毒性の高い（　イ　）が生成されるが、（　イ　）も(b)肝臓で、ほとんど毒性のない尿素に変換され、（　ウ　）から排泄される。このほか肝臓では、化学反応にともなう熱が発生するため、（　エ　）の維持にも寄与している。

(c)肝臓は血糖量を適正な値に保つためにも働いている。人体では、摂取したデンプンは、唾液や膵液に含まれるアミラーゼにより分解されたのち、小腸粘膜などに存在する（　オ　）によってグルコースに分解され、小腸粘膜細胞に吸収されて体内で利用される。食事後に血液中を流れるグルコースの量すなわち血糖量が増加するが、(d)インスリンなどのはたらきにより血糖量は適正値にまで下げられる。グルコースは肝臓や骨格筋など、体の各所で高分子化合物である（　カ　）に合成されて貯蔵され、必要に応じてグルコースに分解され利用される。分解されて生じたグルコースは各組織の細胞にとりこまれ、（　キ　）で起こる解糖系で（　ク　）に分解され、ミトコンドリアに入った（　ク　）がクエン酸回路で分解され、電子伝達系を経て大量のATPを産生する。

1）文中の空欄（　ア　）－（　ク　）に入る適切な語を答えなさい。

2）下線部(a)について、肝臓に入る血液の流れと肝臓から出る血液の流れを正しく表したものを1つ選びなさい。

① 腎臓→肝門脈→肝臓→肝静脈→脾臓　　② 食道→肝動脈→肝臓→肝門脈→膵臓

③ 大腸→肝門脈→肝臓→肝動脈→心臓　　④ 脾臓→肝静脈→肝臓→肝動脈→腎臓

⑤ 小腸→肝門脈→肝臓→肝静脈→心臓

3）下線部(b)について、肝臓で尿素を作る反応経路を何というか、答えなさい。

4）下線部(c)について、血糖量を調節するために、空腹時にはたらくホルモンと神経について説明しなさい。ホルモンはその分泌器官を必ず明記すること。

5）下線部(d)について、次の（ⅰ）と（ⅱ）に答えなさい。

（ⅰ）インスリンを分泌する器官名、組織名および細胞名を答えなさい。

（ⅱ）以下の選択肢のうち、上記の器官を刺激してインスリン分泌を促進する物質はどれか。番号で答えなさい。

① フィブリノーゲン　　② アルブミン　　③ 糖質コルチコイド　　④ ノルアドレナリン

⑤ アセチルコリン　　⑥ 二酸化炭素　　⑦ ナトリウムイオン　　⑧ カルシウムイオン

3　ヒトの視覚に関する下の質問に答えなさい。

1）次のア）〜ク）に該当するものを下の語群から選んで、その記号をそれぞれ解答欄に記入しなさい。該当するものが複数あれば、そのすべてを記入しなさい。

ア）光が最初に通過する部分

イ）光受容器の一部で、遠近調節に関係する部分

ウ）光受容器の一部で、網膜に達する光の量を調節するときに働く部分

エ）網膜を構成する細胞で、光の進入方向に向かって最も前方にある細胞

オ）明順応や暗順応で感受性が変化する視細胞

カ）視神経繊維が束になって集まり、受容器から出ていく部分

キ）視覚の感覚中枢が存在する部分

ク）眼球運動の中枢がある部分

［語群］

あ）角膜　　い）結膜　　う）強膜　　え）脈絡膜　　お）虹彩　　か）前眼房　　き）チン小帯

く）眼筋　　け）水晶体　　こ）毛様体　　さ）ガラス体　　し）コルチ器官　　す）黄斑

せ）盲斑　　そ）視神経細胞　　た）色素細胞　　ち）かん体細胞　　つ）錐体細胞

て）大脳皮質　　と）大脳髄質　　な）中脳　　に）小脳　　ぬ）間脳　　ね）延髄　　の）脊髄

2）次の文章の空欄（　ア　）～（　エ　）にあてはまる語の組合せとして正しいものを下の①～④から1つ選んで、解答欄に記入しなさい。

　視細胞の光に対する感度は、光エネルギーを吸収し分解される色素タンパク質の量で決まる。分解された色素タンパク質は再生産されるが、（　ア　）場所ではこの再生産が間に合わず、色素タンパク質の量が減るので視細胞の感度が低くなる。これが（　イ　）順応である。逆に、（　ウ　）場所では色素タンパク質の量が増大し、視細胞の感度が高くなる。これが（　エ　）順応である。

①　（ア）暗い　（イ）暗　（ウ）明るい　（エ）明

②　（ア）暗い　（イ）明　（ウ）明るい　（エ）暗

③　（ア）明るい　（イ）暗　（ウ）暗い　（エ）明

④　（ア）明るい　（イ）明　（ウ）暗い　（エ）暗

3）ヒトの目がいろいろな色を知覚する仕組みを説明しなさい。

4　次の文章を読んで、下の質問に答えなさい。

　生物の形質に生じる（　ア　）変異のことを突然変異といい、これには大きく分けると（　イ　）突然変異と（　ウ　）突然変異の2種類がある。（　イ　）突然変異は塩基の（　エ　）、欠失、挿入などによって変化した塩基配列からアミノ酸配列の変化したタンパク質が作られることによってその形質が現れるが、これらの変異がアミノ酸配列にもたらす変化の程度は様々である。(a) 塩基の（　エ　）の場合、対応するアミノ酸のないコドンが生じない限り、アミノ酸配列の変化が起きたとしてもそれは1個のアミノ酸に限定される。一方、塩基の欠失や挿入は（　オ　）の区切り方にずれを生じさせ、アミノ酸配列に大きな変化をもたらし、タンパク質の機能に大きく影響することが多い。そのため、（　イ　）突然変異による形質は劣性の異常形質となりやすい。（　ウ　）突然変異には大きく分けると、染色体の（　カ　）変異と（　キ　）変異の2種類があり、（　カ　）変異には染色体の部分的欠失や（　ク　）、逆位、転座など、また（　キ　）変異には（　ケ　）および（　コ　）がある。これらの中で逆位や転座では、基本的に遺伝子の量的変化はないが、それ以外の変異では多く

の遺伝子の量が変化する結果、個体の形質全体に大きな影響をもたらす。特に染色体の部分的欠失や（ ク ）および(b)（ ケ ）は多くの遺伝子間に量的不均衡を生じるため、これらの変異をもつ個体は一般に重篤な異常を示し、出生前に死亡するものも多い。これに対し(c)（ コ ）の場合は、少なくとも遺伝子間の量的均衡は保たれているので、多くの植物や一部の動物ではこの変異から生じたと考えられる種や系統が知られている。

1）文中の空欄（ ア ）～（ コ ）に最も相応しい語を次の語群から1つずつ選んで、記号で答えなさい。

［語群］

あ）質的　　い）不連続的　　う）病的　　え）遺伝的　　お）進化的　　か）数的

き）構造的　　く）遺伝子　　け）染色体　　こ）分解　　さ）変換　　し）置換　　す）転移

せ）化学修飾　　そ）不活性化　　た）コドン　　ち）アンチコドン　　つ）トリプレット

て）重複　　と）遺伝的組換え　　な）半数性　　に）倍数性　　ぬ）異数性

2）下線部(a)に関して、1個の塩基の（ エ ）であっても、重篤な病的形質を発現する遺伝病の例を1つ挙げなさい。

3）（ ケ ）が生じる原因を1行で述べなさい。

4）下線部(b)の例を1つ挙げなさい。

5）下線部(c)に関して、自然界で見られる（ コ ）の染色体構成には一定の傾向がある。それはどの様なことか。また、それはどの様な理由によると考えられるか述べなさい。

英　語

解答　　23年度

1　出題者が求めたポイント

[語句]

produce：農産物
squash：ウリ科の野菜
pollination：受粉　授粉
pollen：花粉
deploy：(部隊を)展開する
surface：現れる
intestines：腸
digestive tracts：消化管
undermine：損なう
neaten：小ぎれいにする
hygiene：衛生
intact：損なわれていない　無傷の

[全訳]

　スーパーの農産物売り場に立っているところを想像してみよう。そこに、りんごも、きゅうりも、ブロッコリーも、玉ねぎも、かぼちゃも、うりも、にんじんも、ブルーベリーも、アボカドも、アーモンドも、チェリーもないのを見て、あなたは驚く。こんなことが将来食料品店で起こるかもしれない。上に挙げた作物はみんな、他のたくさんの作物同様に、受粉をミツバチに頼っている。(1)もしハチが花粉を運ぶという大切な仕事を果たすことができなかったら、あなたの食料と、額にして150億ドルの作物が被害を受ける。作物の授粉をする野生のハチはいるにはいるが、飼われたハチは管理しやすく、授粉作業が求められた時に場所から場所へ運ぶのが簡単なのだ。

　1980年代からミツバチのコロニーは多くの健康問題に直面してきた。しかし、ミツバチの全コロニーが消滅し始めた2006年、養蜂家は強く警報を発せられた。研究者たちはこの現象をコロニー崩壊症候群(CCD)と言い始めた。世界の農業生産の3分の1がヨーロッパミツバチに頼っているので、ミツバチがいなくなることで警報が鳴らされたのだ。広大な(2)単作農場は、一年のある短い時期に集中して授粉活動をする必要がある。ヨーロッパミツバチだけが、一年のほとんどどの時期でも、気候が穏やかで蜜を取るべき花があるところならどこででも授粉部隊を展開させる。

　私たちの共同研究は、CCDの原因のたくさんの可能性を消していき、原因と思われる多くの要因を見つけた。しかし単独の原因は何も特定されていない。CCDの被害を受けているミツバチは、新しく発見されたものも含む多くの種類のウィルスに感染していることが多いが、このような感染はミツバチの失踪に直接の影響はないように思われる。今浮かび上がってくる図式は、さまざまな組み合わさった原因がひきがねとなって引き起こされる複雑な条件の図式である。CCDには簡単な治療法はないだろう。必要なのは環境の保全と、養蜂や農業の実践の長い時間をかけての変化であろう。

　おそらくCCDはミツバチ絶滅の原因にはならないだろうが、私たちの作る作物のうちのおよそ100種が授粉されないまま残され、ある作物の大規模生産は不可能になるだろう。私たちにはまだ、トウモロコシ、小麦、ジャガイモ、米がある。しかし、私たちがいま日常的に消費しているりんご、ブルーベリー、ブロッコリー、アーモンドなど、(3)多くの果物と野菜は、王様の食べ物になるかも知れない。

　ミツバチの失踪に関するメディアの報道が現れるにつれて、大衆も関心を寄せ始めた。多くの人たちが大本にある原因について考えを共有したいと願った。失踪に対してさまざまな説明がなされたが、証拠を提示する人は誰もいなかった。調査の最初の数か月、研究者たちはミツバチに関して具合の悪いことをいろいろ見つけ続けたが、それはCCDを説明するものではなかった。

　多くの関心ある市民たちに好まれるひとつの理論は、ミツバチは遺伝子組み換え作物の花粉によって毒されたのかも知れないというものだった。このような作物の中には、バクテリアによって作られる、昆虫を殺す作用のある毒素を含んでいるものもあるかも知れない。イモムシがこのような毒素を作り出す作物を食べると死ぬ。だが、すでにミツバチが消える前から、このような毒素はイモムシや蚊やカブトムシの腸の中でのみ活性化することを研究者たちは突き止めていた。ミツバチや他の多くの昆虫の消化管の中では毒素は作用しない。

　もうひとつのよく広まっている理論、そしてもっと信頼性がある理論は、殺虫剤を元凶とするものであった。疑わしい2つの主なものは、養蜂家がダニを殺すのに使う化学薬品と、環境中またはミツバチが授粉活動をしていたまさにその畑作物の中にあった殺虫剤であった。(4)過去の研究は、このような殺虫剤が、ミツバチのコロニーへの戻り方を記憶する能力を低下させることを明らかにした。これは、これらの殺虫剤がCCDの原因であるかも知れない証拠のように思われる。

　われわれや他の専門家たちはまた、ミツバチの生来の抵抗力が栄養不足によって損なわれたのではないかと疑った。ミツバチそして野生の授粉者たちも、以前と同じ数や種類の花をもはや利用できなくなっている。なぜなら、(5)私たち人間が環境を小ぎれいにしようと努めてきたからである。たとえば私たちは、雑草の多い花にあふれた境界線やフェンスロウのない、広大な作物畑を作った。私たちはクローバーやタンポポのような「雑草」のない緑の芝生を維持する。道端や公園さえ、小ぎれいに草もなくしておきたいという私たちの願望を反映している。けれども、ミツバチなどの授粉者たちには緑の芝生は砂漠のように映る。単一作物の広大な畑を授粉するミツバチの食餌は、自然環境によくあるように多種多様なものを食べる授粉者たちの

聖マリアンナ医科大学　23年度　（22）

食餌に比べて、大事な栄養素に欠けているのかも知れない。

　研究者たちの間で次第に合意が得られてきているのは、栄養不足や農薬被害のような複合の要因が相互に作用してコロニーを弱体化し、ウィルスが媒介する崩壊に対してコロニーをもろくしているのだろうということである。研究は今、このような要因がどのようにコロニー崩壊に関係しているのかを明らかにするのに焦点を当てている。

　一方で、多くの養蜂家たちはコロニーの食餌を改善する努力を重ねたり、感染や寄生虫を抑制したり、衛生に努めたりすることによって、コロニー喪失を避けるのにある程度成功している。それに、単一栽培をやめるなどの農作の変化があるだけでもミツバチの食餌のバランス回復には役立つだろうし、一方で野生の授粉者にも栄養を与えることになるだろう。人間は、花と授粉者たちの自然な関係が損なわれないようにするために、私たちの食糧供給を守るために、来るべき世代のために環境を守っていくために、すぐにも行動を起こす必要がある。(6)確実にこのような努力によって、ミツバチは授粉をし続け、私たちの食事は今当然と思っているような果物や野菜が豊かな食事であり続けるだろう。

[解答]
1) 全訳中の下線部(1)参照
2) fields of one crop
3) 果物と野菜は生産量が少なくなって、めったに食べられない貴重なものになるかもしれないということ。
4) 解答例
　Past researches revealed that such pesticides reduce honeybees' ability to remember how to return to their colonies.
5) ミツバチは食餌としての蜜を雑草や多様な花から摂れなくなり、その結果栄養不足に陥った。
6) 1. 花と授粉者たちの自然な関係が損なわれないようにするために、私たちの食糧供給を守るために、そして、来るべき世代のための環境を守っていくために、私たち人間が直ちに始めなければならない努力。
　2. 全訳中の下線部(6)参照

② 出題者が求めたポイント
[全訳]
　あなたは清潔をどう定義するだろうか。ほとんどの人々はこう質問されたら、個人的な体験の言葉で定義づけがちである。汚れているものすべてが片付けられ洗剤で拭かれて台所が清潔になった時のことを言うのだと、彼らは思っている。彼らがこのように定義しているものは、掃除の方法の完成であって、清潔の状態そのものではない。中世の人々もほとんど同じことをやったが、ただ、使う方法が異なっていた。(1)現代の洗剤で拭かれていないからといって中世の台所を「汚い」と見なすことは、今の私たちの基準を不適切に当

てはめることである。これはまるで、遠い未来のだれかが、23世紀に発明されたスーパー洗剤で拭いていないからといって私たちの台所が汚いと言っているようなものだ。

　清潔の内容にはいくつかのレベルがある。私たちにとって、一番重要なのはおそらく、ある種の細菌を殺すという清潔であろう。しかし、細菌理論は19世紀末に広がったにすぎず、中世の人々は、細菌がどう広がるかは言うまでもなく、細菌とは何かを理解するところからさえ遠く隔たった所にいる。その代わり、病気は神の教示と配慮の結果であるという考え方から、彼らは霊的な清潔さの感覚を持っている。たとえば、聖人が死ぬと、たくさんの香水のビンを開け放ったようなにおいがするとされている。聖なる香りである。ほとんどの人々にとって(2)清潔のこの形態、この気高い芳香は、耳の後ろを洗ったかどうかよりはるかに大切なことなのである。人が霊的に清潔ならば、そして罪がなければ、病気という浄化の炎をくぐって神の御慈悲を求める必要はありそうもない。そのような人は周りの人々には甘く匂うことだろう。現代には清潔のこの形態に匹敵するものはない。私たちには代わりに抗菌タオルがある。

　このようにして清潔の概念を壊してみると、あなたは多様な清潔さがあることに気づくようになるだろう。霊的な清潔さに加えて、家庭の清潔、公衆衛生、個々人の清潔さがある。中には、特に公衆衛生など、コントロールするのが非常に難しいものがあったとしても、すべてとても大事なものである。もしあなたが、現代人たちが中世の時代をよく知りもしないで汚いと言っているのを聞いたら、14世紀の主婦に思いを馳せてみよう。彼女は袖をひじの上までまくり上げて懸命に働き、時間と労力の限り床を掃いたり皿を洗ったりしていた。想像してみよう。シーツを乾かそうと草の上に広げて置いたとたんに雨雲が近づいてきて、彼女は心配そうに空を見上げる。もちろん、あまりよく掃除されていない家も中にはあったが、汚い家は罪深さや堕落や腐敗の意味を持っているのだ。だれもそのようなラベルは貼られたくない。むしろ、彼らが望むのは逆で、(3)清潔であることと尊敬されることである。だれもがみんな知り合いというコミュニティの中で、それらは普通の礼儀の問題以上のもの、人格の大事な一面であるのだろう。言い換えれば、(4)中世の人々にとって、社会における地位、品位、そして誇りは清潔さの概念と強い結びつきがある。

[解答]
1) 全訳中の下線部(1)参照
2) 魂が清潔であること。
3) (b)
4) with
5) For Medieval people, social statuses, decency, and pride have strong relations with notions of cleanliness.

3 出題者が求めたポイント

[英文の訳]
1) 音は真空中では運ぶ空気の波がないので伝わらない。
2) 遺伝と、血友病のようなある種の病気の間には関連性がある。
3) 石油の不足が価格の高騰をもたらした。
4) ナトリウムと塩素は塩の成分である。
5) 手術したにもかかわらず患者の容態は悪化した。

[解答]
(1) b　(2) a　(3) d　(4) b　(5) d

4 出題者が求めたポイント

[A の英文の意味]
1) 私たちはそれをやってみることに同意した。
2) 彼女は私たちの会社に応募した。
3) 私は一日中働いた。
4) このビンには「毒」と書いてある。
5) 物価が下がっているので、前よりたくさん物を買うことができる。

[解答]
(1) agreement　(2) application　(3) away
(4) poisonous　(5) reduction

数　学

解答

23年度

1 出題者が求めたポイント（数学B・数列, 数学C・行列）

〔解答〕

(1) $p^2 = \begin{pmatrix} 2 & a \\ b & c \end{pmatrix}\begin{pmatrix} 2 & a \\ b & c \end{pmatrix} = \begin{pmatrix} 4+ab & 2a+ac \\ 2b+bc & ab+c^2 \end{pmatrix} = \begin{pmatrix} 10 & 9 \\ 6 & 7 \end{pmatrix}$

各成分を比べて

$\begin{cases} 4+ab=10 & \cdots\cdots\text{①} \\ 2a+ac=9 & \cdots\cdots\text{②} \\ 2b+bc=6 & \cdots\cdots\text{③} \\ ab+c^2=7 & \cdots\cdots\text{④} \end{cases}$

①と④より $c^2=1, c>0$ より $c=1$ $\cdots\cdots\cdots$（③の答）

②より $2a+a=9$ $\therefore a=3$ $\cdots\cdots\cdots$（①の答）

③より $2b+b=6$ $\therefore b=2$ $\cdots\cdots\cdots$（②の答）

(2) $P=\begin{pmatrix} 3 & 3 \\ 2 & 1 \end{pmatrix}$ より $\triangle=2\times1-3\times2=-4$

$P^{-1}=-\dfrac{1}{4}\begin{pmatrix} 1 & -3 \\ -2 & 2 \end{pmatrix}$ $\cdots\cdots\cdots$（④の答）

$P^{-1}AP=-\dfrac{1}{4}\begin{pmatrix} 1 & -3 \\ -2 & 2 \end{pmatrix}\begin{pmatrix} 3 & 3 \\ -1 & 7 \end{pmatrix}\begin{pmatrix} 2 & 3 \\ 2 & 1 \end{pmatrix}$

$=-\dfrac{1}{4}\begin{pmatrix} 1 & -3 \\ -2 & 2 \end{pmatrix}\begin{pmatrix} 12 & 12 \\ 12 & 4 \end{pmatrix}=-\begin{pmatrix} 1 & -3 \\ -2 & 2 \end{pmatrix}\begin{pmatrix} 3 & 3 \\ 3 & 1 \end{pmatrix}$

$=-\begin{pmatrix} -6 & 0 \\ 0 & -4 \end{pmatrix}=\begin{pmatrix} 6 & 0 \\ 0 & 4 \end{pmatrix}$ $\cdots\cdots\cdots$（⑤の答）

条件より

$\begin{pmatrix} x_{n+1} \\ y_{n+1} \end{pmatrix}=\begin{pmatrix} 3 & 3 \\ -1 & 7 \end{pmatrix}\begin{pmatrix} x_n \\ y_n \end{pmatrix}=\begin{pmatrix} 3x_n+3y_n \\ -x_n+7y_n \end{pmatrix}$

よって

$\begin{cases} x_{n+1}=3x_n+3y_n & \cdots\cdots\cdots\cdots\text{（ア）} \\ y_{n+1}=-x_n+7y_n & \cdots\cdots\cdots\cdots\text{（イ）} \end{cases}$

（ア）より $y_n=\dfrac{1}{3}x_{n+1}-x_n$ $\cdots\cdots$（ウ）

（ウ）を（イ）へ代入

$y_{n+1}=-x_n+7\left(\dfrac{1}{3}x_{n+1}-x_n\right)$

$=\dfrac{7}{3}x_{n+1}-8x_n$ $\cdots\cdots\cdots\cdots$（エ）

また（ア）より $x_{n+2}=3x_{n+1}+3y_{n+1}$ に（エ）を代入すると

$x_{n+2}-10x_{n+1}+24x_n=0$ $\cdots\cdots$（オ）

この数列の一般項を求める

$\alpha^2-10\alpha+24=0$ $(\alpha-4)(\alpha-6)=0,\ \alpha=4, 6$

すると(オ)は次の2つの式に変形できる

$\begin{cases} x_{n+2}-4x_{n+1}=6(x_{n+1}-4x_n) & \cdots\cdots\text{（カ）} \\ x_{n+2}-6x_{n+1}=4(x_{n+1}-6x_n) & \cdots\cdots\text{（キ）} \end{cases}$

（カ）より $x_{n+1}-4x_n=6^{n-1}(x_2-4x_1)=6^{n-1}(-x_1+3y_1)$

（キ）より $x_{n+1}-6x_n=4^{n-1}(x_2-6x_1)=4^{n-1}(-3x_1+3y_1)$

この2式よりx_{n+1}を消去すると

$2x_n=2^{n-1}\times3^{n-1}(-x_1+3y_1)$

$\qquad -2^{n-1}\times2^{n-1}(-3x_1+3y_1)$

$=2^{n-1}(-3^{n-1}+3\times2^{n-1})x_1$

$\qquad +3\times2^{n-1}(3^{n-1}-2^{n-1})y_1$

よって, $x_n=3\times2^{n-2}\{(2^{n-1}-3^{n-2})x_1+(3^{n-1}-2^{n-1})y_1\}$
$\cdots\cdots\cdots\cdots\cdots\cdots\cdots\cdots$（⑥, ⑦の答）

また(ア)より

$3y_n=x_{n+1}-3x_n$

$=3\times2^{n-1}\{(2^n-3^{n-1})x_1+(3^{n-1}-2^n)y_1\}$

$\quad -3^2\times2^{n-2}\{(2^{n-1}-3^{n-2})x_1+(3^{n-1}-2^{n-1})y_1\}$

$=3\times2^{n-2}\{(2^{n+1}-2\times3^{n-1})x_1+(2\times3^n-2^{n-1})y_1\}$

$\quad -3\times2^{n-2}\{(3\times2^{n-1}-3^{n-1})x_1+(3^n-3\times2^{n-1})y_1\}$

$=3\times2^{n-2}\{(2^{n-1}-3^{n-1})x_1+(3^n-2^{n-1})y_1\}$

$\therefore y_n=2^{n-2}\{(2^{n-1}-3^{n-1})x_1+(3^n-2^{n-1})y_1\}$
$\cdots\cdots$（⑧, ⑨の答）

2 出題者が求めたポイント（数学Ⅱ・図形と方程式）

〔解答〕

(1) $AB^2=(5-1)^2+(4-2)^2+(7-3)^2=36$

$BC^2=(t-5)^2+(t+2-4)^2+(3t+5-7)^2$

$\quad =11t^2-26t+33$

$CA^2=(t-1)^2+(t+2-2)^2+(3t+5-3)^2$

$\quad =11t^2+10t+5$

（ア）$AB^2=BC^2$ のとき

$11t^2-26t+33=36$ $\quad 11t^2-26t-3=0$

$\therefore t=\dfrac{13\pm\sqrt{202}}{11}$

ここで近似値を求める。

$\dfrac{13+\sqrt{202}}{11}\fallingdotseq\dfrac{13+\sqrt{200}}{11}=\dfrac{13+10\sqrt{2}}{11}\fallingdotseq2.5$

$\dfrac{13-\sqrt{202}}{11}\fallingdotseq\dfrac{13-10\sqrt{2}}{11}\fallingdotseq-0.1$

（イ）$BC^2=CA^2$ のとき

$11t^2-26t+33=11t^2+10t+5$ $\quad \therefore t=\dfrac{7}{9}\fallingdotseq0.8$

（ウ）$CA^2=AB^2$ のとき

$11t^2+10t+5=36$ $\quad 11t^2+10t-31=0$

$\therefore t=\dfrac{-5\pm\sqrt{366}}{11}$

ここで$\sqrt{10}\fallingdotseq3.1$として近似値を求める。

$\dfrac{-5+\sqrt{366}}{11}\fallingdotseq\dfrac{-5+\sqrt{330}}{11}=\dfrac{-5+6\sqrt{10}}{11}\fallingdotseq1.2$

$\dfrac{-5-\sqrt{366}}{11}\fallingdotseq\dfrac{-5-6\sqrt{10}}{11}\fallingdotseq-2.1$

これらを数直線上に表わすと

-2.1	-0.1	0.8	1.2	2.5
$\dfrac{-5-\sqrt{366}}{11}$	$\dfrac{13-\sqrt{202}}{11}$	$\dfrac{7}{9}$	$\dfrac{-5+\sqrt{366}}{11}$	$\dfrac{13+\sqrt{202}}{11}$

$\cdots\cdots$（答）

(2) (エ) $AB^2 = BC^2 + CA^2$ のとき

$$36 = 11t^2 - 26t + 33 + 11t^2 + 10t + 5$$

$$11t^2 - 8t + 1 = 0 \qquad \therefore t = \frac{4 + \sqrt{5}}{11}$$

$\sqrt{5} \doteqdot 2.2$ として近似値を求める。

$$\frac{4 + \sqrt{5}}{11} \doteqdot \frac{4 + 2.2}{11} \doteqdot 0.6$$

$$\frac{4 - \sqrt{5}}{11} \doteqdot \frac{4 - 2.2}{11} \doteqdot 0.2$$

(オ) $BC^2 = CA^2 + AB^2$ のとき

$$11t^2 - 26t + 33 = 11t^2 + 10t + 5 + 36$$

$$t = -\frac{2}{9} \doteqdot -0.2$$

(カ) $CA^2 = AB^2 + BC^2$ のとき

$$11t^2 + 10t + 5 = 36 + 11t^2 - 26t + 33$$

$$t = \frac{16}{9} \doteqdot 1.8$$

$$
\begin{array}{cccc}
-0.2 & 0.2 & 0.6 & 1.8 \\
\end{array}
$$

$$
\begin{array}{cccc}
-\dfrac{2}{9} & \dfrac{4-\sqrt{5}}{11} & \dfrac{4+\sqrt{5}}{11} & \dfrac{16}{9}
\end{array}
$$ ……(答)

3 出題者が求めたポイント（数学B・数列）

〔解答〕

(1) $a_1 = S_1 = 1 - 16 + 8 + 20 = 13$ …………(①の答)

$a_1 + a_2 = S_2 = 8 - 16 \times 4 + 16 + 20 = -20$

$13 + a_2 = -20 \qquad \therefore a_2 = -33$ …………(②の答)

$n \geqq 2$ のとき $\{a_n\}$ の一般項を求める。

$$a_n = S_n - S_{n+1} = n^3 - 16n^2 + 8n + 20$$
$$\qquad - \{(n-1)^3 - 16(n-1)^2 + 8(n-1) + 20\}$$

$$= 3n^2 - 35n + 25$$

$$= 3\left(n^2 - \frac{35}{3}n + \frac{35^2}{36} - \frac{35^2}{36}\right) + 25$$

$$= 3\left(n - \frac{35}{6}\right)^2 - \frac{35^2}{12} + 25$$

$$\frac{35}{6} \doteqdot 5.8 \qquad n = 6$$ …………(③の答)

のとき a_n は最小となる。

$a_6 = 3 \times 6^2 - 35 \times 6 + 25 = -77$ …………(④の答)

(2) $3x^2 - 35x + 25 = 0$ を解く。

$$x = \frac{35 \pm \sqrt{35^2 - 4 \times 3 \times 25}}{2 \times 3}$$

$$= \frac{35 \pm 5\sqrt{37}}{6}$$

ここで $\sqrt{37} \doteqdot 6$ として
近似値を求めると

$x \doteqdot 0.8, \ 10.8$

よって、a_n の値が負になる自然数nは$a_1 = 13$に注意して

$$2, 3, 4, 5, 6, 7, 8, 9, 10$$ …………(答)

4 出題者が求めたポイント（数学Ⅲ・微分積分）

〔解答〕

(1) $\dfrac{2 + \sqrt{4 - x^2}}{x} > 0$ かつ $4 - x^2 \geqq 0$

$\therefore 0 < x \leqq 2 \quad a = 2$ …………………………(答)

(2) $\left(\dfrac{2 + \sqrt{4 - x^2}}{x}\right)' = \dfrac{1}{x^2}\left\{(2 + \sqrt{4 - x^2})'\right.$

$$\left. \times x - (2 + \sqrt{4 - x^2}) \times 1\right\} = \dfrac{-2(2 + \sqrt{4 - x^2})}{x^2\sqrt{4 - x^2}}$$

$$f'(x) = 2 \times \frac{x}{2 + \sqrt{4 - x^2}} \times \frac{-2(2 + \sqrt{4 - x^2})}{x^2\sqrt{4 - x^2}}$$

$$= \frac{(-2x)}{2\sqrt{4 - x^2}}$$

$$= -\frac{\sqrt{4 - x^2}}{x}$$

増減表は

x	0		2
$f'(x)$		$-$	0
$f(x)$		$\searrow$	0

$$f''(x) = \frac{4}{x^2\sqrt{4 - x^2}} > 0 \qquad (0 < x < 2)$$

$y = f(x)$ は下に凸
よってグラフは右図のようになる。

(3) C上の点$P(x_0, y_0)$における接線の方程式は

$$y - y_0 = -\frac{\sqrt{4 - x_0^2}}{x_0}(x - x_0)$$……①

y軸との交点の座標は$(0, y_1)$とおくと

①に$x = 0$を代入して

$$y_1 = y_0 + \sqrt{4 - x_0^2}$$

よって

$$PQ^2 = (0 - x_0)^2 + (y_1 - y_0)^2$$

$$= x_0^2 + \left(\sqrt{4 - x_0^2}\right)^2 = 4$$

$PQ > 0$ より $PQ = 2$ …………………………(答)

物　理

解答　23年度

1 出題者が求めたポイント……電力、波動の基礎、慣性力、等速円運動、電位と仕事
③送電線での消費電力 $=IV_1$ だから、$P_2=P-IV_1$
⑮ $F=m\dfrac{v^2}{r}=\dfrac{m}{r}\left(\dfrac{2\pi r}{T}\right)^2=\dfrac{4\pi^2 mr}{T^2}$　⑱ $\dfrac{1}{2}mv^2=KV$

[解答]
① $P=IV$　② $V_1=2RI$　③ $P\left(1-\dfrac{V_1}{V}\right)$　④ V_1
⑤大き　⑥反射　⑦屈折　⑧回折　⑨重ね合わせ
⑩干渉
⑪ $\dfrac{v}{r}$　⑫ $m\dfrac{v^2}{r}$　⑬慣性力　⑭遠心力　⑮ $\dfrac{4\pi^2 mr}{T^2}$
⑯自由電子　⑰ KV　⑱ $\sqrt{\dfrac{2KV}{m}}$　⑲等加速度直線
⑳等速直線

2 出題者が求めたポイント……平面運動における衝突、重心の運動、相対速度

〔1〕$\vec{v_0}$と$\vec{v_B}$を含む平面に図のように直交する x、y、z 軸を設定する。

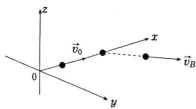

衝突前の小球Aの運動量 $m_A\vec{v_0}$、小球Bの衝突後の運動量 $m_B\vec{v_B}$ はともに z 軸成分を持たない。したがって、運動量保存則 $m_A\vec{v_0}=m_A\vec{v_A}+m_B\vec{v_B}$ より、$m_A\vec{v_A}$ も z 軸成分を持たない。ゆえに、$\vec{v_0}$、$\vec{v_B}$、$\vec{v_A}$ は同一平面 ($x-y$平面) にある。

〔2〕x、y 方向の運動量保存則は以下の通り。
$m_A v_0 = m_A v_A \cos\theta_A + m_B v_B \cos\theta_B$
$\therefore v_A \cos\theta_A = v_0 - \dfrac{m_B}{m_A}v_B\cos\theta_B$　……①
$0 = -m_A v_A \sin\theta_A + m_B v_B \sin\theta_B$
$\therefore v_A \sin\theta_A = \dfrac{m_B}{m_A}v_B\sin\theta_B$　……②

①、②式より θ_A を消去して、
$v_A^2 = v_0^2 - 2\dfrac{m_B}{m_A}v_0 v_B \cos\theta_B + \left(\dfrac{m_B}{m_A}\right)^2 v_B^2$　……③

完全弾性衝突だから、
$\dfrac{1}{2}m_A v_0^2 = \dfrac{1}{2}m_A v_A^2 + \dfrac{1}{2}m_B v_B^2$
$\therefore v_A^2 = v_0^2 - \dfrac{m_B}{m_A}v_B^2$　……④

③、④式より、
$v_0^2 - 2\dfrac{m_B}{m_A}v_0 v_B \cos\theta_B + \left(\dfrac{m_B}{m_A}\right)^2 v_B^2 = v_0^2 - \dfrac{m_B}{m_A}v_B^2$

$v_B \neq 0$ より、$v_B = \dfrac{2 m_A v_0 \cos\theta_B}{m_A + m_B}$　……⑤

①、④式より、
$v_A^2 = \dfrac{v_0^2}{(m_A+m_B)^2}\{m_A^2+m_B^2-2m_A m_B(2\cos^2\theta_B - 1)\}$
$= \dfrac{v_0^2}{(m_A+m_B)^2}(m_A^2+m_B^2-2m_A m_B\cos 2\theta_B)$
$\therefore v_A = \dfrac{v_0}{m_A+m_B}\sqrt{m_A^2+m_B^2-2m_A m_B\cos 2\theta_B}$

[解答]
$v_A = \dfrac{v_0}{m_A+m_B}\sqrt{m_A^2+m_B^2-2m_A m_B\cos 2\theta_B}$、
$v_B = \dfrac{2m_A\cos\theta_B}{m_A+m_B}v_0$

〔3〕重心の位置 $\vec{r_G} = \dfrac{m_A\vec{r_A}+m_B\vec{r_B}}{m_A+m_B}$ であるから、

重心の速度 $\vec{v_G} = \dfrac{m_A\vec{v_A}+m_B\vec{v_B}}{m_A+m_B}$

運動量保存則 $m_A\vec{v_0} = m_A\vec{v_A}+m_B\vec{v_B}$ より、

重心の速度 $\vec{v_G} = \dfrac{m_A\vec{v_0}}{m_A+m_B}$　……⑥　となる。

[解答]
$v_G = \dfrac{m_A v_0}{m_A+m_B}$

〔4〕衝突前の小球Aの重心からみた速さ $= |\vec{v_0}-\vec{v_G}| = \left|\dfrac{m_B}{m_A+m_B}\vec{v_0}\right| = \dfrac{m_B v_0}{m_A+m_B}$　……答え

衝突前の小球Bの重心からみた速さ $= |\vec{0}-\vec{v_G}|$
$= \dfrac{m_A v_0}{m_A+m_B}$　……答え

運動量の和 $= m_A(\vec{v_0}-\vec{v_G})+m_B(\vec{0}-\vec{v_G}) =$
$\dfrac{m_A m_B}{m_A+m_B}\vec{v_0} - \dfrac{m_A m_B}{m_A+m_B}\vec{v_0} = \vec{0}$　　0……答え

〔5〕衝突後の小球Aの重心からみた速度 $\vec{v_A'} = \vec{v_A}-\vec{v_G}$、衝突後の小球Bの重心からみた速度 $\vec{v_B'} = \vec{v_B}-\vec{v_G}$ である。また、〔4〕の結果より、衝突後の運動量の和も $\vec{0}$ になるから、$\vec{v_A'}$ と $\vec{v_B'}$ は同一直線上にある。したがって、その関係は以下のように図示できる。

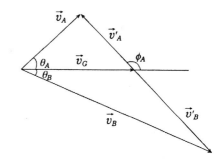

余弦定理を用いると、$v_B'^2 = v_G^2 + v_B^2 - 2v_B v_G \cos\theta_B$
……⑦

ここで、⑤、⑥式より、$v_B = 2v_G\cos\theta_B$ となるので、これを⑦式に代入して、$v_B'^2 = v_G^2$
$$\therefore v_B' = v_G$$
したがって、上図より、$\pi - \phi_A = 2\theta_B$
$$\therefore \phi_A = \pi - 2\theta_B \quad ……答え$$

3 出題者が求めたポイント……円電流が作る合成磁場

[1] $H_x = \dfrac{I_A}{2r}$、$H_y = \dfrac{I_B}{2r}$

$$\therefore H_x = \dfrac{1.0\sin\left(\dfrac{\pi t}{6}\right)}{2\times 5.0\times 10^{-1}} = \sin\left(\dfrac{\pi t}{6}\right),\ H_y = 2.0$$

[2] $I_A = I_B$ より、

$$H_x = H_y = \dfrac{3.0\cos\left(\dfrac{\pi t}{6}\right)}{2\times 5.0\times 10^{-1}} = 3\cos\left(\dfrac{\pi t}{6}\right)$$

H_x、H_y ともに 最大値は3.0〔A/m〕、最小値は−3.0〔A/m〕

[解答]
[1]

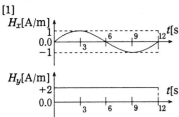

[2]

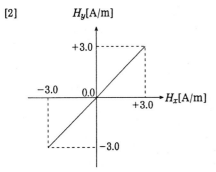

[3] $H_x = \dfrac{2.0\cos\left(\dfrac{\pi t}{6}\right)}{2\times 5.0\times 10^{-1}} = 2\cos\left(\dfrac{\pi t}{6}\right)$、

$H_y = \dfrac{2.0\sin\left(\dfrac{\pi t}{6}\right)}{2\times 5.0\times 10^{-1}} = 2\sin\left(\dfrac{\pi t}{6}\right)$

$\vec{H}$の大きさ $=\sqrt{H_x^2+H_y^2}=$
$\sqrt{2^2\cos^2\left(\dfrac{\pi t}{6}\right)+2^2\sin^2\left(\dfrac{\pi t}{6}\right)} = 2.0[A/m]$…答え

$\vec{H}$の先端は原点を中心とする半径2の円を描く。

$t=2$ のとき、$H_x = 2\cos\left(\dfrac{2\pi}{6}\right) = 1$、

$H_y = 2\sin\left(\dfrac{2\pi}{6}\right) = \sqrt{3}\ [A/m]$

$t=9$ のとき、$H_x = 2\cos\left(\dfrac{9\pi}{6}\right) = 0$、

$H_y = 2\sin\left(\dfrac{9\pi}{6}\right) = -2[A/m]$

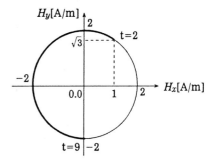

[4] $4.0H_x^2 + 9.0H_y^2 = 144.0$ より、

$\dfrac{4.0}{144}H_x^2 + \dfrac{9.0}{144.0}H_y^2 = 1 \quad \therefore \dfrac{H_x^2}{6.0^2} + \dfrac{H_y^2}{4.0^2} = 1$

これより、Hの先端は原点を中心とし、座標(6,0)、(0,4)を通る楕円を描くことがわかる。

H_x の最大値は6だから、

$$H_x = 6\cos\left(\dfrac{\pi t}{6}\right) = \dfrac{I_A}{2\times 5.0\times 10^{-1}}$$

$$\therefore I_A = 6.0\cos\left(\dfrac{\pi t}{6}\right) \quad ……答え$$

H_y の最大値は4だから、同様にして、

$$I_B = 4.0\sin\left(\dfrac{\pi t}{6}\right) \quad ……答え$$

4 出題者が求めたポイント……熱量保存の法則

図3より、

水の比熱 $c = \dfrac{Q}{m\Delta T} = \dfrac{2.5\times 10^3}{100\times 6} = \dfrac{25}{6}[J/gK]$

取り去った熱量をQ、熱量計の熱容量をC、液体Xの比熱をc_Xとする。

熱量保存則より、

$Q = \left(C + 90\times \dfrac{25}{6}\right)\times 11$ ……①

$Q = \left(C + 180\times \dfrac{25}{6}\right)\times 6.0$ ……②

$Q = (C + 85\times c_X)\times 15$ ……③

①=②より、

$C = 180\times \dfrac{25}{5} - \dfrac{90\times 25\times 11}{6\times 5} = 75[J/K]$……答え

①に代入して、

$Q = \left(75 + 90\times \dfrac{25}{6}\right)\times 11 = 4950 = 5.0\times 10^3[J]$
……答え

③より、$c_X = \dfrac{1}{85}\left(\dfrac{4950}{15} - 75\right) = 3.0\ [J/(gK)]$
……答え

5 出題者が求めたポイント……気柱(閉管)の共鳴、単振動の速さ、固定端反射波

〔1〕f_3 は5倍振動である。このときの波長を λ_3 とすると、

$$\lambda_3 = \frac{17}{5} \times 4 = 13.6 [\text{cm}]$$

$$\therefore f_3 = \frac{340}{0.136} = 2.5 \times 10^3 [\text{Hz}] \quad \cdots\cdots \text{答え}$$

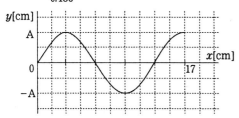

〔2〕$t = \frac{4T}{3}$ の変位の様子は $t = \frac{T}{3}$ と同じである。

腹の位置の変位を $\cos\frac{2\pi}{3} = -\frac{1}{2}$ 倍すればよい。

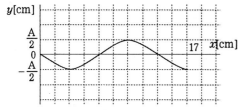

〔3〕$t = \frac{T}{4}$ において最大の速さを持つのは腹の位置、

すなわち、$x = \frac{17}{5}$、$\frac{17 \times 3}{5}$、$\frac{17 \times 5}{5}$ の媒質である。

この位置における媒質の変位 y は $y = \pm A\cos\left(\frac{2\pi}{T}t\right)$

とかける。

(−の符号は $x = \frac{17 \times 3}{5}$ のとき、

+の符号は $x = \frac{17}{5}$、$\frac{17 \times 5}{5}$ のとき)

したがって、速度 v は $v = \mp\frac{2\pi A}{T}\sin\left(\frac{2\pi}{T}t\right)$

$x = \frac{17}{5}$ の媒質で考えると、$t = \frac{4T}{3}$ の変位の様子は

$t = \frac{T}{3}$ と同じであるから、題意より、

$$v = -\frac{2\pi A}{T}\sin\left(\frac{2\pi}{T}t\right) = \pm\frac{2\pi A}{T}\sin\left(\frac{2\pi}{T} \times \frac{T}{3}\right)$$

$$\therefore \frac{2\pi}{T}t = m\pi \pm \frac{2\pi}{3} (m = 0, \pm 1, \pm 2 \cdots)$$

$0 < t < T$ の範囲では、$t = \frac{T}{6}$、$\frac{T}{3}$、$\frac{2T}{3}$、$\frac{5T}{6}$

$x = \frac{17 \times 5}{5}$ は $x = \frac{17}{5}$ と同位相であり、$x = \frac{17 \times 3}{5}$

は逆位相であるから、速さの関係は

$x = \frac{17}{5}$ と同じである。

$$t = \frac{T}{6}、\frac{T}{3}、\frac{2T}{3}、\frac{5T}{6} \quad \cdots\cdots \text{答え}$$

〔4〕波の先端位置は

0.2 ms のとき、
$$x = 17 - 0.2 \times 10^{-3} \times 340 \times 10^2 = 10.2 \text{ cm}$$

0.5 ms のとき、
$$x = 17 - 0.5 \times 10^{-3} \times 340 \times 10^2 = 0 \text{ cm}$$

0.8 ms のとき、
$$x = (0.8 - 0.5) \times 10^{-3} \times 340 \times 10^2 = 10.2 \text{ cm}$$

1.1 ms のとき、
$$x = 17 - (1.1 - 0.5 \times 2) \times 10^{-3} \times 340 \times 10^2 = 13.6 \text{ cm}$$

[4] $t = 0.2$ ms

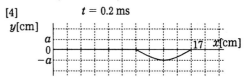

$t = 0.5$ ms

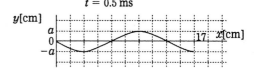

$t = 0.8$ ms

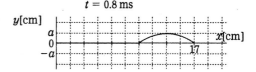

$t = 1.1$ ms

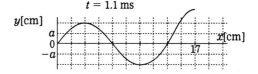

化　学

解答　　23年度

Ⅰ　出題者が求めたポイント……原子量，緩衝液

問1. (2) $35.00 \times \dfrac{x}{100} + 37.00 \times \dfrac{100-x}{100} = 35.45$

$\therefore x = 77.50\,\%$

(3) Cl_2 であることに注意

$\dfrac{77.50}{100} \times \dfrac{22.50}{100} \times 2 \times 100 \fallingdotseq 34.88\,\%$

問2. 表より，溶液Aは 950 mL 必要

$\dfrac{x}{136.1} \times \dfrac{1000}{950} = 0.200 \times 10$

$\therefore x \fallingdotseq 25.9\,g$

[解答]
問1. (1) ウ　(2) 77.50 %　(3) 34.88 %
問2. 25.9 g

Ⅱ　出題者が求めたポイント……二酸化硫黄，炭酸塩

問2. 炭酸と亜硫酸では炭酸の方が弱い酸である
[解答]
問1. $SO_2 + H_2O \rightarrow H_2SO_3$
　二酸化硫黄が水に溶けると弱い酸性を示す亜硫酸を生じるため
問2. $CaCO_3 + H_2SO_3 \rightarrow CaSO_3 + H_2O + CO_2$
　炭酸と亜硫酸では炭酸の方が弱い酸であり，炭酸塩と亜硫酸が反応して，二酸化炭素が追い出されたため。
問3. $CaCO_3 + H_2O + CO_2 \rightarrow Ca(HCO_3)_2$
問4. $CaCO_3 + H_2SO_4 \rightarrow CaSO_4 + H_2O + CO_2$
　炭酸カルシウムと硫酸との反応では水に溶けにくい硫酸カルシウムが生じてしまい，生じた硫酸カルシウムが反応の進行を妨げるため。

Ⅲ　出題者が求めたポイント……小問集合

問1. (1) タンパク質はペプチド結合を有するが，ペプチド結合はアミド結合のことである
問2. (3) $10^{-2}/(4.0 \times 10^{-8}) = 2.5 \times 10^5$ 倍
問3. (4) $\Pi = CRT$ より考える
問6. (2)(3) グルコースはアルデヒド基を持ち，還元性を有する
[解答]
問1. (1) (ウ)
　6,6-ナイロンもタンパク質もアミド結合を有する
　(2) (イ)　(3) -S-H　チオール基
　(4) 電気陰性度の大きな原子に共有結合した水素原子はわずかに正に帯電する。これと負に帯電した原子との間での静電気力による結合のこと
(5) 直径 $10^{-9} \sim 10^{-7}$ m の粒子をコロイド粒子といい，正または負に帯電している。このコロイド粒子が分散している溶液をコロイド溶液という。
(6) 液体の蒸発は吸熱変化であり，またアルコールは比較的に蒸発しやすい物質であるため

問2. (1) 酵素はタンパク質でできており，その高次構造により特定の基質に働くことができるようになっている。この酵素の高次構造はアミノ酸残基同士の水素結合や疎水相互作用などにより維持されている。pH が著しく変化すると，電荷の変化によりアミノ酸残基同士の結合が切れて高次構造を維持できなくなり，酵素は失活する。また酵素は生体内での様々な化学反応を触媒しており，酵素が働かなくなると，生命活動を維持できなくなる。
(2) (ア)
　血しょう中では $CO_2 + H_2O \rightleftarrows H_2CO_3 \rightleftarrows H^+ + HCO_3^-$ の平衡が成立している。体外では CO_2 分圧が低いので，平衡は CO_2 と H_2O に分解する方向に進むことになる。従って pH は上昇することになる。
(3) 2.5×10^5 倍
(4) 少量の酸や塩基を加えても pH をほぼ一定に保つ作用
問3. (1) -O-H　ヒドロキシ基
(2) 2つの官能基から水が脱離し，残った部分同士が結合する反応
(3) 溶液と純溶媒を半透膜で隔てて放置すると，溶媒分子が半透膜を通り抜けて溶液側に浸透してくる。これを防ぐには溶液側に余分な圧力をかける必要がある。この圧力を浸透圧という。
(4) 浸透圧は溶液のモル濃度に比例するので，グルコースの状態よりも，高分子の状態の方がモル濃度が小さくなり，浸透圧も小さくなるから。
問4. (1) (ウ)
　塩化ナトリウムは多数の Na^+ と多数の Cl^- がイオン結合してできている。このため Na^+ と Cl^- との比を表す組成式が用いられる。
(2) 水分子は極性分子であり，酸素原子は負に帯電している。Na^+ は正の電荷を持っているので，水は酸素側を Na^+ に向けて取り囲み結合する。
問5. (1) 親水性の基と疎水性の基を持つ物質が，溶媒と混じり合わない性質の基を内側に向けて会合する構造
(2) $-\underset{\underset{O}{\|}}{C}-O-$
(3) セッケンは疎水性の基を脂肪側に，親水性の基を水側に向けて配列して，脂肪を水に可溶化するため
問6. (1) (ウ)
　銅(Ⅱ)から銅(Ⅰ)へと酸化数が減少しているから
(2) (イ)
(3) $-\underset{\underset{O}{\|}}{C}-H$　アルデヒド基
(4) $-\underset{\underset{O}{\|}}{C}-O-H$　カルボキシ基

生　物

解答

23年度

1　出題者が求めたポイント(Ⅱ・遺伝子とタンパク質)

〔2〕粗面小胞体のリボソームで合成されるタンパク質は小胞体内に入り、輸送され、分子的な修飾を受ける。小胞体内では、生成されたタンパク質が糖鎖付加、ジスルフィド結合の形成等を通じて、正しい高次構造を形成できるようになる。

　　界面活性剤は小胞体の膜を分解し、内部のタンパク質を露出させる働きがあると考えられる。

〔解答〕

〔1〕1)(ア)転写　(イ)リボソーム　(ウ)翻訳

2) DNAを構成する糖はデオキシリボースであるが、RNAを構成する糖はリボースである。また、DNAを構成する塩基はアデニン(A)、チミン(T)、グアニン(G)、シトシン(C)であるが、RNAを構成する塩基はアデニン(A)、ウラシル(U)、グアニン(G)、シトシン(C)である。さらに、DNAは2本のヌクレオチド鎖から構成されるが、多くのRNAは1本で構成される。

3) スプライシングは、核の中で起こる。mRNA前駆体のイントロン部分を取り除き、エキソン部分をつないでmRNAを作る過程である。

4) ペプチド結合

5) ゴルジ体

〔2〕1) 細胞を破砕したときに、細胞内に含まれるさまざまな分解酵素がはたいて細胞小器官が壊されないように、酵素活性を抑えるため。

2) 膜構造を持つ細胞小器官の内部に水が浸透し、細胞小器官が壊れる場合がある。

3) 界面活性剤を加えない場合にはタンパク質Xはプロテアーゼによる分解を受けないが、界面活性剤を加えることによってタンパク質Xが分解された。界面活性剤はタンパク質Xの周りを覆う小胞体を分解したと考えられる。

4) ミクロソーム分画存在下では、小胞体によるタンパク質分子の修飾作用で、タンパク質Xに糖鎖が付加されるなどされてタンパク質Xの分子量が大きくなる。

5) 界面活性剤と糖加水分解酵素を添加処理した⑤と⑩の結果を見ると、タンパク質Xのバンドの位置が異なる。このことから糖を除いたポリペプチド鎖の分子量は異なると判断できる。タンパク質の分子量の違いはアミノ酸数の違いなので、両者のポリペプチド鎖には違いがある。

2　出題者が求めたポイント(Ⅰ・体液の恒常性)

2) 肝臓へ流入する血液には、肝動脈からの血液と、小腸を経てきた肝門脈からの血液とがある。

5) 副交感神経は膵臓のランゲルハンス島のB(β)細胞からのインスリンの分泌を促進する。副交感神経の神経伝達物質はアセチルコリンである。

〔解答〕

1)(ア)解毒　(イ)アンモニア(アンモニウムイオン)
(ウ)腎臓　(エ)体温　(オ)マルターゼ
(カ)グリコーゲン　(キ)細胞質基質　(ク)ピルビン酸

2)⑤　　3)オルニチン回路

4) 空腹時に血糖量を上昇させるために働くホルモンの主なものとして、膵臓のランゲルハンス島A(α)細胞から分泌されるグルカゴン、副腎髄質から分泌されるアドレナリン、副腎皮質から分泌される糖質コルチコイドがある。自律神経系では交感神経がグルカゴンやアドレナリンの分泌を促進して、血糖量上昇に働く。

5)(i)膵臓、ランゲルハンス島、B(β)細胞　　(ii)⑤

3　出題者が求めたポイント(Ⅰ・光受容体(目))

2) 桿体細胞の光に対する感受性は、細胞内に含まれるロドプシンの量によって決まる。暗いところではロドプシン量を増やしわずかな光でもロドプシンの分解によって興奮が起こるようになる(暗順応)。

〔解答〕

1)(ア)あ　(イ)き、け、こ　(ウ)お　(エ)そ　(オ)ち、つ
(カ)せ　(キ)て　(ク)な

2)④

3) 色覚に関わる錐体細胞には、異なる波長を吸収して興奮を起こす青錐体細胞、緑錐体細胞、赤錐体細胞の3種類がある。これらの錐体細胞の興奮を受けて大脳の視覚野でいろいろな色が知覚される。

4　出題者が求めたポイント(Ⅱ・突然変異)

2) 鎌状赤血球貧血症は赤血球のヘモグロビンβ鎖の遺伝子の一つの塩基の置換によって、一つのアミノ酸がグルタミン酸からバリンに置き換わっておこる。

3) 一部の染色体の数が多かったり少なかったりするものが異数性の変異で、配偶子形成時の二価染色体の不分離によって起こると考えられている。

4) ダウン症(21番染色体が3本)のほかに、性染色体の異数性としてクラインフェルター症(XXY)、ターナー症(XO)などが知られている。

5) パンコムギは2n＝42で、ヒトツブコムギ2n＝14とクサビコムギ2n＝14、タルホコムギ2n＝14のゲノムが合わさったものであると考えられる。

〔解答〕

1)(ア)え　(イ)く　(ウ)け　(エ)し　(オ)つ　(カ)き
(キ)か　(ク)て　(ケ)ぬ　(コ)に

2)鎌状赤血球貧血症

3)減数分裂時に二価染色体を形成する相同染色体の不分離が起こるため

4)ダウン症

5)染色体数が、基本となる染色体数の整数倍となる近縁種が見られる。(理由)近縁種の交雑と染色体の倍数化によって新たな種ができたため。

平成22年度

問 題 と 解 答

平成22年度

英　語

問題

22 年度

1 次の英文を読み、問題に答えなさい。

What we expect a new biology in the near future is to give us an easy access to cheap and abundant solar energy. A plant is a creature that uses the energy of sunlight to convert water and carbon dioxide and other simple chemicals into roots and leaves and flowers. To live, it needs to collect sunlight. But it uses sunlight with low efficiency. The most efficient crop plants, such as sugarcane or corn, convert about 1 percent of the sunlight that falls onto them into chemical energy. Artificial solar collectors made of silicon can do much better. Silicon solar cells can convert sunlight into electrical energy with 15 percent efficiency, and electrical energy can be converted into chemical energy without much loss. We can imagine that in the future, when we have mastered the art of genetically engineering plants, we may breed new crop plants that have leaves made of silicon, converting sunlight into chemical energy with ten times the efficiency of natural plants. These artificial crop plants would reduce the area of land needed for biomass* production by a factor of ten. (1)They would allow solar energy to be used on a massive scale without taking up too much land. They would look like natural plants except that their leaves would be black, the color of silicon instead of green, the color of chlorophyll. (2)私が問うている問題は、シリコン製の葉の植物を栽培するには、私たちにはどのくらいの時間がかかるのだろうか、ということである。

If the natural evolution of plants had been driven by the need for high efficiency of utilization of sunlight, then the leaves of all plants would have been black. Black leaves would absorb sunlight more efficiently than leaves of any other color. Obviously plant evolution was driven by other needs, and in particular by the need for protection against (　3　). For a plant growing in a hot climate it is advantageous to reflect as much as possible of the sunlight that is not used for growth. There is plenty of sunlight, and it is not important to use it with maximum efficiency. The plants have evolved with chlorophyll in their leaves to absorb the useful red and blue components of sunlight and to reflect the green. That is why it is reasonable for plants in tropical climates to be green. But this logic does not explain why plants in cold climates where sunlight is scarce are also green. We could imagine that in a place like Iceland, overheating would not be a problem, and plants with black leaves using sunlight more efficiently would have an evolutionary advantage. For some reason that we do not understand, natural plants with black leaves never appeared. Why not? Perhaps we shall not understand why (4)nature did not travel this route until we have traveled it ourselves.

After we have explored this route to the end, when we have created new forests of black-leaved plants that can use sunlight ten times more efficiently than natural plants, we shall be confronted by a new set of environmental problems. Who shall be allowed to grow the black-leaved plants? What shall we do with the silicon trash that these plants leave behind them? Shall we be able to design a whole ecology of silicon-eating minute living organisms and earthworms to keep the black-leaved plants in balance with the rest of nature and to recycle their silicon? (5)The twenty-first century will bring us powerful new tools of genetic engineering with which to manipulate our farms and forests. With the new tools will come new questions and new responsibilities.

注)
*biomass: the common name for organic materials used as renewable energy sources such as wood, crops, and waste.

〔１〕下線部 (1) を、They の指しているものを明らかにして、日本語に直しなさい。

〔２〕下線部 (2) を英語に直しなさい。

〔３〕（　　3　　）に入る最も適切な語を、本文中から選び答えなさい。

〔４〕下線部 (4) はどのようなことですか。this の内容を明確にして、日本語で説明しなさい。

〔５〕下線部 (5) を日本語に直しなさい。

〔６〕"black-leaved plants"を栽培する際に生じる問題点について、筆者の考えを60〜100字以内の日本語で答えなさい。

2　次の英文を読み、（　　）に入る最も適切なものを選択肢から選び記号で答えなさい。

City parks were originally created to provide the local people with a convenient refuge from the crowding and chaos of its surroundings. Until quite recently, these parks served their purpose admirably. (　①　) city residents wanted to sit under a shady tree to think or take a vigorous stroll to get some exercise, they (　②　) visiting these nearby oases. Filled with trees, shrubs, flowers, meadows, and ponds, city parks were a tranquil spot in which to (　③　) the daily pressures of urban life. They were places where people met their friends for picnics or sporting events. And they were also places to get some sun and fresh air in the midst of an often dark and gloomy environment, with its seemingly endless rows of steel, glass, and concrete buildings.

For more than a century, the importance of these parks to the quality of life in cities has been recognized by urban planners, yet city parks around the world have been allowed to (　④　) to an alarming extent in recent decades. In many cases, they have become centers of crime; some city parks are now so dangerous that local residents are afraid even to enter them. And the great natural beauty which was once their hallmark has been severely damaged. Trees, shrubs, flowers, and meadows have withered under the impact of intense air pollution and littering, and ponds have been fouled by (⑤) wastewater.

This process of decline, (⑥), is not inevitable. A few changes can turn the situation around. First, special police units, whose only responsibility would be to patrol city parks, should be created to ensure that they remain safe for those who wish to (⑦) them. Second, more caretakers should be hired to care for the grounds and in particular, to collect trash. Beyond the increased staffing requirements, it will also be necessary to (⑧) city parks from their surroundings. Total isolation is, of course, impossible; but many beneficial measures in that direction could be implemented without too much trouble. Vehicles, for instance, should be banned from city parks to (⑨) air pollution. And wastewater pipes should be rerouted away from park areas to prevent the contamination of land and water. If urban planners are willing to make these changes, city parks can (⑩) to their former glory for the benefit of all.

①	(a) As	(b) For	(c) Unless	(d) Whether
②	(a) looked back on	(b) looked forward to	(c) looked out for	(d) looked up to
③	(a) break out	(b) come up against	(c) get rid of	(d) go away with
④	(a) deplore	(b) derange	(c) desert	(d) deteriorate
⑤	(a) invisible	(b) degenerated	(c) dissolved	(d) untreated
⑥	(a) although	(b) however	(c) therefore	(d) whatever
⑦	(a) amuse	(b) enjoy	(c) feel	(d) please
⑧	(a) keep	(b) locate	(c) rebuild	(d) separate
⑨	(a) cut down on	(b) get out of	(c) put out with	(d) run out of
⑩	(a) be related	(b) be restored	(c) remodel	(d) recover

3 次の英文を読み、与えられている表を用いて問題に答えなさい。

〔1〕 Six students of foreign languages, Ana, Betsy, Chang, Debby, Edmund, and Fumi, are seated together. They do not all speak the same language, but enough of them speak the same languages that they can translate for each other.

Ana and Debby speak only English, French, and Spanish.

Betsy speaks only English, French, and Japanese.

Chang speaks only Chinese and Spanish.

Edmund speaks only Spanish.

Fumi speaks only Japanese.

name	language(s)

① Which language is spoken by the most students?

　　(a) English　(b) French　(c) Chinese　(d) Spanish　(e) Japanese

② Which of the following students could talk to each other without a translator?

　　(a) Ana and Fumi　　　(b) Betsy and Chang　　(c) Betsy and Edmund

　　(d) Edmund and Fumi　　(e) Betsy and Fumi

③ Who could act as a translator for a conversation between Betsy and Chang?

　　I. Ana　　II. Debby　　III. Edmund　　　IV. Fumi

　　(a) I only　　(b) I and II　　(c) I, II, and III　　　(d) II, III and IV　　(e) I, II and IV.

④ If Chang and Fumi wish to talk to each other, what is the fewest number of translators they would need?

　　(a) 0　　　　(b) 1　　　　(c) 2　　　　(d) 3　　　　(e) 4

〔2〕 A five-floor apartment building has seven vacant apartment rooms—one each on the first, second, and fifth floors and two each on the third and fourth floors. Six people, Ryu, Satomi, Taro, Ume, Yoko, and Wataru, live in the apartments according to the following rules:

　　　　Each floor must have at least one occupant.

　　　　Ryu must be on a higher floor than Taro.

　　　　Exactly two people live above Satomi.

Floor	Vacant Apartment Rooms	
5		
4		
3		
2		
1		

Apartment building

① Who lives only on the third floor?

(a) Ryu   (b) Satomi   (c) Taro   (d) Ume   (e) Yoko   (f) Wataru

② Which of the following statements could be true?

(a) Satomi lives on the fourth floor.

(b) Two people live on the fourth floor.

(c) Taro is the only person on the third floor.

(d) Yoko lives on the fifth floor.

(e) Wataru and Ume live on the same floor.

③ If Yoko and Wataru live above Satomi, then which of the following is a complete list of the people who could live on the second floor?

(a) Ryu, Satomi   (b) Ryu, Ume, Taro

(c) Ryu, Satomi, Taro   (d) Satomi, Ume, Taro

(e) Ryu, Satomi, Taro, Ume

4 次の①～⑧の状況に対する最も適当な対応をそれぞれ(a)～(k)より選び、記号で答えなさい。ただし、同じものを二度使ってはいけない。

① You and some friends are planning where to go on Saturday evening.

You decide to (   )

② Your father says that he feels like cooking right now, and asks you what you would like.

You'll (   )

③ You find yourself struggling with an awkward lock on the front door again.

You'll (   )

④ The telephone rings when you're sitting down with your family at home.

You'll (   )

⑤ You suspect that the house next door is being broken into after hearing a series of mysterious noises.

You'll (　　　)

⑥ You suddenly realize that you've lost a valuable watch which was sent by your grandfather.

You'll (　　　)

⑦ You are feeling rather tired when a friend calls to ask you to go to see a movie.

You'll (　　　)

⑧ After getting back from shopping, you find that the shirt you bought has a hole under the collar.

You'll(　　　)

(a) ask what's in the fridge.   (b) ask what you can do about it.

(c) decide to change it immediately.   (d) explain politely that you've decided to stay in.

(e) go along with whatever the others decide.   (f) hope that it will turn up later.

(g) look for the best one.   (h) ring for the police without hesitation.

(i) spend it without knowing what to do.   (j) take it straight back

(k) wait to be asked to answer it.

数学

問題　　22年度

1 空間内の四面体 OABC について，$|\overrightarrow{OA}|=3\sqrt{2}$，$|\overrightarrow{OB}|=4$，$|\overrightarrow{OC}|=3$，$\overrightarrow{OA}\cdot\overrightarrow{OB}=\dfrac{9}{2}$，

$\overrightarrow{OA}\cdot\overrightarrow{OC}=\dfrac{11}{2}$，$\angle BAC=60°$ とする。このとき以下の①から⑨に該当する数値を答えなさい。

$|\overrightarrow{AB}|=$ ⑴ ，$|\overrightarrow{AC}|=$ ② であり，また，$\overrightarrow{OB}\cdot\overrightarrow{OC}=$ ③ である。

$\angle BAC$ の二等分線と辺 BC の交点を D とするとき，

$\overrightarrow{OD}=$ ④ $\overrightarrow{OA}+$ ⑤ $\overrightarrow{OB}+$ ⑥ $\overrightarrow{OC}$ である。

$\triangle OAC$ の重心 G と点 B を結ぶ線分が $\triangle OAD$ と交わる点を E とするとき，

$\overrightarrow{OE}=$ ⑦ $\overrightarrow{OA}+$ ⑧ $\overrightarrow{OB}+$ ⑨ $\overrightarrow{OC}$ である。

なお，この空間の任意のベクトル $\vec{p}$ は，実数 s，t，u を用いて，

$$\vec{p}=s\,\overrightarrow{OA}+t\,\overrightarrow{OB}+u\,\overrightarrow{OC}$$

の形に表すことができ，しかも，表し方はただ1通りである。

2 $p\neq0$ として，xy 座標平面上の直線 l を $l:y=mx+p$，行列 $A=\begin{pmatrix} a & b \\ c & d \end{pmatrix}$ の表す1次変換

を f とする。このとき下記の問いに答えなさい。

[1] f により，直線 l 上の各点がすべて直線 l 上の点に移る場合，c，d を m，a，b を用いて

表すと，

$c=$ ① ，$d=$ ② となる。

[2] 上問[1]で $m=-1$，$a=2$，$b\neq1$ とする。f により，直線 l 上の点 R が R 自身に移るとき，

R の座標を b，p を用いて表すと，

R $=($ ③ ，④ $)$ となる。

3 数列 $\{a_n\}$ に対して，

$$b_n = \frac{a_1 + a_2 + \cdots\cdots + a_n}{n}, \quad c_n = \frac{a_1 + 2a_2 + \cdots\cdots + na_n}{n} \quad (n = 1, 2, 3, \cdots\cdots)$$

とおく。このとき下記の問いに答えなさい。

[1] 数列 $\{a_n\}$ が，初項 1，公比 2 の等比数列のとき，数列 $\{a_n\}$ の一般項は，$a_n = $ $\boxed{\text{①}}$ である。

数列 $\{b_n\}$ の一般項は，$b_n = $ $\boxed{\text{②}}$ であり，数列 $\{c_n\}$ の一般項は，$c_n = $ $\boxed{\text{③}}$ である。

[2] 数列 $\{b_n\}$ が；初項 1，公差 2 の等差数列のとき，数列 $\{b_n\}$ の一般項は，$b_n = $ $\boxed{\text{④}}$ である。

数列 $\{a_n\}$ の一般項は，$a_n = $ $\boxed{\text{⑤}}$ であり，数列 $\{c_n\}$ の一般項は，$c_n = $ $\boxed{\text{⑥}}$ である。

4 k を実数の定数とするとき，下記の問いに答えなさい。

[1] $f(x) = 2x^3 + x^2 - 5x + 3$，$g(x) = x^4 + x^2 - (k+1)x + k$ とおく。k の値が変化するとき，

曲線 $y = f(x)$ と $y = g(x)$ の共有点の個数を調べなさい。

なお，解答用紙には導き方も記載しなさい。

[2] x についての方程式 $\quad 6\tan x + \cos x - k\sin x = 0 \quad (0 < x < \dfrac{\pi}{2})$ を考える。

k の値が変化するとき，実数解の個数が 2 個であるのは $\boxed{\text{①}}$ のときである。

また実数解の個数が 1 個であるのは $\boxed{\text{②}}$ のときであり，実数解が存在しないのは $\boxed{\text{③}}$ のときである。

①，②，③に該当する k の条件を答えなさい。

物理

問題　22年度

[1] 以下の文章の（ ① ）から（ ⑳ ）に適当な語句、または式を入れなさい。

[1] 質量 m の物体が速さ v で運動しているとき、この物体の運動エネルギーは（ ① ）である。また、重力加速度が g の重力下において、高さ h にある物体が高さ 0 に対してもつ位置エネルギーは（ ② ）である。保存力のみがはたらいている場合には運動エネルギーと位置エネルギーの和は一定であり、この関係を（ ③ ）という。この関係を使うと、高さ h にあった物体が自由落下して高さ 0 になったときの速さは、重力加速度を g として（ ④ ）と求めることができる。この自由落下に要する時間は運動方程式を解けば（ ⑤ ）と求めることができる。

[2] 寒いとき、熱い缶コーヒーを手に持ったり、電気ストーブに手をかざしたり、エアコン（暖房機）で部屋の空気を温めたりする。このとき、温度の高い物体から温度の低い物体に向かって、物体内部の原子や分子の運動の（ ⑥ ）が移動する。この移動する（ ⑥ ）のことを特に（ ⑦ ）とよんでいる。（ ⑦ ）の移動のしかたには、前述の例の順に（ ⑧ ）、（ ⑨ ）、（ ⑩ ）の3つがある。

[3] 波長 λ [m]の光が真空中から絶対屈折率 n の媒質に入射したとき、真空中の光の速さを c [m/s]とすると、媒質中の光の速さは（ ⑪ ）[m/s]、振動数は（ ⑫ ）[Hz]である。水の絶対屈折率は、可視光の波長が長いほど（ ⑬ ）。そのため紫色の光は赤色の光よりも同じ入射角に対する屈折角が（ ⑭ ）。プリズムに白色光が入射すると、この性質によって種々の色の光に分かれる。この現象を光の（ ⑮ ）という。

[4] 閉じた円形コイルの中心軸上で棒磁石の磁極をコイルに近づけたり遠ざけたりすると、コイルを貫く磁束の変化によってコイルに（ ⑯ ）が生じ、コイルには、コイルを貫く磁束の変化を（ ⑰ ）向きに（ ⑱ ）電流が流れる。この関係を（ ⑲ ）の法則と呼ぶ。（ ⑯ ）は導体が磁場（磁界）を横切る場合にも観察されるが、これは導体内の電子が磁場（磁界）から受ける（ ⑳ ）力によって説明できる。

[2] 半径 r_1、質量 m_1 の一様な球1と半径 r_2、質量 m_2 の一様な球2を長さ ℓ の軽い糸で表面どうしをつなぎ、その糸を天井からつり下げた大きさの無視できる滑車Pに通し、図1のように球1、2をつり下げ、互いに触れあうつりあいの位置で静止させた。図1で長さ ℓ_1、ℓ_2 の糸の部分（$\ell = \ell_1 + \ell_2$）と鉛直線とのなす角をそれぞれ θ_1、θ_2 とする。球1、2の中心をそれぞれ O_1、O_2 とすると、糸を付けた球の表面上の位置は、直線 PO_1 上、直線 PO_2 上にある。糸の張力の大きさを T、重力加速度を g とし、摩擦はないものとして、以下の各問に答えなさい。解答の過程も示しなさい。

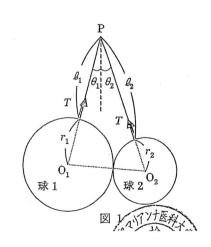

図1

〔1〕 P での水平方向の力のつりあいから、角 θ_1 と角 θ_2 の間の関係式を求めなさい。

〔2〕 球 1、2 の鉛直方向の力のつりあいから、糸の張力の大きさ T を m_1、m_2、θ_1、g を用いて表しなさい。

〔3〕 力のモーメントのつりあいから、糸の長さ ℓ_1 を m_1、m_2、r_1、r_2、ℓ を用いて表しなさい。

〔4〕 $\cos(\theta_1 + \theta_2)$ を ℓ_1、ℓ_2、r_1、r_2 を用いて表し、これから糸の張力の大きさ T を m_1、m_2、r_1、r_2、ℓ、g を用いて表しなさい。

$\boxed{3}$ 以下の文章の（ 1 ）から（ 7 ）に適当な式、または数値を入れなさい。（ 1 ）から（ 6 ）までは答のみを書きなさい。（ 7 ）は計算式も書きなさい。

空中を飛んでいるボールに向けてマイクロ波（電磁波）をあてると、ボールに反射して跳ね返ってくるマイクロ波と元のマイクロ波との干渉でうなりが生じる。この現象を利用するとボールの速さを計測することができる。この「速さ計測器」の原理を考えよう。以下、ボールは計測器に向かって真っ直ぐに飛んでいるものとし、マイクロ波の振動数を n [Hz]、マイクロ波の速さを c [m/s]、ボールの移動する速さを u [m/s] とする。ここで、振動数 f [Hz] の波源に対して速さ V_0 [m/s] で近づく観測者が観測する波の振動数 f' [Hz] は、波の速さを V [m/s] として $f' = f(V + V_0)/V$ である。

ボール上で観測されるマイクロ波の振動数 N [Hz] は（ 1 ）となる。ボールで反射された振動数 N [Hz] のマイクロ波を計測器で計測すると、その振動数 N' [Hz] は（ 2 ）となる。したがって、N' を c、u、n で表すと（ 3 ）となる。計測器上で計測されるうなりの振動数 Δn は（ 4 ）なので、c、u、n で表すと（ 5 ）となる。c に比べて u が非常に小さいと近似すると、うなりの振動数 Δn は（ 6 ）となる。

マイクロ波の振動数が 2.00×10^{10} Hz、計測されたうなりの振動数が 5.00 kHz であったとき、マイクロ波の速さを 3.00×10^8 m/s とすると、ボールの速さは時速（ 7 ）[km] である。

$\boxed{4}$ 以下の各問に答えなさい。位置を答えるときは、レンズに対して小物体のある側を前方、小物体のない側を後方とし、レンズの中心からの距離で「前方○○ cm」のように答えなさい。有効数字は 2 桁とする。解答の過程も示しなさい。

〔1〕 焦点距離が f [cm] の凸レンズがある。凸レンズの光軸上の前方 a [cm] の位置に高さ h [cm] の小物体を置いたところ、後方 b [cm] の位置に凸レンズによる小物体の倒立実像が観察された。このとき、f と a と b の間には $1/f = (1/a) + (1/b)$ の関係がある。この関係を証明しなさい。

〔2〕 空気中に焦点距離が 12 cm の凸レンズがある。凸レンズの光軸上の前方 60 cm の位置に小物体を置いたところ、凸レンズによる小物体の倒立実像が観察された。この像の位置を求めなさい。

〔3〕 十分に水が入っている大きな水槽に上記の〔2〕の系を沈めたところ、凸レンズによる小物体の倒立実像が水中に観察された。この像の位置を求めなさい。ただし、レンズの材質の絶対屈折率を n_L、レンズの周りの一様な環境（空気や水など）の絶対屈折率を n_m、絶対屈折率 n_m の一様な環境内に置かれた凸レンズの焦点距離を f_m としたとき、$f_m\{(n_L/n_m) - 1\}$ は一定である、という関係が成り立つとし、水の絶対屈折率を 1.3、凸レンズの材質の絶対屈折率を 1.5、空気

の絶対屈折率を 1.0 とする。

[4] 上記の〔3〕の系で、凸レンズを湾曲のない平らな水槽の壁から 10 cm 離れた水中に置き、小物体を水槽の壁から 50 cm 離れた空気中に置いたところ、凸レンズによる小物体の倒立実像が水中に観察された。この像の位置を求めなさい。ただし、光軸と水槽の壁は垂直とし、水槽の壁は非常に薄いとして水槽の壁による屈折は考慮しなくてよい。また、小物体の高さは凸レンズと水槽の壁との距離に比べて十分小さいとしてよく、非常に小さい角 i に対して $\sin i = \tan i$ が成り立つとして計算しなさい。

5 図 2 のような回路がある。ここで図中の記号 R、L、C_1、C_2、C_3 はそれぞれ $R = 1.00 \times 10^3 \, \Omega$、$L = 2.00 \times 10^{-2}$ H、$C_1 = 4.00 \times 10^{-11}$ F、$C_2 = 1.100 \times 10^{-10}$ F、$C_3 = 5.00 \times 10^{-11}$ F である。回路に流す交流電流 I の角周波数 ω [rad/s] は可変であり、また図中のコンデンサーはすべて極板間が真空の平行板コンデンサーである。このとき、以下の各問に答えなさい。数値には単位を書き、有効数字は 3 桁とする。解答の過程も示しなさい。

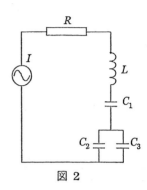

図 2

[1] 図 2 の回路における 3 個のコンデンサーの合成容量 C_0 を数値で求めなさい。
[2] 図 2 の回路における共振時の角周波数 ω_0 を数値で求めなさい。
[3] 電気容量 C_3 のコンデンサーの極板間に比誘電率 $\varepsilon = 5.00$ の物質をすきまなく入れた。このときの共振時の角周波数 ω_1 を図中の記号および ε を用いて表しなさい。さらに角周波数 ω_1 を数値で求めなさい。
[4] 上記の〔3〕の回路の共振時におけるコイルのリアクタンス R_L と 3 個のコンデンサー全体のリアクタンス R_C を、それぞれ図中の記号および ε を用いて表しなさい。さらに共振時の R_L と R_C の間の関係式を求めなさい。

化　学

問題　　　　　　　　　　　22年度

1　　次の問いに答えなさい。

〔1〕原子とは何か、2行以内で説明しなさい。

〔2〕原子番号はどのような基準でつけられているか、2行以内で説明しなさい。

〔3〕質量数は原子の質量の相対値として用いられている。その理由を3行以内で説明しなさい。

〔4〕イオンとは何か、1行で説明しなさい。

〔5〕Na^+、Mg^{2+} および Al^{3+} は Ne 原子と同じ電子配置であるが、これらのイオンの大きさ(イオン半径)は元素の原子番号が大きいものほど小さくなる。その理由を2行以内で説明しなさい。

〔6〕アボガドロ定数とは何か、1行で説明しなさい。

〔7〕ダイヤモンドは炭素原子から成る単体であり、その結晶は体積 v (cm³) 中に a 個の炭素原子を含んでいる。ダイヤモンドの密度を d (g/cm³)、炭素の原子量を M としたとき、アボガドロ定数を求めなさい。

2　　次の文を読み、問いに答えなさい。ただし、原子量 H=1.0、C=12.0、O=16.0、Na=23.0、Cl=35.5、気体定数 R=83.0 (hPa·ℓ)/(mol·K)、0.90% 塩化ナトリウム水溶液の密度を 1.0 g/cm³ とする。

　0.90% 塩化ナトリウム水溶液は血液などの体液とほぼ同じ浸透圧を示し、生理食塩水と呼ばれる。希薄溶液の浸透圧は溶液のモル濃度と絶対温度に比例するが、電解質水溶液の浸透圧は生じた全イオンのモル濃度と絶対温度に比例する。

〔1〕浸透圧とは何か、4行以内で説明しなさい。

〔2〕生理食塩水のモル濃度 (mol/ℓ) を求めなさい。

〔3〕37℃における生理食塩水の浸透圧 (hPa) を求めなさい。ただし、塩化ナトリウムは水溶液中で完全に電離するものとする。

〔4〕生理食塩水と同じ浸透圧を示すグルコース水溶液を 400 mℓ つくるために必要なグルコースの質量 (g) を求めなさい。

3　三大栄養素である炭水化物 (糖類)、脂質 (油脂など) およびタンパク質について、次の問いに答えなさい。

[1] デンプンとセルロースはともに炭水化物で、同じ分子式で示されるが、両者の構造には違いがある。その違いを2行以内で説明しなさい。

[2] デンプンとセルロースを加水分解すると、同じ単糖が生成する。

　　1) この単糖を構成する3種類の元素の名称を答えなさい。

　　2) この単糖は比較的水に溶けやすい。その原因は、ある基を数多くもっているからである。その基の構造と名称を書きなさい。ただし、構造は原子間の結合を省略しないで表すこと。

　　3) この単糖には還元性の基が存在する。その基の構造と名称を書きなさい。ただし、構造は原子間の結合を省略しないで表すこと。

　　4) この単糖を構成単位とし、肝臓や筋肉に貯蔵されている多糖の名称を答えなさい。

[3] 油脂の1つであるコーン油の主成分は不飽和脂肪酸とグリセリン (3価のアルコール) から生成したエステルであり、コーン油に水素を反応させると、マーガリンになる。

　　1) 不飽和脂肪酸の不飽和の意味を1行で説明しなさい。

　　2) 同じ炭素数の不飽和脂肪酸と飽和脂肪酸の融点に関する記述として正しいものを [選択肢] から1つ選び、記号で答えなさい。

　　　[選択肢]　　(ア) 不飽和脂肪酸のほうが飽和脂肪酸より融点が高い。
　　　　　　　　　(イ) 不飽和脂肪酸のほうが飽和脂肪酸より融点が低い。
　　　　　　　　　(ウ) 不飽和脂肪酸と飽和脂肪酸の融点は等しい。

　　3) グリセリンの構造式を原子間の結合を省略せずに書きなさい。

　　4) エステルとは何か、1行で説明しなさい。

　　5) コーン油と水素が反応してマーガリンが生成する反応の一般的な名称として正しいものを [選択肢] から1つ選び、記号で答えなさい。

　　　[選択肢]　　(ア) 異性化　　(イ) けん化　　(ウ) 縮合　　(エ) 転化　　(オ) 付加

[4] タンパク質はα-アミノ酸を構成単位とする高分子である。

　　1) α-アミノ酸の「α-」の意味を1行で説明しなさい。

　　2) α-アミノ酸のうち、構造が最も簡単であるグリシンの構造式を原子間の結合を省略せずに書きなさい。

　　3) タンパク質におけるα-アミノ酸間の結合の構造と名称を書きなさい。ただし、構造は原子間の結合を省略しないで表すこと。

[5] アルブミンとペプシンはともにタンパク質であるが、両者の構造には違いがある。その違いを1行で説明しなさい。

〔6〕タンパク質が水溶液中で一定の立体構造を形成、維持するうえで水素結合が重要な役割を果たしている。水素結合とは何か、2行以内で説明しなさい。

〔7〕人工甘味料として使用されているアスパルテームはジペプチドのモノメチルエステルである (右記の構造式参照)。アスパルテームを酸存在下で加水分解した結果、化合物 A、化合物 B および化合物 C が得られた。化合物 A と化合物 B はアミノ酸であった。化合物 A に濃硝酸を加えて加熱したところ、黄色を呈し、さらに濃アンモニア水を加えると、橙黄色に変化した。化合物 C には不斉炭素原子が存在しなかった。化合物 A、化合物 B および化合物 C の構造式を右上のアスパルテームの構造式にならって示しなさい。

$$\bigcirc\text{--CH}_2\text{--CH--NH--C--CH--NH}_2$$
$$\text{C=O} \quad \text{O} \quad \text{CH}_2\text{--C=O}$$
$$\text{O--CH}_3 \qquad \text{OH}$$

---

4 二酸化炭素について、次の問いに答えなさい。

〔1〕二酸化炭素の炭素原子と酸素原子間の結合には極性があるが、分子全体としては無極性である。

　1）極性とは何か、1行で説明しなさい。

　2）二酸化炭素分子が無極性となる理由を2行以内で説明しなさい。

〔2〕下表は、1.013×10^5 Pa(1 atm)、0、20 または 40 ℃における二酸化炭素と窒素の水 1 ℓ への溶解度 [1 atm、0 ℃に換算した気体の体積(ℓ)] である。

| | 温度 (℃) | | |
気体	0	20	40
二酸化炭素	1.713	0.878	0.530
窒素	0.0235	0.0155	0.0118

　1）二酸化炭素と窒素の水への溶解過程は、発熱あるいは吸熱のいずれを伴うか答えなさい。また、その理由を2行以内で説明しなさい。

　2）二酸化炭素の水への溶解度は窒素と比べて大きい。その理由を2行以内で説明しなさい。

〔3〕炭酸カルシウムは二酸化炭素を含む雨水に溶ける。この変化を反応式で示しなさい。

〔4〕上記〔3〕の反応液を加熱すると、炭酸カルシウムの沈殿が生じる。その理由を2行以内で説明しなさい。

〔5〕二酸化炭素は温室効果ガスの1つであると考えられている。温室効果とは何か、2行以内で説明しなさい。

〔6〕二酸化炭素の固体であるドライアイスは昇華性を有する。また、冷却剤としても使用されている。

　1）昇華とは何か、1行で説明しなさい。

　2）冷却作用を示す理由を2行以内で説明しなさい。

5　　　エタノールについて、次の問いに答えなさい。

[1] エタノールは殺菌作用を有する。この作用はエタノールのどのような性質に基づくか、正しいものを [選択肢] から1つ選び、記号で答えなさい。

　　[選択肢]　　（ア）タンパク質をアセチル化する。　　　　（イ）タンパク質を加水分解する。

　　　　　　　（ウ）タンパク質を変性する。　　　　　　　（エ）タンパク質をスルホン化する。

　　　　　　　（オ）タンパク質を酸化する。

[2] エタノールは生体内でアセトアルデヒドを経て、酢酸に変化する。

　　1）アセトアルデヒドと酢酸の構造式を原子間の結合を省略せずに書きなさい。

　　2）この変化の一般的な名称として正しいものを [選択肢] から1つ選び、記号で答えなさい。
　　　また、選んだ理由を3行以内で説明しなさい。

　　　[選択肢]　　（ア）還元　　（イ）酸化　　（ウ）重合　　（エ）置換　　（オ）転移

　　3）上記の反応は生体内では酵素の作用で起こる。酵素とは何か、1行で説明しなさい。

[3] ガソリンなどの化石燃料の代わりに植物から製造したエタノール（バイオエタノール）を長期的に使用することによって、大気中の二酸化炭素濃度の増加を抑制することができると考えられている。その理由を3行以内で説明しなさい。

6　　　次の文を読み、問いに答えなさい。

　鉄を湿った空気中に放置すると、①赤さびが生じる。赤さびを生成しにくくするために、②めっきという操作が施される。鉄を亜鉛でめっきしたものが③トタンである。また、④鉄にクロムとニッケルを添加した合金もさびにくく、流し台や鍋などに使用されている。

[1] 下線部①の主成分を化学式で答えなさい。

[2] 下線部②の操作を1行で説明しなさい。

[3] 下線部③がさびにくい理由を2行以内で説明しなさい。

[4] 下線部④の名称を書きなさい。

生物

問題　22年度

1　次の文章を読んで、以下の質問に答えなさい。

　細胞分裂を完了して生じた娘細胞が、次の細胞分裂を完了するまでの過程を細胞周期という（図1）。細胞周期は、分裂期（M期）と間期に分けられる。さらに、分裂期は前期、中期、後期、終期に、間期は（ a ）、（ b ）、（ c ）に分けられる。

　いま、同調分裂せずに増殖している培養細胞の集団を用い、個々の細胞に含まれるDNA量を測定したところ、図2のような結果が得られた。

　次に ^3H で標識した塩基チミンが含まれる化合物チミジンをごく短時間この細胞集団に与え、その後細胞を洗浄した。洗浄直後に標識された細胞の割合は25%であった。細胞培養を続けると、5時間後に初めて ^3H-チミジンで標識された分裂期の細胞が現れた後、^3H-チミジンで標識された分裂期の細胞は徐々に増えていき、6時間後には分裂期の細胞全てが ^3H-チミジンで標識された。しばらくの時間、分裂期の細胞全てが ^3H-チミジンで標識されていたが、^3H-チミジンで標識された分裂期の細胞の数はその後減っていき、やがて全く観察されなくなった。そのまま培養を継続したところ、21時間後に再び ^3H-チミジンで標識された分裂期の細胞が現れ始めた。

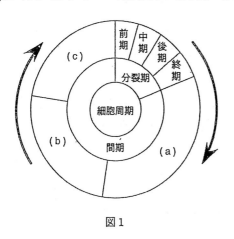

図1

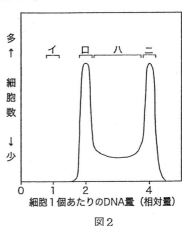

図2

1) 上の文や図中の空欄（ a ）～（ c ）に適する語を答えなさい。
2) 動物と植物の体細胞分裂における相違点を述べなさい。
3) 図2のロ、ハ、ニの細胞集団は、それぞれ細胞周期のどの時期にあたるか、図1のa、b、cおよび分裂期の中から該当する時期を選びなさい。
4) 図1の（ b ）、（ c ）および分裂期を通過するのに必要な時間を求めなさい。
5) 成熟したマウスの個体の様々な器官のうち、図2のイに相当する細胞をつくる器官を答えなさい。

6）以下に示した図3は、培養細胞の体細胞分裂の様々な状態を模式的に示したものである。①〜⑥を、⑥から時系列に沿って並べ替え、その順番を記号で答えなさい。

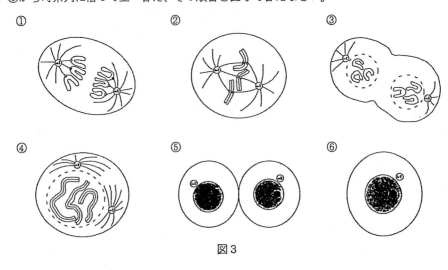

図3

2　次の文章を読んで、以下の質問に答えなさい。

　細胞膜は、脂質の二重層の中にタンパク質がモザイク状に分布してできている。このうち、細胞膜に存在している膜タンパク質の幾つかは細胞膜を介した物質の輸送に関与している。このタンパク質の例として、イオンチャネルやポンプが挙げられる。

　通常、細胞では（　a　）イオンは細胞の外側より内側が、一方（　b　）イオンは細胞の内側より外側が高い濃度に保たれている。神経細胞に微小なガラス電極を挿入し、刺激を与えていない状態で細胞膜の膜電位を測定すると、細胞膜の外側を基準として細胞の内側が $-50 \sim -90$ mV 程度にある。この電位を（　c　）という。神経細胞に刺激が加えられると、膜電位は脱分極する。このとき、細胞の外側に対して内側の電位が $+30 \sim +60$ mV 程度となる。しかしこの状態は一過性のものであり、膜電位はすぐに（　c　）に戻る。このような膜電位の急速な変化を（　d　）という。

実験1　ある動物の神経細胞に微小なガラス電極を挿入し、膜電位を人為的に-70 mV から $+30$ mV まで脱分極させ、そのときに細胞膜を横切る電流（イオンの流れ）を測定したところ、図4に示すような結果が得られた。ただし、このグラフでは細胞の内側へ流れる電流をマイナス方向、細胞の外側に向かって流れる電流をプラス方向に示している。

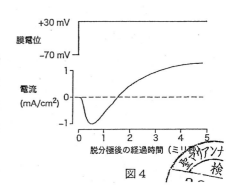

図4

実験2　フグ毒や貝毒として知られるテトロドトキシンあるいはサキシトキシンを溶液に加えて実験1と同様に電流変化を測定すると、図5aに示すような結果が得られた。

これとは別にテトラエチルアンモニウムを溶液に加えて実験1と同様に電流変化を測定すると、図5bに示すような結果が得られた。

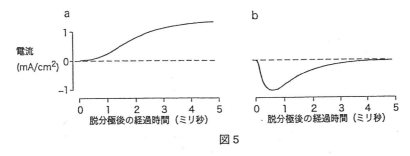

図5

実験3　サキシトキシンは細胞膜に存在するあるイオンチャネル1つに対し1分子が結合する。^{3}Hで標識したサキシトキシンを用いて神経細胞に結合するサキシトキシンの量を調べたところ、神経細胞1kgあたり最大で$1.1×10^{-7}$モル結合できることが分かった。

実験4　図6に示すように、神経細胞に微小なガラスピペットを押し当てて軽く吸引する。細胞膜とガラスが接触している部分の電気抵抗が十分に高いとき、ピペット先端に吸引された微小な細胞膜領域を流れる電流だけを測定することができる。いま、ピペット内の溶液にテトラエチルアンモニウムを加え、実験1と同じように膜電位を人為的に脱分極させ、ピペット先端に吸引された微小な細胞膜領域を流れる電流を測定したところ、図7に示すような結果が得られた。ここには同じ細胞膜を用いた3回の測定結果が示してある。

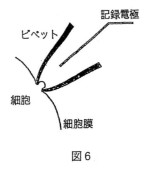

図6

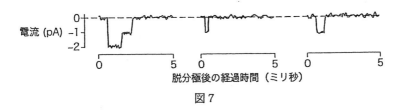

図7

1) 上の文中の空欄（ a ）〜（ d ）に適する語を答えなさい。

2) 膜タンパク質には物質輸送を担っているもの以外にもいろいろなものが存在する。物質輸送以外の膜タンパク質の機能を1つ挙げなさい。

3) イオンチャネルやポンプはどのように物質を輸送するのか、両者の違いに触れながら3行以内で述べなさい。

4) ①テトロドトキシンあるいは②テトラエチルアンモニウム存在下で神経細胞を刺激して膜電位を測定すると、（ d ）はどのようになるか、それぞれ1行で説明しなさい。

5) この神経細胞の膜に存在する μm² あたりのイオンチャネルの数に最も近い値を次の中から選び、記号で答えなさい。ただし、この神経細胞の表面積は 6000 cm²/g とする。

　　(ア) 1　　(イ) 1×10^2　　(ウ) 1×10^4　　(エ) 1×10^6　　(オ) 1×10^8

6) 神経細胞に微小なガラス電極を挿入して測定した結果（図5b）と、ピペット先端の開口部の微小な細胞膜領域を流れる電流を測定した結果（図7）が異なる。このことからどのようなことが言えるか、2行以内で述べなさい。

3 以下の質問に答えなさい。

1) 次の図8のe〜hの中で、動脈はどれか。記号で答えなさい。

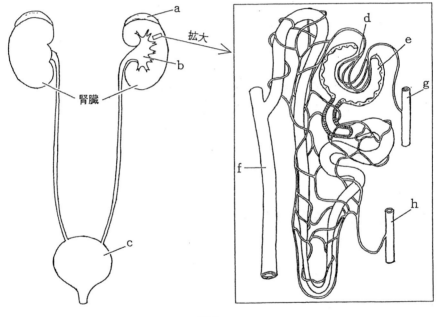

図8

2) 図8のa〜hの中で、原尿が生成される部位の記号と、その部位の名称を答えなさい。

3) 次の表1は、健康な人にイヌリンを静脈注射し、イヌリンの血中濃度が安定してから血漿中、原尿中、尿中の様々な成分の濃度を測定した結果をg/100mlで表したものである。表中の（ア）〜（エ）に該当する物質を次の（あ）〜（く）からそれぞれ1つずつ選んで、記号で答えなさい。

　　(注) イヌリンは人体内では代謝されず、原尿からの再吸収や原尿への分泌も起こらない。

　　(あ) アセチルコリン　　(い) アンモニア　　(う) カルシウム　　(え) グルコース
　　(お) 鉄　　(か) ナトリウム　　(き) ピルビン酸　　(く) ヘモグロビン

成分	血漿	原尿	尿
(ア)	8.00	0	0
(イ)	0.10	0.10	0
尿素	0.03	0.03	2.00
(ウ)	0.001	0.001	0.040
(エ)	0.32	0.32	0.33
カリウム	0.02	0.02	0.15
イヌリン	0.02	0.02	2.40

表1

4) 原尿から水の再吸収が行われる部位を図8のa～hから選び、その記号と部位の名称を答えなさい。

5) 表1における原尿からの水の再吸収率は何％か。小数第二位を四捨五入して答えなさい。

6) 1日に生成される尿の量を1.8ℓとして、原尿からの尿素および物質（ウ）の再吸収はそれぞれ毎分何mgか答えなさい。

7) 図8のa～hの中で、体液の浸透圧調節に関係するホルモンを分泌している部位の記号とその名称、および分泌しているホルモンの名称を答えなさい。

8) 7)のホルモンのはたらきを1行以内で答えなさい。

4 次の図9aおよび図9bは、遺伝子発現の機構に関する二つの学説を模式的に図に表したものである。これに関して、以下の質問に答えなさい。

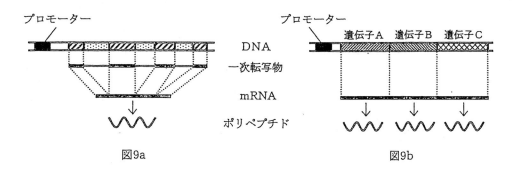

図9a   図9b

1) 図9aおよび図9bに共通する学説を、最もふさわしい名称で答えなさい。

2) 図9bで表した学説を特に何というか答えなさい。

3) 図9aの ▨▨▨ および ▦▦▦ の部分を何というか。解答欄①および②にそれぞれ答えなさい。

4) 全ての遺伝子の転写開始において、プロモーター配列に結合することが必須となるタンパク質の

名称を一つ答えなさい。

5）次の（ア）～（カ）の中で、特定の遺伝子のプロモーター配列に特異的に結合して転写調節の作用をもつものを全て選び、記号で答えなさい。

（ア）tRNA　　（イ）ヒストン　　（ウ）ステロイドホルモン　　（エ）水溶性ホルモン

（オ）ステロイドホルモンとその受容体の複合体　　（カ）水溶性ホルモンとその受容体の複合体

6）大腸菌において、図9bのように転写される遺伝子群の具体例を一つ挙げなさい。

7）プロモーター配列の近くには、一般に転写調節の機能をもったもう一つのDNA配列が存在する。そこに結合するタンパク質を調節タンパク質、調節タンパク質をコードする遺伝子を調節遺伝子という。ショウジョウバエでは頭部にあし（中肢）が生える突然変異体が見つかっており、これは、あしをつくる遺伝子の調節遺伝子に生じた突然変異が原因である。これを踏まえ、正常個体の頭部にあしが生えない理由およびこの突然変異体の頭部にあしが生える理由を説明しなさい。

5　次の文章を読んで、以下の質問に答えなさい。

進化の過程を調べるために、化石以外に現存の生物を比較するという手法をとることができる。その中から 1960 年代には分子時計という考え方が提唱された。アメリカのポーリングとズッカーカンドルは、数種の動物のヘモグロビンα鎖のアミノ酸配列を比較し、生物が分岐した年代を推測することを試みた。最近ではアミノ酸配列だけでなく、DNAの塩基配列を直接比較することによる分岐年代の推測も行われている。

今日のヒトの起源と進化に関する研究でも遺伝子は多くの研究者の注目を集めている。そのなかでもミトコンドリアDNAは研究対象として有用な点が多く、数々の知見が発見されている。

ミトコンドリアはひとつの細胞に数百から数千個と多数含まれることから、DNA分子が数多く必要だった従来の分析方法でも比較的容易に扱えるため、研究対象として有用であった。今日では、(1)特定配列のDNAを人工的に増幅する手法によって、微量のDNAでも分析できるようになった。そのため、一見ミトコンドリアDNAの利点が薄れたようにも思われるが、(2)他にも有利な点があり現在でもミトコンドリアDNAは注目度が高い研究対象である。

1）分子時計という考え方が成り立つために必要な前提を、40字以内で答えなさい。

2）ヒトのヘモグロビンα鎖は 141 個のアミノ酸から構成されている。表2は複数の動物のヘモグロビンα鎖をヒトのそれと比較してアミノ酸の置換数を示したものである。表2の動物について分子時計の考え方が成り立つものと仮定して、ヒトとの分岐年代が 1.6 億年前と推定されるのは表内の動物の中ではどれが該当するか。なお、化石の研究結果からヒトとウマは 8000 万年前に分岐したものと推定されている。

ゴリラ	ウシ	ウマ	イヌ	ウサギ	カモノハシ	イモリ	コイ	サメ
1	17	18	23	25	37	62	68	79

表2　ヒトのヘモグロビンα鎖とのアミノ酸置換数

3）ミトコンドリアのような細胞小器官は、原始的な真核生物の細胞内に共生した原核生物に由来するという説があるが、共生した原核生物に由来すると考えられる細胞小器官を、ミトコンドリア以外に1つ答えなさい。また、その説を支持する根拠を2つ答えなさい。

4）1985年、マリスによって発明された下線部（1）の手法を何というか。また、この手法が可能になったのは、ある性質を持ったDNAポリメラーゼの発見によるところが大きい。その性質とは何か。

5）下線部（2）について、核DNAに比べてミトコンドリアDNAが進化の道すじを研究する場合に有利な点を2点答えなさい。

英　語

解答　22 年度

1　出題者が求めたポイント

[全訳]

　私たちが近い将来の新しい生物学に期待するのは、安価で豊かな太陽エネルギーを簡単に手に入るようにしてくれることである。植物は太陽光のエネルギーを使って、水と二酸化炭素と他の簡単な化学物質を、根と葉と花に変える。植物は生きるために太陽光を集める必要があるが、太陽光を使う効率は悪い。サトウキビやトウモロコシのような最も効率の良い作物でも、自分に降り注ぐ太陽光の約1パーセントを化学エネルギーに転換しているにすぎない。シリコンでできた人工的な太陽光集光器ならもっとうまくやることができる。シリコンソーラー細胞は太陽光を15パーセントの効率で電気エネルギーに変えることができ、電気エネルギーはあまりロスがなく化学エネルギーに変えられる。将来、遺伝子工学植物の技術を習得したならば、私たちは自然の植物の10倍の効率で日光を化学エネルギーに変えるような、シリコンでできた葉を持つ新しい作物を育てるようになるかもしれない。これらの人工的な作物は、バイオマスの生産に必要な土地面積を10分の1にできるだろう。(1)このような作物によって、太陽エネルギーはそれほど土地を占有することなく、かなりの規模で利用できるようになる。これは自然の植物と見かけは変わらないが、ただ、葉が、クロロフィルの色であるグリーンではなく、シリコンの色の黒である。(2)私が問うている問題は、シリコン製の葉の植物を栽培するには、私たちにはどれくらいの時間がかかるのだろうかということである。

　もし、植物の自然の進化が、太陽光を利用する効率を上げる必要性から促進されてきたのだとしたら、すべての植物の葉は黒色だっただろう。黒い葉は他のどんな色の葉よりも効率よく太陽光を吸収する。明らかに、植物の進化は他の必要性、特に(3)太陽光からの保護という必要性によって促進されたのである。暑い気候に育つ植物にとって、成長に使われない太陽光はできる限り反射してしまうほうが都合が良い。太陽光はたっぷりとあり、最大の効率でそれを利用するのは重要ではない。植物は太陽光のなかの有用な赤と青の成分を吸収して緑を反射するために、葉にクロロフィルを持つように進化してきた。だから、熱帯気候の植物が緑色であるのは理にかなっているのである。しかしこの論理は、なぜ太陽光の少ない寒冷気候の植物も緑色なのかの説明にはなっていない。アイスランドのような場所では過熱は問題とならず、太陽光をより効率的に利用する黒い葉を持つ植物は、進化上は有利であることが想像できる。私たちにはわからない何らかの理由で、黒い葉を持つ自然の植物は今まで決して現れなかった。なぜ現れなかったのか。おそらく、(4)自然がなぜこのような道をたどらなかったのかは、私たちが自身でこれをたどってみなければ理解できないだろ

う。

　私たちがこの道を最後まで開拓した後で、太陽光を自然の植物の10倍効率よく利用できるような黒い葉の植物の森を私たちが新しく作り出した時に、私たちは新しい一連の環境問題に直面するだろう。この黒い葉の植物の栽培を許されるのはだれなのか。このような植物が後に残すシリコンのごみをどうすればいいのか。シリコンを食う微生物やミミズの生態系全体を設計して、黒葉の植物が他の自然とバランスを保つように、シリコンをリサイクルすることができるようにすることが、私たちに可能なのだろうか。(5)21世紀は私たちに、農場や森を操作するための、遺伝子工学という新しい強力な道具をもたらすだろう。この新しい道具と共に、新しい問題と新しい責任がやってくることになる。

[解答]

〔1〕　人工的な作物によって、太陽エネルギーは、それほど土地を占有することなく、かなりの規模で利用できるようになる。

〔2〕　The question I ask is how long it will take us to grow plants with silicon leaves.

〔3〕　sunlight

〔4〕　太陽光の少ない寒冷気候の地域でさえ、自然の進化で黒い葉の植物が現れることにはならなかった。

〔5〕　全訳中の下線部(5)を参照。

〔6〕　黒葉の植物の栽培を許されるのはだれか、シリコンのごみをどう処理するのか、黒葉の植物が自然のほかのものとバランスを保ち、シリコンをリサイクルできるような、生態系全体を作り出せるのか、などの問題。(97文字)

2　出題者が求めたポイント

[全訳]

　都市公園はもともとは地域住民に、周りの混雑と混乱からの便利な避難場所を提供するために作られた。ごく最近まで、これらの公園はその目的を見事に果たしていた。木陰に座って考え事をしたい時でも、運動のために精力的に歩きたい①(時でも)、住民たちはこのような近くのオアシスを訪ねることを②(楽しみにした)。都市公園にはたくさん樹木や潅木や花や草むらや池があり、都会生活の日々の重圧から③(逃れられる)静かな場所であった。それは人々が友だちと会ってピクニックしたりスポーツイベントをしたりする場所であった。それはまた、果てしなく連なって続くように思われる鉄とガラスとコンクリートの建物だらけの、とかく暗く陰鬱な環境の真ん中でも、太陽と新鮮な空気が得られる場所であった。

　1世紀以上の間、このような公園が質の高い都会生活にとって重要であることは、都市計画を作る人たちに認識されてきたが、世界の都市公園はここ数十年、驚

くべき速さで④(崩壊する)に任されている。多くの場合、公園は犯罪の中心となってしまった。とても危険なために、地域住民が足を踏み入れることさえ恐がるような都市公園もある。かつては売り物だった大自然の美はひどく損なわれている。樹木や潅木や花や草は激しい大気汚染やごみの散乱の影響で枯れ、池は⑤(処理されない)廃水によって汚されている。

　⑥(しかし)、この崩壊の過程は避けられないわけではない。少しの変化が状況を好転させることがある。まず第一に、公園を⑦(楽しみたい)人たちにとって公園が安全であることを確実にするために、都市公園の巡回だけが任務である特別な警察部隊が創設されるべきである。第二に、園内の手入れ、特にごみ集めをする世話人をもっと多く雇う必要がある。職員を増やすことが必要である以上に、都市公園を周りから⑧(切り離す)ことも必要となるだろう。もちろん完全な分離は不可能だ。しかし、この方向での多くの有益な方策は、それほどの労もなく実行できる。たとえば自動車は、大気汚染を⑨(減らす)ために、都市公園から締め出すべきだ。そして下水道のパイプは、土と水の汚染を避けるために、公園から離れたところに敷設し直すべきだ。都市計画をする人たちがこれらの変化に前向きになれば、都市公園は、すべての人々の恩恵になるという以前の栄光へと、⑩(復興する)ことができるだろう。
[解答]
①(d)　②(b)　③(c)　④(d)　⑤(d)　⑥(b)　⑦(b)
⑧(d)　⑨(a)　⑩(b)

3　出題者が求めたポイント
[問題文の訳と解法のヒント]
〔1〕外国語を話す6人の学生、アナ、ベツィ、チャン、デビー、エドマンド、フミが一緒に席についている。みんなが同じ言語を話すわけではないが、同じ言語を話す者も十分にいるので、お互いに通訳できる。
　アナとデビーは英語、フランス語、スペイン語だけを話す。
　ベツィは英語、フランス語、日本語だけを話す。
　チャンは中国語とスペイン語だけを話す。
　エドマンドはスペイン語だけを話す。
　フミは日本語だけを話す。
　＊上の説明を表にまとめると次のようになる。

名　前	言　　　　語			
アナ	英語	フランス語	スペイン語	
ベツィ	英語	フランス語		日本語
チャン			スペイン語	中国語
デビー	英語	フランス語	スペイン語	
エドマンド			スペイン語	
フミ				日本語

①一番多くの学生に話されている言語は何か。
　(a)英語　(b)フランス語　(c)中国語　(d)スペイン語
　(e)日本語
②通訳なしにお互いと話せる学生は下のどれか。
　(a)アナとフミ　(b)ベツィとチャン　(c)ベツィとエ

ドマンド　(d)エドマンドとフミ　(e)ベツィとフミ
③ベツィとチャンの会話の通訳となれるのは誰か。
　Ⅰ.アナ　Ⅱ.デビー　Ⅲ.エドマンド　Ⅳ.フミ
　(a)Ⅰのみ　(b)ⅠとⅡ　(c)ⅠとⅡとⅢ
　(d)ⅡとⅢとⅣ　(e)ⅠとⅡとⅣ
④もしチャンとフミが話したいと思ったら、必要な最低限の通訳の数は何人か。
　(a)0　(b)1　(c)2　(d)3　(e)4
〔2〕5階建てのアパートに空き部屋が7つある。1階、2階、5階にはそれぞれ1部屋ずつあり、3階と4階にはそれぞれ2部屋ずつある。6人の人物、リュウ、サトミ、タロウ、ウメ、ヨウコ、ワタルが次のルールに従ってアパートに住む。
・それぞれの階に、少なくとも1人の住人がいなければならない。
・リュウはタロウより上の階に住んでいなければならない。
・サトミより上の階に住んでいるのはちょうど2人である。

階	空いている部屋	
5		
4		
3	サトミ	
2		
1		

①3階にだけ住むのは誰か。
②当てはまる可能性のある記述は次のどれか。(＊は当てはまらない理由)
　(a)サトミは4階に住む。(＊①の答えからサトミは3階に住んでいるとわかる。)
　(b)4階には2人の人が住む。(＊4階に2人住むとサトミの上には3人住むことになるのでルールに合わない。)
　(c)タロウは3階に住む唯一の人である。(＊3階にはサトミが住んでいる。)
　(d)ヨウコは5階に住む。
　(e)ワタルとウメは同じ階に住む。(＊サトミの上には2人しかいないので、4階に2人住んでいる可能性はない。なおかつ3階にはサトミがいるので空きはあと1部屋。)
③ヨウコとワタルがサトミの上に住んでいるとしたら、2階に住んでいる可能性のあるすべての人物の表は次のどれか。
　(a)リュウ、サトミ
　(b)リュウ、ウメ、タロウ
　(c)リュウ、サトミ、タロウ
　(d)サトミ、ウメ、タロウ
　(e)リュウ、サトミ、タロウ、ウメ
[解答]
〔1〕①d　②e　③b　④c
〔2〕①b　②d　③b

4 出題者が求めたポイント

[全訳]

①あなたと友だちは、土曜日の夜にどこへ行こうかと計画を立てている。

あなたは(他の人たちが決めたことになんでも合わせようと)決める。

②あなたのお父さんは今すぐに料理しようと言い、何がいいかとあなたに訊く。

あなたは(冷蔵庫に何があるかを尋ねる)だろう。

③あなたは玄関の不具合な錠にまたてこずっている。

あなたは(すぐにそれを取り替えようと決める)だろう。

④あなたが家で家族と一緒に座っているときに電話が鳴る。

あなたは(それに出てと言われるまで待つ)だろう。

⑤一連の怪しい音を聞いた後で、あなたは隣りの家に泥棒が入ったのではないかと疑う。

あなたは(ためらうことなく警察に電話する)だろう。

⑥あなたはおじいちゃんから送られた高価な時計をなくしたことに突然気がつく。

あなたは(それが後で出てくることを願う)だろう。

⑦友だちが電話してきて映画を見に行こうと言ったとき、あなたはかなり疲れを感じている。

あなたは(家にいることにしたと丁寧に説明する)だろう。

⑧あなたは買い物から帰った後で、買ったシャツの襟の下のところに穴が開いているのを発見する。

あなたは(すぐにそれを返しに行く)だろう。

[解答]

①e ②a ③c ④k ⑤h ⑥f ⑦d ⑧j

数　学

解答　22年度

1 出題者が求めたポイント（数学B・ベクトル）

〔解答〕

（ア）$|\overrightarrow{AB}|^2 = |\overrightarrow{OB} - \overrightarrow{OA}|^2$

$= |\overrightarrow{OB}|^2 - 2\overrightarrow{OB} \cdot \overrightarrow{OA} + |\overrightarrow{OA}|^2$

$= 16 - 2 \times \dfrac{9}{2} + 18 = 25$

$|\overrightarrow{AB}| > 0$ より $|\overrightarrow{AB}| = 5$ …（①の答）

$|\overrightarrow{AC}|^2 = |\overrightarrow{OC} - \overrightarrow{OA}|^2$

$= |\overrightarrow{OC}|^2 - 2\overrightarrow{OC} \cdot \overrightarrow{OA} + |\overrightarrow{OA}|^2$

$= 9 - 2 \times \dfrac{11}{2} + 18 = 16$

$|\overrightarrow{AC}| > 0$ より $|\overrightarrow{AC}| = 4$ ………………（②の答）

次に，$\angle BOC = \theta$ とおき，$\triangle OBC$ に余弦定理を使う。

$|\overrightarrow{BC}|^2 = |\overrightarrow{OB}|^2 + |\overrightarrow{OC}|^2 - 2\overrightarrow{OB} \cdot \overrightarrow{OC} \cos\theta$

各々に値を代入すると

$21 = 16 + 9 - 2 \times 4 \times 3\cos\theta \quad \therefore \cos\theta = \dfrac{1}{6}$

すると，$\overrightarrow{OB} \cdot \overrightarrow{OC} = |\overrightarrow{OB}||\overrightarrow{OC}|\cos\theta$

$= 4 \times 3 \times \dfrac{1}{6} = 2$ ………………（③の答）

（イ）辺BCを$5 : 4$に内分する点がDとなるから

$\overrightarrow{OD} = \dfrac{4\overrightarrow{OB} + 5\overrightarrow{OC}}{5 + 4}$

$= 0 \times \overrightarrow{OA} + \dfrac{4}{9}\overrightarrow{OB} + \dfrac{5}{9}\overrightarrow{OC}$ ・（④～⑥の答）

（ウ）$\triangle OAC$ の重心がGより $\overrightarrow{OG} = \dfrac{1}{3}\overrightarrow{OA} + \dfrac{1}{3}\overrightarrow{OC}$

次に，$\triangle OAD$ 上の点Eは実数p, qを用いて次のように表わすことができる。

$\overrightarrow{OE} = p\overrightarrow{OA} + q\overrightarrow{OD} = p\overrightarrow{OA} + q\left(\dfrac{4}{9}\overrightarrow{OB} + \dfrac{5}{9}\overrightarrow{OC}\right)$

$= p\overrightarrow{OA} + \dfrac{4}{9}q\overrightarrow{OB} + \dfrac{5}{9}q\overrightarrow{OC}$

すると，

$\overrightarrow{BE} = \overrightarrow{OE} - \overrightarrow{OB} = p\overrightarrow{OA} + \left(\dfrac{4}{9}q - 1\right)\overrightarrow{OB} + \dfrac{5}{9}q\overrightarrow{OC}$

$\overrightarrow{BG} = \overrightarrow{OG} - \overrightarrow{OB} = \dfrac{1}{3}\overrightarrow{OA} - \overrightarrow{OB} + \dfrac{1}{3}\overrightarrow{OC}$

条件より3点B, E, Gは同一直線上にあるから $\overrightarrow{BE} = k\overrightarrow{BG}$ と表わすことができる。

また，$\overrightarrow{OA}, \overrightarrow{OB}, \overrightarrow{OC}$ は互いに平行ではなく，$\vec{0}$ でもないので各係数は等しい。よって次の等式が成り立つ。

$\begin{cases} p = \dfrac{1}{3}k & \cdots\cdots\cdots\cdots① \\ \dfrac{4}{9}q - 1 = -k & \cdots\cdots② \\ \dfrac{5}{9}q = \dfrac{1}{3}k & \cdots\cdots③ \end{cases}$

③より$q = \dfrac{3}{5}k$, これを②へ代入すると $\therefore k = \dfrac{15}{19}$

よって，$p = \dfrac{5}{19}$, $q = \dfrac{9}{19}$

すると，$\overrightarrow{OE} = \dfrac{5}{19}\overrightarrow{OA} + \dfrac{4}{9} \times \dfrac{9}{19}\overrightarrow{OB} + \dfrac{5}{9} \times \dfrac{9}{19}\overrightarrow{OC}$

$= \dfrac{5}{19}\overrightarrow{OA} + \dfrac{4}{19}\overrightarrow{OB} + \dfrac{5}{19}\overrightarrow{OC}$ …（⑦～⑨の答）

2 出題者が求めたポイント（数学C・行列）

〔解答〕

直線$y = mx + p$上の点P(x, y) が行列Aによる一次変換によって，点Q(X, Y)に移るとすると

$\begin{pmatrix} X \\ Y \end{pmatrix} = \begin{pmatrix} a & b \\ c & d \end{pmatrix}\begin{pmatrix} x \\ y \end{pmatrix} = \begin{pmatrix} ax + by \\ cx + dy \end{pmatrix}$

よって，$\begin{cases} X = ax + by & \cdots\cdots\cdots\cdots（ア） \\ Y = cx + dy & \cdots\cdots\cdots\cdots（イ） \end{cases}$

また，2点P, Qは直線$y = mx + p$上の点だから

$\begin{cases} y = mx + p & \cdots\cdots\cdots\cdots（ウ） \\ Y = mX + p & \cdots\cdots\cdots\cdots（エ） \end{cases}$

（ア），（イ）を（エ）に代入すると

$cx + dy = m(ax + by) + p$

$(am - c)x + (bm - d)y + p = 0$

これに（ウ）を代入すると

$(am - c)x + (bm - d)(mx + p) + p = 0$

$(bm^2 + am - dm - c)x + p(bm - d + 1) = 0$

この等式が任意のxについて成り立ち，かつ，$p \neq 0$ より

$bm^2 + am - dm - c = 0$ ………（オ）

$bm - d + 1 = 0$ ………………（カ）

（カ）より $d = bm + 1$ …………（②の答）

（オ）に代入すると $bm^2 + am - (bm + 1)m - c = 0$

$\therefore c = (a - 1)m$ ………………（①の答）

（2）条件と（1）より $A\begin{pmatrix} 2 & b \\ -1 & 1-b \end{pmatrix}$, 直線$y = -x + p$

すると，直線$y = -x + p$上の点R(s, t) が行列Aによる一次変換によって，点R(s, t)に移ることから

$\begin{pmatrix} s \\ t \end{pmatrix} = \begin{pmatrix} 2 & b \\ -1 & 1-b \end{pmatrix}\begin{pmatrix} s \\ t \end{pmatrix} = \begin{pmatrix} 2s + bt \\ -s + t(1-b) \end{pmatrix}$

よって，次の3つの等式が成り立つ。

$\begin{cases} s = 2s + bt & \cdots\cdots\cdots\cdots（キ） \\ t = -s + t(1-b) & \cdots\cdots\cdots\cdots（ク） \\ t = -s + p & \cdots\cdots\cdots\cdots（ケ） \end{cases}$

（キ）（ク）より $s + bt = 0$ $\therefore s = -bt$

（ケ）に代入すると $(1 - b)t = p$

$b \neq 1$ より $t = \dfrac{p}{1-b}$, $s = \dfrac{bp}{b-1}$

よって，R$\left(\dfrac{bp}{b-1}, \dfrac{p}{1-b}\right)$ ………………（③, ④の答）

3 出題者が求めたポイント（数学B・数列）
〔解答〕
(1) $a_n = 1 \times 2^{n-1} = 2^{n-1}$ ……………………（①の答）

$b_n = \dfrac{1}{n}(1+2+2^2+\cdots +2^{n-1})$

$\quad = \dfrac{1}{n} \cdot \dfrac{1-2^n}{1-2} = \dfrac{1}{n}(2^n-1)$ ……………（②の答）

次に，$M_n = 1 + 2\times 2 + 3\times 2^2 + 4\times 2^3 + \cdots + n\times 2^{n-1}$ を求める。

$M_n = 1+2\times 2+3\times 2^2+4\times 2^3+\cdots +n\times 2^{n-1}$
$\underline{-)\ 2M_n = 2+2\times 2^2+3\times 2^2+4\times 2^4+\cdots +n\times 2^n}$
$(1-2)M_n = 1 + 2 + 2^3 +\cdots + 2^{n-1} - n\times 2^n$

$\quad = \dfrac{1-2^n}{1-2} - n\times 2^n$

よって，$M_n = n\times 2^n - 2^n + 1$

$C_n = \dfrac{1}{n}(1+2\times 2+3\times 2^2+4\times 2^3+\cdots +n\times 2^{n-1})$

$\quad = \dfrac{1}{n}\times M_n = \dfrac{1}{n}\{(n-1)2^n+1\}$ ………（③の答）

(2) 初項1，公差2の等差数列は
$b_n = 1 + (n-1)\times 2 = 2n - 1$ ……………（④の答）
$S_n = a_1 + a_2 + a_3 + \cdots + a_n$ とおくと条件より
$S_n = nb_n = 2n^2 - n$
$n \geq 2$ のとき
$a_n = S_n - S_{n-1}(2n^2-n) - \{2(n-1)^2-(n-1)\} = 4n-3$
これは $n=1$ のとき $a_1=1$ となり条件式を満たす
よって，一般項 $a_n = 4n-3$ ……………（⑤の答）

次に，$C_n = \dfrac{1}{n}\sum_{k=1}^{n}ka_k = \dfrac{1}{n}\sum_{k=1}^{n}(4k^2-3k)$

$\quad = \dfrac{1}{n}\left\{4\times \dfrac{1}{6}n(n+1)(2n+1)-3\times \dfrac{1}{2}n(n+1)\right\}$

$\quad = \dfrac{1}{6}(n+1)(8n-5)$ ……………（⑥の答）

4 出題者が求めたポイント（数学Ⅱ，Ⅲ・微分方程式）
〔解答〕
(1) $f(x) = g(x)$ を満たす解の個数を調べれば良い。
$x^4 + x^2 - (k+1)x + k = 2x^3 + x^2 - 5x + 3$
$(x-1)(x^3-x^2-x+3) = k(x-1)$
全ての k について，$x=1$ は解となる。
$x \neq 1$ のとき
$x^3 - x^2 - x + 3 = k$ の実数解の個数を調べる。
ここで，$k(x) = x^3 - x^2 - x + 3$ とおき，$y = k(x)$ と $y = k$ との $x \neq 1$ のときの交点の個数が解の個数となる。
$y = k(x)$ のグラフをかく。
$k'(x) = 3x^2 - 2x - 1 = (x-1)(3x+1)$

増減表は

x		$-\dfrac{1}{3}$		1	
$h'(x)$	+	0	−	0	+
$h(x)$	↗	$\dfrac{86}{27}$	↘	2	↗

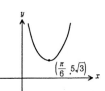

$x=1$ で必ず共有点をもつことから共有点の個数は

$\dfrac{86}{27} < k$ のとき　　2個

$k = \dfrac{86}{27}$ のとき　　3個

$2 < k < \dfrac{86}{27}$ のとき　4個

$k \leq 2$ のとき　　2個

……………………（答）

(2) $0 < x < \dfrac{\pi}{2}$ より $\sin x \neq 0$，全体を $\sin x$ で割ると

$\dfrac{6}{\cos x} + \dfrac{\cos x}{\sin x} = k$

ここで，$g(x) = \dfrac{6}{\cos x} + \dfrac{\cos x}{\sin x}$ とおき，$y = g(x)$ と $y = k$ との共有点の個数が実数解の個数となるから
$y = g(x)$ のグラフをかく。

$g'(x) = \dfrac{-6(-\sin x)}{\cos^2 x} + \dfrac{-\sin x \sin x - \cos x \cos x}{\sin^2 x}$

$\quad = \dfrac{6\sin x}{\cos^2 x} - \dfrac{1}{\sin^2 x} = \dfrac{6\sin^3 x - \cos^2 x}{\sin^2 x \cos^2 x}$

$\quad = \dfrac{6\sin^3 x + \sin^2 x - 1}{\sin^2 x \cos^2 x} = \dfrac{(2\sin x - 1)(3\sin^2 x + 2\sin x + 1)}{\sin^2 x \cos^2 x}$

ここで，$3\sin^2 x + 2\sin x + 1 = 3\left(\sin x + \dfrac{1}{3}\right)^2 + \dfrac{2}{3} > 0$ より

増減表は次のようになる。

x	0		$\dfrac{\pi}{6}$		$\dfrac{\pi}{2}$
$g'(x)$		−	0	+	
$g(x)$		↘	$5\sqrt{3}$	↗	

よって，実数解が2個　　$k > 5\sqrt{3}$
　　　　実数解が1個　　$k = 5\sqrt{3}$
　　　　実数解がない　　$k < 5\sqrt{3}$

……（①〜③の答）

物　理

解答　22年度

1 出題者が求めたポイント…力学的エネルギー保存則, 熱, 分散現象, 電磁誘導

〔解答〕

(1) ① $\frac{1}{2}mv^2$ ② mgh ③ 力学的エネルギー保存則
④ $\sqrt{2gh}$ ⑤ $\sqrt{\frac{2h}{g}}$

(2) ⑥エネルギー ⑦熱 ⑧伝導 ⑨放射 ⑩対流

(3) ⑪ $\frac{c}{n}$ ⑫ $\frac{c}{\lambda}$ ⑬小さい ⑭大きい ⑮分散

(4) ⑯誘導起電力 ⑰妨げる ⑱誘導 ⑲レンツ
⑳ローレンツ

2 出題者が求めたポイント…力のつり合い, モーメント

(1) $T\sin\theta_1 - T\sin\theta_2 = 0$ より, $\theta_1 = \theta_2$ …(答)

(2) 2球を一物体とみなして,
$T\cos\theta_1 + T\cos\theta_2 - (m_1+m_2)g = 0$
(1)の答えを用いて, $\therefore T = \frac{(m_1+m_2)g}{2\cos\theta_1}$ …(答)

(3) P点のまわりのモーメントの和 $= 0$ より,
$m_1g(l_1+r_1)\sin\theta_1 - m_2g(l_2+r_2)\sin\theta_2 = 0$
$l_2 = l - l_1$ を上式に代入して, 整理すれば次式を得る.
$l_1 = \frac{m_2l+m_2r_2-m_1r_1}{m_1+m_2}$ …(答)

(4) $\triangle O_1PO_2$ に余弦定理を用いて,
$\cos(\theta_1+\theta_2) = \frac{(r_1+l_1)^2+(r_2+l_2)^2-(r_1+r_2)^2}{2(r_1+l_1)(r_2+l_2)}$ …(答)

$\theta_1 = \theta_2$ と上式, $l = l_1 + l_2$ より,
$\cos^2\theta_1 = \frac{\cos2\theta_1+1}{2}$
$= \frac{1}{2}\left\{\frac{(r_1+l_1)^2+(r_2+l_2)^2-(r_1+r_2)^2+2(r_1+l_1)(r_2+l_2)}{2(r_1+l_1)(r_2+l_2)}\right\}$
$= \frac{l(2r_1+2r_2+l)}{4(r_1+l_1)(r_2+l_2)}$

(3)の答えを用いると, 上式の分母は
$4(r_1+l_1)(r_2+l_2)$
$= 4\left(r_1+\frac{m_2l+m_2r_2-m_1r_1}{m_1+m_2}\right)\left(r_2+l-\frac{m_2l+m_2r_2-m_1r_1}{m_1+m_2}\right)$
$= \frac{4m_1m_2(l+r_1+r_2)^2}{(m_1+m_2)^2}$

$\therefore \cos\theta_1 = \frac{1}{2}\left(\frac{m_1+m_2}{\sqrt{m_1m_2}}\right)\sqrt{\frac{l(2r_1+2r_2+l)}{m_1m_2}}$

$\therefore T = \frac{(m_1+m_2)g}{2\cos\theta_1} = (l+r_1+r_2)g\sqrt{\frac{m_1m_2}{l(2r_1+2r_2+l)}}$ …(答)

3 出題者が求めたポイント…ドップラー効果とうなりを用いた速さ測定器

(1) $\frac{(c+u)n}{c}$ [Hz] …(答)

(2) $N' = \frac{c}{\lambda'} = \frac{c}{\left(\frac{c-u}{N}\right)} = \frac{cN}{c-u}$ [Hz] …(答)

(3) $N' = \frac{c}{(c-u)} \times \frac{(c+u)n}{c} = \left(\frac{c+u}{c-u}\right)n$ [Hz] …(答)

(4) $\Delta n = N' - n$ [Hz] …(答)

(5) $\Delta n = \frac{2u}{c-u}n$ [Hz] …(答)

(6) $\Delta n = \frac{2u}{c-u}n = \frac{2\left(\frac{u}{c}\right)n}{1-\frac{u}{c}} = 2\left(\frac{u}{c}\right)n \times \left(1-\frac{u}{c}\right)^{-1}$

$\cong \frac{2un}{c} \times \left(1+\frac{u}{c}\right) \cong \frac{2un}{c}$ [Hz] …(答)

(7) $u = \frac{c\Delta n}{2n} = \frac{3.00\times10^8 \times 5.00\times10^3}{2\times 2.00\times10^{10}}$
$= 3.75 \times 10$ [m/s] $= 135$ [km/h] …(答)

4 出題者が求めたポイント…レンズの公式の導出, 水中に置かれたレンズによる像

(1) 倒立実像が観測されたので小物体は前方の焦点よりも外側にある.
レンズの中心を通過した光線は直進すると考えてよい. また, 前方の焦点を通過した光線はレンズで屈折して光軸に平行な光線になる. 像の高さをh'とする.

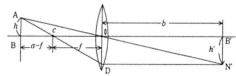

$\triangle ABC$ と $\triangle DOC$, $\triangle ABO$ と $\triangle ABO$ の相似を使って,
$\frac{h'}{h} = \frac{f}{a-f} = \frac{b}{a}$ が成り立つ. $\therefore \frac{a-f}{f} = \frac{a}{b}$

両辺を a で割って, $\frac{1}{f} - \frac{1}{a} = \frac{1}{b}$

$\therefore \frac{1}{f} = \frac{1}{a} + \frac{1}{b}$ …(答)

(2) $f = 12$ [cm], $a = 60$ [cm] レンズの公式（上式）より, $b = 15$
$b > 0$ だから, レンズの後方 15cm …(答)

(3) 題意より, 水中に置かれたレンズの焦点距離を f' とすると,

$12\left\{\left(\frac{1.5}{1.0}\right)-1\right\} = f'\left\{\left(\frac{1.5}{1.3}\right)-1\right\}$ 　　$\therefore f' = 39$

したがって, レンズの公式より, $\frac{1}{60} + \frac{1}{b'} = \frac{1}{39}$

$\therefore b' = \dfrac{780}{7} = 111$

$b' > 0$ だから, レンズの後方 1.1×10^2 cm ……(答)

〔4〕水中から見たとき, 水槽の壁から測った小物体のみかけの位置 x を求める。

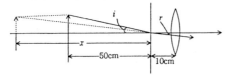

入射角を i, 屈折角を r とすると, $h = 50\tan i = x\tan r$

$\therefore x = \dfrac{50\tan i}{\tan r} \approx \dfrac{50\sin i}{\sin r} = 50 \times 1.3 = 65$

レンズの公式より, $\dfrac{1}{65+10} + \dfrac{1}{b''} = \dfrac{1}{39}$

$\therefore b'' = 81.2 \approx 81$

$b'' > 0$ だから, レンズの後方 81cm ……(答)

5 出題者が求めたポイント…LCR共振回路, 合成容量, リアクタンス

〔1〕$\dfrac{1}{C_0} = \dfrac{1}{C_2+C_3} + \dfrac{1}{C_1}$ だから,

$\dfrac{1}{C_0} = \dfrac{1}{1.100\times10^{-10}+5.00\times10^{-11}} + \dfrac{1}{4.00\times10^{-11}}$

$= \dfrac{1}{16\times10^{-11}} + \dfrac{1}{4\times10^{-11}} = \dfrac{5}{16\times10^{-11}}$

$\therefore C_0 = \dfrac{16\times10^{-11}}{5} = 3.20\times10^{-11}$ [F] ……(答)

〔2〕$\omega_0 = \dfrac{1}{\sqrt{LC_0}} = \dfrac{1}{\sqrt{2.00\times10^{-2}\times3.20\times10^{-11}}}$

$= \dfrac{1}{\sqrt{64\times10^{-14}}} = \dfrac{1}{8}\times10^7 = 1.25\times10^6$ Hz ……(答)

〔3〕合成容量 C_0' は, $\dfrac{1}{C_0'} = \dfrac{1}{C_2+\varepsilon C_3} + \dfrac{1}{C_1} = \dfrac{C_1+C_2+\varepsilon C_3}{C_1(C_2+\varepsilon C_3)}$

$\therefore \omega_1 = \dfrac{1}{\sqrt{LC_0'}} = \sqrt{\dfrac{C_1+C_2+\varepsilon C_3}{LC_1(C_2+\varepsilon C_3)}}$ ……(答)

$\omega_1 =$

$\sqrt{\dfrac{4.00\times10^{-11}+1.100\times10^{-10}+5.00\times5.00\times10^{-11}}{2.00\times10^{-2}\times4.00\times10^{-11}(1.100\times10^{-10}+5.00\times5.00\times10^{-11})}}$

$= \sqrt{\dfrac{40\times10^{-11}}{8\times10^{-13}\times36\times10^{-11}}} = \sqrt{\dfrac{50}{36}\times10^{12}} = \sqrt{\dfrac{100}{2\times36}\times10^{12}}$

$= \dfrac{10\times10^6}{1.414\times6} = 1.178\times10^6 \approx 1.18\times10^6$ Hz ……(答)

〔4〕$R_L = \omega_1 L = \sqrt{\dfrac{L}{C_0'}} = \sqrt{\dfrac{L(C_1+C_2+\varepsilon C_3)}{C_1(C_2+\varepsilon C_3)}}$ [Ω]

$R_C = \dfrac{1}{\omega_1 C_0'} = \sqrt{\dfrac{L}{C_0'}} = \sqrt{\dfrac{L(C_1+C_2+\varepsilon C_3)}{C_1(C_2+\varepsilon C_3)}}$ [Ω]

$\therefore R_L = R_C$ ……(答)

化　学

解答　22年度

1 出題者が求めたポイント……化学の基本的な用語

〔7〕アボガドロ数をNとすると、dv：a＝M：N

[解答]
〔1〕ある単体をずっと分割していった時、最後にこれ以上分けられなくなった基本粒子
〔2〕元素によって陽子の数は決まっているので、その数を原子番号としている。
〔3〕陽子と中性子の質量はほぼ同じであり、電子の質量は比べると無視できるほどに小さい。したがって、質量数は原子の質量にほぼ比例する。
〔4〕原子から希ガスと同じ電子配置になるために電子が出入りしたもの。
〔5〕電子が10個であるのに対し、陽子数が増えていくので電子を引きつける力が強くなっている。
〔6〕物質1mol中に含まれる粒子数。
〔7〕dv/aM

2 出題者が求めたポイント……浸透圧

〔2〕$1000 \times 0.90/100/(23.0+35.5) \fallingdotseq 0.1538 \fallingdotseq 0.154$
〔3〕$\pi = cRT = 0.1538 \times 2 \times 83.0 \times 310 \fallingdotseq 7.91 \times 10^3$
〔4〕$0.1538 \times 2 \times 180 \times 400/1000 \fallingdotseq 22.1$

[解答]
〔1〕半透膜を通過していく溶媒分子が溶液中に拡散していくことを浸透といい、その浸透を防ぐために反対側からかける圧力を浸透圧という。
〔2〕0.154 mol/L　〔3〕7.91×10^3 hPa　〔4〕22.1 g

3 出題者が求めたポイント……糖類・油脂・タンパク質

〔3〕2）折れ曲がっているので結晶構造をとりにくい。
〔7〕化合物はキサントプロテイン反応陽性であるからベンゼン環を持つ。

[解答]
〔1〕デンプンはらせん構造、セルロースは直鎖構造であるため分子間の水素結合によりシート構造をとる。
〔2〕1）炭素、水素、酸素　　2）-O-Hヒドロキシ基

3）-C=Oアルデヒド基　　4）グリコーゲン

〔3〕1）アルキル基中の炭素原子間に不飽和結合がある。
2）イ　3）

```
        H
        |
   H-O-C-H
        |
   H-O-C-H
        |
   H-O-C-H
        |
        H
```

4）酸とアルコールの縮合生成物である。　5）オ
〔4〕1）アミノ基とカルボキシル基が同一炭素に結合している。

2）
```
   H O
   | ||
 H-C-C-O-H
   |
 H-N-H
```

3）
```
   O H
   || |
  -C-N-
```
ペプチド結合

〔5〕ペプシンは複雑な立体構造をとっている。
〔6〕電気陰性度の特に大きな原子(HOF)が水素原子をなかだちとしてつくる強い結合
〔7〕

```
⬡-CH₂-CH-NH₂     HO-C-CH-NH₂
        |             || |
        C=O           O  CH₂-C=O
        |                    |
        OH                   OH
```

CH₃-OH

4 出題者が求めたポイント……二酸化炭素の性質

[解答]
〔1〕1）共有結合で電荷の偏りが生じたもの
2）OCOの3個の原子が直線状に結合しており、酸素原子に偏った電荷が打ち消されてしまっている。
〔2〕1）気体であるため結晶構造を切断するためのエネルギーが不要で、溶媒和により発熱反応となる。
2）二酸化炭素は分子内に電荷の偏りが生じており、極性分子である水分子と窒素分子よりなじみやすい。
〔3〕$CaCO_3 + H_2O + CO_2 \rightarrow Ca(HCO_3)_2$
〔4〕温度の上昇により反応液中の二酸化炭素が減少し逆反応が進行するため、難溶の炭酸カルシウムが沈殿する。〔5〕二酸化炭素等は可視光は透過させるが赤外線は吸収する。このために起こる大気の温度の上昇をさす。
〔6〕1）固体と気体の間での直接的な状態の変化。
2）固体から気体になる時に必要な熱を周りから奪うために周囲の温度が低下する。

5 出題者が求めたポイント……エタノールの性質等

[解答]
〔1〕(イ)
〔2〕1）アセトアルデヒド　　酢酸　　2）イ

```
   H O              H O
   | ||             | ||
 H-C-C-H          H-C-C-O-H
   |                |
   H                H
```

3）生体内でそれぞれ特殊なはたらきをするタンパク質
〔3〕後者の燃料を製造するのに用いられた炭素原子は最近の大気中に存在した二酸化炭素がもとであるが、化石燃料では過去に蓄えられた炭素原子である。

6 出題者が求めたポイント……鉄の性質

[解答]
〔1〕Fe_2O_3
〔2〕固体の表面に金属のうすい被膜をつくる操作
〔3〕鉄の表面に亜鉛のうすい被膜があるため、鉄が露出してもイオン化傾向の大きな亜鉛が先に流出する。
〔4〕ステンレス

生物

解答　22年度

1 出題者が求めたポイント(Ⅰ・細胞分裂、Ⅱ・DNA複製)

体細胞分裂とDNA複製に関する基本的な知識、論理的思考力、論述力、計算力を要求する総合問題である。基礎的な知識確認レベルから、やや高度な論理的な思考力まで必要とされる。

1) 細胞分裂からDNA複製が始まるまでの期間をG_1期、DNA複製をしている時期をS期、S期から細胞分裂開始までをG_2期という。

2) 多くの植物では中心粒が見られないが、原始的な植物では中心粒が見られる。

3) 分裂前(G_2期)から分裂期はDNA量が多く、分裂後(G_1期)DNA量は半減する。DNA合成期(S期)にDNA量が2〜4へ増加する。

4) チミジンはS期(b)に取り込まれるので、S期からの時間を読み取る。5時間後に分裂細胞に標識された細胞が見られ始めたことから、G_2期(c)は5時間。すべての分裂期の細胞が標識されるのがさらに1時間後なので、分裂期は1時間。21時間後に再度分裂細胞に標識された細胞が見られ始めたことから、細胞周期は「21−5＝16時間」となる。標識された細胞が全体の1/4に見られたことから、S期(b)の長さは細胞周期の1/4すなわち、「16/4＝4時間」となる。G_1期(a)の長さは細胞周期から各時期の時間を引いて、「16−(5＋1＋4)＝6時間」となる。

[解答]
1) (a) G_1期　(b) S期　(c) G_2期
2) 紡錘糸形成において、動物細胞では中心粒が星状体へと変化して紡錘糸を形成するが、植物細胞では中心粒と星状体が現れずに形成される。細胞質分裂において、動物細胞ではくびれるが、植物細胞では細胞板を形成する。
3) (ロ)a　(ハ)b　(ニ)c、分裂期
4) (b) 4時間　(c) 5時間　(分裂期)1時間
5) 精巣、卵巣
6) ⑥→④→②→①→③→⑤

2 出題者が求めたポイント(Ⅰ・興奮の伝導、Ⅱ・細胞膜と物質輸送)

神経細胞の細胞膜における物質輸送を中心とした設問で、実験結果をもとに推論するなど、高度な論理的思考力を要求する設問である。桁数の大きい計算力も要求される。難易度は高い。

2) 受容体とよばれるタンパク質の機能を紹介した。このほかT細胞表面の抗原受容体があり、ホルモンなどに代わり、抗原を受け止め、情報として変換する働きを持つ。

7) どちらもグラフを読み取って説明すればよい。①テトロドトキシンの作用はナトリウムチャネルをブロックする。その結果、グラフaにあるとおり、膜の外

へゆっくりと電流が流れ、継続されている。これはカリウムチャネルの開放状態の継続を示している。②テトラエチルアンモニウムはカリウムチャネルをブロックする。そのため、脱分極直後にナトリウムチャネルが開いて電流を生じるが、カリウムチャネルがブロックされているので、電位がなかなか回復しない。

8) 神経細胞1kgあたり、サキシトキシン結合量が1.1×10^{-7}モルなので、神経1gあたりの結合量は、1.1×10^{-10}モルとなる。1モルは6.0×10^{23}個なので、換算すると6.6×10^{13}個になる。神経1gの表面積が6000 ㎠なので、6.0×10^3 ㎠、すなわち、$6.0 \times 10^{3+4 \times 2}$ μ㎡＝6.0×10^{11} μ㎡となる。つまり、6.0×10^{11} μ㎡のときの結合数が6.6×10^{13}個ということになる。したがって、1 μ㎡あたりの結合個数は$6.6 \times 10^{13}/6.0 \times 10^{11} ≒ 1 \times 10^2$個となる。

6) テトラエチルアンモニウムはカリウムチャネルをブロックするので、ナトリウムチャネルの開閉を測定できる。実験4のように、細胞膜のごく一部のみつまんで測定すると、周辺のカリウムチャネルは正常に開閉するので、電流の回復が速く、ナトリウムチャネルの開閉を正確に測定できる。

[解答]
1) (a) カリウム　(b) ナトリウム　(c) 静止電位
   (d) 興奮(インパルス)
2) ホルモンや神経伝達物質を受け止め、情報として変換する
3) チャネルは開いたときに濃度勾配によって特定の物質を浸透させるが、ポンプはATPのエネルギーを使い濃度勾配に逆らって特定の物質を輸送する。
4) ①電位が低下してなかなか回復しない。
   ②活動電位に似た電位の上昇があるが、収束が遅い。
5) イ
6) ナトリウムチャネルは脱分極後1ミリ秒以内に開き、およそ1〜2ミリ秒後に閉じる。

3 出題者が求めたポイント(Ⅰ・腎臓、ホルモン)

腎臓の構造と機能、ホルモンに関する知識確認及び再吸収量などの桁数の大きい計算力を要求している。標準的からやや難しい設問といえる。

3) (ア)原尿に含まれないことから、血球かタンパク質である。(イ)原尿にあるが、尿にはない物質はグルコースだけである。(ウ)血しょうや原尿に少ない物質で濃縮率の高いことからアンモニアと判断する。(エ)血しょうや原尿に多く、濃縮されないことからナトリウムと判断する。

5) イヌリンの濃縮率が「2.4/0.02＝120」となるから、水の再吸収率は「(120−1)/120×100＝99.1666・・・」となる。

6) [尿素] 再吸収量＝原尿に排出される量−尿に排出され

る量を求め、$24 \times 60 = 1440$ 分) で割る。「$(1.8 \times 10^6 \times 120 \times 0.03 - 1.8 \times 10^6 \times 2)$mg/1440分 $= 2.88 \times 10^6/1.44 \times 10^3 = 2.0 \times 10^3$mg」となる。[物質(ウ)]同様に「$(1.8 \times 10^6 \times 120 \times 0.001 - 1.8 \times 10^6 \times 0.040)$mg/1440分 $= 100$mg」となる。

[解答]
1) g　　2) e　ボーマンのう
3) (ア)く　(イ)え　(ウ)い　(エ)か　　4) f　集合管
5) 99.2%　　6) 尿素2000mg　物質(ウ)100mg
7) a　副腎皮質鉱質コルチコイド　　8) ナトリウムイオンの吸収

4 出題者が求めたポイント(Ⅱ・形質発現の調節)
　オペロン説などの遺伝子の発現を調節するしくみに関する知識と理解の深さを確認する設問である。難易度としては標準的である。
6) 別解としてトリプトファンオペロンでもよい。

[解答]
1) セントラルドグマ　　2) オペロン説
3) ①エクソン(エキソン)　②イントロン
4) RNA ポリメラーゼ　　5) オ
6) ラクトースオペロン
7) あしをつくる遺伝子の調節遺伝子が、正常個体では頭部を形成する際にあしをつくる遺伝子群がはたらかないように調節している。突然変異体では、調節遺伝子が頭部を形成する際にあしをつくる遺伝子群をはたらかせてしまうため、頭部にあしが形成される。

5 出題者が求めたポイント(Ⅱ・進化、PCR法)
　進化と分子時計やPCR法、マーグリスの共生説などに関する知識と理解の深さを確認する設問。論述式により難易度を上げている。標準的な難易度といえる。
2) 「0.8億年：18個＝1.6億年：χ 個」で、「$\chi = 36$ 個」なので、カモノハシの37個が最も近い。
4) PCR法では、耐熱性細菌のDNAポリメラーゼが用いられている。
5) ヒトのミトコンドリアDNAを比較し、母系の祖先を探そうという研究「イブ仮説」がよく知られている。

[解答]
1) アミノ酸の置換速度が一定であり、置換によって生存と生殖が不利とならないこと。(38字)
2) カモノハシ
3) 細胞小器官：葉緑体
　根拠：細胞膜が二重であること
　　　　葉緑体に独自のDNAがあること
4) 手法：PCR法
　性質：高温でも変性しない
5) 組み換えを生じない
　母から子へ100%伝えられる

平成21年度

問 題 と 解 答

英　語

問題　　　　　　　　　　　　21 年度

1　次の英文を読み、問いに答えなさい。

　ァBecoming a writer of novels, even novels fuelled by science, was far from any destiny I would have chosen if you'd asked my younger self what it wanted to be. While I always loved fiction, as a child I thought of it as the imaginative world. When I was given my first library card at the age of 6, I even made ①a rule to try to keep the attractive things from entertaining me too thoroughly and making me go soft-brained. Every time I visited the library I allowed myself to take out one work of fiction. To balance it, I had to take out a book that was good for me, something I could learn from. I forbade myself from reading the storybook before completing the good-for-me book.

　But before long I noticed that a good-for-me book is also very much entertaining. It was called *Our Friend the Atom* by Heinz Haber, and I brought it home one Friday afternoon only because it seemed nutritious enough to justify ②a mystery book that I'd chosen as dessert. Actually, I never had time to read that mystery but instead, I reread *Our Friend the Atom* two or three times. That weekend, I learned that the world was much further away than I had thought, that there was a whole lot more happening out there than I'd had any idea about. How could I ever know how things really were, I wondered.

　③The fact that science helps us distinguish between the way things seem and the way they are seemed extraordinary to me. This feeling grew as I became more sophisticated when I finally got to study relativity and quantum mechanics and saw how many of our deepest intuitions about the world fell dead and lifeless in front of modern science.

　Eventually, I began to study philosophy of science in the graduate school. This makes sense to me. I have some serious explaining to do, though, at least to myself, about why in addition to being a professor of philosophy of science I am also a novelist. I have come to believe, over the years, that [　A　] is remarkably suited to recognize the difficulties of reconciling objective truth and one's inner points of view. [　B　] is always adding to, and sometimes changing, our views on what objective reality is like. When those changes are radical, we have to struggle to accept the fact that our view has destroyed. In other words, we need to manage ourselves to bring our world view into the reality. More than ever, science is attacking us from every side—not just physics but, for example, the behavioral sciences, brain sciences and genetics—forcing us to revise what it means for us to be in the universe. It's the job of the novelist to engage with that challenge as well as to present what it feels like to be so engaged. The novel's incredible generousness allows it to accept all of these dimensions in the search for knowing the world.

　④And science and art are not quite as far removed as the so-called "two different cultures."

We're not dealing directly with reality in pursuing the sciences, but rather modeling reality. This modeling is an imaginative work. Both artists and scientists not only require their imaginations but also need to have a sense of beauty to guide them in their work. The fact that mathematicians and scientists so often appeal to beauty often comes as a surprise to non-scientists. When I write about scientific or mathematical ideas, I always try to bring out the beauty of these ideas, not only to make them more appealing and acceptable to non-scientific people, but simply because, they are beautiful and beauty ought to be seen and admired as widely as possible. <u>I've felt myself lucky to be able to help myself to scientific ideas for the themes of my novels.</u>

[1] 下線部①は、具体的にはどのようなことであるか説明しなさい。

[2] 筆者が下線部②のような表現をしているのはなぜか、理由を述べなさい。

[3] 下線部③を日本語に直しなさい。

[4] [A] と [B] に当てはまる最も適切なものを、選択肢から選び、それぞれを記号で答えなさい。
　　a) reality　　　　b) science　　　　c) the novel
　　d) an imagination　e) the universe　　f) mystery

[5] 筆者が下線部④のように述べているのはなぜか。筆者の考えを 30 字以内の日本語で述べなさい。

[6] 下線部アと同じ内容になるように、以下の下線部に英語で書き入れなさい。
　　If you had asked me when I was young, a)"＿＿＿＿＿＿＿＿＿＿＿＿＿＿＿＿"
　　I would never have said, b)"＿＿＿＿＿＿＿＿＿＿＿" even though novels are inspired by
　　c)＿＿＿＿＿＿＿＿＿.

[7] 下線部イと同じ内容を示す英文を、以下から 1 つ選びなさい。
　　a) I am pleased that I can think of my stories without considering opinions of scientists.
　　b) I am satisfied that I can decide themes for my novels with no hesitation and anxiety.
　　c) I am fortunate because I can use scientific ideas freely for the stories of my books.
　　d) I am happy because I can gather all of my novel ideas from art and science.

2　次の会話を完成させるために最も適切なものを選択肢から選び、記号で答えなさい。

[1] At a sandwich shop, a woman is about to make her order.
Shop Staff: [　1　]
Woman:　　[　2　]

S: [3]
W: [4]
S: [5]
W: [6]
S: We have a number of different cheeses. We have, um, American cheese and Swiss cheese. We have cheddar, provolone, we have Mozzarella. . . Uh, let's see . . . what else? Yes, we also have cream cheese.
W: [7]
S: [8]
W: [9]
S: [10]
W: [11]
S: [12]
W: [13]
S: [14]
W: [15]
S: Great. No problem.
W: [16]

選択肢

a) Okay, what kind of cheese would you like?

b) Sounds good. I'll have that.

c) Yes, to drink, can I . . . oh, is this orange juice fresh?

d) Sure, what would you like in your sandwich?

e) Okay. Would you like lettuce and tomato on that?

f) Thank you. I'll wait over there.

g) Yes, please. And I'll have white bread.

h) Hi, how are you today?

i) Yes, it is freshly squeezed.

j) Well . . . what do you have?

k) Okay. I'll have a fresh orange juice, please.

l) Very good, thank you. Can I have a sandwich, please?

m) Sure . . . anything else?

n) I'd like ham and cheese.

o) Um, what do you recommend?

p) American cheese will go with ham.

[2] Maria and Charlie are talking about birthday party plan for their roommate, Susan.

Charlie: Okay, Maria, that's it. I think we're finished with the planning.

Maria: [1]

C: [2]

M: [3]

C: [4]

M: [5]

C: [6]

M: [7]

C: [8]

M: [9]

C: [10]

M: [11]

C: [12]

選択肢

a) That's right.

b) Exactly. If she comes home early, it will ruin the surprise.

c) So, Charlie, let's see . . . you're going to meet Susan at 6:00 pm at the library, right?

d) All right.

e) I'm going to decorate the living room for the party. Then, I'm going to call other friends and tell them to come over.

f) Yes, the cake! You're right.

g) Great, this is so exciting. Boy, is she going to be surprised!

h) Remember to keep her there until 7:30 pm. That's really important. Don't come home early.

i) While I am with her, what are you going to do?

j) I know, I know. You need time to prepare for the party.

k) Also, don't forget to pick up the cake.

l) Yeah, but we should review the details one more time.

3 　次の英文を読み、問いに答えなさい。

Food is important to your physical well-being—for energy, growth, repair, and regulation of your spirit. The sharing of food nourishes our spiritual sense of community. This happens through the type of foods selected, the method of preparation, the uniqueness of presentation, and the people gathered. From a spiritual perspective, the sharing of food can be a highly (①) activity.

When food is shared in the company of those who care about us in the deepest and most personal ways, we experience a sense of value and well-being that is rarely found elsewhere. The simple act of being together and engaged in a familiar and comfortable practice is (②). It reminds us that we are valued in this setting. Meals that (③) family or friends, especially dinners for special occasions or important holidays, are particularly rewarding.

Food is often at the center of the celebration of special occasions. Weddings, birthdays, anniversaries, graduations, promotions, retirements, and funerals take on a special meaning when people come together to share food and drink. From the first birthday cake through the retirement dinner to the lunch (④) by neighbors after the funeral of a loved one, food reminds us that these events are benchmarks in our passage through life.

(⑤) it's an unexpected gift certificate for your favorite restaurant, your favorite dinner prepared at home, an invitation to order anything you'd like from a menu, or a catered banquet, food is often used to recognize a special achievement. This reminds us—in a spiritually uplifting way—that people value us and have chosen to be a part of our success story.

Friends are (⑥) the most important resources we have in our quest for self-validation. 食べ物を分け合うことは、私たちに友人と大切で有意義な交流を持つ場を与えてくれる。 It's also a way of introducing new friends into our lives. New and valuable friendships begin in residence hall dining rooms, on outdoor benches shared on a pleasant autumn day, at a restaurant when someone is invited to join a group at their table, or at the home of a coworker. (⑦) food, these opportunities might not exist.

Finally, food is the focus of many religious practices and observations. It may be a symbol in a religious service, (⑧) expressing religious values, or a way of unifying the congregation in times of joy and sorrow.

[1] 文中の空欄①～⑧に入る最も適当なものをそれぞれ(a)～(d)より選び、記号で答えなさい。

① (a) satisfy　　　(b) satisfied　　(c) satisfying　　(d) to satisfy
② (a) demanding　(b) disgusting　(c) performing　(d) reassuring
③ (a) involve　　　(b) invest　　　(c) invite　　　　(d) invade
④ (a) provide　　　(b) provided　　(c) providing　　(d) to provide
⑤ (a) How　　　　(b) When　　　(c) Whether　　(d) While
⑥ (a) among　　　(b) but　　　　(c) through　　　(d) with
⑦ (a) By　　　　　(b) Except　　　(c) With　　　　(d) Without
⑧ (a) a means of　(b) a touch of　(c) in spite of　(d) in case of

[2] 文中の日本語を英語に直しなさい。

数　学

問題　　21年度

1 2次の正方行列 A により点 $P(1, 2)$ および点 $Q(-1, 2)$ が，それぞれ点 $P'(3, 1)$，および点 $Q'(1, 3)$ に移されるとする。このとき，設問[1]から[4]の①から⑭に該当する数値を解答用紙に記入しなさい。ただし E は単位行列とする。

[1] 行列 $A = \begin{pmatrix} ① & ② \\ ③ & ④ \end{pmatrix}$ であり，その逆行列は，$A^{-1} = \begin{pmatrix} ⑤ & ⑥ \\ ⑦ & ⑧ \end{pmatrix}$ である。

[2] ケーリー・ハミルトンの定理（ハミルトン・ケーリーの定理）から，

$A^2 - \boxed{⑨} A + \boxed{⑩} E = O$　が成立する。

[3] 実数 α と，2以上の正の整数 m に対して，$A^m = \alpha A$ を満たす最小の m は $m = \boxed{⑪}$ で，このとき $\alpha = \boxed{⑫}$ である。

[4] 正の整数 n に対して，$A^{-n} = (A^{-1})^n$ とする。実数 β と，2以上の正の整数 n に対して，$A^{-n} = \beta A^{-1}$ を満たす最小の n は $n = \boxed{⑬}$ で，このとき $\beta = \boxed{⑭}$ である。

2 実数 s と t があり，2つのベクトル $\vec{a}, \vec{b}$ をそれぞれ $\vec{a} = (2s, -s^2+t)$，$\vec{b} = (s^2+2, \ 2s+1)$ とする。このとき下記の問いに答えなさい。

[1] 0でない s について，点 $P\left(1, -\dfrac{1}{2}s\right)$ を通り，$\vec{a}$ に平行な直線の方程式は $y = \boxed{①}$ である。

[2] s が整数で，$\vec{b}$ の大きさが $3\sqrt{5}$ のとき，$s = \boxed{②}$ である。

[3] s がどのような値をとっても $\vec{a}$ と $\vec{b}$ が垂直に交わらないような t の範囲は $\boxed{③}$ である。

3

[1] 図は円すいの展開図で，扇形の半径は a，中心角は θ （θ は弧度法で表す）とする。このとき下記の問いに答えなさい。

この円すいの底面の半径は ① で，高さは ② となる。

そこで，この円すいの体積 V_1 を a と θ を用いて表すと，$V_1=$ ③ となる。

θ の値が変わると V_1 の値も変わるので，V_1 を θ の関数とみる。V_1 の最大値を与える θ を θ_0 とおくとき，$\theta_0=$ ④ となる。

このとき，$V_1=$ ⑤ である。

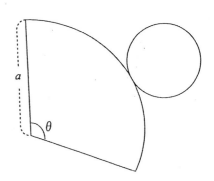

[2] 定数 a を正の実数とし，$x^2+(y-a)^2=a^2$ で表される円を考える。図に示すように，この円の中心を A，円周上の点を P，座標 $(0, 2a)$ で与えられる点を Q，$\vec{AP}$ と $\vec{AQ}$ のなす角を α とする。ただし，$\alpha=2\pi-\theta_0$ で，θ_0 は上問[1]で求めたものである。

2点 A，P を通る直線と，中心角 α の扇形の弧 PQ，および y 軸によって囲まれる図形を，x 軸の周りに1回転してできる回転体の体積を V_2 とする。

a を用いて V_2 を表しなさい。なお，解答欄には計算過程も記載しなさい。

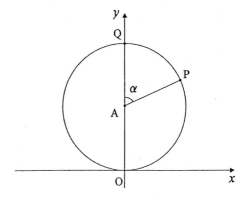

4 m と n を正の整数として，次の条件によって定められる数列 $\{a_k\}$ について，$\displaystyle\lim_{k\to\infty} a_k$ を求めたい。

$$a_1=e, \quad a_2=(e^m)^{\frac{1}{N}}, \quad a_{k+2}=(a_{k+1}^m \cdot a_k^n)^{\frac{1}{N}} \quad (k=1, 2, 3, \cdots)$$

ただし，$N=m+n$ で，e は自然対数の底である。

[1] $b_k=\log_e a_k$ とおくとき，数列 $\{b_k\}$ の一般項を求めなさい。

[2] 上問[1]の結果を利用して，$\displaystyle\lim_{k\to\infty} a_k$ を求めなさい。

物　理

問題　21年度

以下の各問題の解答は全て解答欄に記入し、穴埋め問題以外は解答の過程も示しなさい。単位はＳＩ単位系を使用すること。

[1]　次の運動の指定された時間内における速度と加速度の図を解答欄に描きなさい。ただし、v_0、α、βは正の値とする。

〔1〕時刻t_1からt_2まで速さv_0の等速直線運動をしている物体の運動を描きなさい。

〔2〕一定方向に、時刻$t=0$から等加速度αでT_1秒間加速し、その後T_2秒間等速で進み、等加速度$-\beta$でT_3秒間減速して停止した。この運動全体を描きなさい。

〔3〕等速円運動をしている物体の運動の接線方向の速度の大きさと、外向き法線方向を正とした加速度の大きさを一周期分（T秒間）描きなさい。

〔4〕一端が固定され他端に物体がついたバネを伸ばし、単振動を行わせたとき、一周期分（T秒間）の運動を描きなさい。ただし、最もバネが伸びた状態を$t=0$とする。

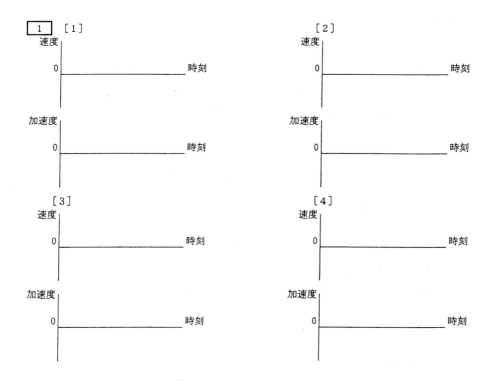

[2]　次の文章の（　）内に適当な語句、または式を入れなさい。また、問いに答えなさい。

〔1〕波動とは振動が伝わる現象をいい、振動を伝える物質を（　①　）、振動が始まった点を（　②　）という。連続的な波の波形の隣り合う山と山、谷と谷の距離を（　③　）といい、1秒間に通過する山または谷の数を（　④　）といい、③×④の単位は（　⑤　）となる。

今、水面上の2点から同振幅、同位相で起きた波が干渉し強め合う条件は、元の2点からの距離の差が（ ⑥ ）の点である。

〔2〕 電磁波も波動であり、電場と磁場の振動が伝わる現象である。次の現象や事柄で関係する電磁波の名称をあげなさい。

電子レンジ（ ① ）、虹（ ② ）、サーモカメラによる映像（ ③ ）、
日焼け（ ④ ）、ラジオ放送（ ⑤ ）、レントゲン写真（ ⑥ ）、
①から⑥の中で最も波長が短い電磁波（ ⑦ ）。

〔3〕 角振動数ωの交流電源につながれた交流回路を考える。この回路において直流回路における電気抵抗Rと同様な働きをする物理量はRと、容量Cのコンデンサーによる（ ① ）、自己インダクタンスLのコイルによる（ ② ）がある。これらの物理量の単位は全て（ ③ ）で表される。R、C、Lを直列につないだ交流回路において流れる電流はωによって変化する。ωが小さいときは（ ④ ）の影響により電流が流れにくく、ωが大きいときは（ ⑤ ）の影響で電流が流れにくい。最も大きな電流が流れる条件は（ ⑥ ）のときで、この現象を（ ⑦ ）という。

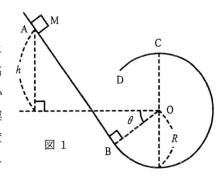

図1

3 垂直に置かれた半径Rの円形レールBCDが、図1のように点Bにおいて斜面ABを接線とするようにABとつながっている。円形レールの中心Oからhの高さにある斜面上の点Aに、質量mの小さい物体Mを静かに置いて手を離した。MはABを下りBCDの内側を運動した。水平面とBOとのなす角をθ、また重力加速度をgとする。斜面および円形レールには摩擦がないとして下記の問いに答えなさい。

〔1〕 最高点Cでの速さをv_cとして中心方向のMの運動方程式を示しなさい。ただし、点Cにおけるレールからの垂直抗力の大きさをNとする。

〔2〕 $N>0$の条件より、Mが円形レールの点Cを通過するためには、点CでのMの速さがいくら以上でなければならないか求めなさい。

〔3〕 点Aと点Cとの力学的エネルギー保存則より、点CでのMの速さをh、R、gを用いて示しなさい。

〔4〕 Mが点Cを通過するためのhの条件をRを用いて示しなさい。

4 電車Aが気温 14.0℃の風のない空気中を、振動数 1000 Hz の警笛を鳴らしながら、踏み切りに向かって 20.0 m/s で接近してくる。さらに、電車Aとの相対速度 30.0 m/s で電車Bが、逆方向から振動数 1100 Hz の警笛を鳴らしながら近づいてくる。踏み切り上で互いにすれ違い、それぞれ警笛を鳴らし続けて遠ざかっていった。ただし、線路は直線とする。また空気中の音速は0℃では 331.6 m/s で、1.0℃上がるごとに 0.6 m/s 速くなるものとする。下記の問いに答えなさい。

[1] 14.0℃の時の音速と、1000 Hz の音波の波長を求めなさい。

[2] 踏み切りに立っている人が観測した電車Aの警笛の振動数はどのように変化したかを示しなさい。

[3] 電車Bに乗っている人が観測した電車Aの警笛の振動数はどのように変化したかを示しなさい。

[4] すれ違う前に電車Bに乗っている人が観測するうなりと、すれ違ったあとに電車Aに乗っている人が観測するうなりの周波数の違いを式で示しなさい。

5 光ファイバーの原理について考える。光ファイバーは図2のように、コア（内部）とクラッド（外部）からなっている。図2の下図はその断面図である。光ファイバーは、コアの屈折率 n_1 とクラッドの屈折率 n_2 (ただし、$n_1 > n_2$) との違いを利用して、コアに進入してきた光を効率よく伝えることができる。信号を遠くまで伝えるために光ファイバーは、入射してきた光をコアとクラッドの境界面で全反射させて信号を伝える。光ファイバーの外を屈折率 1.00 の空気として下記の問いに答えなさい。

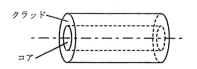
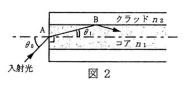

図2

[1] 図2の下図のように、入射光が光ファイバーの中心軸に垂直な断面に対して中心軸とのなす角 θ_0 で入射し、点A（中心軸上）において屈折角 θ_1 で光ファイバーに進入した。点Aでの屈折の法則を示しなさい。

[2] 光ファイバー内の点Bにおいて全反射するとしたとき、臨界角を θ_c として点Bでの全反射の式を示しなさい。

[3] 点Bで全反射するためには入射光の入射角 θ_0 に条件がある。その条件式を $\sin\theta_0$ を用いて示しなさい。

[4] $n_1 = 1.49$、$n_2 = 1.46$ としたとき、$\theta_0 = 15.0°$ でコアに入射した光がコアとクラッドの境界面で全反射してコア内を伝わっていくことができるかどうか判定しなさい。

6　真空中を運動する電子に均一な磁場（磁界）をかけて電子を水平に円運動させる装置が地球の磁場（地磁気）をさえぎった部屋の中に設置されており、$5.0×10^8$ 個の電子が図3のように中心Oからの半径 R [m] の同一円軌道を一周 $4.0×10^{-7}$ 秒で運動している。この円軌道と同一水平面上に点Oから距離 $2R$ [m] に十分に長い導線Lが直線状に設置されている。図3に示された点Aから点Oの方向を観察すると、円軌道の手前側を横切っていく電子の運動方向は右から左であった。下記の問いに答えなさい。方向を表す場合は、点Aから観察対象を最短距離で見たときの上・下・左・右を使いなさい。電気素量は $1.6×10^{-19}$ C、電子質量は $9.1×10^{-31}$ kg とする。

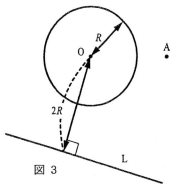

図 3

〔1〕円軌道を流れる電流 I_1 の方向と大きさを求めなさい。

〔2〕この装置が発生している均一磁場による磁束密度 B の方向と大きさを求めなさい。

〔3〕R が 0.15 m のとき、I_1 が、点Oに作り出す磁場 H の方向と大きさを求めなさい。

〔4〕導線Lに直流電流 I_2 を流して点Oで H を打ち消したい。必要な I_2 の方向と大きさを求めなさい。

化　学

問題　21年度

1　下記の問いに答えなさい。

〔1〕物質量（mol）とは何か、1行で説明しなさい。

〔2〕ヘスの法則（総熱量保存の法則）とは何か、1行で説明しなさい。

〔3〕グルコース（ブドウ糖）を燃焼して二酸化炭素と水を生成する反応の熱化学方程式を次に示す。

$$C_6H_{12}O_6(固体)+6O_2(気体)=6CO_2(気体)+6H_2O(液体)+Q\ kJ$$

1）上記の Q 値をヘスの法則を用いて求めなさい。ただし、グルコース(固体)、二酸化炭素(気体)、水(液体)の 1 mol の生成熱をそれぞれ 1250 kJ、390 kJ、290 kJ とする。

2）次の（　a　）と（　b　）に適切な数値を記入しなさい。ただし、原子量は C=12.0、O=16.0とする。

　　ヒトが生きていくうえで必要なエネルギーの最小量を 1 日あたり 8000 kJ とし、このエネルギーをグルコースの燃焼熱（上記の Q 値）から得ると仮定するならば、1 日に（　a　）mol のグルコースを燃焼する必要がある。このとき、グルコースの燃焼で発生する二酸化炭素の全量を体外に放出するならば、1 日に（　b　）g の二酸化炭素を体外に放出することになる。

3）グルコースを分解して二酸化炭素と水を生成する反応が生体内で起こるとき、酵素が触媒として働いている。触媒とは何か、1行で説明しなさい。

〔4〕一般に、加熱すると反応速度は大きくなる。

1）その理由を4行以内で説明しなさい。

2）「加熱すると反応速度は大きくなる」という事象には例外がある。例外となる反応を1つあげ、2行以内で説明しなさい。

2　下記の問いに答えなさい。

〔1〕人工腎臓は透析の原理に基づいて考案された装置である。透析とは何か、2行以内で説明しなさい。

〔2〕ケイ素（シリコン）は電気的性質から、半導体の主要な原料として用いられている。ケイ素の電気的性質を1行で説明しなさい。

〔3〕金属が延性や展性を示す理由を金属結合の特徴に基づいて2行以内で説明しなさい。

〔4〕火力発電所などでは燃料を燃焼したときに生成する一酸化窒素を、触媒の存在下でアンモニア及び酸素と反応させ、窒素に変化させて排出している。

　1）この変化を反応式で表しなさい。

　2）一酸化窒素の大気中への排出を抑える理由を2行以内で説明しなさい。

〔5〕酵素の働きを調べる実験では、一般に緩衝液を用いる。

　1）緩衝液とは何か、1行で説明しなさい。

　2）緩衝液を用いる理由を酵素の性質に基づいて2行以内で説明しなさい。

3　水分子に関する次の文章を読み、問いに答えなさい。

　水分子は1個の（　a　）原子と2個の（　b　）原子間の共有結合により形成される。水分子の（　a　）原子は負の電荷、（　b　）原子は正の電荷を帯びている。さらに、水分子の構造は折れ線形であり、分子全体として極性が打ち消されないので、極性分子である。水の沸点が比較的高いのは、隣接する水分子間で（　b　）結合を形成するからである。水分子の一部は電離し、（　b　）イオンと（　c　）イオンを生成するが、（　b　）イオンは水分子と配位結合を形成して、オキソニウムイオンになる。水はイオン性結晶や極性分子をよく溶かす。しかし、ベンゼンのような無極性分子は水に溶けにくい。

〔1〕文中の（　a　）～（　c　）に適切な語句を記入しなさい。

〔2〕極性とは何か、1行で説明しなさい。

〔3〕沸点は沸騰が起こるときの温度である。沸騰とは何か、1行で説明しなさい。

〔4〕分子間で（　b　）結合を形成すると沸点が高くなる理由を3行以内で説明しなさい。

〔5〕共有結合と配位結合の形成様式の違いを2行以内で説明しなさい。

〔6〕オキソニウムイオンをイオン式で示しなさい。

〔7〕結晶とは何か、1行で説明しなさい。

〔8〕ベンゼンの構造式を元素記号と原子間の結合を省略せずに書きなさい。

〔9〕ベンゼンが水に溶けにくい理由を4行以内で説明しなさい。

4 下記の問いに答えなさい。

〔1〕pHとは何か、2行以内で説明しなさい。

〔2〕右下図は濃度未知の酢酸水溶液20 mℓを $8.0×10^{-2}$ mol/ℓ 水酸化ナトリウム水溶液で滴定したときの滴定曲線である。酢酸水溶液のpHは3.0であった。また、中和に要した水酸化ナトリウム水溶液の体積は25 mℓであった。

1）酢酸水溶液の濃度（mol/ℓ）を求めなさい。

2）酢酸水溶液における酢酸の電離度を求めなさい。

3）pHが4.8付近では水酸化ナトリウムを滴下しても、pHの変化は小さい。その理由を反応式を用いて3行以内で説明しなさい。

4）中和点での溶液のpHは塩基性側に偏る。その理由を反応式を用いて3行以内で説明しなさい。

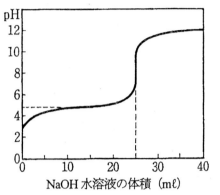

〔3〕生体から血液を採取した後、直ちに血しょう（血液の液体成分で、その主成分は水である）を得た。次に、血しょうを体外に放置した。このとき血しょうのpHはどのような変化を示すか、〔選択肢〕から1つ選び、記号で答えなさい。ただし、「体内のほうが体外よりも二酸化炭素分圧が高い」こと以外、生体内外での血しょうの存在環境は同じであるとみなす。

〔選択肢〕　（ア）上昇する　　（イ）低下する　　（ウ）上昇と低下を周期的に繰り返す
　　　　　（エ）変化しない

〔4〕上記〔3〕の答えの根拠を反応式を用いて4行以内で説明しなさい。

5 次の操作によりニトロベンゼンからアニリンを経てアセトアニリドを合成した。問いに答えなさい。

[操作1] ニトロベンゼンにスズを加えた後、濃塩酸を加え湯浴で加熱した。

[操作2] 反応液に水酸化ナトリウム水溶液を加え、塩基性にした後、ジエチルエーテルを加えて振とうした。次に、エーテル層を蒸留して、アニリンを得た。

[操作3] アニリンに酢酸で希釈した無水酢酸を加えた。この反応液に大量の冷水を加えると、アセトアニリドが沈殿した。

〔1〕[操作1]で加熱すると、2層に分離していた反応液がほぼ均一な状態になった。その理由を2行以内で説明しなさい。

聖マリアンナ医科大学　21年度　(16)

〔2〕［操作2］でジエチルエーテルの代わりにエタノールを用いることはできない。その理由を2行以内で説明しなさい。

〔3〕［操作3］でアニリン分子中のアミノ基が変化して生成した基の構造を原子間の結合を省略せずに書きなさい。

〔4〕アセトアニリドに希硫酸を加えて加熱したところ、刺激臭を有する物質が生成した。この物質の化学式を書きなさい。

6　デンプン水溶液を用いた実験に関する次の文を読んで、問いに答えなさい。

［実験1］デンプン水溶液に横から光線を当てると、光の進路が明るく輝いて見えた。

［実験2］デンプン水溶液に多量の塩化ナトリウムを加えると、デンプン分子は沈殿した。

［実験3］デンプン水溶液にヨウ素ヨウ化カリウム水溶液を加えると、青紫色を示した。①この青紫色の水溶液を加熱すると青紫色が消えたが、冷却すると再び青紫色を示した。また、②この青紫色の水溶液に二酸化硫黄を通じると、水溶液は無色となった。しかし、塩素水を加えると、再び青紫色を示した。

［実験4］デンプン水溶液に希硫酸を加えて加熱した。冷却後、③気体が発生しなくなるまで炭酸ナトリウムの粉末を少量ずつ加えた。次に、④フェーリング液を加えて加熱したところ、赤色沈殿を生成した。

〔1〕デンプン水溶液はコロイド溶液である。コロイドとは何か、2行以内で説明しなさい。

〔2〕［実験1］の現象が起きた理由を1行で説明しなさい。

〔3〕［実験2］でデンプン分子が沈殿した理由を2行以内で説明しなさい。

〔4〕［実験3］で溶液が青紫色に変化した理由として正しいものを［選択肢］から1つ選び、記号で答えなさい。

　　［選択肢］　（ア）デンプン分子の構成単位の結合様式が変化し、立体構造が変化するから
　　　　　　　（イ）デンプン分子とヨウ化物イオンの間でイオン結合を形成するから
　　　　　　　（ウ）デンプン分子とヨウ化物イオンから成る錯イオンが光を吸収するから
　　　　　　　（エ）デンプン分子のらせん構造の中にヨウ素分子が入り込むから
　　　　　　　（オ）デンプン分子とヨウ化カリウム分子の間で置換反応が起こるから

〔5〕［実験3］の下線部①から、青紫色を示す反応はどのような反応であるか、［選択肢］から1つ選び、記号で答えなさい。

　　［選択肢］　（ア）置換反応　（イ）可逆反応　（ウ）中和反応　（エ）酸化反応　（オ）付加反応

〔6〕〔実験3〕の下線部②の変化が起きた理由を反応式を用いて2行以内で説明しなさい。

〔7〕〔実験4〕の下線部③で炭酸ナトリウムの粉末を加えた理由を反応式を用いて1行で説明しなさい。また、発生した気体の名称を答えなさい。

〔8〕〔実験4〕の下線部④から、還元性を有する物質が溶液中に存在すると判断することができる。

　　1）上記のように判断することができる理由を反応式を用いて2行以内で説明しなさい。

　　2）下線部④の反応において還元性を示す基の構造と名称を書きなさい。ただし、構造は原子間の結合を省略しないで表すこと。

　　3）上記2）の基は下線部④の反応でどのような基に変化したか、その構造と名称を書きなさい。ただし、構造は原子間の結合を省略しないで表すこと。

〔9〕デンプンに構造が類似し、肝臓や筋肉に貯蔵されている物質の名称を答えなさい。

生 物

問題　21年度

1 下記の問いに答えなさい。

1) 次のア）～オ）を大きいものから順に解答欄①に並べなさい。また、光学顕微鏡では観察できないものを全て選び、記号に○をつけなさい。

　　ア）ヒトの肝細胞　　　イ）大腸菌　　　ウ）ヒトの卵
　　エ）T₂ファージ　　　　オ）ヘモグロビン

2) 下の文中の空欄（ ② ）および（ ③ ）に適する語を解答欄②と③に記入しなさい。

　　真核細胞は、一般に1個の核と（ ② ）から成る。また（ ② ）は、それぞれ固有の機能を持った様々な微細な構造体である細胞小器官とそれらを除いた（ ③ ）に分けられる。

3) ヒトの身体を構成する細胞の中で、複数の核を持つ細胞と核を持たない細胞を、解答欄④と⑤にそれぞれ1つずつ記入しなさい。

4) 細胞小器官のうち、ミトコンドリア、ゴルジ体のそれぞれに該当する説明すべてを次のア）―コ）の中から選び、解答欄⑥と⑦にそれぞれ記号で記入しなさい。

　　ア）タンパク質の加工・選別に関与する　　　イ）タンパク質合成の場である
　　ウ）嫌気呼吸の場である　　　　　　　　　　エ）好気呼吸を行い多量のATPを産生する
　　オ）光合成を行い炭水化物を合成する　　　　カ）DNAを含む
　　キ）クロロフィルなどの色素を含む　　　　　ク）酢酸オルセインで染色できる
　　ケ）ヤヌスグリーンで染色できる　　　　　　コ）分泌の盛んな細胞でよく発達している

5) 次の図1は、ヒトの小腸の断面を描いた模式図である。a ― dで指し示された部位の組織の名称を、解答欄⑧～⑪にそれぞれ記入しなさい。さらにそれらの組織が発生学的にどの胚葉に由来するかを、解答欄⑫～⑮にそれぞれ記入しなさい。また、図1のaで示した部位の細胞の形態と配置として正しいものを図2のA～Dから1つ選んで、その記号を解答欄⑯に記入しなさい。

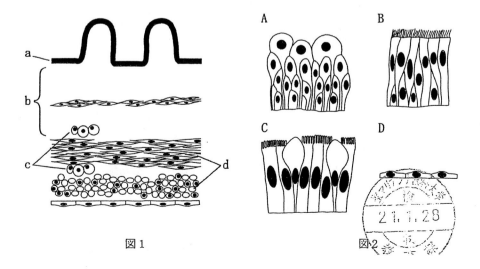

図1　　　　　　　　　　　　　　図2

2 成熟したヒトデの卵巣中には、減数分裂を第一分裂前期で停止している多数の卵母細胞がある。卵巣から取り出したこの卵母細胞は、図3Aに示すように第一減数分裂前期の特徴である大きな核(卵核胞)を持っている。この卵母細胞はそのまま海水中に放置していても何の変化も示さない。しかし、ヒトデの卵成熟誘起因子として同定された1－メチルアデニンという物質は、海水中で減数分裂を誘起することができる。この時、卵母細胞は、図3A→B→C→Dのように卵核胞の消失に引き続いて極端な不等分裂をした後、小さな細胞1および2を形成する。この方法で減数分裂を再開した卵母細胞を用いて行った次の実験1－4に関して、下記の問いに答えなさい。

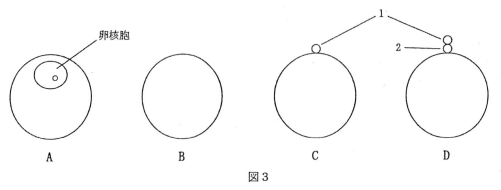

図3

[実験1] 図3Bの時期にある卵母細胞に精子を加えて受精させたところ、精子は1個だけが卵母細胞内に侵入し、受精膜を形成した。やがて減数分裂を完了すると卵割を始め、第一卵割後に2個の割球を形成した。一方、<u>CおよびDの時期に精子を加えたところ、受精膜が形成され、第一卵割後に形成された割球は2個より多かった</u>。ただし、B、CおよびDのいずれの時期に受精させたときも、加えた精子と卵（母）細胞の数の比は全て等しく、また精子を加えてから受精膜が形成されるまでの時間も全てで違いがみられなかった。

[実験2] 図3Bの時期にある卵母細胞に微小電極を挿入し、外液に対する細胞の内側の電位（膜電位）を測定した。この状態で外液に精子を加えて受精させると、図4に示すような電位変化が得られた。膜電位は受精膜形成後15分で受精前のレベルに戻った（図4には示されていない）。この一連の電位変化を受精電位と呼ぶこととする。

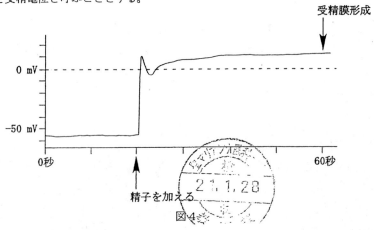

図4

［実験３］　図３Bの時期の卵母細胞に微小電極を２本挿入し、１本の電極で膜電位を測定しながら
もう１本の電極から電流を与え、膜電位を±０mVにした。この状態で精子を加えたが、受精は成立し
なかった。その後、卵母細胞のまわりに精子が居る状態のままで、電流を調節して膜電位を徐々にマ
イナス側に下げていった。すると、膜電位を −10 mV にしたときに受精電位が観察され、受精膜が形
成された。このとき卵母細胞に侵入した精子は１個であった。

［実験４］　実験３と同様の操作で、図３Bの時期の卵母細胞の膜電位を −45 mV にし、精子を加え
た。脱分極は与えられた電流によって抑制されていたので受精電位は観察されなかったが、受精膜は
形成された。このとき卵母細胞には複数の精子が侵入していた。

1）ヒトデは何という動物に分類されるか、門の名称を解答欄①に記入しなさい。更に次のア）〜オ）
　　の中から、ヒトデとは異なる門に分類される動物を全て選び、解答欄②に記号で記入しなさい。
　　　　　ア）ゴカイ　　イ）ナマコ　　ウ）ナメクジウオ　　エ）ヒドラ　　オ）ウニ

2）図３Cと図３Dに示された小さな細胞１と２の名称を、解答欄③と④にそれぞれ記入しなさい。

3）細胞分裂を終えた直後の体細胞の核に含まれるDNAの相対量を２とすると、以下の細胞の核に
　　含まれるDNAの相対量はそれぞれどのようになるか、解答欄⑤〜⑦にそれぞれ数字で記入しなさい。
　　　　　ア）図３Aの卵母細胞　　イ）図３Cの細胞１　　ウ）図３Dの細胞２

4）減数分裂における染色体の挙動について、体細胞分裂と異なる特徴を10字以内で（句読点は含め
　　ない）、解答欄⑧に記入しなさい。

5）一般に受精膜が果たす役割を２つ、解答欄⑨にそれぞれ１行で述べなさい。

6）実験１の下線部について、第一卵割で多数の割球が生じた理由は何か、解答欄⑩に２行以内で述
　　べなさい。

7）実験１〜４の結果から、ヒトデの受精に関して正しいと考えられる記述を、次のア）〜キ）から
　　全て選んで、その記号を解答欄⑪に記入しなさい。

　ア）受精電位が生じなくても受精は成立する。

　イ）受精の成立は、卵母細胞の膜電位に依存しない。

　ウ）卵母細胞の膜電位が −10 mV より高ければ、受精は成立しない。

　エ）卵母細胞の膜電位が ±０mV より高ければ、受精が成立しなくても受精膜は形成される。

　オ）卵母細胞の膜電位が −10 mV 以下ならば、受精が成立しなくても受精膜は形成される。

　カ）卵母細胞の膜電位が −45 mV 以下では、受精が成立しても、通常は受精電位は生じない。

　キ）ヒトデの卵母細胞の膜電位は、図３Bの時期には−45 mV 以下なので、通常この時期は複数の精
　　　子が同時に受精する確率が高い。

8）図３CやDの時期に実験２のように受精電位を測定すると、どのような特徴をもった電位変化が
　　観察されると予測されるか、２つの可能性をそれぞれ１行で解答欄⑫に記入しなさい。

3 削除

4 筋収縮に関する下記の問いに答えなさい。

1）筋収縮に関与する主要なタンパク質の名称を解答欄①に２つ記入しなさい。また、そのうち筋収縮の際に酵素として機能する部位を持つものを〇で囲みなさい。

2）筋肉中の呼吸基質が分解され、疲労の原因となる物質を生じる嫌気呼吸を何と呼ぶか。また、微生物でみられる同様の呼吸を何と呼ぶか。それぞれ、解答欄②と③に記入しなさい。

3）筋肉が頻繁に収縮する際には大量のエネルギーを必要とする。呼吸ではこれを十分にまかなうことができないため、筋肉には特有のエネルギー供給のしくみが存在する。そのしくみを解答欄④に答えなさい。

4）筋収縮における筋小胞体の重要な機能を、解答欄⑤に簡潔に答えなさい。

5）筋線維が受ける刺激の強さと筋線維の収縮の強さとの関係を示すグラフを次のA〜Eから選び、その記号を解答欄⑥に記入しなさい。

縦軸：収縮の強さ
横軸：刺激の強さ

6）骨格筋（筋肉）を用いて刺激の強さと筋肉の収縮の強さを調べると、どのようなグラフになるか。5）のA〜Eから選び、その記号を解答欄⑦に記入しなさい。また、そのようなグラフになる理由を解答欄⑧に２行以内で述べなさい。

聖マリアンナ医科大学　21年度　(22)

5　次の問題〔1〕または〔2〕の**どちらか一方**を選んで解答しなさい。両方に解答した場合、**どちらも採点しない**ので注意すること。

〔1〕面積がいずれも 2.5km² の5つの島々（A〜E）において、ある小型げっ歯類の個体群密度を調査した。調査には面積 0.1km² あたりについて、<u>最初に捕獲された個体数（M）を記録し、その全個体にエナメルペイントで印をつけて放し、1週間後に再び捕獲された個体数（N）とその中で印のついた個体数（R）を記録する方法</u>を用いた。また、調査は 1990 年から5年毎に4回行われ、その結果をまとめたものが次の表1である。これに関して、下記の問いに答えなさい。

注）この問題に答えたら、〔2〕の問題には答えないこと。

島	1990 年			1995 年			2000 年			2005 年		
	M	N	R	M	N	R	M	N	R	M	N	R
A	24	20	5	18	15	3	22	27	6	21	26	6
B	59	64	16	48	49	12	33	32	6	24	23	4
C	35	34	7	22	19	5	39	35	7	25	24	3
D	1	1	0	2	1	0	14	16	2	22	19	2
E	33	35	3	30	27	2	29	28	2	27	28	2

表1

1）問題文中の下線部のような調査方法を何というか。解答欄①に記入しなさい。

2）2000 年において個体群密度が最も高かった島の記号を、解答欄②に記入しなさい。また、この年のその島における個体数は、およそどれ程と推定されるか。解答欄③に記入しなさい。

3）次のア）〜オ）はそれぞれ、上記5つの島のいずれかで捕獲された個体の平均体重(グラム)を、島ごとに 1990 年から 2005 年まで順に示したものである。島A、DおよびEに該当するものを選んで、解答欄④〜⑥にそれぞれ記号を記入しなさい。

ア）53、52、51、54　　イ）60、62、67、69　　ウ）88、93、85、89
エ）66、63、65、62　　オ）95、93、82、64

4）問題の動物の個体群密度と平均体重とはどのような関係にあるか。解答欄⑦に簡潔に述べなさい。また、個体群密度が平均体重に及ぼすこのような影響を何と言うか。解答欄⑧に記入しなさい。

5）個体群の平均体重以外に、4）の⑧の例として個体の形態・色彩・生理・行動などにも同一種内での著しい変異が生じる場合がある。そのような変異を何というか。解答欄⑨に記入しなさい。また、その場合、個体群密度が小さいときの状態と大きいときの状態をそれぞれ何と呼ぶか。解答欄⑩と⑪にそれぞれの呼び方を記入しなさい。

〔2〕 下記の問いに答えなさい。

　　注）この問題に答えたら、〔1〕の問題には答えないこと。

1）4つの人類集団（A〜D）において、ある1対の対立遺伝子（Gとg）の3つの遺伝子型の頻度
　を調べたところ、表2のようになった。表2の①〜⑥にあてはまる数値をそれぞれ解答欄①〜⑥に
　記入し、集団A〜Dの中で、遺伝子Gとgに関して、ハーディ・ワインベルグの法則が成り立つ平
　衡状態に最も近いと考えられる集団の記号を解答欄⑦に記入しなさい。

集団	遺伝子型頻度			遺伝子頻度	
	GG	Gg	gg	G	g
A	0.2	0.8	0	①	②
B	0.4	0.2	0.4	0.5	0.5
C	0.5	0.4	0.1	③	④
D	0.6	0.2	0.2	⑤	⑥

表2

2）ハーディ・ワインベルグの法則が成り立つための主な条件として、次の4つがある。（⑧）〜（⑩）
　にあてはまる単語をそれぞれ解答欄⑧〜⑩に記入しなさい。

　条件1：集団が十分に大きく、個体の出入がないこと。

　条件2：交配が完全に無差別であること。

　条件3：（　⑧　）が起こらないこと。

　条件4：（　⑨　）が作用せず、遺伝子型による生存力や（　⑩　）の差がないこと。

3）集団が小さい場合、集団の遺伝的構成にどの様なことが起こると考えられるか。解答欄⑪に2行
　以内で答えなさい。ただし、他の条件は満たされているものとする。

4）現在の進化学は、2）の（⑧）と（⑨）を進化の原動力と位置付けることから始まったが、その
　後、集団内の遺伝的変異の保有機構に関するある学説が注目されるようになり、進化の機構解明に
　新たな問題が提起された。この学説を唱えた研究者の名前を解答欄⑫に記入し、その内容を解答欄⑬
　に2行以内で述べなさい。

英　語

解答　21年度

❶　出題者が求めたポイント

[全訳]

　(ア)小説の書き手になることは、それがたとえ科学を下敷きにした小説であっても、もし何になりたいかと若い時に訊かれた時に私が選びそうな道とは、ほど遠いものだった。私はいつもフィクションが大好きだったが、子どもの私は、フィクションは空想の世界だと思っていた。6歳の時に最初の図書貸し出しカードをもらった時には、この魅力あるものが私を楽しませすぎないように、私の頭がいかれてしまわないように努めることを①決まりとさえした。私は図書館に行くといつも、フィクションをひとつ借りることを自分に許した。それとバランスをとるために、私は自分のためになる本、つまり私がそこから学べるものを1冊借りなければならなかった。私はためになる本を読み終わる前に物語の本を読むことを自分に禁じた。

　しかしほどなく私は、ある「ためになる本」がとても楽しいことに気がついた。それはハインツ・ハーバーの書いた「われらが友、原子」という本で、私があある金曜日の午後それを家に持ち帰った理由はただ、その本が、②私がデザートとして選んだミステリーの本を十分正当化できるくらいに、滋養になるもののように思われたためであった。ところが、私はミステリーを読む時間は全然なく、代わりに「われらが友、原子」を2度も3度も読み返した。私はその週末、世界は自分が考えていたものからずっとずっとかけ離れていること、そこでは自分が考えも及ばないようなことがたくさん起こっていることを学んだ。物事の真の成り立ちを一体どうやったら知ることができるのだろうかと、私は思った。

　③科学は、物事がどう見えるかということと、物事がどう在るのかということを、私たちが区別するときに役に立つという事実は、私にとって驚きそのものであった。この気持ちは私が教育を受けるにつれて育っていき、私はついに相対性理論と量子力学を勉強するようになり、そして、世界についての私たちの深い直感力のいかに多くが、現代科学の目の前で、地に落ち死に絶えているのかがわかった。

　結局私は大学院で、科学哲学を研究するようになった。これは私には意味のあることである。私がなぜ科学哲学の教授である上に小説家でもあるのか、それには深い理由が、少なくとも私にとってはいくつかある。何年もかかって私は信じるようになったのだが、[A]小説というのは、客観的な事実と主観的な考えとはなかなか一致しないと認識するのに、驚くほど適している。科学は客観的な事実がどういうものかについての私たちの見方に、常に追加を加え、時に変更を迫っている。変更が過激であれば、私たちの見方が崩れ落ちてしまうという事実を受け入れるために、私たちは苦闘しなければならない。言い換えれば、私たちは世界の見方

を現実に合わせるように、なんとか自分を持っていく必要があるのだ。科学はますます、物理だけでなく、例えば行動科学、脳科学、遺伝学など、あらゆる側面から私たちを攻撃し、私たちがこの宇宙に存在することの意味を書きかえることを私たちに強いる。そのような課題と戦うことは、その戦いがどのようなものなのかを提示することと同じく、小説家の仕事だ。小説には途方もない寛容さがあるので、世界を知ろうとする探求において、小説がこれらの要素のすべてを受け入れることは可能なのである。

　④さらに、科学と芸術は、いわゆる「2つの異なる世界」と呼ばれているほどには、かけ離れていない。私たちは科学的探究において、現実を直接に取り扱っているのではなく、むしろ現実の模型を作っているのである。この模型作りは想像力の作業だ。芸術家も科学者も、想像力を必要とするばかりでなく、作業においての導きとなる美的センスをも必要としている。数学者と科学者がたびたび美に訴えるという事実は、しばしば科学者でない人たちにとって驚きをもって迎えられる。科学的あるいは数学的アイディアについて書くとき、私は常にこれらのアイディアの美を引き出そうと努める。これはアイディアを、科学者でない人たちにもっと訴えるような、受け入れてもらえるようなものにするためだけでなく、ただ単に、それらは美しいから、そして、美はできるだけ広く鑑賞され、賞賛されるべきだからである。(イ)私は小説のテーマのために科学的アイディアを好きにもらえるということで、自分をラッキーだと感じている。

[解説]

（問題[7]の訳）

a) 科学者たちの意見を考慮しないで物語を考えることができるのでうれしい。

b) 小説のテーマを躊躇や心配なく決めることができるので満足している。

c) 科学的アイディアを自分の本の話に自由に使えるので幸運だ。

d) 自分の小説のアイディアのすべてを芸術と科学から集めることができるのでうれしい。

[解答]

[1] 魅力あるフィクションが私を楽しませすぎないようにする、私の頭がいかれてしまわないように努めるというきまり

[2] 筆者はためになる本を、栄養をくれる食事にたとえているので、それに対するミステリーを楽しいデザートにたとえた。

[3] 全訳中の下線部③を参照。

[4] [A] (c)　[B] (b)

[5] 科学も芸術も想像力と美的センスを必要としている。（24字）

[6] If you had asked me when I was young, (a)

"What do you want to be?" I would never have said, (b) "I want to be a novelist," even though novels are inspired by (c) science.

[7](c)

② 出題者が求めたポイント

[全訳]

[1]サンドイッチの店で女性が注文しようとしている。

店員：(h) こんにちは。ごきげんいかがですか。

女性：(l) はい、こんにちは。サンドイッチをいただけますか？

店員：(d) はい、サンドイッチには何をお入れしますか？

女性：(n) ハムとチーズをお願いします。

店員：(a) はい、チーズの種類はどうなさいますか。

女性：(j) えーと、どういうのがありますか？

店員：チーズにはいろいろな種類がございます。アメリカンチーズとスイスチーズ。チェダー、プロヴォローネ、モッツァレラ、…それから…他にですか？　はい、クリームチーズもございます。

女性：(o) そうですか。お薦めはどれですか？

店員：(p) アメリカンチーズがハムとよく合いますよ。

女性：(b) いいですね。それにします。

店員：(e) はい、わかりました。レタスとトマトをのせますか？

女性：(g) はい、そうしてください。それと、白パンがいいです。

店員：(m) はい…他にございますか？

女性：(c) はい、飲み物ですね、えーっと、このオレンジジュースというのはフレッシュジュースですか？

店員：(i) はい、しぼりたてです。

女性：(k) では、フレッシュオレンジジュースをお願いします。

店員：はい、結構ですよ。

女性：(f) ありがとう。向こうで待ちます。

[2]マリアとチャーリーが、ルームメイトのスーザンのバースデイパーティーについて話している。

チャーリー：OK、マリア、これでよし。準備万端だよ。

マリア：(l) ええ、でも、もう一度細かいところを復習ね。

チャーリー：(d) わかった。

マリア：(c) それじゃ、チャーリー、えーっと…あなたはスーザンと6時に図書館で会うことになっているのよね。

チャーリー：(a) そうだよ。

マリア：(h) そこに7：30まで彼女をとめておいてよね。それが大事なのよ。早く家に帰ってこないでね。

チャーリー：(j) わかってるよ、わかってるよ。パーティーの準備の時間がいるってことだよね。

マリア：(b) そうよ。彼女が早く帰ってきたら、サプライズが台無しよ。

チャーリー：(i) 僕が彼女といる間にきみは何をするの？

マリア：(e) 私は居間の飾りつけをやるわ。それから、

他の友だちに電話して、来てくれるように言うわ。

チャーリー：(k) それに、ケーキを取りに行くのも忘れないで。

マリア：(f) そうよ、ケーキよ！　その通り。

チャーリー：(g) いいね、とても楽しそうだね。彼女、びっくりするだろうね。

[解答]

[1] [1]h　[2]i　[3]d　[4]n　[5]a　[6]j
　　[7]o　[8]p　[9]b　[10]e　[11]g　[12]m
　　[13]c　[14]l　[15]k　[16]f

[2] [1]l　[2]d　[3]c　[4]a　[5]h　[6]j
　　[7]b　[8]i　[9]e　[10]k　[11]f　[12]g

③ 出題者が求めたポイント

[全訳]

　食べ物は体の健康つまり、精神的なエネルギー、成長、回復、調整にとって大切なものである。食べ物を分け合うことは私たちの精神的な共同体意識を養う。これがなされるのは、選ばれる食べ物の種類、準備の方法、独特な提供の仕方、そして集められる人たちを通じてである。精神的な観点からすると、食べ物を分け合うことは高度に①満足をもたらす活動となり得る。

　自分をもっとも深く親密に気にかけてくれる人々の集団の中で食べ物が分け合われると、私たちは、他のところではめったに見いだせないような、有意義な感じや幸福感を経験する。一緒にいて、よく知った気楽な作業に従事するという単純な行動は、②安心感を与えてくれる。私たちはこの場所で大事にされているのだということを、思い出させてくれる。家族や友人の③いる食卓、とりわけ、特別な行事や大事な祭日のための食事は、なおさらする価値のあるものだ。

　食べ物はしばしば、特別な行事の祝いの席の中心にある。結婚式、誕生会、周年祭、卒業式、昇進を祝う会、退職の会、葬式などは、人々が集まって食べ物飲み物を分け合う時に、特別な意味を獲得する。最初のバースデイケーキに始まって、退職を祝うディナー、愛する人の葬式の後で近所の人たちが④出してくれるランチにいたるまで、食べ物というのは、これらの行事が私たちの人生の歩みの中の基準点であることを、私たちに思い出させる。

　お気に入りのレストランの食事券を思いがけなくもらった時でも、家で好きな料理が用意されている時でも、メニューから何でも好きに注文していいという招待を受けた時でも、仕出しの宴会であった⑤としても、食べ物はしばしば、なんらかの特別な業績を認めるときに使われる。これによって私たちは、人が自分を評価してくれて、このサクセスストーリーに参加することを選んでくれたことを、精神的な高揚感とともに思い出す。

　友人は、自分の存在価値を探求するときに私たちが持つ、もっとも重要な要素⑥の一つである。食べ物を分け合うことは、私たちに友人と大切で有意義な交流を持つ場を与えてくれる。これはまた、新しい友人を

生活に引き入れる方法でもある。新しい有意義な友情
は、地域住民ホールの食堂で、気持ちのいい秋の日に
共に過ごす野外のベンチの上で、だれかが食事に招待
されたレストランで、あるいはまた、職場の同僚の家
で始まる。食べ物がなくては、これらの機会は存在し
ないだろう。
　最後に、食べ物は宗教的な礼拝と式典の中心である。
礼拝の時のシンボルであり、宗教的価値を表現する⑧
手段であり、喜びや悲しみの時に信者をまとめる方法
であるだろう。
[解答]
[1] ① (c)　② (d)　③ (a)　④ (b)
　　⑤ (c)　⑥ (a)　⑦ (d)　⑧ (a)
[2] Sharing food gives us an occasion where we
　　have an important and valuable exchange with
　　our friends.

数　学

解答　21年度

1 出題者が求めたポイント（数学C・行列）

〔解答〕

(1) 条件より

$$\begin{pmatrix} 3 \\ 1 \end{pmatrix} = \begin{pmatrix} a & b \\ c & d \end{pmatrix}\begin{pmatrix} 1 \\ 2 \end{pmatrix} = \begin{pmatrix} a+2b \\ c+2d \end{pmatrix}$$

$$\begin{pmatrix} 1 \\ 3 \end{pmatrix} = \begin{pmatrix} a & b \\ c & d \end{pmatrix}\begin{pmatrix} -1 \\ 2 \end{pmatrix} = \begin{pmatrix} -a+2b \\ -c+2d \end{pmatrix}$$

各成分を比べて

$$\begin{cases} a+2b=3 \\ -a+2b=1 \end{cases} \quad \begin{cases} c+2d=1 \\ -c+2d=3 \end{cases}$$

$$\therefore a=1,\ b=1,\ c=-1,\ d=1$$

$$A = \begin{pmatrix} 1 & 1 \\ -1 & 1 \end{pmatrix} \quad \cdots\cdots\cdots\cdots（①～④の答）$$

$$A^{-1} = \frac{1}{2}\begin{pmatrix} 1 & -1 \\ 1 & 1 \end{pmatrix} = \begin{pmatrix} \dfrac{1}{2} & -\dfrac{1}{2} \\ \dfrac{1}{2} & \dfrac{1}{2} \end{pmatrix} \quad\cdots\cdots（⑤～⑧の答）$$

(2) $A^2 - (a+d)A + (ad-bc)E = 0$

$$A^2 - 2A + 2E = 0 \quad\cdots\cdots\cdots\cdots（⑨,⑩の答）$$

(3) 上記の (2) より $A^2 = 2A - 2E$

すると $A^3 = A \cdot A^2 = A(2A-2E) = 2A^2 - 2A$

$= 2(2A-2E) - 2A = 2A - 4E$

同様に $A^4 = -4E$, $A^5 = -4A$

よって, $m = 5$, $\alpha = -4$ $\cdots\cdots\cdots\cdots$（⑪,⑫の答）

(4) A^{-1} についてケーリー・ハミルトンの定理から

$$(A^{-1})^2 - A^{-1} + \frac{1}{2}E = 0 \text{ より } (A^{-1})^2 = A^{-1} - \frac{1}{2}E$$

上記と同様にして

$$(A^{-1})^3 = (A^{-1})(A^{-1})^2 = \frac{1}{2}A^{-1} - \frac{1}{2}E$$

$$(A^{-1})^4 = -\frac{1}{4}E, \quad (A^{-1})^5 = -\frac{1}{4}E^{-1}$$

よって, $n = 5$, $\beta = -\dfrac{1}{4}$ $\cdots\cdots\cdots\cdots$（⑬,⑭の答）

2 出題者が求めたポイント（数学B・ベクトル）

〔解答〕

(1) 求める直線の傾き m は $m = \dfrac{-s^2+t}{2s}$

さらに点 $P\left(1, -\dfrac{1}{2}s\right)$ を通ることから求める直線の方程式は

$$y - \left(-\frac{1}{2}s\right) = \frac{-s^2+t}{2s}(x-1)$$

展開して整理すると

$$y = \frac{-s^2+t}{2s}x - \frac{t}{2s} \cdots\cdots\cdots\cdots\cdots（①の答）$$

(2) $|\vec{b}| = 3\sqrt{5}$ より $|\vec{b}|^2 = 45$ となるから

$$(s^2+2)^2 + (2s+1)^2 = 45$$

展開して整理すると

$$s^4 + 8s^2 + 4s - 40 = 0$$

$s = -2$ を代入すると等式が成り立つから $s+2$ を因数にもつ

$$(s+2)(s^3-2s^2+12s-20) = 0$$

次に $f(s) = s^3 - 2s^2 + 12s - 20$ とおき $f(s) = 0$ を満たす整数 s が存在しないことを示す

$$f'(s) = 3s^2 - 4s + 12$$

$3s^2 - 4s + 12 = 0$ の判別式を D とおくと

$$\frac{D}{4} = 4 - 3 \times 12 = -32 < 0 \text{ より常に } f'(s) > 0 \text{ となる。}$$

よって $y = f(s)$ は単調増加関数となり $f(\alpha) = 0$ を満たす実数 α がただ1つ存在する。

$f(1) = -9 < 0$, $f(2) = 4 > 0$ より $1 < \alpha < 2$

よって, s が整数となるのは $s = -2$ $\cdots\cdots\cdots\cdots$（②の答）

(3) 内積 $\vec{a} \cdot \vec{b} \neq 0$ となる t の値の範囲を求めればよい

$$\vec{a} \cdot \vec{b} = 2s(s^2+2) + (-s^2+t)(2s+1)$$

$$= -\{s^2 - 2(t+2)s - t\}$$

ここで $s^2 - 2(t+2)s - t = 0$ の判別式を D とおき $D < 0$ となる t の値の範囲を求める。

$$\frac{D}{4} = (t+2)^2 - 1(-t) = t^2 + 5t + 4$$

$$= (t+1)(t+4) < 0 \qquad \therefore -4 < t < -1 \cdots（③の答）$$

3 出題者が求めたポイント（数学Ⅲ・微分積分）

〔解答〕

(1) 底面の半径を r とおく

扇形の弧の長さと円すいの底面の周の長さは致するから

$$2\pi a \times \frac{\theta}{2\pi} = 2\pi r \quad \therefore r = \frac{a\theta}{2\pi}\cdots\cdots\cdots\cdots（①の答）$$

高さを b とおくと

$$b^2 = a^2 - r^2 = a^2 - \left(\frac{a\theta}{2\pi}\right)^2 = \frac{a^2}{4\pi^2}(4\pi^2-\theta^2)$$

$b > 0$ より $h = \dfrac{a}{2\pi}\sqrt{4\pi^2 - a^2}$ $\cdots\cdots\cdots\cdots$（②の答）

$$V_1 = \frac{1}{3}\pi r^2 b = \frac{1}{3}\pi\left(\frac{a\theta}{2\pi}\right)^2 \frac{a}{2\pi}\sqrt{4\pi^2-\theta^2}$$

$$= \frac{a^3\theta^2}{24\pi^2}\sqrt{4\pi^2-\theta^2} \quad\cdots\cdots\cdots\cdots（③の答）$$

$$\frac{d}{d\theta}V_1 = \frac{a^3}{24\pi^2}\left(2\theta\sqrt{4\pi^2-\theta^2} + \theta^2\frac{-2\theta}{2\sqrt{4\pi^2-\theta^2}}\right)$$

$$= a^3\theta\frac{(8\pi^2-3\theta^2)}{24\pi^2\sqrt{4\pi^2-\theta^2}}$$

増減表をかくと

θ		$-\sqrt{\dfrac{8}{3}}\pi$		0		$\sqrt{\dfrac{8}{3}}\pi$	
$V_1{}'$	+	0	−	0	+	0	−
V_1	↗		↘		↗		↘

$0 < \theta < 2\pi$ より

V_1 の最大値を与えるのは $\theta_0 = \sqrt{\dfrac{8}{3}}\pi = \dfrac{2\sqrt{6}}{3}\pi$ （④の答）

このとき $V_1 = \dfrac{a^3}{24\pi^2}\left(\dfrac{8}{3}\pi^2\right)\sqrt{4\pi^2-\dfrac{8}{3}\pi^2}$

$$= \dfrac{2\sqrt{3}}{27}\pi\,a^3 \cdots\cdots\cdots\cdots\cdots\text{（⑤の答）}$$

(2) $\alpha = 2\pi - \theta_0 = 2\pi - \dfrac{2\sqrt{6}}{3}\pi$

より $\dfrac{\pi}{3} < 2\pi - \dfrac{2\sqrt{6}}{3}\pi < \dfrac{\pi}{2}$

となるから $\dfrac{1}{3}\pi < \alpha < \dfrac{\pi}{2}$

の範囲で考える。

PからQまでの円周の
方程式は
$(y-a)^2 = a^2 - x^2$
$y = a \pm \sqrt{a^2-x^2}$
より
$y = a + \sqrt{a^2-x^2}$

また，直線APの方程式は

$$y - a = \dfrac{a(1+\cos\alpha)-a}{a\sin\alpha-0}(x-0)$$

$$y = \dfrac{\cos\alpha}{\sin\alpha}x + a$$

よって，求める体積 V_2 は

$$V_2 = \pi\int_0^{a\sin\alpha}\left\{(a+\sqrt{a^2-x^2})^2 - \left(\dfrac{\cos\alpha}{\sin\alpha}x+a\right)^2\right\}dx$$

$$= \pi\int_0^{a\sin\alpha}\left(a^2+2a\sqrt{a^2-x^2}-\dfrac{1}{\sin^2\alpha}x^2-\dfrac{2a\cos\alpha}{\sin\alpha}x\right)dx$$

ここで $T = \displaystyle\int_0^{a\sin\alpha}\sqrt{a^2-x^2}dx$ を求める

$x = a\sin t$ とおくと $dx = a\cos t\,dt,$

$x\quad 0\to a\sin\alpha$

$t\quad 0\to\ \ \alpha\qquad$ このとき $\quad\cos t > 0$

$T = \displaystyle\int_0^\alpha\sqrt{a^2-a^2\sin^2 t}\ a\cos t\,dt$

$\quad = \displaystyle\int_0^\alpha a\sqrt{\cos^2 t}\ a\cos t\,dt = a^2\int_0^\alpha\cos^2 t\,dt$

$\quad = a^2\displaystyle\int_0^\alpha\dfrac{1+\cos 2t}{2}dt = \dfrac{1}{2}a^2\left(\alpha+\dfrac{1}{2}\sin 2\alpha\right)$

他の定積分を計算してまとめると

$$V_2 = \pi\,a^3\left(\dfrac{2}{3}\sin\alpha+\alpha\right)$$

ここで $\alpha = 2\pi - \dfrac{2\sqrt{6}}{3}\pi$ だから

$$V_2 = \pi a^3\left(-\dfrac{2}{3}\sin\dfrac{2\sqrt{6}}{3}\pi+2\pi-\dfrac{2\sqrt{6}}{3}\pi\right) \cdots\cdots\cdots\text{（答）}$$

4 出題者が求めたポイント（数学B・数列）

〔解答〕

(1) 条件式より e を商とする対数をとると

$b_1 = \log_e a_1 = \log_e e = 1,$

$b_2 = \log_e a_2 = \log_e(e^m)^{\frac{1}{N}} = \dfrac{1}{N}\log_e e^m$

$\quad = \dfrac{m}{m+n}\log_e e = \dfrac{m}{m+n}$

$\log_e a_{k+2} = \dfrac{1}{N}(m\log_e a_{k+1}+n\log_e a_k)$

$(m+n)\log_e a_{k+2} = m\log_e a_{k+1} + n\log_e a_k$

$(m+n)b_{k+2} = mb_{k+1} + nb_k \cdots\cdots\cdots$ ①

次の方程式を解く

$(m+n)x^2 - mx - n = 0$

$x = 1$ がこの方程式の解となるから $x-1$ を因数を持つ

$(x-1)\{(m+n)x+n\} = 0 \quad\therefore x = 1,\ -\dfrac{n}{m+n}$

よって①は次の2通りの方法で表すことができる

$$b_{k+2} - b_{k+1} = -\dfrac{m}{m+n}(b_{k+1}-b_k)\cdots\cdots\cdots\cdots\text{②}$$

$$b_{k+2} + \dfrac{m}{m+n}b_{k+1} = b_{k+1} + \dfrac{m}{m+n}b_k\cdots\cdots\cdots\text{③}$$

②より $b_{k+1} - b_k = \left(-\dfrac{m}{m+n}\right)^{k-1}(b_2-b_1)$

$$= \left(-\dfrac{n}{m+n}\right)^k \cdots\cdots\cdots\cdots\cdots\text{④}$$

③より $b_{k+1} + \dfrac{n}{m+n}b_k = b_2 + \dfrac{n}{m+n}b_1 = 1\cdots\cdots\text{⑤}$

⑤$-$④より $\left(1+\dfrac{n}{m+n}\right)b_k = 1 - \left(-\dfrac{n}{m+n}\right)^k$

$$b_k = \dfrac{m+n}{m+2n}\left\{1-\left(-\dfrac{n}{m+n}\right)^k\right\}\cdots\cdots\cdots\cdots\text{（答）}$$

(2) $\left|-\dfrac{n}{m+n}\right| < 1$ より $\displaystyle\lim_{k\to\infty}\left(-\dfrac{n}{m+n}\right)^k = 0$

よって，$\displaystyle\lim_{k\to\infty}b_k = \dfrac{m+n}{m+2n}$

ここで $b_k = \log_e a_k$ だから $a_k = e^{b_k}$

$$\lim_{k\to\infty}a_k = e^{\frac{m+n}{m+2n}} \qquad\cdots\cdots\cdots\cdots\cdots\cdots\cdots\text{（答）}$$

物　理

解答　21年度

1 出題者が求めたポイント……$V-t$ グラフ、$a-t$ グラフ

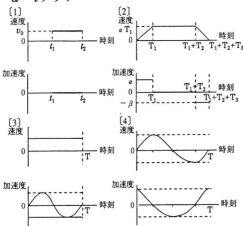

2 出題者が求めたポイント……波動の基本、電磁波の種類、リアクタンス
斜面上の単振動、運動量保存則、力学的エネルギー保存則

[解答]
〔1〕①媒質　②波源　③波長　④振動数　⑤m/s
　　⑥波長の整数倍
〔2〕①マイクロ波　②可視光線　③赤外線
　　④紫外線　⑤電波(中波、短波、超短波)　⑥X線
　　⑦X線
〔3〕①リアクタンス $\dfrac{1}{\omega C}$　②リアクタンス ωL
　　③Ω　④$\dfrac{1}{\omega C}$　⑤ωL　⑥$\omega = \dfrac{1}{\sqrt{LC}}$　⑦共振

3 出題者が求めたポイント……円形レール上の物体の運動、レールを離れる条件

〔1〕$m\dfrac{v_c^2}{R} = mg + N$ 　　　…(答)

〔2〕$N = m\dfrac{v_c^2}{R} - mg > 0 \quad \therefore v_c > \sqrt{gR}$ 　…(答)

〔3〕$mgh = mgR + \dfrac{1}{2}mv_c^2$
　　　$\therefore v_c = \sqrt{2g(h-R)}$ 　　　…(答)

〔4〕〔2〕、〔3〕の答より、$\sqrt{2g(h-R)} > \sqrt{gR}$
　　　$\therefore h > \dfrac{3R}{2}$ 　　　…(答)

4 出題者が求めたポイント……気温と音速、観測者と音源が運動するドップラー効果

〔1〕$v = 331.6 + 0.6 \times 14.0 = 340.0 \ [m/s]$、

$\lambda = \dfrac{v}{f} = \dfrac{340.0}{1000} = 0.340 \ [m]$ 　　…(答)

〔2〕電車 A が近づいてくるときの振動数
　　$= \dfrac{340.0}{340.0 - 20.0} \times 1000 = 1062.5 \ [HZ]$
電車 A が遠ざかるときの振動数
　　$= \dfrac{340.0}{340.0 + 20.0} \times 1000 = 944.4 \ [HZ]$
電車が近づいてくるときは $1060Hz$ で聞こえ、遠ざかるときは $944Hz$ に聞こえる。　…(答)

〔3〕電車 B の踏切に対する速さは $10.0m/s$ である。電車 A が近づいてくるときの振動数
　　$= \dfrac{340.0 + 10.0}{340.0 - 20.0} \times 1000 = 1093.75 \ [HZ]$
電車 A が遠ざかるときの振動数
　　$= \dfrac{340.0 - 10.0}{340.0 + 20.0} 1000 = 916.6 \ [HZ]$
電車が近づいてくるときは $1094Hz$ で聞こえ、遠ざかるときは $917Hz$ に聞こえる。　…(答)

〔4〕電車 B に乗っている人が観測するうなり
　　$= \dfrac{340 + 10.0}{340.0 - 20.0} \times 1000 - 1100 = 6.25 \ [HZ]$
電車 A に乗っている人が観測するうなり
　　$= \dfrac{340.0 - 20.0}{340.0 + 10.0} \times 1100 - 1000 = 5.7 \ [HZ]$ …(答)

5 出題者が求めたポイント……光ファイバーの原理、全反射

〔1〕$\dfrac{\sin \theta_0}{\sin \theta_1} = n_1$ 　　　…(答)

〔2〕屈折の法則より、$\dfrac{\sin 90°}{\sin \theta_c} = \dfrac{n_1}{n_2}$ 　　…(答)

〔3〕最初に点 B において臨界角で入射した場合を考える。
$\theta_1 + \theta_c = 90°$ …①が成り立つ。
　①式と〔1〕の答より、
$\sin \theta_1 = \sin(90° - \theta_c) = \cos \theta_c = \dfrac{1}{n_1} \sin \theta_0$
また、〔2〕の答より、$\sin \theta_c = \dfrac{n_2}{n_1}$
$\therefore \ 1 = \sin^2 \theta_c + \cos^2 \theta_c = \dfrac{n_2^2}{n_1^2} + \dfrac{\sin \theta_0^2}{n_1^2}$
$\therefore \ n_1^2 = n_2^2 + \sin^2 \theta_0$
臨界角 θ_c よりも大きい入射角で入射した光は全反射をおこす。
$\therefore \ n_1^2 - n_2^2 \geqq \sin^2 \theta_0$ 　　　…(答)

〔4〕$\cos(2 \times 15°) = 1 - 2\sin^2 15°$ より、
　　$\sin 15° = \dfrac{\sqrt{3} - 1}{2\sqrt{2}} = 0.259$

$n_1^2 - n_2^2 = 0.0885 > 0.259^2$ となり、〔3〕の答を満たす。したがって、入射角 $15°$ でコアに入射した光は

全反射してコア内を伝わっていくことができる。

…(答)

6 出題者が求めたポイント……ローレンツ力による円運動、電流がつくる磁場、電流と電気量の関係

〔1〕電子は負電荷なので、電流の向きは左から右である。軌道上の断面を1秒間に通過する電気量は、

$$1.6 \times 10^{-19} \times 5.0 \times 10^8 \times \frac{1}{4.0 \times 10^{-7}}$$

$$= 2.0 \times 10^{-4}$$

左から右、2.0×10^{-4} [A]   …(答)

〔2〕電子に対する運動方程式は、$m\dfrac{v^2}{R} = evB$ だから、

$$B = \frac{mv}{eR} = \frac{m}{eR} \times \frac{2\pi R}{T} = \frac{2\pi m}{eT}$$

$$= \frac{2 \times 3.14 \times 9.1 \times 10^{-31}}{1.6 \times 10^{-19} \times 4.0 \times 10^{-7}} = 8.9 \times 10^{-5} \text{ [T]}、$$

下向き   …(答)

〔3〕$H = \dfrac{I_1}{2R} = \dfrac{2.0 \times 10^{-4}}{2 \times 0.15} = 6.7 \times 10^{-4}$ [A/m]、

向きは上   …(答)

〔4〕点 O で下向きの磁場を作ればよいから、I_2 の向きは左から右であればよい。

$$6.66 \times 10^{-4} = \frac{I_2}{2 \times 3.14 \times 2 \times 0.15}$$

$\therefore I_2 = 1.3 \times 10^{-3}$ [A]   、右から左   …(答)

化　学

解答　21年度

1〜3は様々な分野の記述問題であり、各小問間に関連性はほとんど無い

1 出題者が求めたポイント
文字の大きさ等によるところも大きいが、1行にまとめるのは苦しい記述問題も見られる。
〔3〕
1) それぞれの生成熱から
　$6C + 6H_2 + 3O_2 = C_6H_{12}O_6 + 1250kJ$ ……①
　$C + O_2 = CO_2 + 390kJ$ ………②
　$H_2 + \frac{1}{2}O_2 = H_2O + 290kJ$ ………③
②×6 + ③×6 − ①を整理して
　$C_6H_{12}O_6 + 6O_2 = 6CO_2 + 6H_2O + 2830kJ$
2) a. $8000/2830 ≒ 2.83(mol)$
　b. $CO_2 = 44$、$44 × 6 × 2.83 ≒ 747(g)$
〔4〕2) 出題者の求めている範囲がどの程度か不明であり、高校化学であつかう実験の範囲でとどめた。
[解答]
〔1〕アボガドロ数個の単位粒子を1 molとしてmolで表した物質の量
〔2〕物質が変化する際の反応熱の総和は変化の経路に関係しない
〔3〕
1) 2830kJ　2) a. 2.83　b. 747
3) 自信は反応の前後で変化しないが反応速度を大きくする物質
〔4〕
1) 温度を上げると大きなエネルギーを持つ粒子が増加し、活性化エネルギーを超えて反応を起こす粒子の数も増える。
2) 例：p-ヒドロキシアゾベンゼンの合成
　理由：温度が高くなると中間生成物である塩化ベンゼンアゾニウムが分解してしまい、結果反応速度・収率が悪くなる。

2 出題者が求めたポイント
[解答]
〔1〕コロイド溶液を半透膜につつみ、純水に浸すことにより小さな分子やイオン等の不純物を除く操作
〔2〕導体と絶縁体の中間的な電気伝導性を持っている
〔3〕金属原子同士は自由電子によりいろいろな方向から強く相互作用されているため原子の位置がずれても結合が保たれる。
〔4〕
1) $4NH_3 + 4NO + O_2 → 4N_2 + 6H_2O$
2) 一酸化窒素は空気中でたやすく酸化され、生成した二酸化窒素は水と反応して硝酸となり、酸性雨の原因となる。
〔5〕1) 少量の酸や塩基を加えてもpHがほとんど変化しない溶液
2) 酵素はある特定の範囲のpHで一般によくはたらく。そのためにpHを一定に保つために緩衝液を用いる。

3 出題者が求めたポイント
[解答]
〔1〕(a)酸素　(b)水素　(c)水酸化物
〔2〕原子の電気陰性どの違いにより生じた分子内の電化の偏り
〔3〕(蒸気圧が外部の圧力より高くなり)液体内部からも激しく蒸発が起こる現象
〔4〕水素結合は通常の分子間力よりはるかに強く、水素結合により結びついている分子の結合が非常に切れにくくなるため
〔5〕共有結合は不対電子同士が電子対を形成するが、配位結合は非共有電子対による結合である。
〔6〕H_3O^+
〔7〕粒子の配列が規則正しく繰り返されている固体
〔8〕

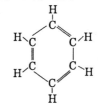

〔9〕炭素水素間の電荷の偏りはわずかであり、ベンゼンの構造も対称性が良いためにその電荷の偏りも打ち消される。さらに、電子が非局在化していることと併せ極性が極端に見られない。

4 出題者が求めたポイント……pH
〔2〕
1) 中和の式、$1 × c × 20 = 1 × (8.0 × 10^{-2}) × 25$
2) 電離度を$α$として、$10^{-3} = α × 0.10$
[解答]
〔1〕水素イオン濃度の常用対数にマイナスの符号を付けたもので、中性で7、酸性では7未満、塩基性では7を超える値となる
〔2〕
1) 0.10mol/L
2) 0.010
3) 塩基を加えても酢酸は弱酸のために電離していない分子が多くあり、$H^+ + OH^- → H_2O$の反応が起こっても新たに分子が電離してpHがほぼ一定となる。
4) 酢酸分子すべてが反応し、酢酸ナトリウムとなる。
$CH_3COONa → CH_3COO^- + Na^+$ はほぼ100%、
$CH_3COO^- + H_2O → CH_3COOH + OH^-$ も同時に起こり、塩基性となる。
〔3〕(ア)
〔4〕体内では二酸化炭素の分圧が高く、二酸化炭素の溶存量が多い。そのために、

$H_2O + CO_2 \rightleftharpoons H^+ + HCO_3^-$ のために、pHが低くなるが、体外ではCO_2の溶存量が減るためにpHが上昇する。

5 出題者が求めたポイント……アセトアニリドの合成

〔4〕アセトアニリドに強酸である硫酸を加えたために、弱酸である酢酸が遊離したと考えられる。酢酸は刺激臭の物質である。

[解答]
〔1〕生成したアニリンは直ちに水に可溶なアニリン塩酸塩となる
〔2〕エーテル・アニリンとも水に不溶なので、水と分離できるが、エタノールでは水に溶けるので二層に分かれない
〔3〕
H O
| ||
-N-C-
〔4〕CH_3COOH

6 出題者が求めたポイント……デンプンとコロイド

[実験1]チンダル現象
[実験2]塩析
[実験3]塩素水により、ヨウ素が遊離した

[解答]
〔1〕ふつうの分子やイオンより大きな粒子がいつまでも浮遊している状態
〔2〕コロイド粒子が光を散乱させたため
〔3〕多量の電解質によりデンプン分子に水和していた水分子が取り除かれたため
〔4〕(エ)
〔5〕(イ)
〔6〕$2H_2O + SO_2 + I_2 \rightarrow H_2SO_4 + 2HI$ の反応がおこり、I_2が消費されたため
〔7〕溶液中の硫酸を中和するため、二酸化炭素
〔8〕
1) フェーリング溶液中の銅(Ⅱ)イオンが還元され酸化銅(Ⅰ)の沈殿が生じた
2) 構造：
O
||
-C-H
名称：アルデヒド基
3) 構造
O
||
-C-O-H
名称：カルボキシル基
〔9〕グリコーゲン

生　物

解答　21年度

1 出題者が求めたポイント(Ⅰ・細胞)

細胞と組織に関する小問を集めた問題。内容は標準的。

1) 光学顕微鏡で可視光を用いると、分解能はおよそ0.4μm。ウイルスであるT_2ファージ(200nm)とヘモグロビン分子(6nm)は観察できない。

3) 骨格筋の筋細胞(筋繊維)は、多くの細胞が融合し多核である。

5) 柔毛の見られるaが上皮細胞。小腸の上皮細胞は単相の吸収上皮で、表面に微柔毛がある。dは平滑筋で、輪走筋(図の上側)と縦走筋(図の下側)がある。cは神経細胞で、この模式図に血管とリンパ管が描かれていない。

[解答]

1) ①順番：ウ＞ア＞イ＞エ＞
　　〇を付けるもの：エ、オ
2) ②細胞質　③細胞質基質
3) ④骨格筋　⑤赤血球
4) ⑥エ、カ、ケ　⑦ア、コ
5) ⑧上皮組織　⑨結合組織　⑩神経組織　⑪筋組織
　　⑫内胚葉　⑬中胚葉　⑭外胚葉　⑮中胚葉　⑯C

2 出題者が求めたポイント(Ⅰ・発生)

ヒトデの卵形成と受精に関する問題。一部に詳細な知識を必要とする問題が含まれる。

1) ゴカイは環形動物。ナメクジウオは原索動物。ヒドラは刺胞動物。

2) 極体は細胞質をほとんど含まず、第一極体は分裂しないことが多い。

6) ヒトデ類では、減数分裂の第一分裂中期に受精が行われる。ほとんどの動物で、ひとつの卵に入れる精子はひとつであり、複数の精子が入る(多精という)と、卵割が不規則になりやがて死に至る。そこで、多精を防ぐための仕組みがはたらく。

7) ア)実験4では、受精電位を生じなくても受精膜は形成されたが、受精は確認していない。イ)実験3から依存していることがわかる。エ)膜電位が－10mV以下で受精膜が形成される。カ)実験1に矛盾する。キ)実験1に矛盾する。

8) 図3のCやDの時期に受精すると、卵割が不規則になることから、複数の精子が侵入したと考えられる。これは、受精電位の電位変化が、－10mVに達しなかったか、－10mVに達するまでに時間を要したため、複数の精子が侵入したと考えることができる。

[解答]

1) ①棘皮動物門　②ア、ウ、エ
2) ③第一極体　④第二極体
3) ア)⑤4　イ)⑥2　ウ)⑦1
4) ⑧相同染色体が対合する(10字)
5) ⑨・ふ化するまでのあいだ、胚を保護する役割。
　　・複数の精子が卵に侵入することを防ぐ役割。

6) ⑩複数の精子が卵に侵入したために、卵割が不規則になったため。

7) ⑪ウ、オ

8) ⑫・精子を加えた後、電位が－10mVに上昇するまでの時間がかかる。
　　・精子を加えた後、電位の上昇が－10mVに達しない。

4 出題者が求めたポイント(Ⅰ・Ⅱ・筋収縮)

筋収縮に関する基本的な問題。

1) ミオシン頭部に、筋収縮のエネルギー源となるATPを分解する酵素として機能する部位がある。

2) 疲労の原因物質は乳酸。

4) 筋小胞体から放出されたCa^{2+}濃度が上昇するとアクチンフィラメントがミオシン頭部と結合できるようになり、筋収縮が起きる。Ca^{2+}は筋小胞体の膜にあるCa^{2+}ポンプによって能動的に再吸収される。

5) 筋繊維(筋細胞)の収縮は、一定以上の刺激の強さ(閾値)で起こる。

[解答]

1) ①ミオシン、アクチン
2) ②解糖　③乳酸発酵
3) ④安静時に余分となったATPからクレアチンリン酸を合成して筋肉中に蓄え、不足したときにクレアチンリン酸からATPを供給する。
4) ⑤Ca^{2+}の放出と再吸収を行う。
5) ⑥E
6) ⑦D
　　⑧筋肉は筋繊維を束ねたものである。筋繊維ごとの閾値の違いから、収縮は徐々に強くなり上限に達する。

5 出題者が求めたポイント(Ⅱ・個体群、Ⅱ・進化)

〔1〕個体群の大きさを調べる標識再捕法と密度効果に関する標準的な問題。

2) 標識をつけた後、1週間後に捕獲した個体数に含まれる印のついた固体の割合から、全体の個体数を推定する。

個体群密度が最大はE島で、R：N＝M：Xなので、X＝406となる。これは、0.1km²あたりの個体数なので、25倍して島全体の個体数を求める。

3) 個体群密度の変化に伴って平均体重がどのように変化するか考えて求める。B島はイ、C島はエと考えられる。

5) 大発生する昆虫で見られる。ワタリバッタが有名。

〔2〕集団遺伝に関する問題。一部を記述式にして難易度を高めている。

1) ハーディ・ワインベルグの法則が成り立つ平衡状態に近い集団はCである。
遺伝子頻度は、G＝(0.5＋0.5＋0.4)/2＝0.7

$$g = (0.4 + 0.1 + 0.1)/2 = 0.3$$
理論上の遺伝子型頻度は、GG $= 0.7 \times 0.7 = 0.49$

$$Gg = 2 \times 0.7 \times 0.3 = 0.42$$
$$gg = 0.3 \times 0.3 = 0.09$$

2) 法則が成り立つための主な条件は、条件1の「集団が十分に大きい」と「個体の出入りがない」を2つに分けて、5つの条件とする場合もある。

3) 集団が小さくなると、遺伝的浮動が強く働き、集団の遺伝的構成の変化は速くなる。しかし、この問題では他の条件は満たされるとしている。

[解答]

〔1〕

1) ①標識再捕法　　2) ②E　③10150

3) ④ウ　⑤オ　⑥ア

4) ⑦個体群密度が大きくなると平均体重は小さくなり、個体群密度が小さくなると平均体重は大きくなる。

　　⑧密度効果

5) ⑨相変異

　　⑩(小さいとき)孤独相

　　⑪(大きいとき)群生相

〔2〕

1) ①0.6　②0.4　③0.7　④0.3　⑤0.7　⑥0.3　⑦C

2) ⑧突然変異　⑨自然選択　⑩繁殖力

3) ⑪集団が小さいと近親交配が進み、集団の遺伝的構成に変化の幅がなくなる。

4) ⑫木村資生

　　⑬生存に有利でもなく不利でもない突然変異が多くあり、遺伝的浮動によって集団内に広まることが進化の原動力になる。

聖マリアンナ医科大学　医学部入試問題と解答

平成 30 年 7 月 31 日　初 版第 1 刷発行
平成 30 年 12 月 21 日　第二版第 1 刷発行

編　集　みすず学苑中央教育研究所

発行所　株式会社ミスズ　　　　　　　　定価 本体 4,700 円＋税
　　　　〒167－0053
　　　　東京都杉並区西荻南 2 丁目 1 7 番 8 号
　　　　　　　ミスズビル 1 階
　　　　電　話　03（5941）2924(代)

印刷所　タカセ株式会社

本書の一部又は全部の複製、転写、コピーは著作権に触れるので禁止する。

●本シリーズ掲載の入試問題について、万一、掲載許可手続きに遺漏や不備があると思われる
　ものがありましたら、当社までお知らせ下さい。
●乱丁・落丁等につきましてはお取り替えいたします。
●本書の内容についてのお問合せは、具体的な質問内容を明記のうえ、ハガキ・封書を当社宛
　にお送りいただくか、もしくは下記のメールアドレスまでお問合せ願います。
〈 お問合せ用メールアドレス：info-mgckk@misuzu-gakuen.jp 〉